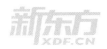

U0229277

池塘生物真聪明

韩国好书工作室 / 著　　洪梅　南燕 / 译

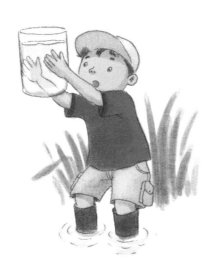

浙江教育出版社·杭州

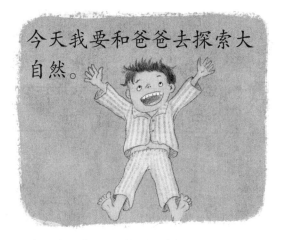

今天我要和爸爸去探索大自然。

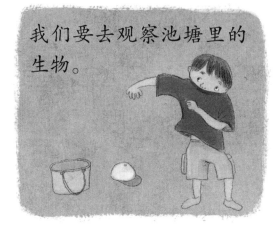

我们要去观察池塘里的生物。

去池塘要准备的工具

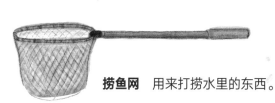

捞鱼网 用来打捞水里的东西。

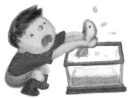

塑料箱
用来装鱼和植物。

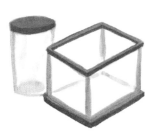

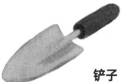

铲子 可以将植物连根挖起来。

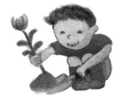

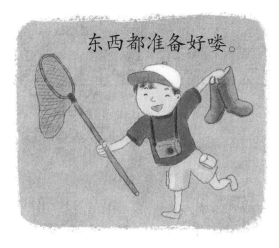

东西都准备好喽。

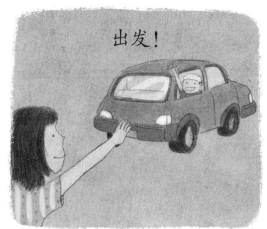

出发！

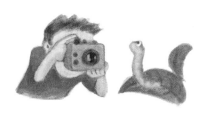

相机 发现有趣的生物时可以拍照记录。

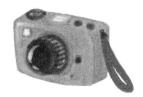

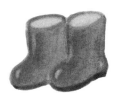

长筒靴 能保护腿部不被野草划伤。

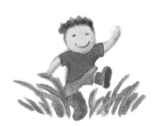

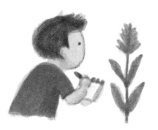

植物图鉴、笔和笔记本 查找感兴趣的植物并做笔记。

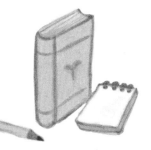

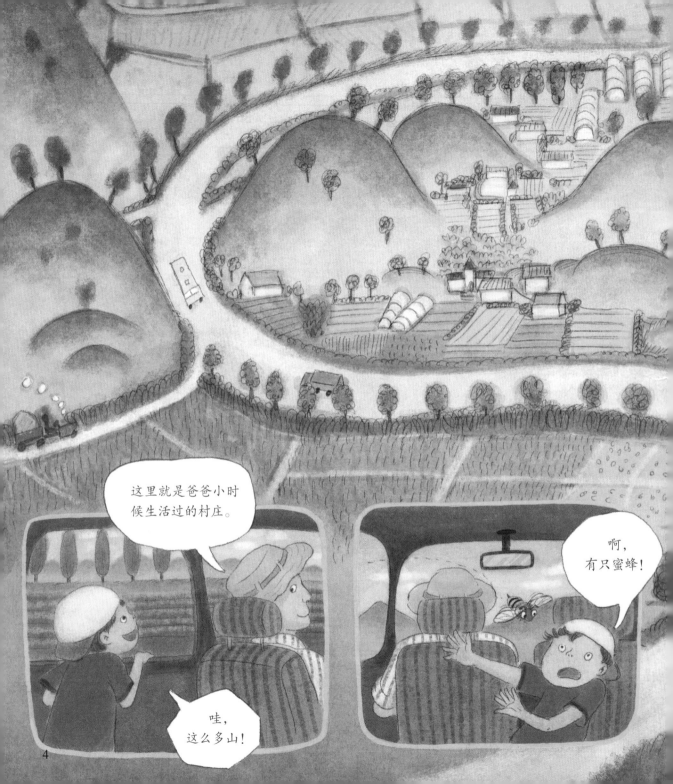

4

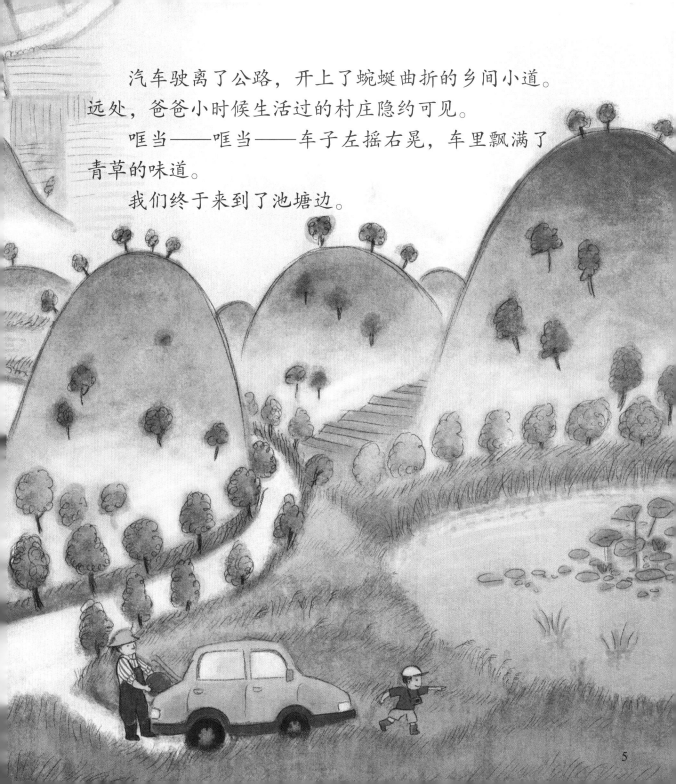

汽车驶离了公路，开上了蜿蜒曲折的乡间小道。远处，爸爸小时候生活过的村庄隐约可见。

咣当——咣当——车子左摇右晃，车里飘满了青草的味道。

我们终于来到了池塘边。

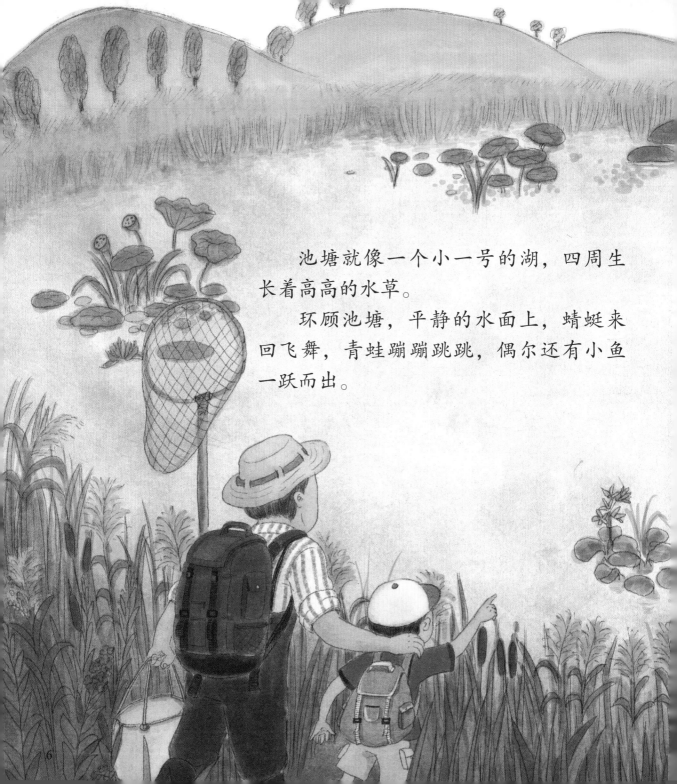

池塘就像一个小一号的湖，四周生长着高高的水草。

环顾池塘，平静的水面上，蜻蜓来回飞舞，青蛙蹦蹦跳跳，偶尔还有小鱼一跃而出。

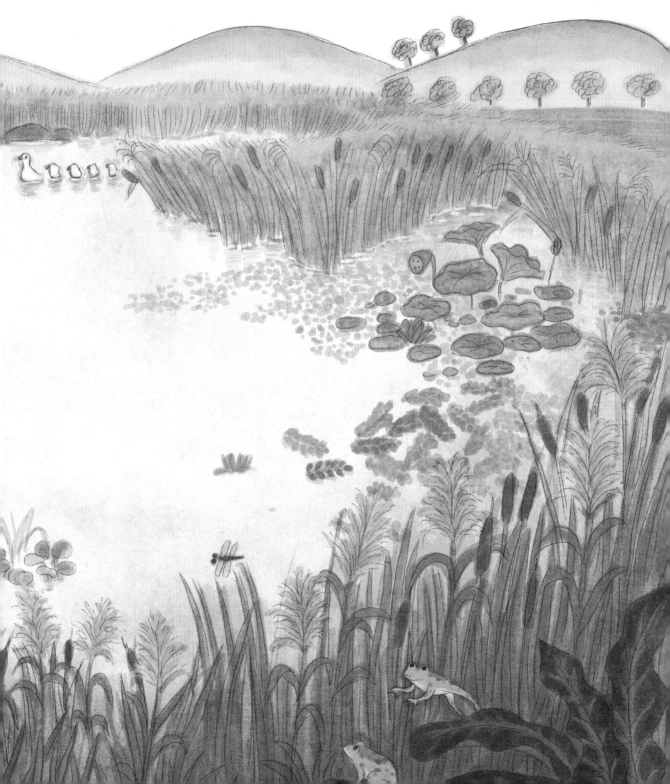

在随风摇摆的草丛中，我发现了一株神奇的植物，它的草秆上就像挂着根香肠。

　　"爸爸，这是什么呀？"

　　"它叫香蒲。像香肠一样的部位其实是它的雌花。雌花成熟之后，里面的绒毛就会向外爆裂，非常柔软。你摸摸看？"

　　我摸了摸香蒲的雌花，果然毛茸茸的，香蒲的叶子也很柔软。

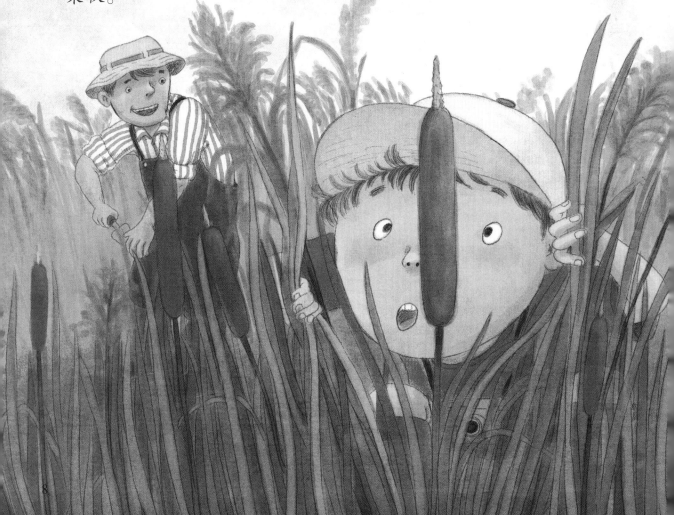

酷似香肠的香蒲

生长在水边的香蒲高度可达 1.5 米。经过花期，香蒲就会长出圆柱形的果穗。它的叶子可用于制作坐垫或工艺品，花粉可以入药。

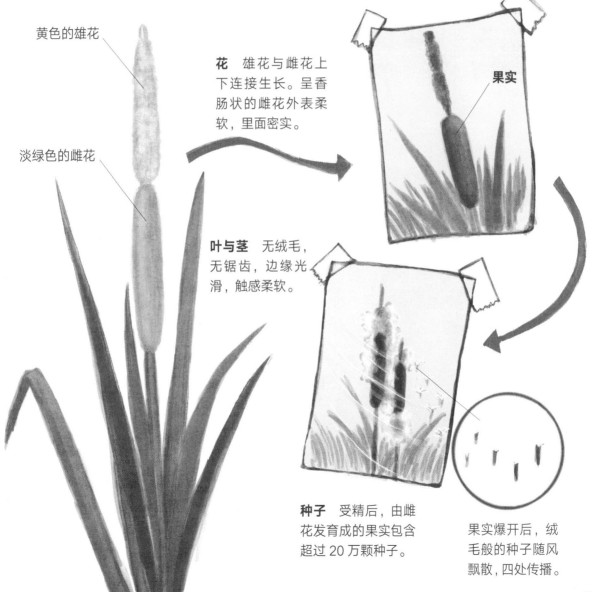

黄色的雄花

淡绿色的雌花

花 雄花与雌花上下连接生长。呈香肠状的雌花外表柔软，里面密实。

果实

叶与茎 无绒毛，无锯齿，边缘光滑，触感柔软。

种子 受精后，由雌花发育成的果实包含超过 20 万颗种子。

果实爆开后，绒毛般的种子随风飘散，四处传播。

陪我研究完香蒲，爸爸开始挖芦苇，他要让我看看芦苇的地下茎。

"芦苇还用挖？直接'嗖'地拔出来不行吗？"我边说边使劲。结果拔是拔出来了，却把旁边的芦苇也带了出来。

"不要伤及那些无辜的芦苇。到这边来。"爸爸把挖出来的芦苇茎拿给我看。

原来，芦苇的地下茎是彼此相连的。从地面上看，芦苇彼此独立，但事实上可都是"一家人"呢。

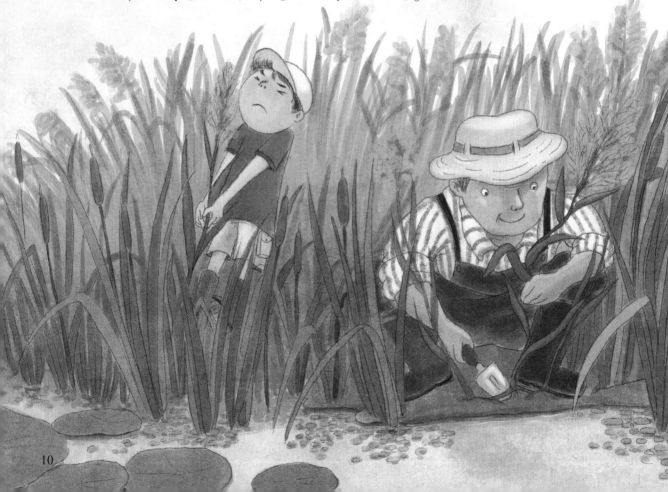

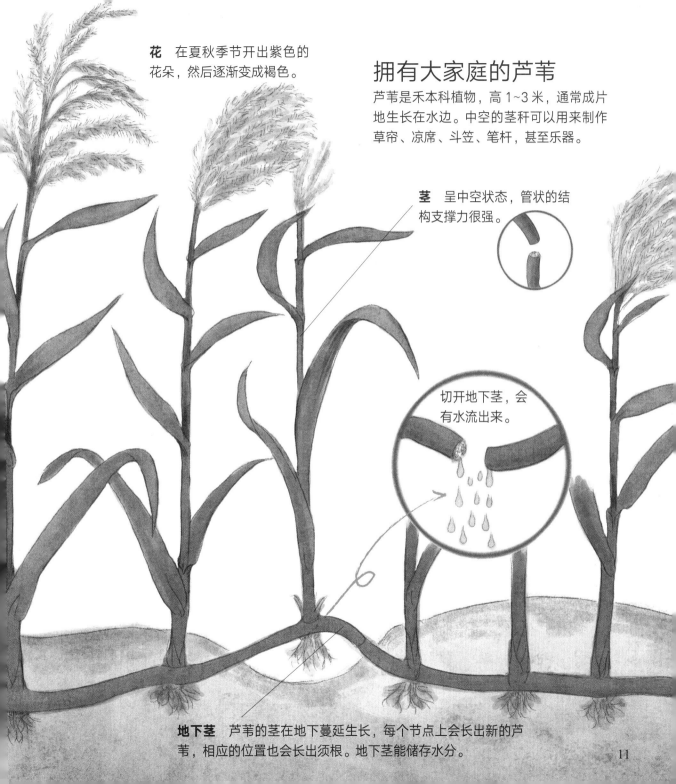

花 在夏秋季节开出紫色的花朵，然后逐渐变成褐色。

拥有大家庭的芦苇

芦苇是禾本科植物，高 1~3 米，通常成片地生长在水边。中空的茎秆可以用来制作草帘、凉席、斗笠、笔杆，甚至乐器。

茎 呈中空状态，管状的结构支撑力很强。

切开地下茎，会有水流出来。

地下茎 芦苇的茎在地下蔓延生长，每个节点上会长出新的芦苇，相应的位置也会长出须根。地下茎能储存水分。

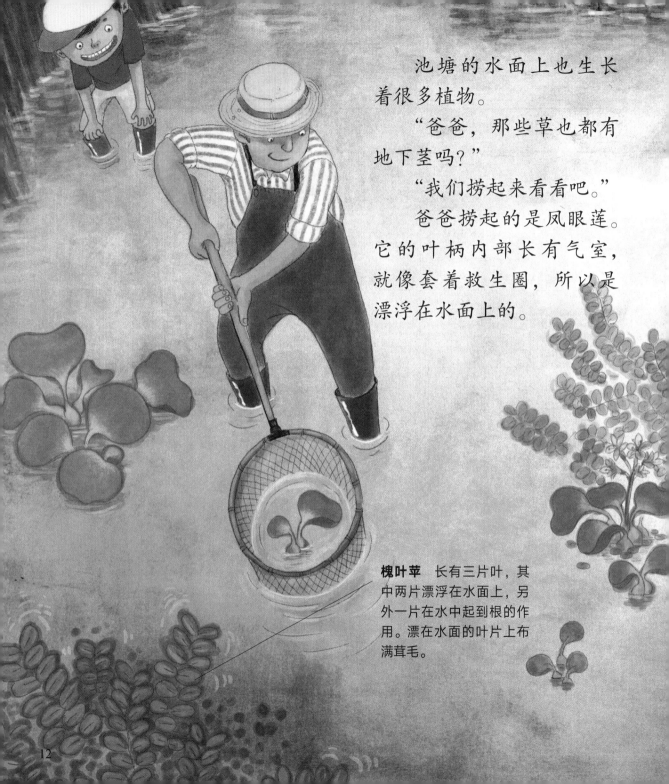

池塘的水面上也生长着很多植物。

"爸爸，那些草也都有地下茎吗？"

"我们捞起来看看吧。"

爸爸捞起的是凤眼莲。它的叶柄内部长有气室，就像套着救生圈，所以是漂浮在水面上的。

槐叶苹 长有三片叶，其中两片漂浮在水面上，另外一片在水中起到根的作用。漂在水面的叶片上布满茸毛。

长有气室的凤眼莲

因为叶柄里长有气室，所以凤眼莲能够漂浮于水面。它的根部可以吸收水中的脏东西，起到净化水质的作用。

花 在夏秋季节开出淡紫色的花。开花时，水面植株高度约为 30 厘米。

叶 圆形的叶片油亮发光，呈簇生叶序。

叶柄 圆鼓鼓的叶柄里是像海绵一样的结构。

摸起来软乎乎的。

长在水下的根

这些小孔里面都是空气。

"爸爸，这个是什么？"

"是荷花。"

咦？我想把整片荷叶都捞起来，可怎么使劲都不行。

"哈哈，荷花可不是浮水植物哟。"

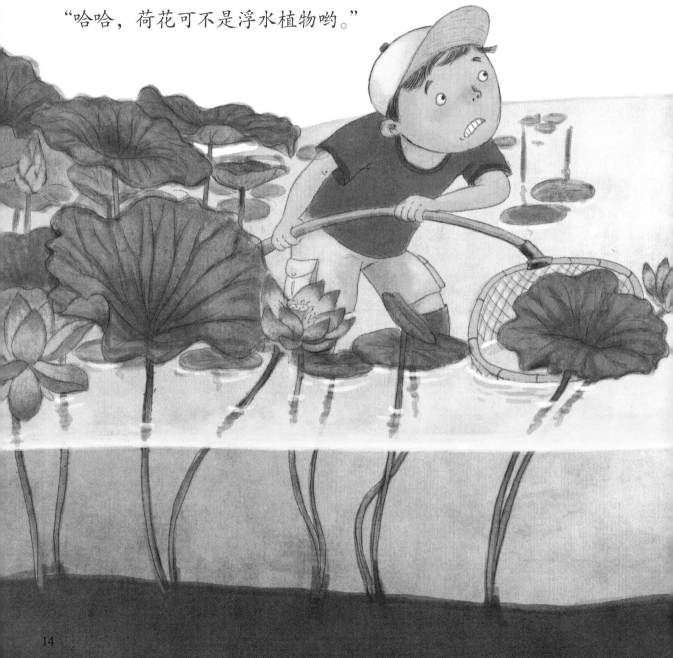

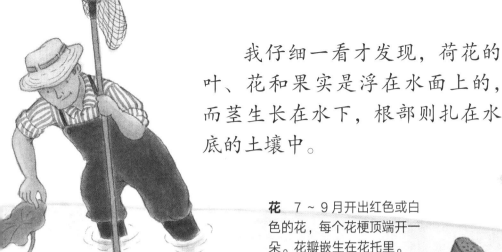

我仔细一看才发现，荷花的叶、花和果实是浮在水面上的，而茎生长在水下，根部则扎在水底的土壤中。

花 7 ~ 9月开出红色或白色的花，每个花梗顶端开一朵。花瓣嵌生在花托里。

叶 地下茎的节点上长出嫩叶。嫩叶起初漂浮在水面上，长大之后会高出水面。

果实 长得很像淋浴喷头。蜂窝状的孔洞里长满了圆鼓鼓的种子。

根茎 圆柱形的根茎生长在地下，通常每个节点上会长出一棵芽和一朵花。发芽之后养分用尽，根茎就会逐渐变细。

茎 呈中空状态，在水中也能够运输空气，防止根部腐烂。表面有刺，可以防止鱼类或昆虫啃食。

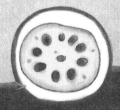

根茎的横截面
里面有许多孔道。

15

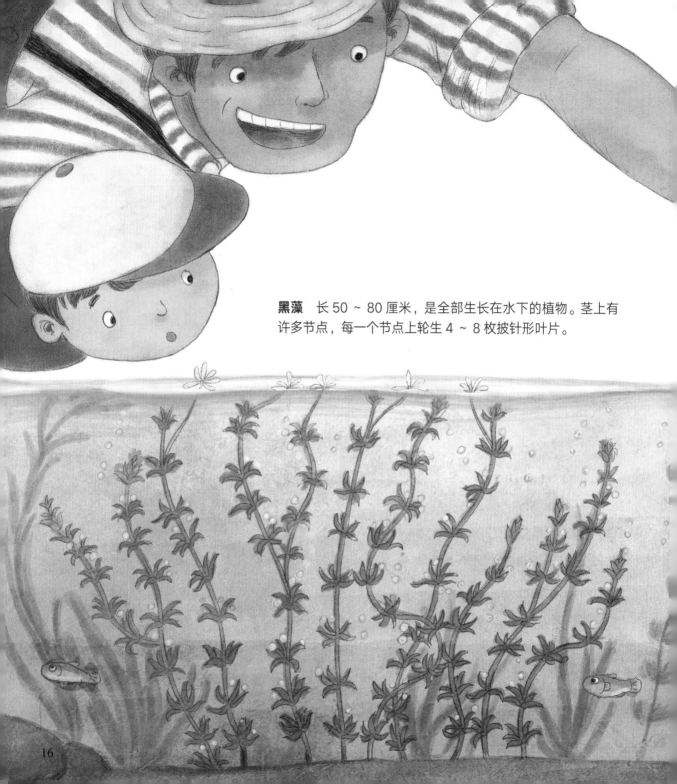

黑藻　长 50 ～ 80 厘米，是全部生长在水下的植物。茎上有许多节点，每一个节点上轮生 4 ～ 8 枚披针形叶片。

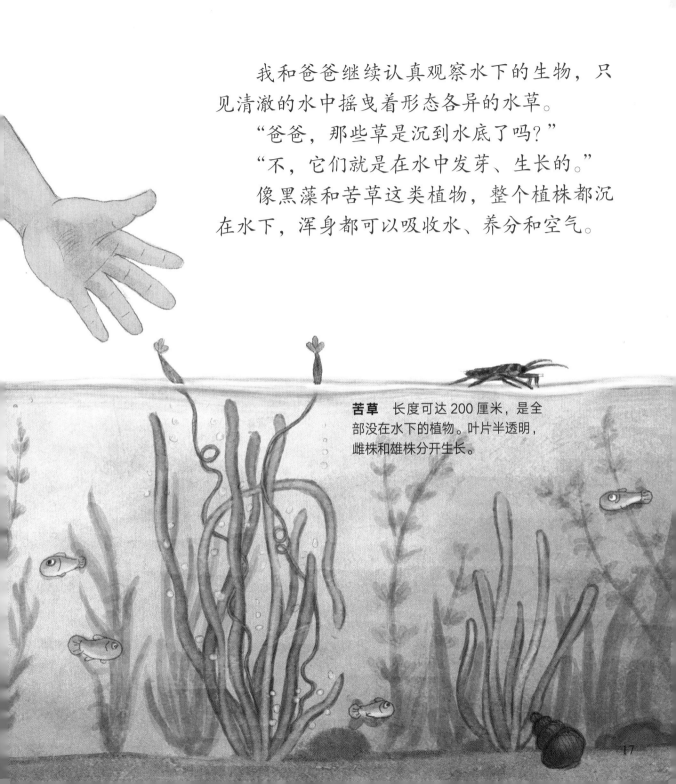

我和爸爸继续认真观察水下的生物，只见清澈的水中摇曳着形态各异的水草。

"爸爸，那些草是沉到水底了吗？"

"不，它们就是在水中发芽、生长的。"

像黑藻和苦草这类植物，整个植株都沉在水下，浑身都可以吸收水、养分和空气。

苦草　长度可达 200 厘米，是全部没在水下的植物。叶片半透明，雌株和雄株分开生长。

17

"爸爸，你抓到了什么？"我发现爸爸正用放大镜观察水桶。

"你还没近距离观察过水黾（mǐn）和豉（chǐ）甲吧？"

我也拿起放大镜观察了一番。啊，水黾和豉甲都是"站"在水面上的。这是因为它们的腿上长有含油质的细毛，能拒水。再加上有水的表面张力支撑，它们才不会沉到水里。

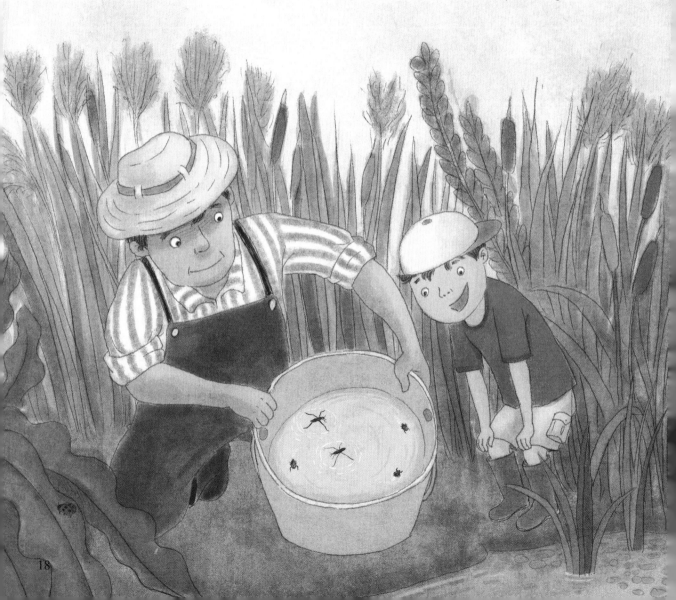

生活在水面的水黾和豉甲

在安静的池塘或湖边，经常可以看到成群结队的水黾或豉甲。它们长有翅膀，可以自由飞翔，还很擅长滑水。

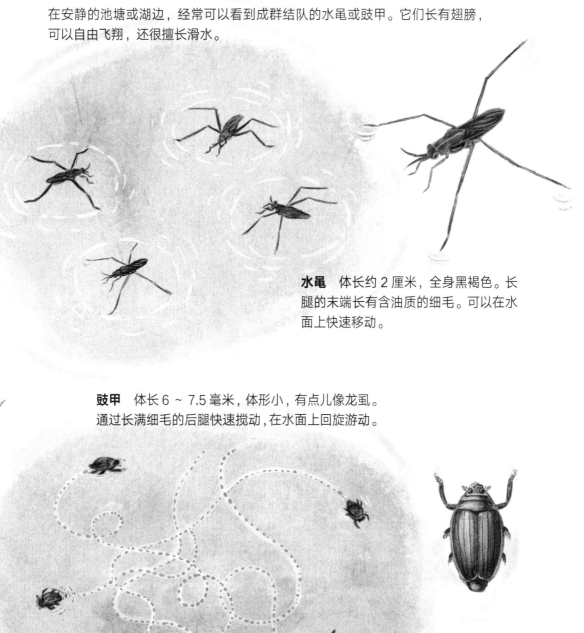

水黾 体长约 2 厘米，全身黑褐色。长腿的末端长有含油质的细毛。可以在水面上快速移动。

豉甲 体长 6 ~ 7.5 毫米，体形小，有点儿像龙虱。通过长满细毛的后腿快速搅动，在水面上回旋游动。

接着，爸爸又抓了几种昆虫——它们都生活在水下。

"像蚂蚁、苍蝇、蝴蝶这些昆虫掉进水里不就死掉了吗？"

"对，生活在陆地上的昆虫如果掉进水里，会因为无法呼吸而死亡。但是生活在水里的昆虫，可是有在水中呼吸的神奇绝招呢。"

龙虱　龙虱利用鞘翅下面的贮气囊携带新鲜空气，把空气储存在鞘翅与腹部中间。这些空气就像潜水员的氧气罐一样，能够维持龙虱在水下 3 ~ 4 分钟的呼吸。

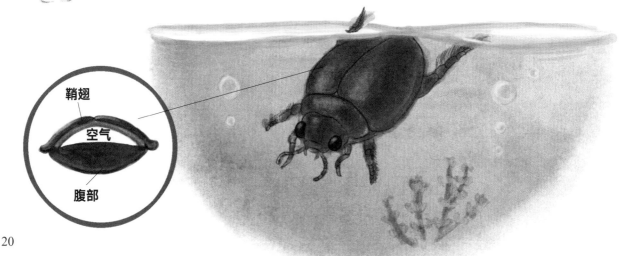

鞘翅

空气

腹部

中华螳蝎蝽（chūn）　中华螳蝎蝽将尖尖的嘴刺入小鱼或者昆虫体内吸食体液。它的呼吸器官像一个吸管，能伸出水面吸入空气。

仰泳蝽　仰泳蝽在水中是腹部朝上、背部朝下进行上下游动的。呼吸时，仰泳蝽将腹部的末端伸出水面，吸入的空气被储存在腹部的绒毛与腹部之间。

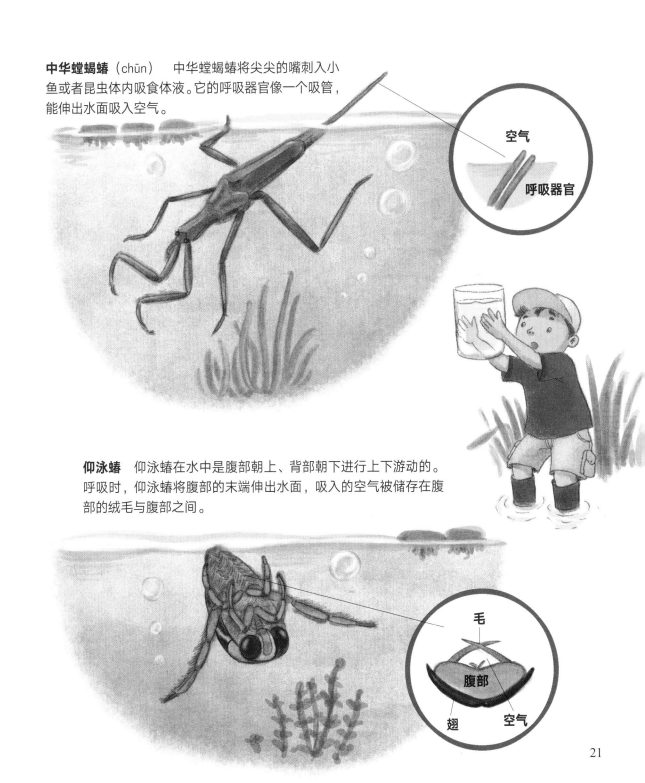

空气

呼吸器官

毛

腹部

翅　　空气

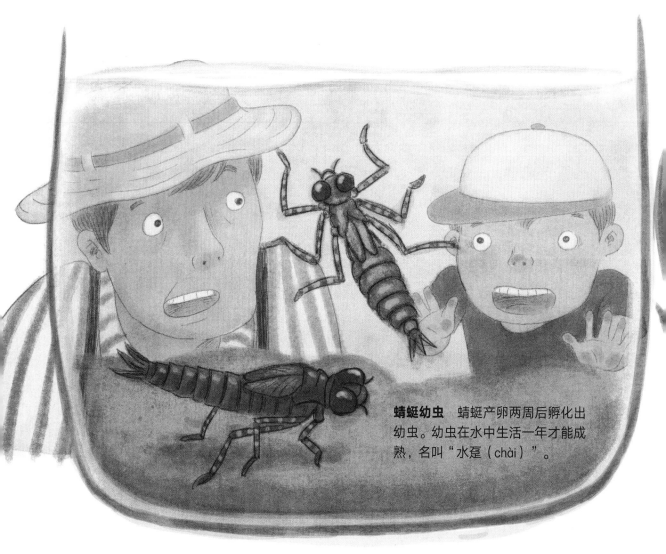

蜻蜓幼虫 蜻蜓产卵两周后孵化出幼虫。幼虫在水中生活一年才能成熟，名叫"水虿（chài）"。

不过，还有一些生活在角落里的昆虫始终不肯露出水面，它们就是蜻蜓的幼虫。

"爸爸，蜻蜓的幼虫是怎么呼吸的呢？"

"这个嘛，蜻蜓的幼虫可以通过尾巴末端把水吸进来，再用肚子里的鳃吸收水中的氧气。"

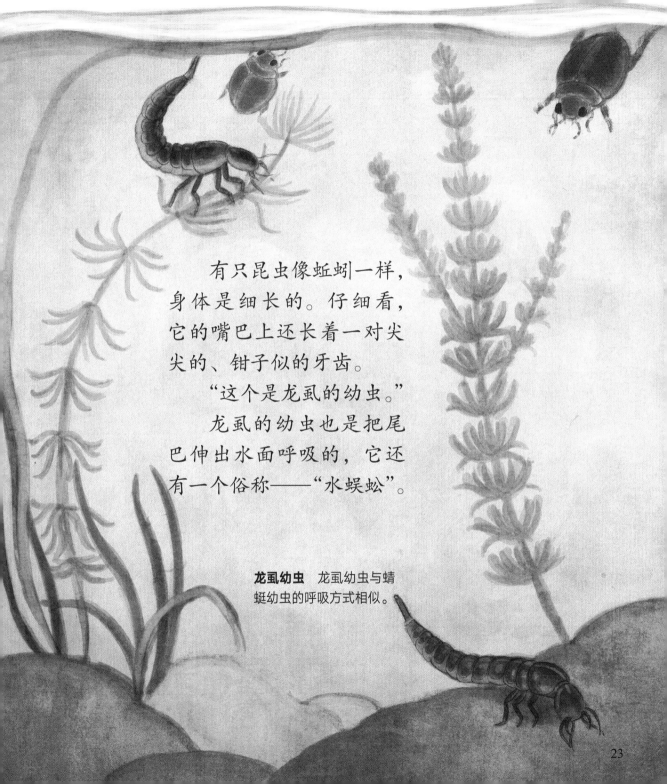

有只昆虫像蚯蚓一样，身体是细长的。仔细看，它的嘴巴上还长着一对尖尖的、钳子似的牙齿。

"这个是龙虱的幼虫。"

龙虱的幼虫也是把尾巴伸出水面呼吸的，它还有一个俗称——"水蜈蚣"。

龙虱幼虫 龙虱幼虫与蜻蜓幼虫的呼吸方式相似。

23

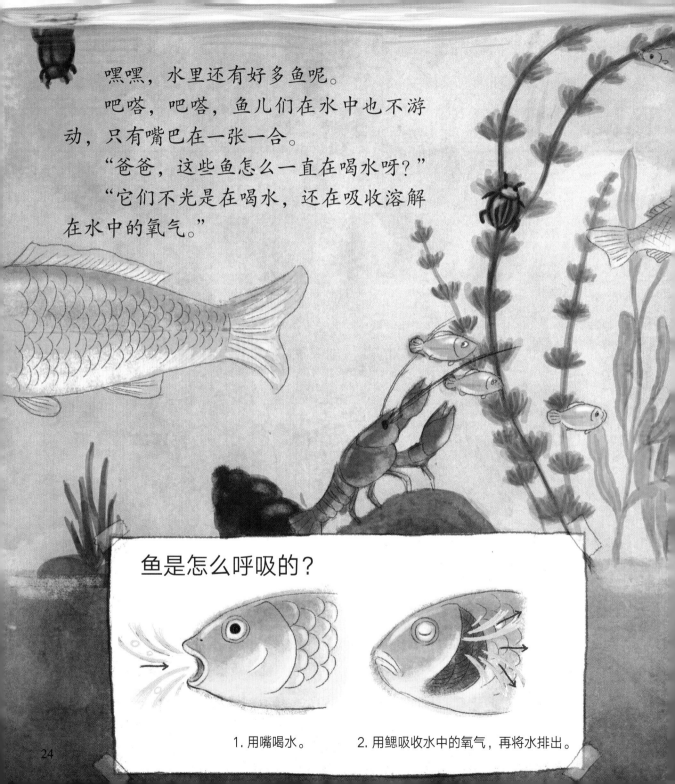

嘿嘿，水里还有好多鱼呢。

吧嗒，吧嗒，鱼儿们在水中也不游动，只有嘴巴在一张一合。

"爸爸，这些鱼怎么一直在喝水呀？"

"它们不光是在喝水，还在吸收溶解在水中的氧气。"

鱼是怎么呼吸的？

1. 用嘴喝水。　　2. 用鳃吸收水中的氧气，再将水排出。

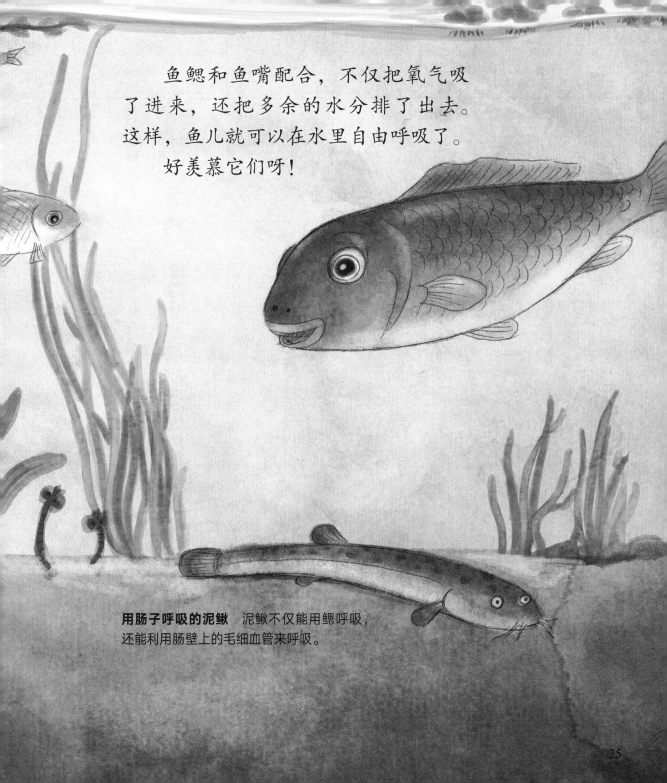

鱼鳃和鱼嘴配合，不仅把氧气吸了进来，还把多余的水分排了出去。这样，鱼儿就可以在水里自由呼吸了。

好羡慕它们呀！

用肠子呼吸的泥鳅　泥鳅不仅能用鳃呼吸，还能利用肠壁上的毛细血管来呼吸。

25

不知不觉，太阳快要落山了。我和爸爸收拾好工具，准备上车回家。

　　"怎么样，今天累不累呀？"

　　"不累，这里太好玩了。"

　　今天认识了很多在水边和水中生存的植物和动物。多种多样的生物完美地适应了池塘的环境，过着和谐、宁静的生活。它们真的太聪明啦！

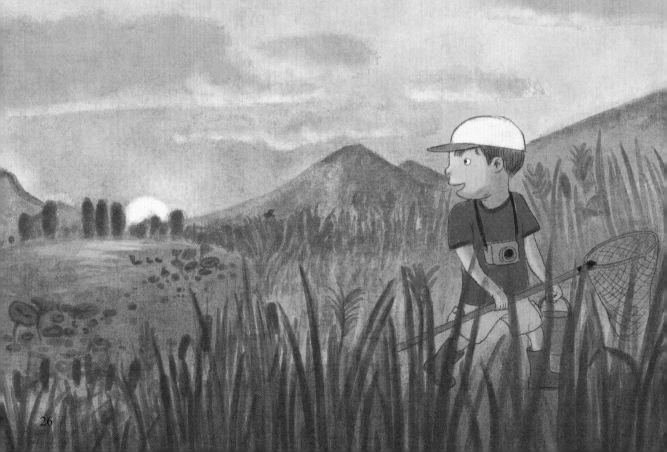

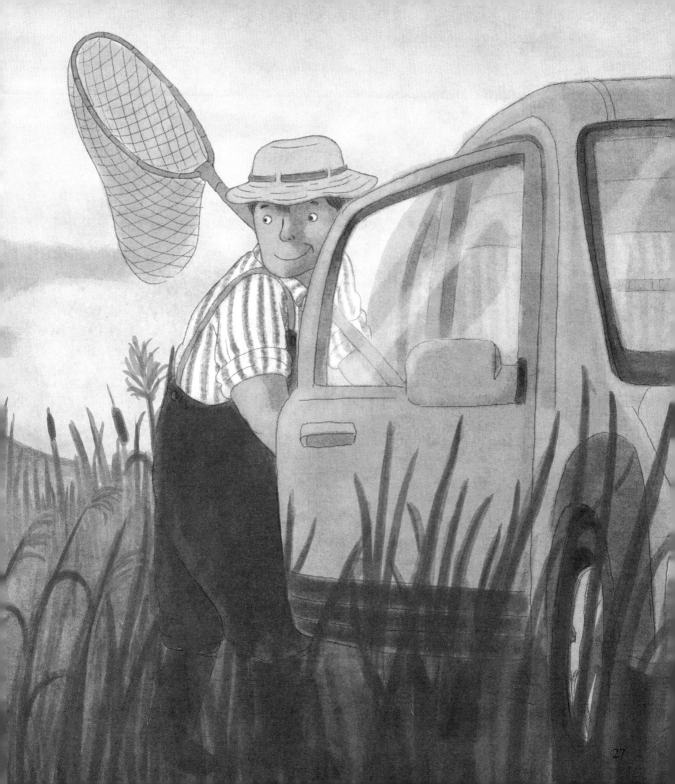

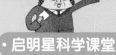

生活在水中的生物

　　水生生物的生存智慧真是让人大开眼界，下面我们来了解一下它们的特征吧。

脑力大比拼1

生物的栖息地不同，呼吸方式会不同吗？

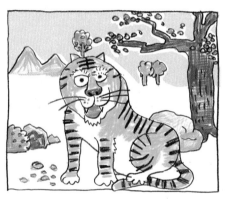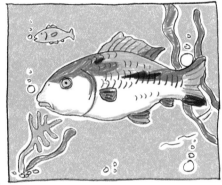

① 老虎生活在（陆地上　水里），鱼生活在（陆地上　水里）。

② 老虎用（肺　鳃）呼吸，鱼用（肺　鳃）呼吸。

③ 生物的栖息地不同，呼吸方式（相同　不同）。

　　老虎、人类生活在陆地上，是用鼻子或嘴吸入空气，然后通过肺进行呼吸的。而生活在水中的鱼类是吞入溶解有氧气的水，然后通过鳃进行呼吸的。因此，生活在不同地方的动物，呼吸方式也不相同。

答案：1.陆地上，水里 2.肺，鳃 3.不同池塘里生长着哪些植物？

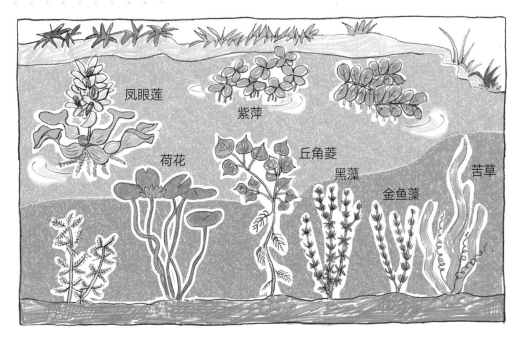

凤眼莲　　紫萍　　荷花　　丘角菱　　黑藻　　苦草　　金鱼藻

①　凤眼莲、紫萍生长在（水面上　水下），叶片宽大，长有须根。

②　黑藻、金鱼藻、苦草生长在（水面上　水下），叶片细长。

③　荷花、丘角菱的（茎　根）生长在水底的土壤中，茎在水下，叶片通常较大，漂浮在水面上。

　　生长在池塘的植物，根据生长位置的不同，形状也各不相同。例如，漂浮在水面上的植物叶片较宽，背面长有胡须状的根，根、茎、叶区分得并不明显。反之，生长在水下的植物根、茎、叶区分明显，茎与叶细长。

答案：1. 水面上 2. 水下 3. 根

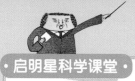

• 科学实验室

凤眼莲与车前草有什么不同？

生长在水中的植物与生长在陆地上的植物分别有哪些特征呢？让我们通过观察凤眼莲与车前草，找到答案吧。

第1步

准备凤眼莲与车前草各一株。

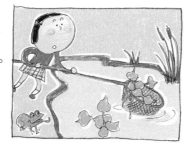
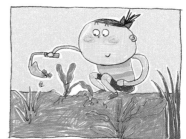

第2步

观察两种植物的叶、茎、根。

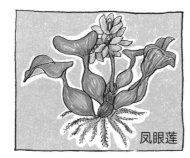

凤眼莲

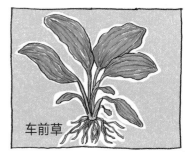

车前草

· 思考 ·

① 凤眼莲与车前草是否都有叶、茎、根？
② 在凤眼莲与车前草中，哪个植物的茎鼓得像球一样？

答案：①都具备 ②凤眼莲

第**3**步

将两种植物的叶柄切开，
观察横截面。

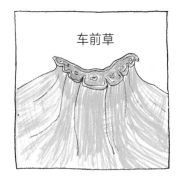

车前草

凤眼莲

思考

● 车前草与凤眼莲的叶柄横截面有哪些区别？

（车前草　凤眼莲）的叶柄横截面上有无数的小孔，这些小孔叫作气室。
气室里充满了（　　　　）。

结论

① 车前草与凤眼莲都具备叶、茎、（　　　　）。

② 车前草的叶柄里（有　没有）气室，凤眼莲的叶柄里（有　没有）气室。

③ 凤眼莲叶柄的气室里充满了空气，所以（能够　不能够）漂浮在水面上。

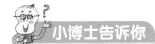

小博士告诉你

　　浮水植物的叶片或茎的气室里充满了空气，所以能够漂浮在水面上。凤眼
莲的叶柄、紫萍的叶片背面都有气室。车前草生活在陆地上，所以叶片或茎里
不需要有气室。

思考答案：3.凤眼莲，空气

结论答案：① 根 ② 没有，有 ③ 能够

池塘是生物的天堂

在池塘、水库、湖泊、沼泽等水多的地方，生存着多种水生生物。这些生物在适应环境时进化出独有的特征。那么生活在水里的生物都有哪些特征呢？

适宜动植物生存的池塘

植物生长需要水、阳光、养分以及适宜的温度。池塘的水资源丰富，水中含有丰富的养分。与陆地相比，水中的温差也相对较小。在寒冷的冬天，结冰的水面会对整个池塘起到保温的作用。因此，生活在水中的植物更容易越冬。它们还能够通过不同的方式吸收光照，进行光合作用。

动物无法自行制造养分，需要通过摄入植物或其他动物来获取营养。因此，植物种类丰富的地方自然适宜动物生存，同样也适宜以这些动物为食的其他动物生存。此外，芦苇等植物形成的草丛是小动物们藏身与筑巢的理想场所。因此，池塘是生物的天堂。

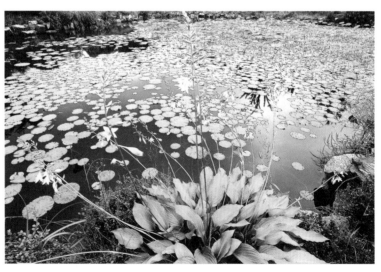

水资源丰富的地方适宜动植物生存。

生长在水边或水中的植物叫作水生植物。水生植物大体上可以分为：挺水植物、浮水植物、漂浮植物和沉水植物。

挺水植物生长在水边，仅根或者一部分茎长在水中，茎与叶片的大部分生长在水面之上，例如芦苇、香蒲等。芦苇密集地生长在最外围浅滩处，紧接着是香蒲，再往里是荆三棱之类的植物。

浮水植物的根与茎生长在水下，仅叶片漂浮在水面上生长，例如睡莲。

漂浮植物的整个植株都漂浮在水面上，例如紫萍、水鳖（biē）等，连根部都不接触土壤。

沉水植物则是整个植株沉在水下，例如黑藻、苦草等。它们在水中呼吸，靠照射进水中的阳光进行光合作用，因此只要水足够清澈，就能够茁壮成长。

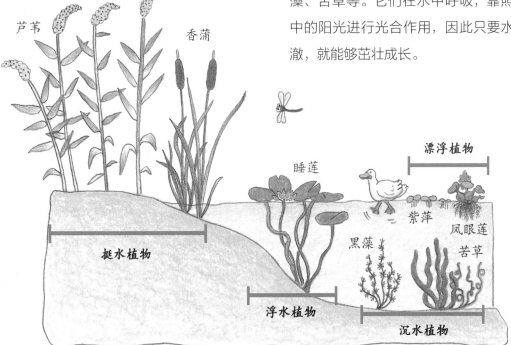

根据水深区分，生长在水深约 0.6 米处的为挺水植物，水深约 1.2 米处的为浮水植物，水深约 1.8 米处的为沉水植物。

聪明的水生植物

　　水中养分充足但缺乏氧气，为了将叶片吸收的空气运输至土壤中的根部，芦苇与荷花等植物的茎与根内部都是中空的。黑藻与苦草等植物的茎与叶的表皮都非常薄，能够吸收溶解在水中的氧气——这和鱼用鳃呼吸是一个道理。芦苇与香蒲生长在水边，如果遭遇干旱可能会出现缺水的情况。为了预防这种情况发生，芦苇与香蒲的根部与地下茎储存了足够使用一年的水分。对于水生植物而言，光照同样重要。荷花利用坚挺的茎将巨大的叶片支撑到水面上；凤眼莲与紫萍的茎里有气室，能够使整个植株漂浮在水面上；黑藻与苦草等生长在水下的植物，则依靠投射进水中的光进行光合作用。

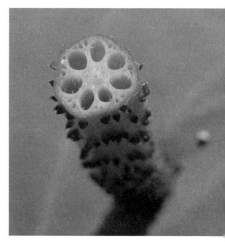

荷花茎的横截面　叶片吸收的空气经由中空的茎输送给在水底的根。

种类丰富的水生动物

　　在池塘等水源丰富的地方还生活着各种动物，既有鲫鱼、鲤鱼、泥鳅、鲇鱼、青鳉等鱼类，龙虱、田鳖、中华螳蝎蝽、水黾等昆虫，螺、川蜷（quán）等贝类，河虾、蝲蛄（làgǔ）等甲壳类，还有青蛙与蟾蜍的幼体——蝌蚪，以及昆虫的幼虫等。此外，还有虽然不生活在水中，但是经常在水边活动的动物。比如青蛙、蟾蜍这样的两栖动物，产卵时必须到有水的地方，幼年的蝌蚪也必须在水中生长。白尾灰蜻、碧伟蜓等昆虫也是在水中产卵的，幼虫在水下生长。此外，鸊鹈（pìtī）、白鹭、绿头鸭等动物都会到水源丰富的地方觅食。

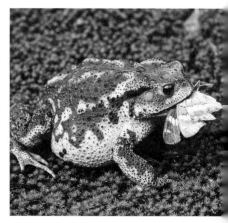

捕食飞蛾的蟾蜍。

不可或缺的微生物

在水中，除了人们肉眼可见的动植物以外，还生活着许多微生物。如果用显微镜观察池塘的水，就会发现它们的踪影。在水中生活的微生物被称为浮游生物。

浮游生物分为吸收光照自行制造养分的浮游植物和以浮游植物为食的浮游动物。浮游生物是鱼类与生活在水中的其他小动物的食物来源。

如果水中没有微生物的话，会怎么样呢？以微生物为食的鱼类与其他小动物将无法生存，以鱼类为食的其他动物也将不复存在。微生物是水下生态环境的基础。

此外，微生物还起到了清理池塘落叶和动物死尸的作用。如果没有微生物，池塘里就会充满各种动植物的尸体。

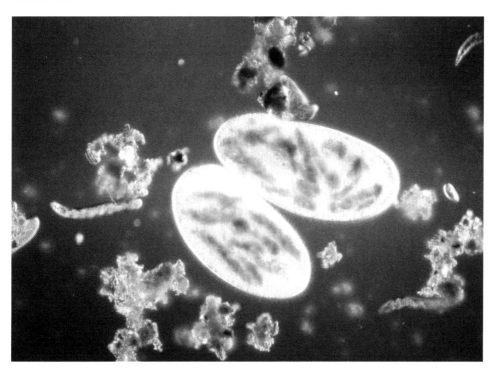

草履虫
在显微镜下长得像鞋子的草履虫，肚子里装着自己的食物——眼虫。

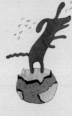
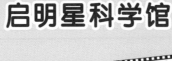

启明星科学馆

第一辑

生命科学

植 物

池塘生物真聪明

小豆子长成记

植物吃什么长大？

花儿为什么这么美？

植物过冬有妙招

小种子去旅行

动 物

动物过冬有妙招

动物也爱捉迷藏

集合！热带草原探险队

动物交流靠什么？

上天入地的昆虫

哇，是恐龙耶！

人 体

小身体，大秘密

不可思议的呼吸

人体细胞大作战

我们身体的保护膜

奇妙的五感

我们的身体指挥官

食物的旅行

扑通扑通，心脏跳个不停

第二辑

地球与宇宙

环 境

咳咳，喘不过气啦！

垃圾去哪儿了？

脏水变干净啦

濒临灭绝的动植物

地 球

天气是个淘气鬼

小石头去哪儿了？

火山生气啦！

河流的力量

大海！我来啦

轰隆隆，地震了！

地球成长日记

宇 宙

地球和月亮的圆圈舞

太阳哥哥和行星小弟

坐着飞船游太空

生命科学

生 物

机器人是生物吗？

谁被吃了？

物质科学

能 量

寻找丢失的能量

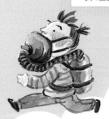
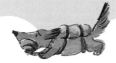

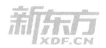

我们身体的保护膜

韩国好书工作室 / 著　　洪梅　南燕 / 译

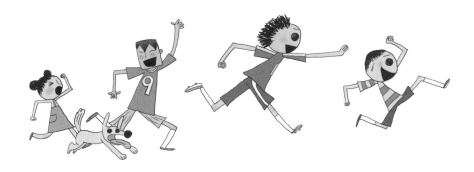

浙江教育出版社·杭州

小朋友们正在公园里踢足球。一个小朋友用力把球踢了出去，其他小朋友拼命地跑去抢球，大家都玩得很开心。"呼——呼——"，跑得太久，大家气喘吁吁，浑身都被汗水弄得湿漉漉的。

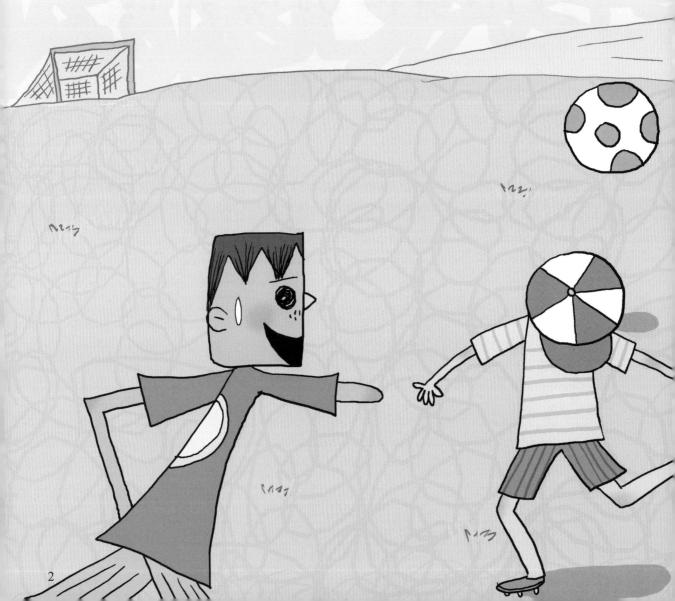

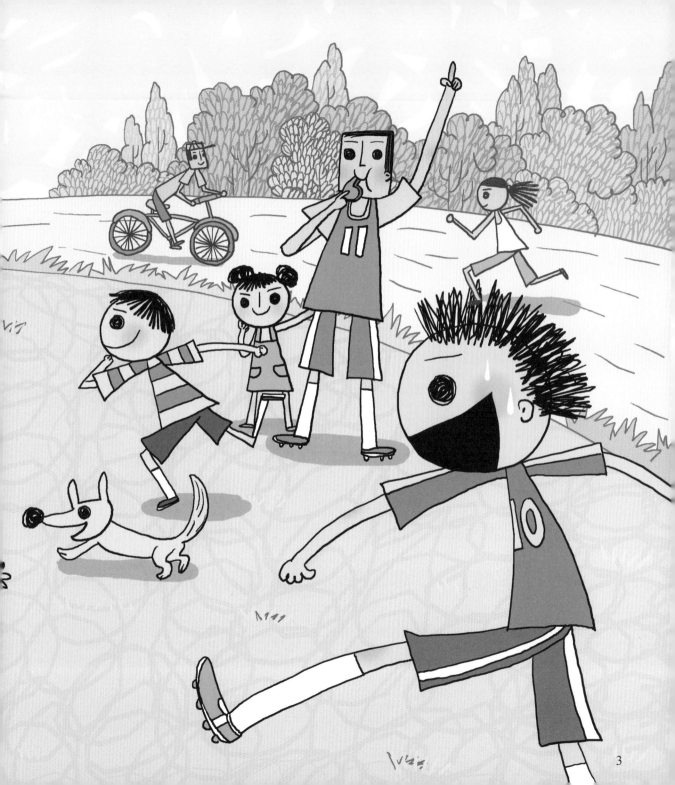

3

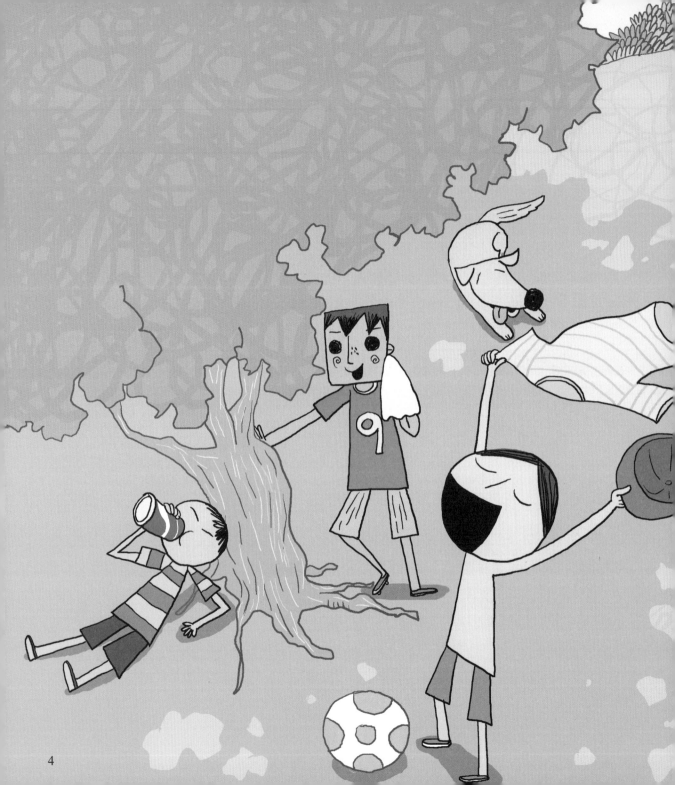

踢完球，大家来到树荫下休息。凉爽的微风吹干了身上的汗水。咦，汗水是从哪里冒出来的呢？

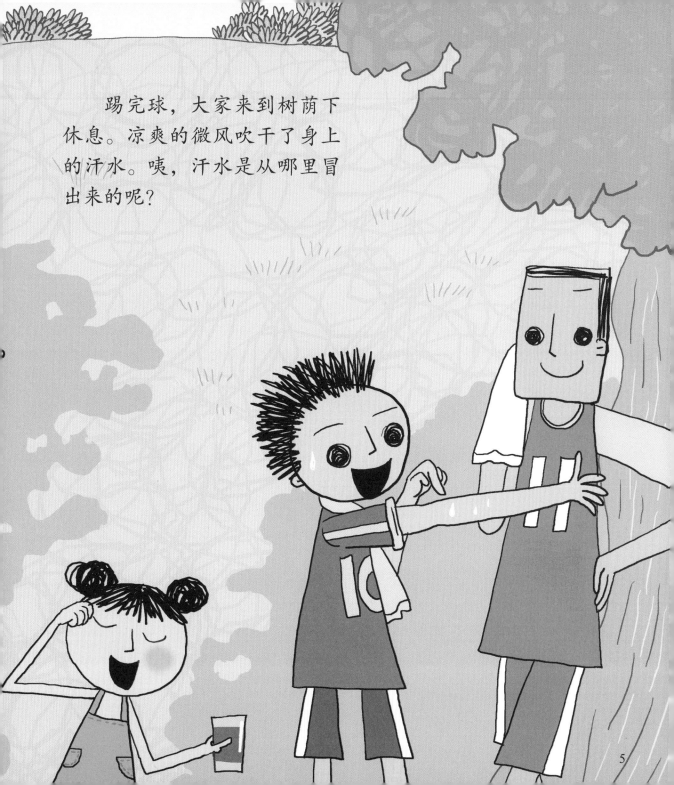

汗水来自我们体内。我们的身体
被名叫"皮肤"的薄膜包裹着。除了
头发、眉毛这样毛发浓密的地方以外，
大部分地方的皮肤都是光滑柔软的。

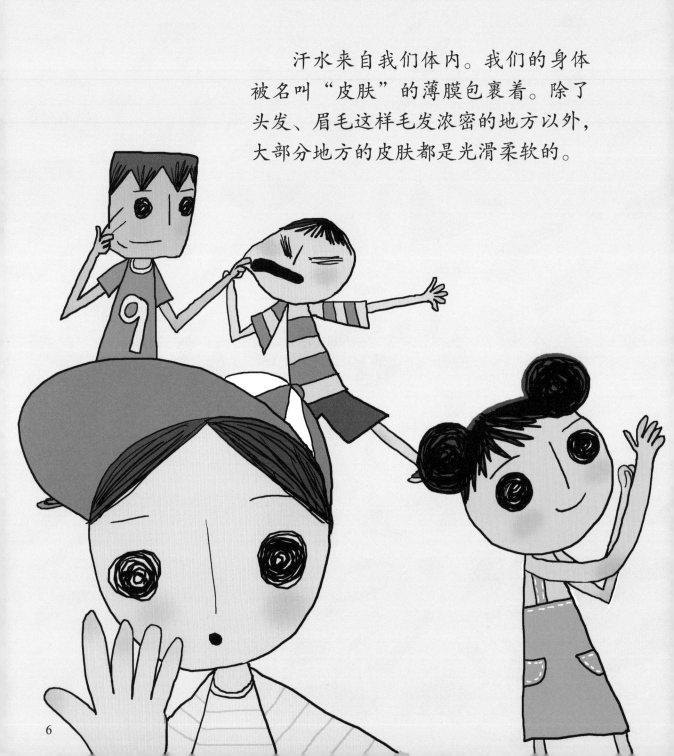

但是仔细观察就能发现，光滑的皮肤表面并不是空无一物，而是有很多小汗毛。

不过也有没有汗毛的地方，比如手掌、脚掌、嘴唇等。

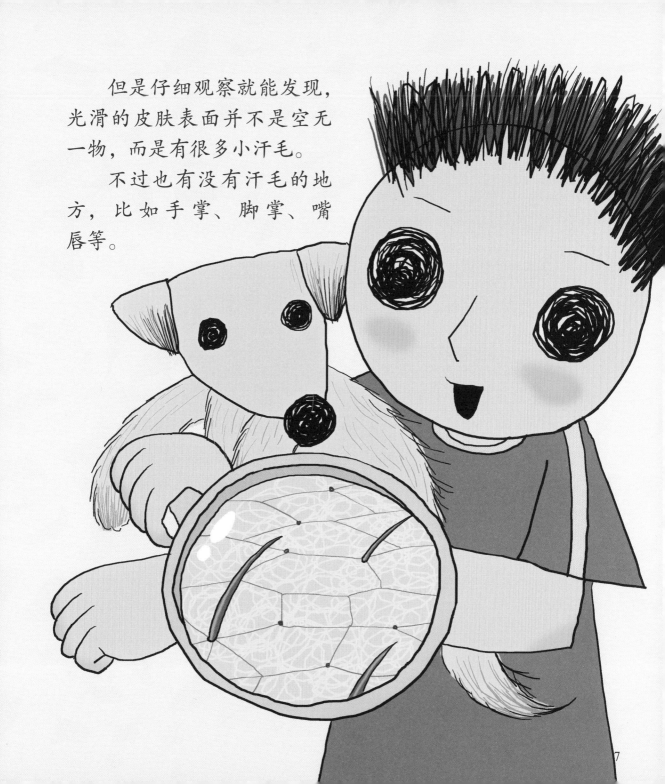

虽然肉眼看不到，但实际上，我们的皮肤中有许许多多的汗腺，汗水就是从汗腺的汗孔中冒出来的。

皮肤分表皮和真皮两层。表皮的最下方能够制造新的细胞，新细胞形成后会把旧细胞向上推，旧细胞死亡后会短暂地附着在皮肤上，最终从我们的身体上脱落。真皮位于表皮的下方，里面分布着血管、神经等。

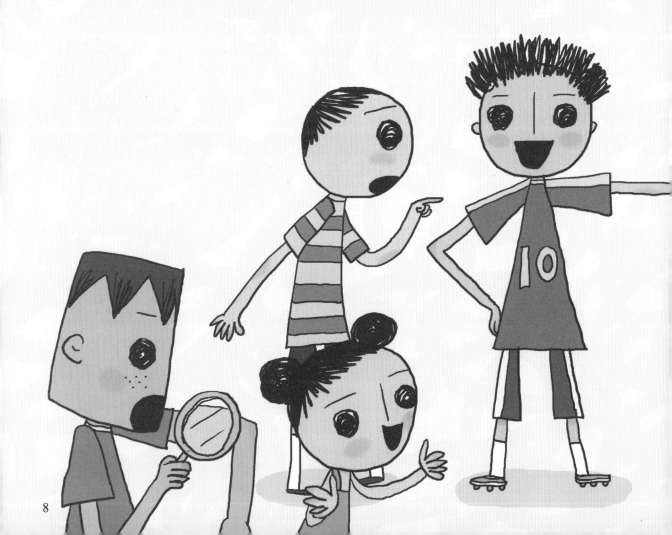

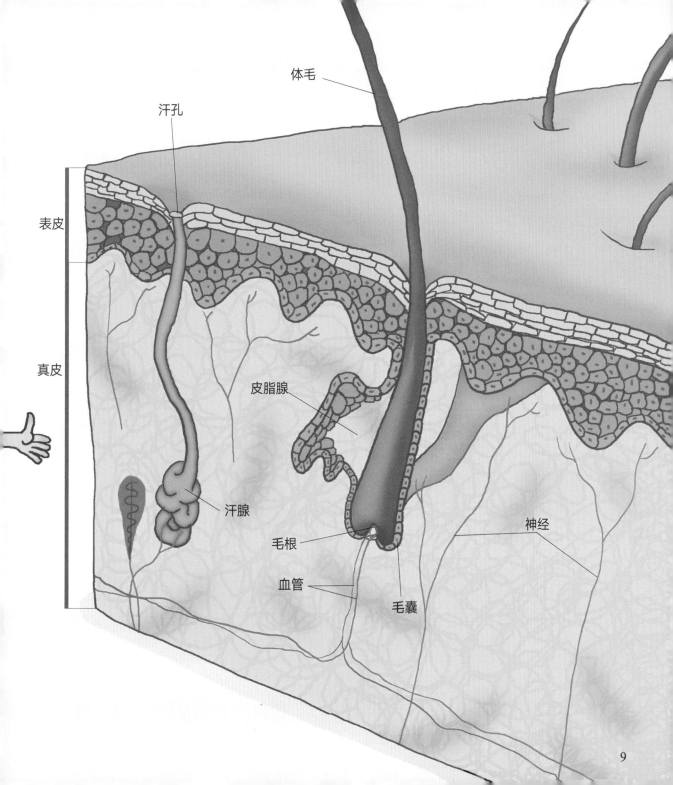

体毛

汗孔

表皮

真皮

皮脂腺

汗腺

毛根

神经

血管

毛囊

9

人为什么会出汗呢?

天气炎热或者运动的时候我们的身体会变热,而体温过高可能导致各器官无法正常运转,幸好我们会出汗,汗水蒸发能带走多余的热量。

出汗是人类调节体温的重要方式。

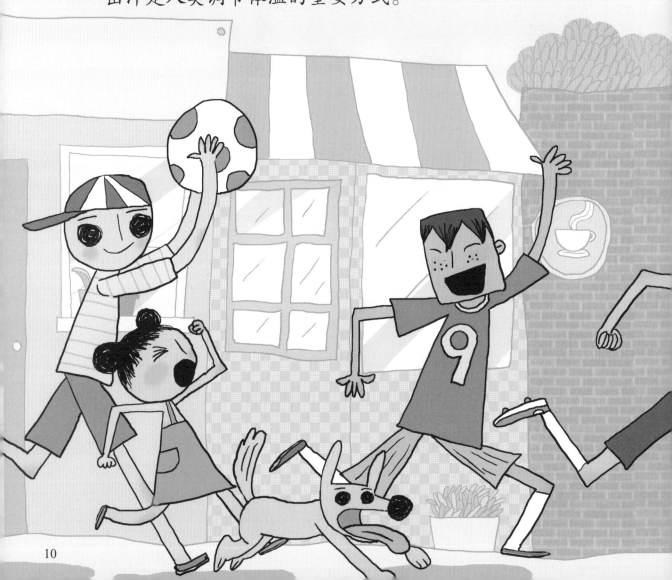

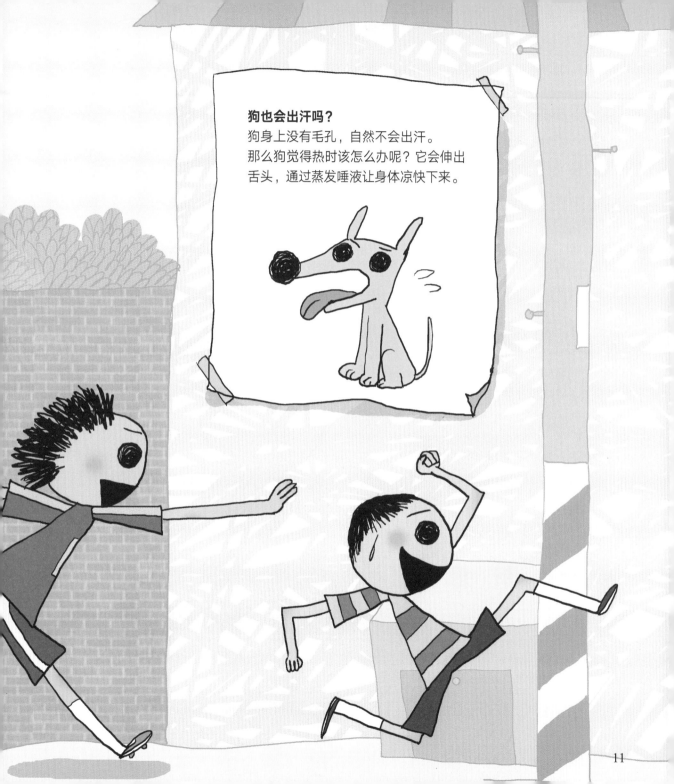

狗也会出汗吗?

狗身上没有毛孔,自然不会出汗。
那么狗觉得热时该怎么办呢?它会伸出
舌头,通过蒸发唾液让身体凉快下来。

11

看看周围的人，有的人皮肤较白，有的人皮肤较黑，有的人皮肤较黄。

肤色之所以不同，是因为皮肤中黑色素的多少不同。黑色素能够保护我们的身体，减少阳光中紫外线所造成的伤害。

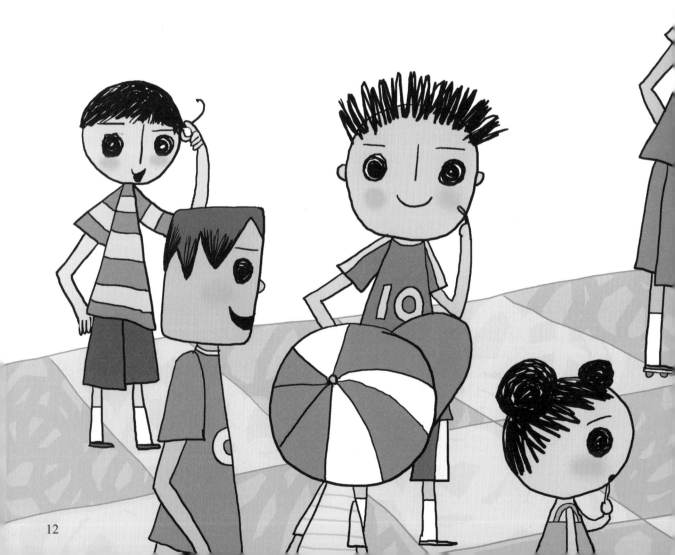

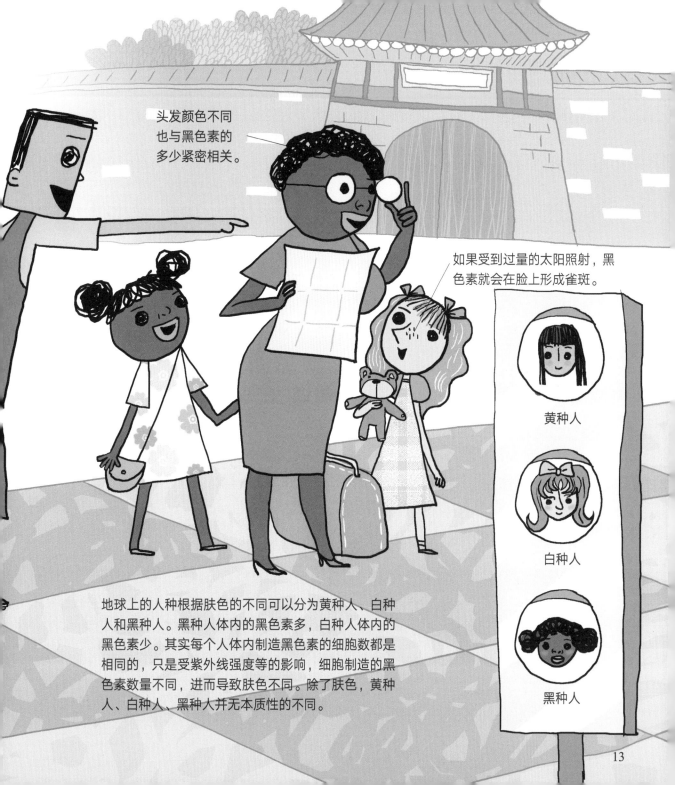

头发颜色不同也与黑色素的多少紧密相关。

如果受到过量的太阳照射，黑色素就会在脸上形成雀斑。

黄种人

白种人

黑种人

地球上的人种根据肤色的不同可以分为黄种人、白种人和黑种人。黑种人体内的黑色素多，白种人体内的黑色素少。其实每个人体内制造黑色素的细胞数都是相同的，只是受紫外线强度等的影响，细胞制造的黑色素数量不同，进而导致肤色不同。除了肤色，黄种人、白种人、黑种人并无本质性的不同。

13

我们的身体表面几乎全部覆盖着体毛。体毛中有像头发、眉毛这样既硬又浓密的毛发，也有许多柔软的绒毛；既有像头发以及爸爸的胡须那样能长到很长的毛发，也有几乎长不长的毛发。

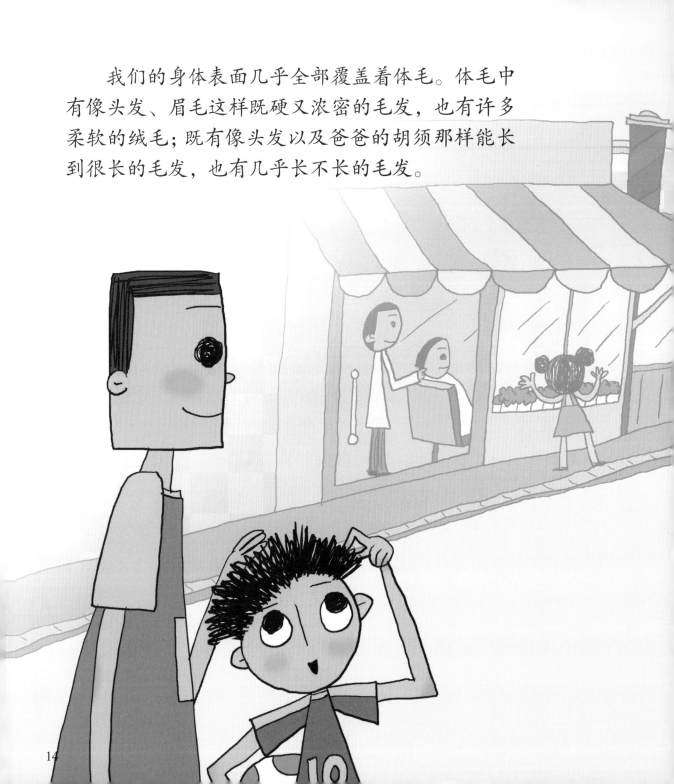

体毛的作用

头发能够保护头部不被太阳晒伤，也可以阻挡较轻的撞击。鼻毛、眉毛和眼睫毛可以阻挡灰尘和细菌，眉毛、眼睫毛还可以防止汗水流入眼睛里。

头发一共有多少根？

头发每月能够生长 1 厘米左右。每个人一般有 8~10 万根头发，寒冷地区的人的头发数量要比炎热地区的人多，而炎热地区的人头发生长速度更快。

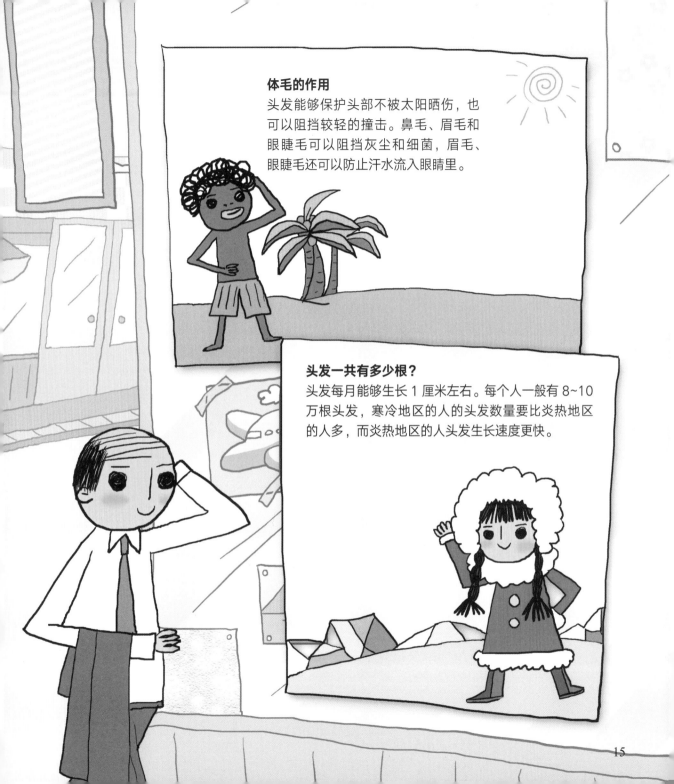

手指甲和脚指甲也属于皮肤。

手指甲和脚指甲也像头发一样会生长，保护着我们的手指与脚趾。

指（趾）甲过长时就容易积累污垢，所以我们要经常修剪指（趾）甲。

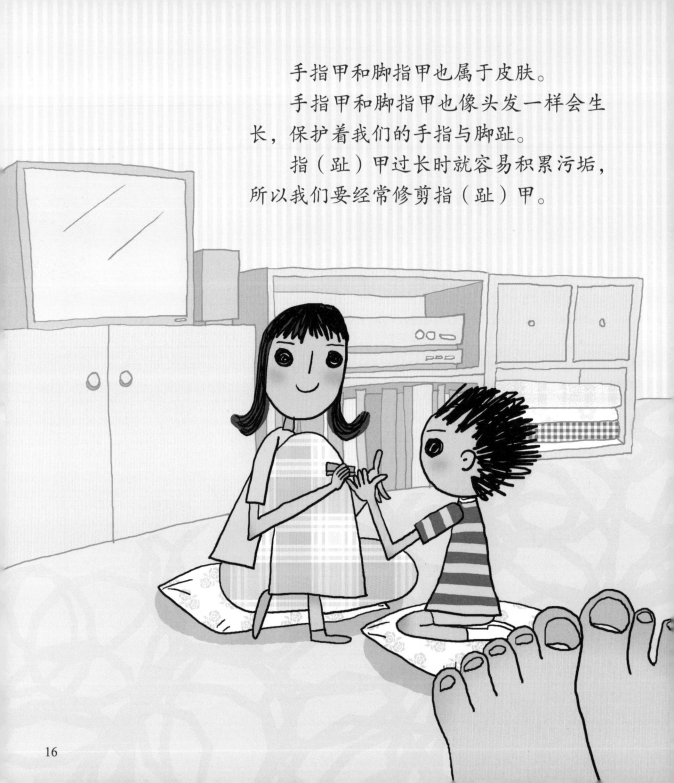

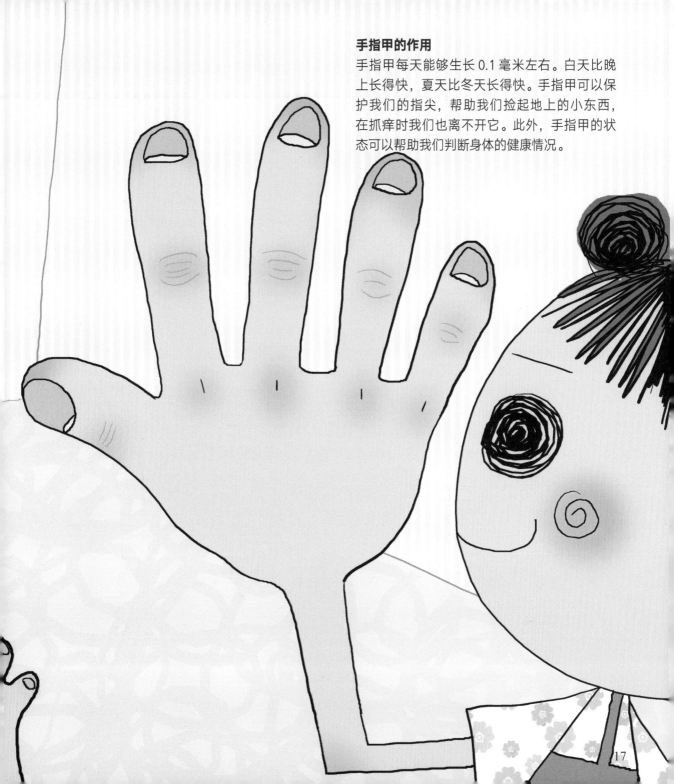

手指甲的作用

手指甲每天能够生长 0.1 毫米左右。白天比晚上长得快，夏天比冬天长得快。手指甲可以保护我们的指尖，帮助我们捡起地上的小东西，在抓痒时我们也离不开它。此外，手指甲的状态可以帮助我们判断身体的健康情况。

仔细观察我们的手指肚，可以看到细长弯曲的花纹，这些花纹被称为"指纹"。

　　在我们捡东西或拿东西时，指纹可以使手指不打滑。

　　每个人的指纹都不一样，指纹的形状一生都不会发生改变。

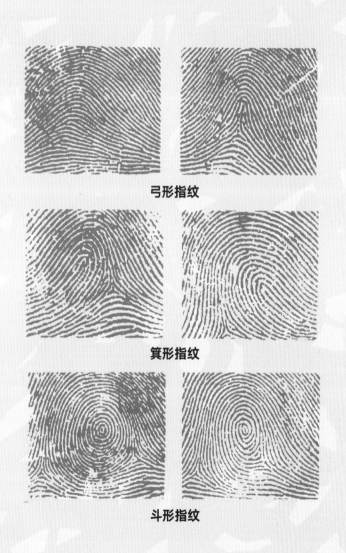

弓形指纹

箕形指纹

斗形指纹

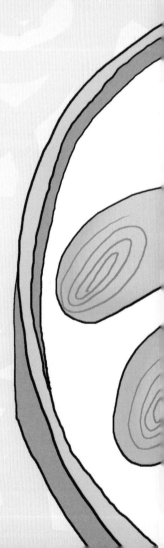

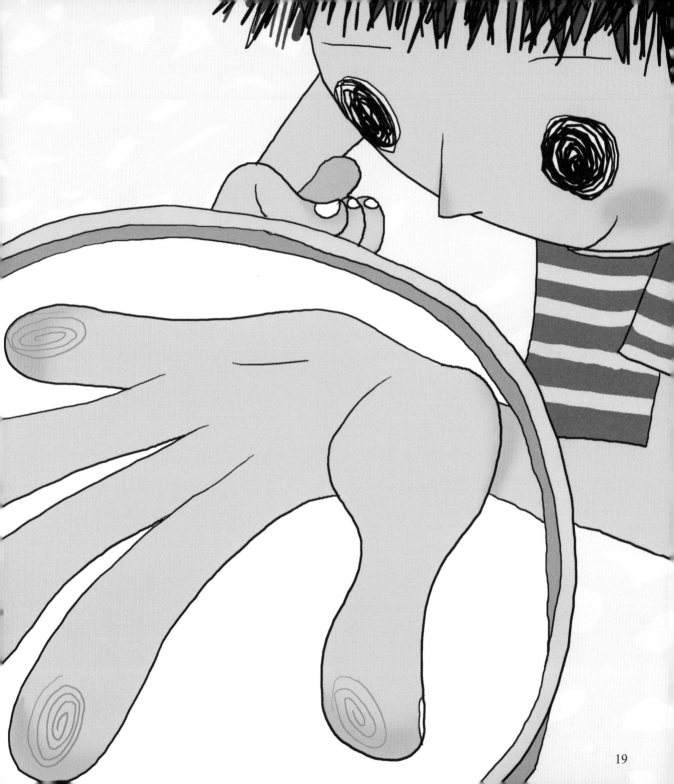

苹果、桃子、梨，桌子上摆满了好吃的水果。

闭上眼睛，试着用手来分辨水果。苹果滑溜溜，桃子毛茸茸，梨的表面坑坑洼洼。

皮肤上有许多能够引发触觉的感觉点。利用这些感觉点，我们即使闭着眼睛也能辨认出一些物品。

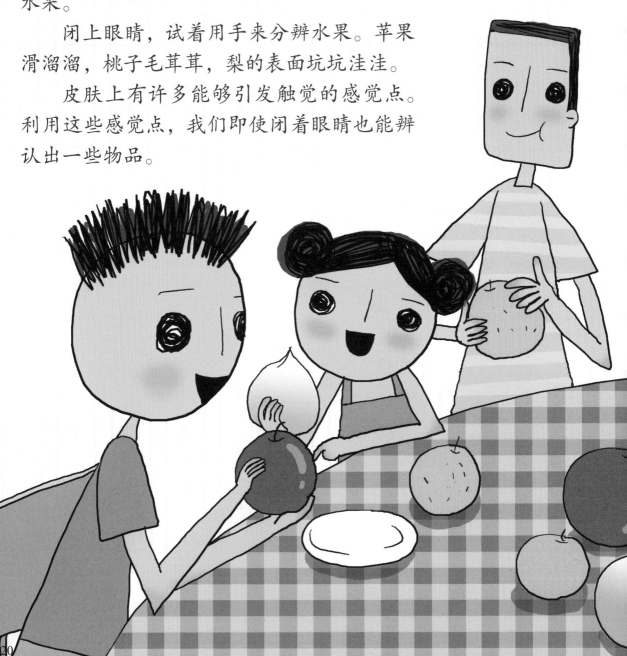

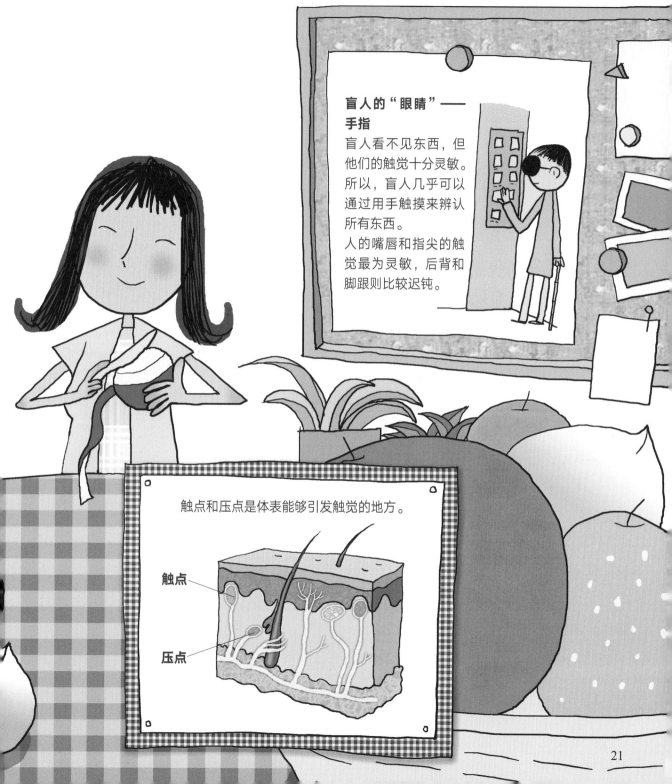

盲人的"眼睛"——手指

盲人看不见东西，但他们的触觉十分灵敏。所以，盲人几乎可以通过用手触摸来辨认所有东西。

人的嘴唇和指尖的触觉最为灵敏，后背和脚跟则比较迟钝。

触点和压点是体表能够引发触觉的地方。

触点

压点

啊，好痛！

削苹果时不小心割到了手，疼得我立刻扔下了刀。如果没感觉到疼痛，可能会割得更深。

我们之所以会觉得痛是因为皮肤上有能感知疼痛的感觉点。正是因为能够感觉到疼痛，我们才能躲避更大的危险。

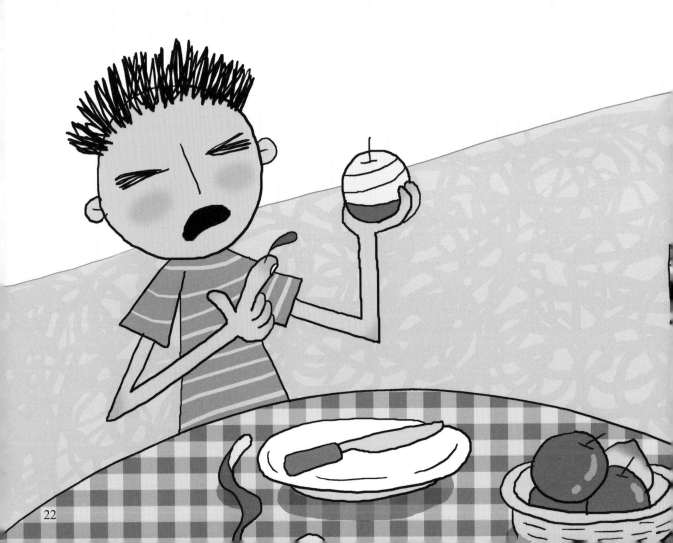

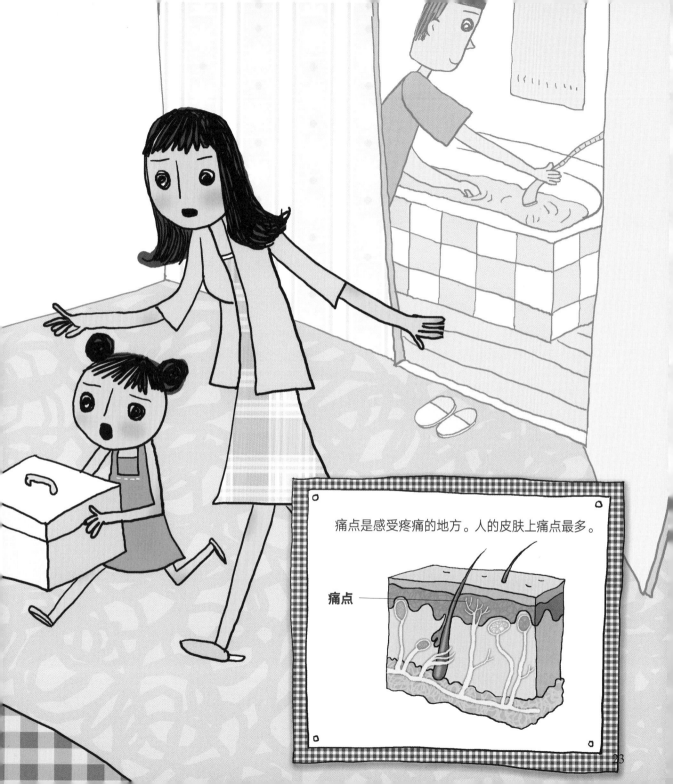

痛点是感受疼痛的地方。人的皮肤上痛点最多。

痛点

23

啊，好凉！

　　洗澡水太凉了。爸爸关掉冷水龙头，又放了一些热水进来，现在水温正合适。

　　我们能感觉到冷和热也是因为皮肤上有感知冷和热的感觉点。

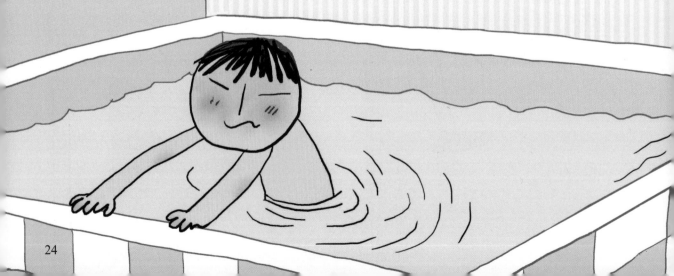

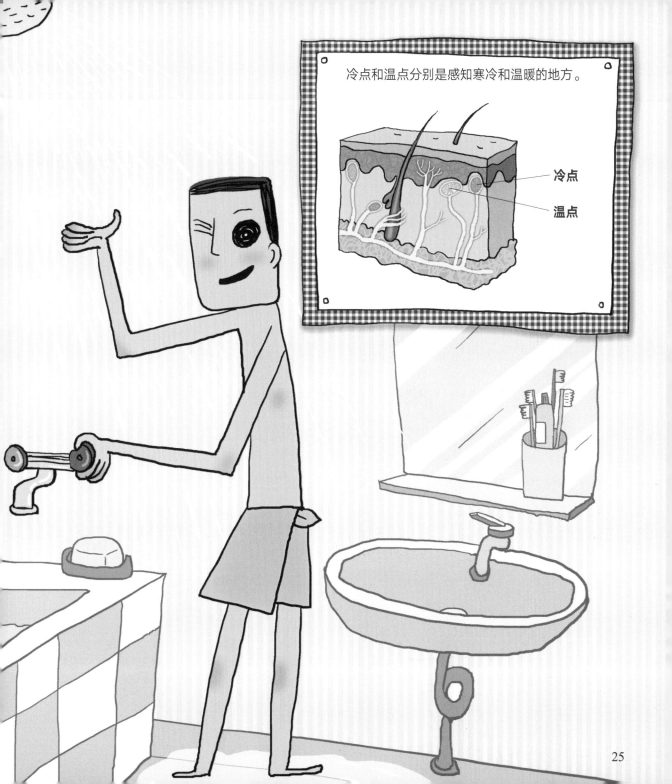

冷点和温点分别是感知寒冷和温暖的地方。

冷点

温点

洗完澡后感觉很舒服，是因为我们洗掉了身上的污垢。

　　污垢是黏糊糊的汗水、死去的细胞和灰尘混杂在一起形成的。皮肤脏，不卫生，身上会散发出难闻的味道，就可能不受人喜欢，所以一定要注意个人卫生哟！

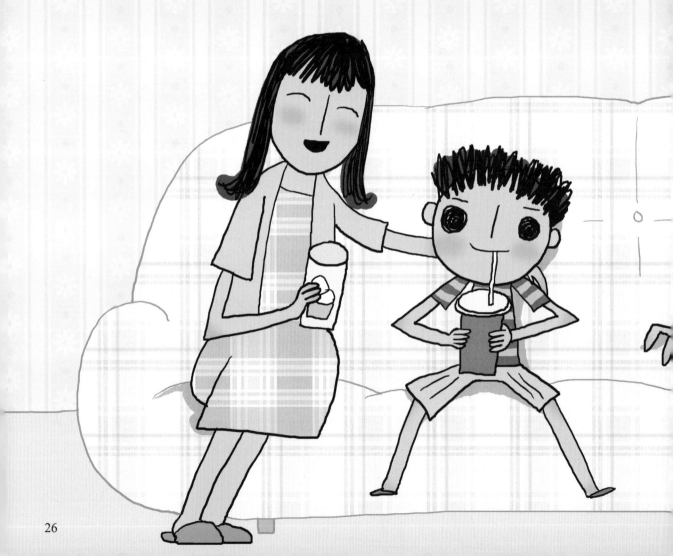

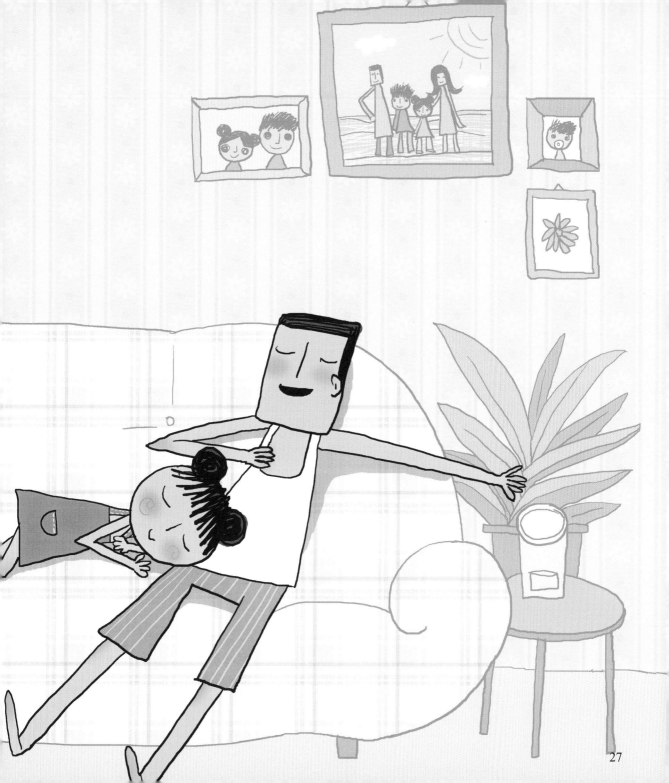

不可或缺的皮肤

现在，让我们一起来学习皮肤对我们到底有什么意义吧。

• 脑力大比拼1

皮肤有什么作用呢？

看图片，一起了解一下我们的皮肤发挥着怎样的作用吧。

① 皮肤（保护　不会保护）我们的身体。它既可以阻止病菌进入体内，也可以防止人体需要的水分流出体外。

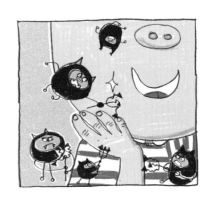

② 阳光照射皮肤可以使体内形成（维生素 A　维生素 D），使骨骼生长得更加强健。

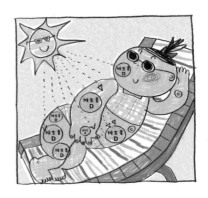

答案：①保护 ②维生素 D

❸ 皮肤（会调节体温　不会调节体温）。人们觉得热的时候，皮肤上的汗孔会打开，通过出汗排出体内的热量。感到冷时皮肤上的汗孔会关闭，阻止体内的热量向外流失。

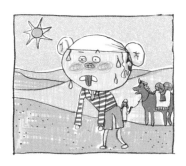
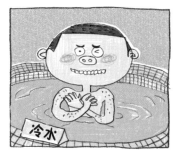

❹ 皮肤（是　不是）感觉器官。用皮肤触碰物体可以感受到物体的冷热、软硬等。摔倒撞到硬物时我们会感觉到疼痛。

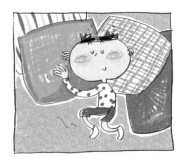
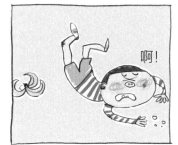

皮肤保护着人体。有了皮肤的保护，我们淋雨或摔倒时，雨水和泥土不会进入体内。如果皮肤变脏，那就无法好好保护我们的身体了，因此必须经常清洁皮肤，保持卫生。如果皮肤上有伤口或病变，要去医院接受治疗。

答案：❸会调节体温　❹是

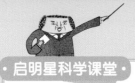

• 脑力大比拼 2

皮肤是由什么构成的？

观察别人的脸或手，了解人的皮肤是由什么构成的。

❶ 皮肤的颜色因人而异。皮肤中的黑色素（越少
越多），肤色越深。

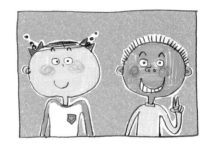

❷ 皮肤上有许多小孔，从小孔中长出（　　　　　）。
但是在手掌、脚掌和嘴唇上没有（　　　　　）。

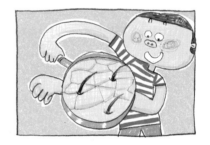

　　皮肤由表皮和真皮两层构成。表皮在外层，相对较硬，可以防止水渗入皮肤。表皮中还含有黑色素细胞，黑色素细胞会让皮肤在受到太阳照射后变黑。表皮下方的皮肤被称为"真皮"。真皮使皮肤保持较大的弹性和韧性。真皮中分布着感知冷热和软硬的神经，真皮内的汗腺可以产生汗液。

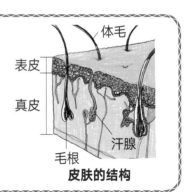

体毛
表皮
真皮
汗腺
毛根

皮肤的结构

答案：①越多　②体毛，体毛

什么是汗水？

仔细回想自己什么时候流过汗，了解汗水的作用。

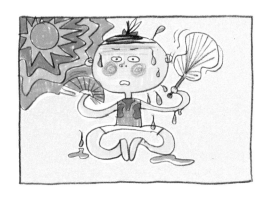 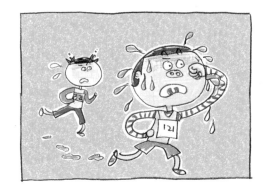

① 天气炎热或进行剧烈运动时身体会变（热　凉）、出汗。由此可知，身体的温度变高，人就会（　　　　）。

② 汗水蒸发后身体会变（热　凉）。由此可知，流汗可以使过热的体温（上升　下降）。

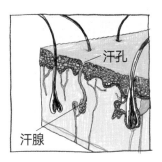

汗孔

汗腺

③ 汗水在皮肤底部的（汗腺　汗孔）里形成，然后会通过（汗腺　汗孔）排出体外。

　　汗水发挥着调节体温的作用。此外，汗水还可以将我们体内形成的废物排出体外。把体内的废物排出体外的过程叫作"排泄"。

答案：①热，出汗 ②凉，下降 ③汗腺，汗孔

多功能的皮肤

　　包裹着我们身体的皮肤是可以直接用眼观察、用手触摸的人体器官，它具有多种功能。

皮肤是我们身体最大的器官

　　皮肤是指包裹在我们身体最外层的薄膜。皮肤总重量占体重的 5%~15%，总面积为 1.5~2 平方米，厚度在 1~2 毫米左右。男人的皮肤比女人的皮肤稍厚。眼皮上的皮肤最薄，脚掌的皮肤最厚。

指纹
手指肚和脚趾肚上有指纹。每个人的指纹都不同，而且形状永远不会改变，因此常常会利用指纹进行犯罪调查。

头发
冬天头发可以保护头部不着凉，夏天头发可以遮挡太阳，避免头部受到阳光直射。

体毛
人的体毛数一般在 300 万~500 万根之间。从数量来看，人的体毛与猿猴不相上下。但人的体毛与猿猴相比要更加纤细、短小，不显眼。这是因为浓密的体毛可以帮助动物抵御寒冷，而人类可以通过衣物来御寒，不需要过多的体毛来保暖。

皮肤是我们身体的保护膜

　　皮肤包裹在身体的最外层，保护着我们的身体。首先，皮肤可以防止灰尘和病菌进入身体，也可以防止水渗入到体内。其次，热的时候皮肤通过出汗排出热量，冷的时候又关闭汗孔减少热量流失。皮肤还能够通过各种感觉使身体提前做好准备，应对各种情况。受伤后，皮肤还会生成新细胞促进伤口愈合。

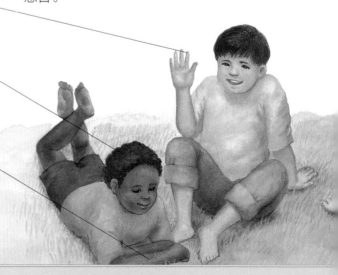

皮肤的触觉功能保护着身体

皮肤上分布着感觉细胞，皮肤触碰到物体时，这些细胞会将物体信息传达给大脑，大脑会根据信息判断传达的感觉。

我们的皮肤上有五种感觉点，分别是感知接触的触点、感知按压的压点、感知疼痛的痛点、感知寒冷的冷点，以及感知温暖的温点。其中，痛点的数量最多，温点最少。所以我们的皮肤对疼痛非常敏感，只要受一点小伤，大脑就会立刻感觉到。

● 痛点 ＞ ■ 压点 ＞ ◆ 冷点 ＞ ● 温点

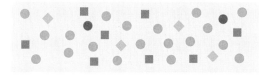

雀斑
太阳照射过量，细胞就会制造出大量黑色素，形成雀斑。

指（趾）甲
手指甲和脚指甲由表皮细胞变化而成。由于这些表皮细胞为死去的细胞，没有感觉，所以修剪时不会感到任何疼痛。手指甲每天能生长 0.1 毫米左右，可以防止拿东西时手指被扭伤或划伤。

多毛的皮肤，无毛的皮肤

我们的皮肤大致可以分为有体毛的部分和无体毛的部分。除了手掌、脚掌和嘴唇以外，我们的身体几乎全都被体毛覆盖着。体毛最多的地方是头部，但也有一些人头发稀少。此外，有些人的胸部、手臂或者腿部也有大量的体毛。手掌和脚掌上没有体毛，但有指纹。此外，我们身体上还有像手指甲、脚指甲这样坚硬的皮肤。

头发的形状和颜色

头发的形状因人而异，既有直发又有卷发。如果把头发横着剪断就能发现，直发的横截面是圆形的，卷发的横截面是扁平的，微卷的头发横截面是扁圆形的。

我国大部分人的头发是黑色的，这与黑色素有关。黑色素越多，头发就越黑；人进入老年阶段以后，体内的黑色素逐渐减少，头发就会慢慢变白。

直发的横截面是圆形的。
微卷的头发横截面是扁圆形的。
卷发的横截面是扁平的。

• 为什么晒太阳后皮肤会变黑?

我们的皮肤里含有一种名为黑色素的色素。受到的光照越强,皮肤产生的黑色素就越多。这是为了用深色覆盖住皮肤,以减少阳光对皮肤的伤害。一定程度的光照不可或缺,被晒黑的皮肤一段时间后会恢复本色。但如果照射过量,阳光中的紫外线就会破坏皮肤里的细胞,导致皮肤病。

每个人都有制造黑色素的细胞,且细胞数量相同,这些细胞制造的黑色素的数量不同导致肤色因人而异。

• 鸡皮疙瘩

远古人类不像现代人这样穿衣服,他们全身上下都覆盖着浓密的体毛。寒冷的时候,体毛周围的小块肌肉会收缩,将体毛拉起,使毛发之间的缝隙变小,这样就能减少热量的流失。

到了现代,天气寒冷时我们的体毛依然会竖起来。然而由于现代人的体毛不太明显,所以我们会看到皮肤上形成了一个个小突起,就像鸡皮上的小疙瘩一样。

• 为什么身体上的污垢总是搓不完?

皮肤最外面有一层由死去的细胞堆积而成的坚硬的角质层。角质层可以防止体内的水分流失,也可以阻止病菌进入体内。因此,角质层可以看作是我们身体的保护膜。洗澡时从身上搓下来的污垢就是角质细胞、灰尘和汗液的混合物。

角质层对人体而言是必不可少的。污垢洗掉后,其下方的细胞会快速死亡形成新的角质层。因此,不管我们怎么频繁地清洗,污垢还是会不断地出现。但如果不清洗,灰尘和病菌又会大量附着在我们的皮肤上,所以最好经常用柔软的毛巾轻轻地擦洗皮肤。

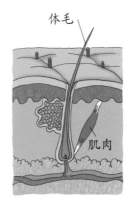
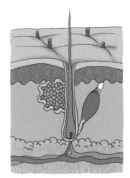

体毛平常的样子　　　　竖起来的体毛

手掌和脚掌上的角质层比较厚。角质层由死去的细胞堆积形成，死细胞长时间浸泡在水里，会大量吸水膨胀。我们全身上下的角质层都会吸收水分，但由于手掌和脚掌上的角质层特别厚，所以其膨胀现象也就特别明显。

千奇百怪的动物皮肤

动物的皮肤可以说千奇百怪。有的动物用皮肤呼吸，有的动物可以随意地改变皮肤的颜色，还有一些动物，因为皮肤不能随着身体的生长而生长，需要适时蜕皮。

为什么会留下疤痕？

若仅有表皮或浅表的真皮层受伤，通常可复原，但若伤口很深，给真皮层较深的地方造成了伤害，皮肤修复过程中纤维组织会大量增生，伤愈就会形成疤痕。

除了皮肤，身体大部分器官受伤后也会留下疤痕，内脏、消化道、关节都会这样。

青蛙
皮肤柔软，表面黏糊糊。青蛙可以用肺或皮肤呼吸。

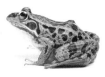

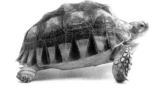

乌龟
皮肤坚硬，背上覆盖着一层外壳。

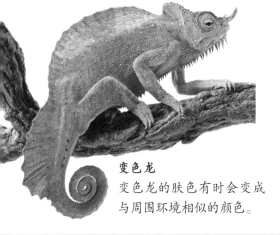

变色龙
变色龙的肤色有时会变成与周围环境相似的颜色。

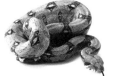

蛇
皮肤不会随身体生长，因此需要不断蜕皮。

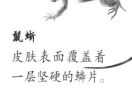

鬣蜥
皮肤表面覆盖着一层坚硬的鳞片。

蚯蚓
用皮肤呼吸，长期在干燥环境中会死亡。

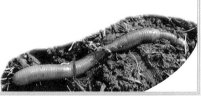

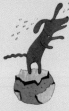

启明星科学馆

第一辑

生命科学

植物

池塘生物真聪明

小豆子长成记

植物吃什么长大?

花儿为什么这么美?

植物过冬有妙招

小种子去旅行

动物

动物过冬有妙招

动物也爱捉迷藏

集合! 热带草原探险队

动物交流靠什么?

上天入地的昆虫

哇, 是恐龙耶!

人体

小身体, 大秘密

不可思议的呼吸

人体细胞大作战

我们身体的保护膜

奇妙的五感

我们的身体指挥官

食物的旅行

扑通扑通, 心脏跳个不停

第二辑

地球与宇宙

环境

咳咳, 喘不过气啦!

垃圾去哪儿了?

脏水变干净啦

濒临灭绝的动植物

地球

天气是个淘气鬼

小石头去哪儿了?

火山生气啦!

河流的力量

大海! 我来啦

轰隆隆, 地震了!

地球成长日记

宇宙

地球和月亮的圆圈舞

太阳哥哥和行星小弟

坐着飞船游太空

生命科学

生物

机器人是生物吗?

谁被吃了?

物质科学

能量

寻找丢失的能量

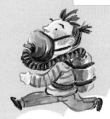
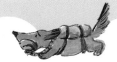

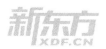

动物过冬有妙招

韩国好书工作室 / 著　　洪梅　南燕 / 译

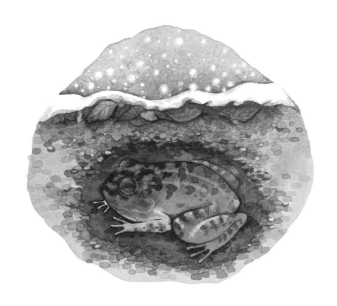

扫码听音频

浙江教育出版社·杭州

初雪过后，天气一下子变冷了。

在外面稍微玩一会儿，手脚就会变得冰凉，脸也冻得红扑扑的。

我赶紧回到温暖的房间里。

可是狗狗维奇好像一点儿都不怕冷，还在雪地里高兴地又蹦又跳。

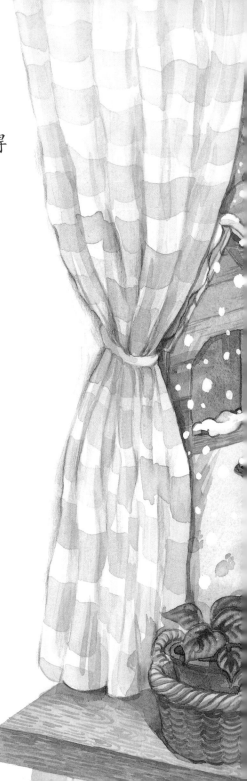

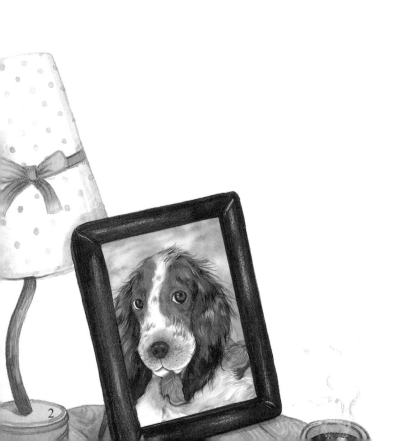

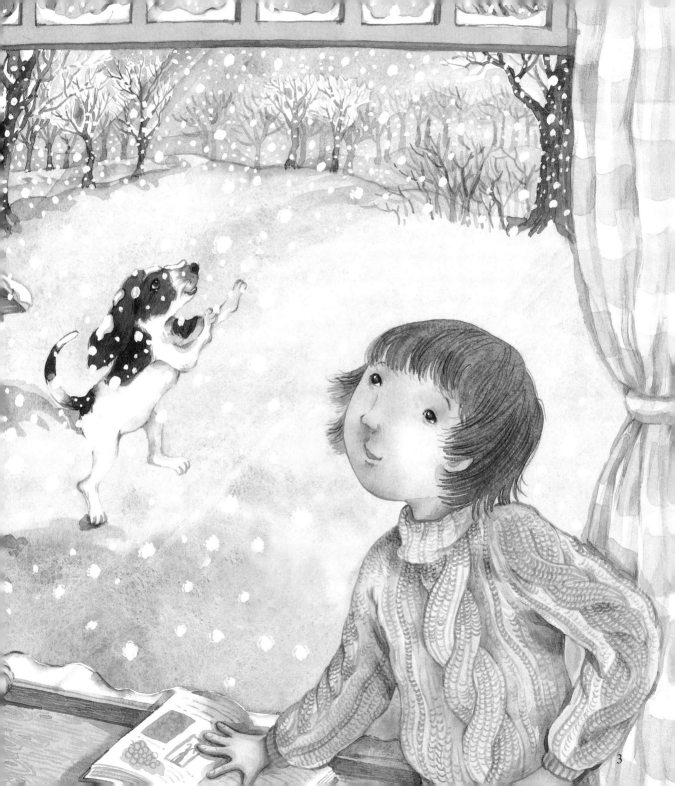

3

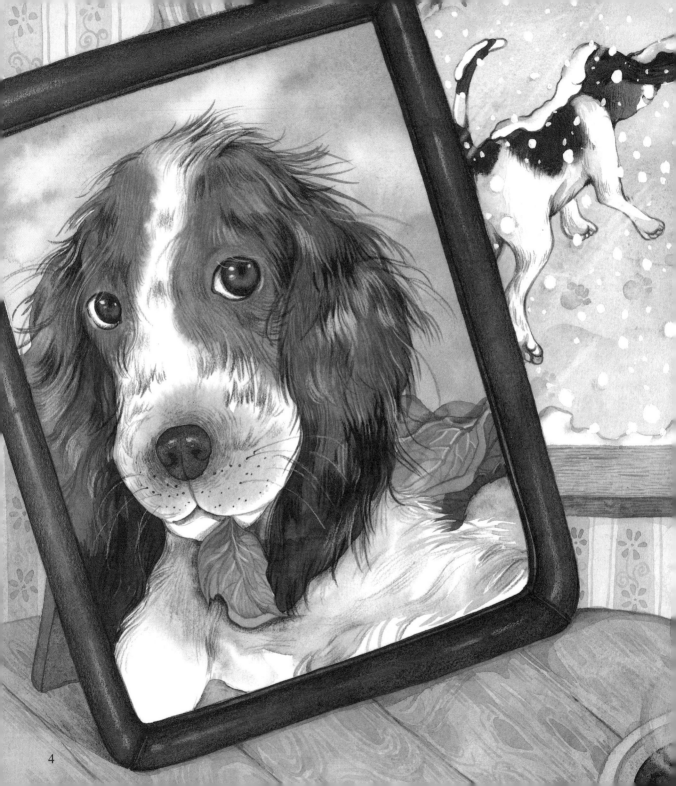

4

狗全身长满了毛。

这些毛像人类穿的衣服一样，可以帮狗保持体温。

在入冬之前，狗会大量地脱毛，同时长出浓密厚重的粗毛。

这是在为过冬做准备呢！

凭借一身厚厚的毛，狗能轻松地度过寒冷的冬天。

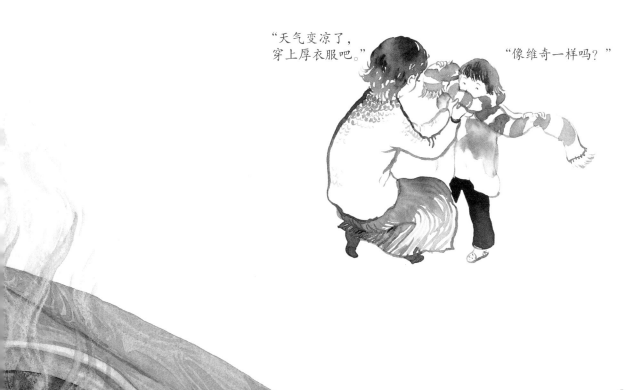

"天气变凉了，穿上厚衣服吧。"

"像维奇一样吗？"

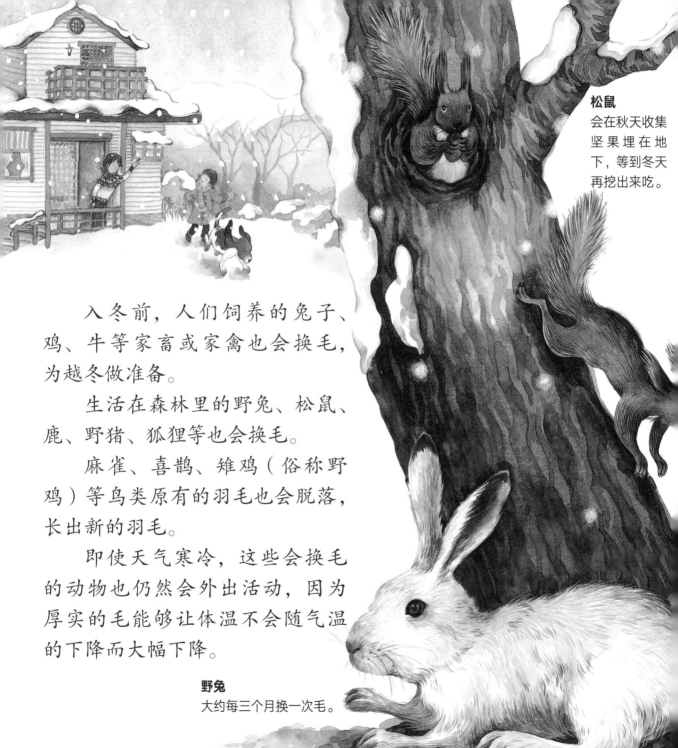

松鼠
会在秋天收集坚果埋在地下，等到冬天再挖出来吃。

入冬前，人们饲养的兔子、鸡、牛等家畜或家禽也会换毛，为越冬做准备。

生活在森林里的野兔、松鼠、鹿、野猪、狐狸等也会换毛。

麻雀、喜鹊、雉鸡（俗称野鸡）等鸟类原有的羽毛也会脱落，长出新的羽毛。

即使天气寒冷，这些会换毛的动物也仍然会外出活动，因为厚实的毛能够让体温不会随气温的下降而大幅下降。

野兔
大约每三个月换一次毛。

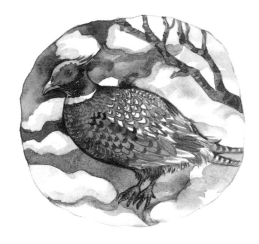

雉鸡

入冬之前，换上新的羽毛，准备
过冬。

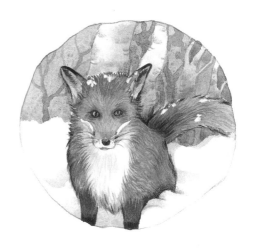

狐狸

即使在寒冷的冬天，狐狸也会出来寻找
家鼠或兔子等猎物。不过在白雪皑皑的
森林里，想找到食物可不容易呢。

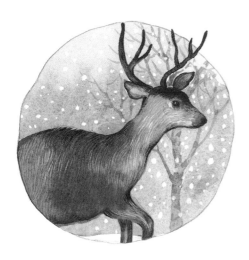

鹿

寒冷的冬天里，寻找干树叶、树皮、
苔藓等作为食物。

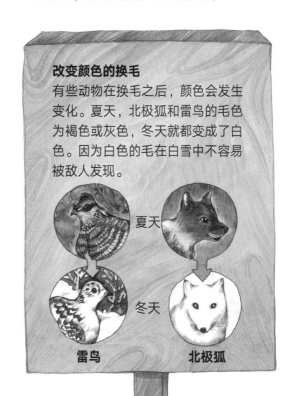

改变颜色的换毛

有些动物在换毛之后，颜色会发生
变化。夏天，北极狐和雷鸟的毛色
为褐色或灰色，冬天就都变成了白
色。因为白色的毛在白雪中不容易
被敌人发现。

夏天

冬天

雷鸟　　　　北极狐

屋檐下的燕子窝里空荡荡的。

春天的时候，燕子飞来这里产卵，养育小燕子。

等到秋天的时候，一家子就都飞走了。

燕子是去哪里过冬了呢？

原来燕子飞去了南方。

因为冬天北方很难找到食物，所以燕子飞到温暖的南方过冬，等到春天再飞回北方。

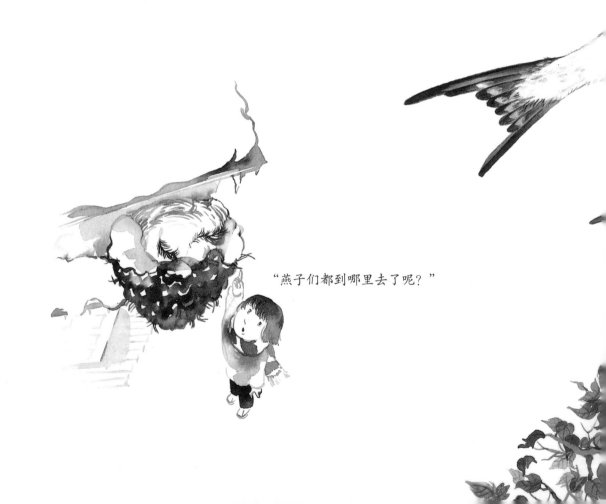

"燕子们都到哪里去了呢？"

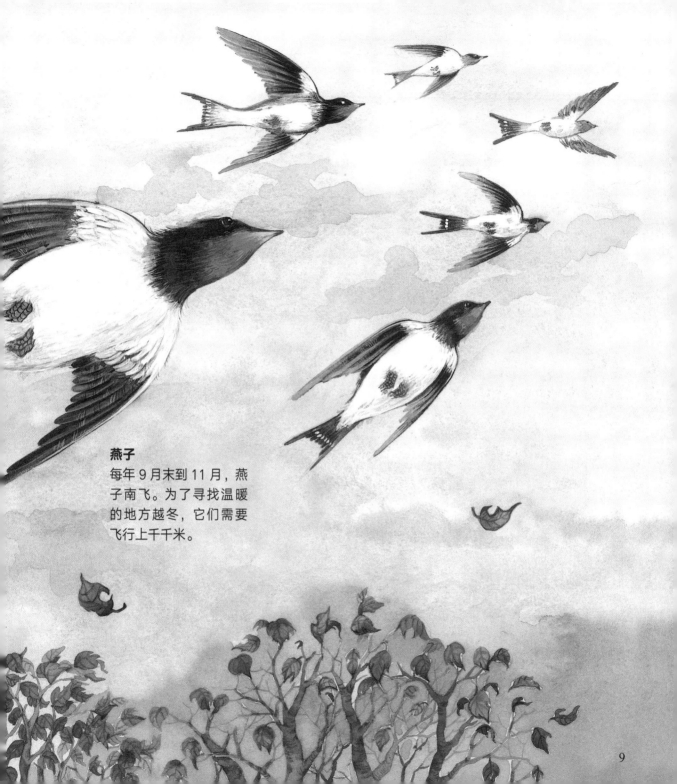

燕子

每年 9 月末到 11 月，燕子南飞。为了寻找温暖的地方越冬，它们需要飞行上千千米。

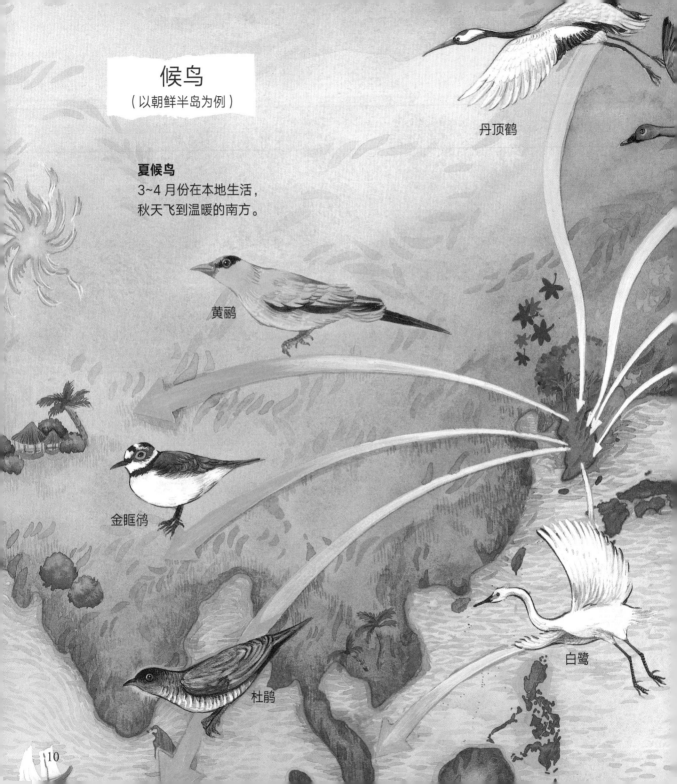

候鸟
（以朝鲜半岛为例）

夏候鸟
3~4 月份在本地生活，
秋天飞到温暖的南方。

丹顶鹤

黄鹂

金眶鸻

白鹭

杜鹃

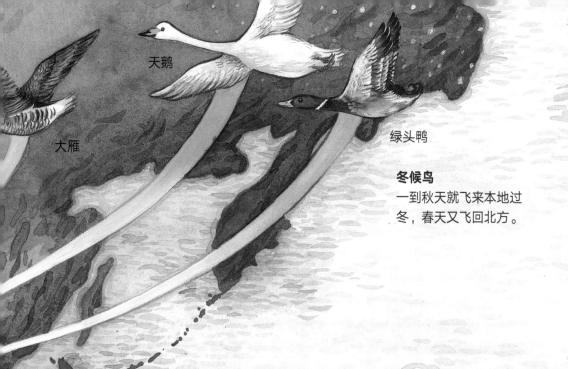

天鹅

大雁

绿头鸭

冬候鸟
一到秋天就飞来本地过
冬，春天又飞回北方。

　　夏天，燕子在 A 地繁殖，秋天飞往温暖的地区过冬，第二年春天再飞回 A 地，对 A 地来说，像燕子这样的鸟统称为"夏候鸟"。

　　黄鹂、杜鹃（也叫布谷鸟）、白鹭、金眶（kuàng）鸻（héng）等都是朝鲜半岛的夏候鸟。

　　与夏候鸟相反，在 A 地过冬，来年春天飞到较凉爽的北方繁殖，秋天又回到 A 地的鸟类，对 A 地来说是"冬候鸟"。

　　大雁、丹顶鹤、天鹅、绿头鸭等都是朝鲜半岛的冬候鸟。

　　年复一年，候鸟们根据季节变化而迁徙，寻找适宜的居住地。

冬天，青蛙也不见踪影了。

难道青蛙也像燕子一样远行，去寻找温暖的家了吗？

并不是这样哦，青蛙一到冬天，就到地下冬眠去了。

冬眠之前，青蛙会吃得饱饱的，在身体里储存充足的营养物质。

接下来，它们就一动不动地一直睡到来年春天。

冬眠的这段时间里，青蛙不需要寻找食物，所以也不用担心外面的天气有多寒冷。

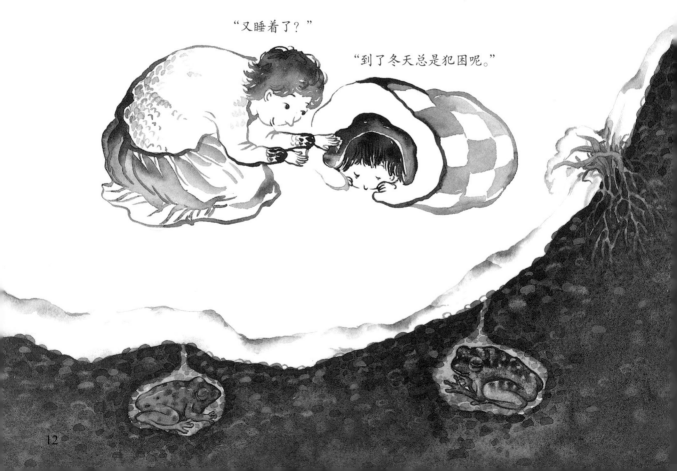

"又睡着了？"

"到了冬天总是犯困呢。"

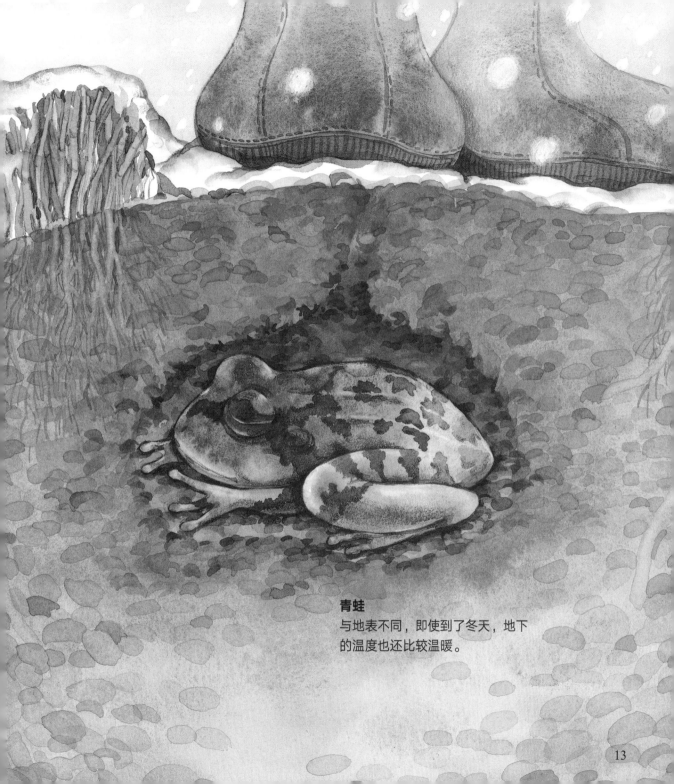

青蛙
与地表不同，即使到了冬天，地下
的温度也还比较温暖。

13

蛇、蜥蜴、乌龟、鲵（ní）、蟾蜍等动物到了冬天也会冬眠。这些动物的体温会随着环境温度而发生变化。

天气变冷之后，它们的体温下降，活动起来非常困难。所以它们会躲到地洞里或落叶堆下面冬眠，因为这些地方比较温暖。

松鼠、蝙蝠、熊等动物也会冬眠。

因为冬天难以找到食物，所以它们选择去睡觉。

冬眠的话，整个冬天只吃一点东西就可以活下来了。

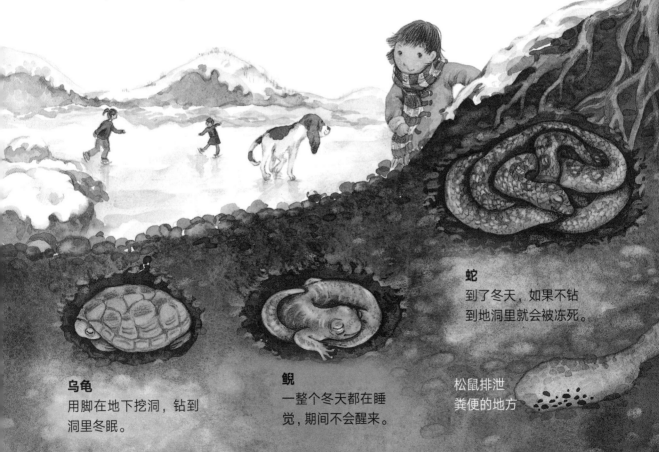

蛇
到了冬天，如果不钻到地洞里就会被冻死。

乌龟
用脚在地下挖洞，钻到洞里冬眠。

鲵
一整个冬天都在睡觉，期间不会醒来。

松鼠排泄粪便的地方

14

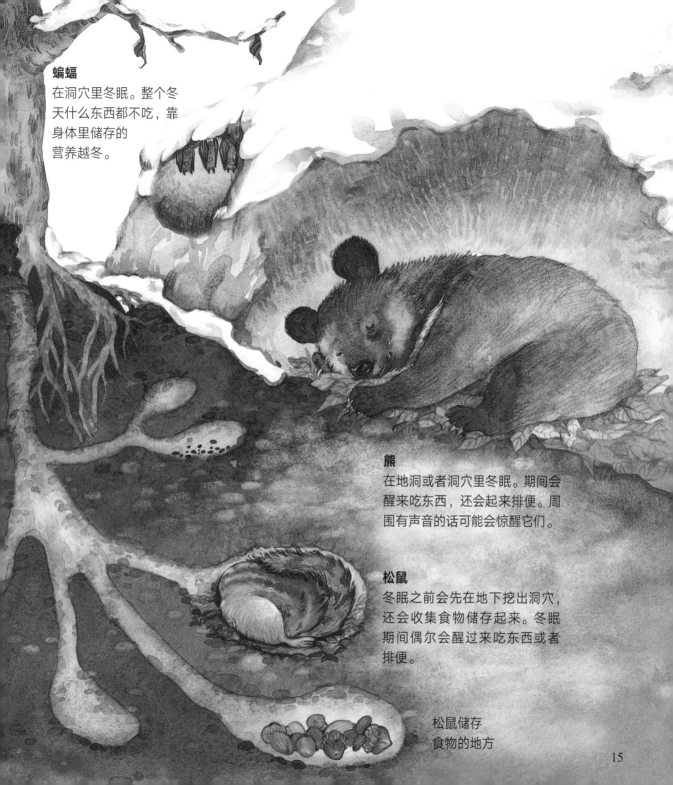

蝙蝠

在洞穴里冬眠。整个冬天什么东西都不吃，靠身体里储存的营养越冬。

熊

在地洞或者洞穴里冬眠。期间会醒来吃东西，还会起来排便。周围有声音的话可能会惊醒它们。

松鼠

冬眠之前会先在地下挖出洞穴，还会收集食物储存起来。冬眠期间偶尔会醒过来吃东西或者排便。

松鼠储存食物的地方

15

寒风凛冽，树木全都干枯了，既没有树叶，也没有果实。乍一眼看上去，冬天的树林死气沉沉。

不过，仔细观察，你就会发现到处都藏着冬眠的动物。

雪地里，石头缝中或厚厚的落叶堆下可以看到成群的瓢虫。它们聚集在一起取暖，在远离冷风的地方，安心进入梦乡。

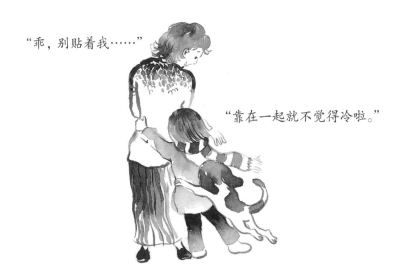

"乖，别贴着我……"

"靠在一起就不觉得冷啦。"

动物冬眠时的状态
松鼠冬眠时，心跳频率会大幅下降，几乎接近死亡的状态。冬眠的动物们就像这样既不动，也几乎不呼吸。这种状态极大减少了能量的消耗。

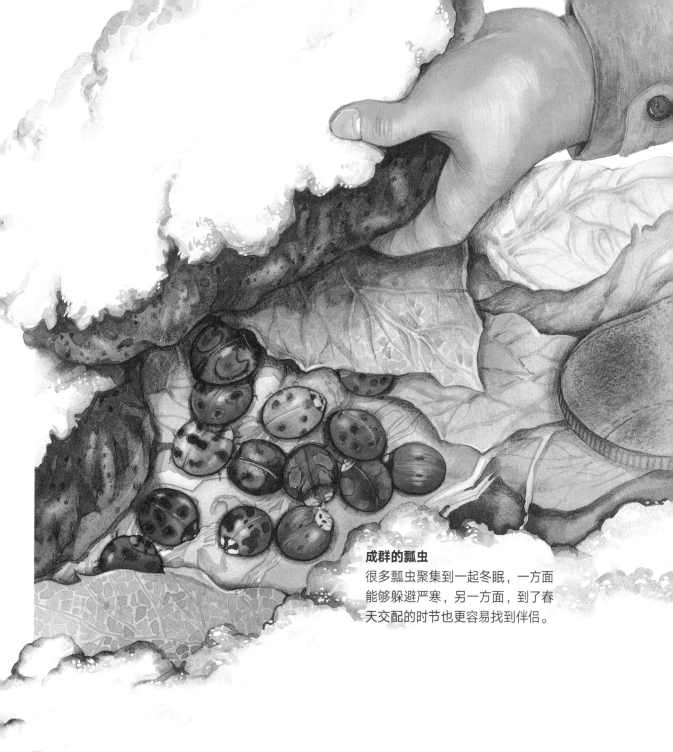

成群的瓢虫

很多瓢虫聚集到一起冬眠，一方面
能够躲避严寒，另一方面，到了春
天交配的时节也更容易找到伴侣。

17

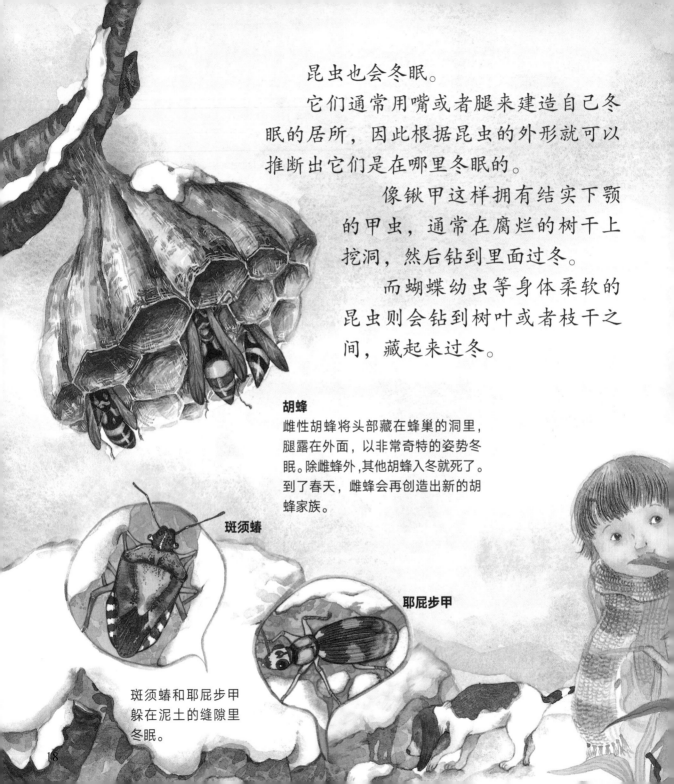

昆虫也会冬眠。

它们通常用嘴或者腿来建造自己冬眠的居所，因此根据昆虫的外形就可以推断出它们是在哪里冬眠的。

像锹甲这样拥有结实下颚的甲虫，通常在腐烂的树干上挖洞，然后钻到里面过冬。

而蝴蝶幼虫等身体柔软的昆虫则会钻到树叶或者枝干之间，藏起来过冬。

胡蜂
雌性胡蜂将头部藏在蜂巢的洞里，腿露在外面，以非常奇特的姿势冬眠。除雌蜂外，其他胡蜂入冬就死了。到了春天，雌蜂会再创造出新的胡蜂家族。

斑须蝽

耶屁步甲

斑须蝽和耶屁步甲躲在泥土的缝隙里冬眠。

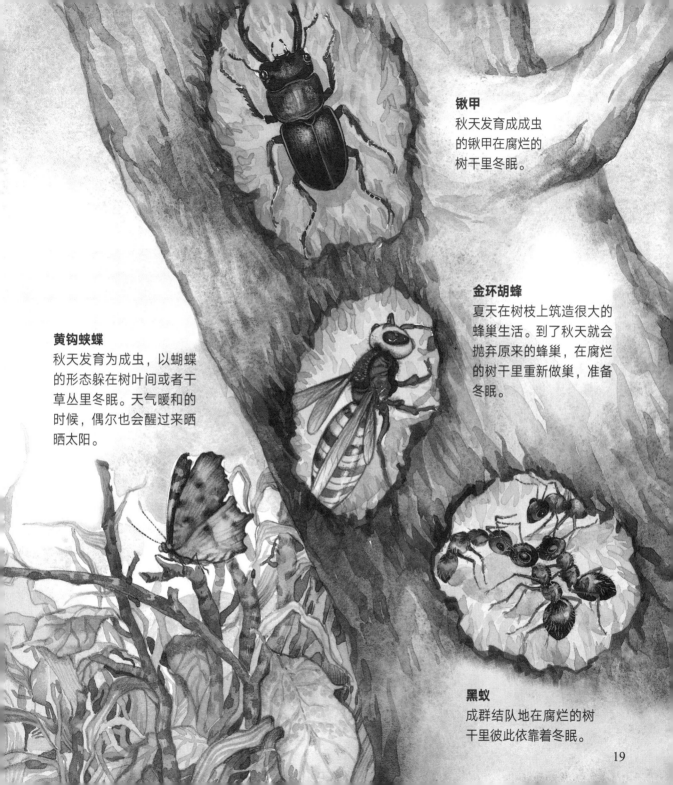

锹甲
秋天发育成成虫的锹甲在腐烂的树干里冬眠。

金环胡蜂
夏天在树枝上筑造很大的蜂巢生活。到了秋天就会抛弃原来的蜂巢，在腐烂的树干里重新做巢，准备冬眠。

黄钩蛱蝶
秋天发育为成虫，以蝴蝶的形态躲在树叶间或者干草丛里冬眠。天气暖和的时候，偶尔也会醒过来晒晒太阳。

黑蚁
成群结队地在腐烂的树干里彼此依靠着冬眠。

19

并不是所有昆虫都以成虫的形态过冬，也有些以卵、幼虫或者蛹的形态过冬。

让我们一起到森林里寻找正在过冬的昆虫吧。

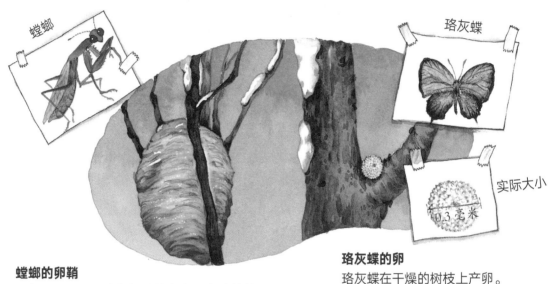

螳螂

珞灰蝶

实际大小

0.3毫米

螳螂的卵鞘

每年 8、9 月，螳螂在树枝上分泌泡沫状的物质造出一个囊袋，在囊袋里产卵后死去。泡沫风干后就形成了像海绵一样有弹性的卵鞘。卵鞘可保护螳螂卵不受严寒的侵袭。

珞灰蝶的卵

珞灰蝶在干燥的树枝上产卵。即使刮很大的风，卵也不会掉下来。

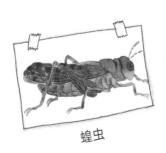

蝗虫

蝗虫的卵

冬天来临之前，蝗虫在地洞里产卵后死去。而待在地洞里的蝗虫卵在严冬里也会安然无恙。

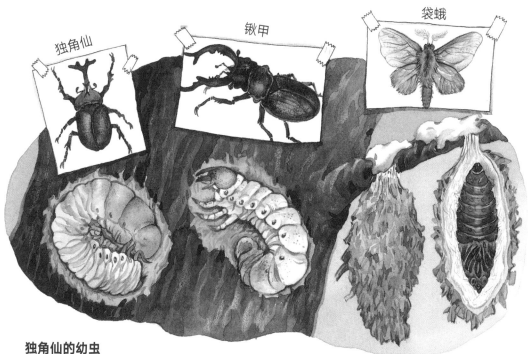

独角仙的幼虫

独角仙在树干里，以幼虫的形态度过冬天，第二年夏天发育为成虫。腐烂的树干可以帮助昆虫御寒，同时也是它们的食物。

袋蛾的幼虫

袋蛾的幼虫将叶片枝梗等编织在一起，制成袋囊，然后在袋囊里过冬。

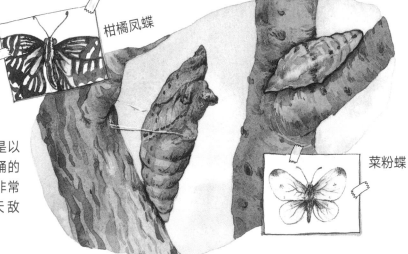

柑橘凤蝶与菜粉蝶

柑橘凤蝶与菜粉蝶是以蛹的形态过冬的。蛹的颜色与周围的环境非常相似，不容易被天敌发现。

还有一些不引人注意的昆虫，为了平安过冬，也会很卖力地工作，比如针毛收获蚁。

针毛收获蚁的食物是草本植物的种子，因此种子成熟落地的秋天和冬天，针毛收获蚁就会非常繁忙。

它们会用嘴巴叼着狗尾草等植物的种子回到地下的蚁巢，勤勤恳恳地在蚁巢里堆满种子。

小蚂蚁们吃着这些种子，健康地成长。

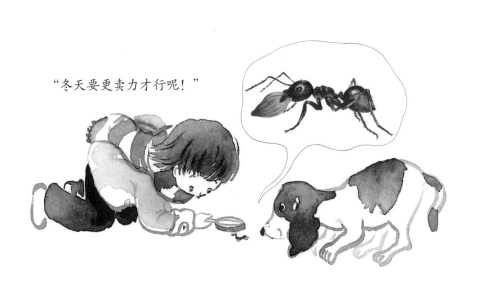

"冬天要更卖力才行呢！"

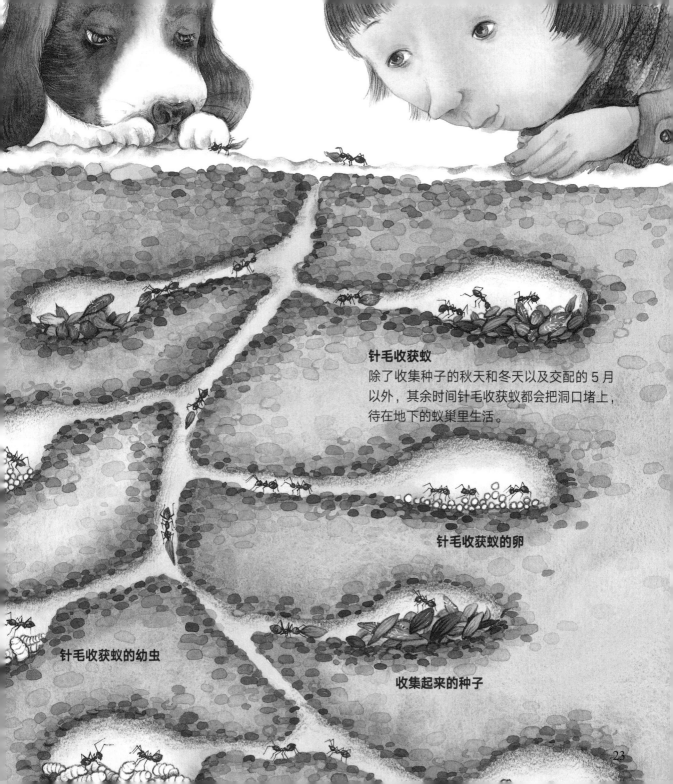

针毛收获蚁

除了收集种子的秋天和冬天以及交配的 5 月以外，其余时间针毛收获蚁都会把洞口堵上，待在地下的蚁巢里生活。

针毛收获蚁的卵

针毛收获蚁的幼虫

收集起来的种子

23

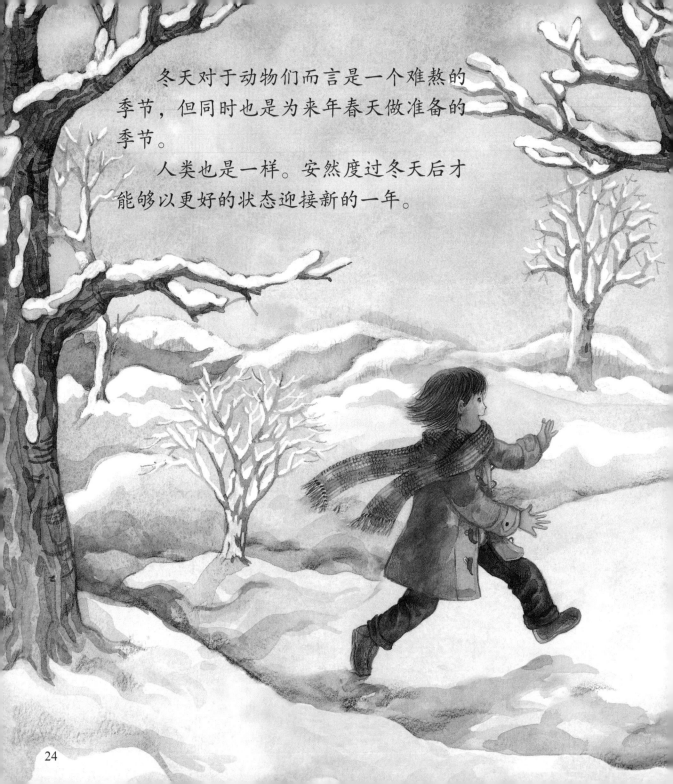

冬天对于动物们而言是一个难熬的季节，但同时也是为来年春天做准备的季节。

人类也是一样。安然度过冬天后才能够以更好的状态迎接新的一年。

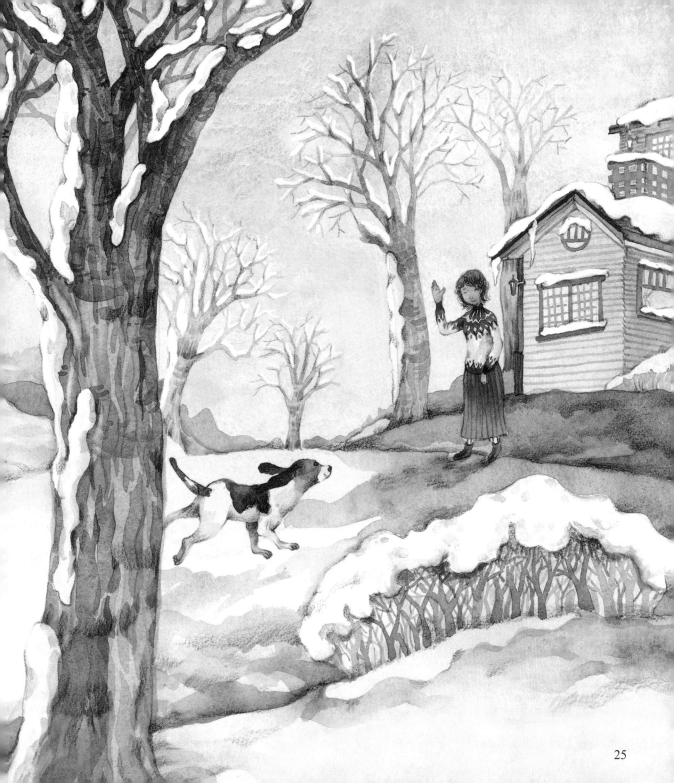

到了春天，维奇还要换一次毛。

这次它要换上细而柔软的毛，准备迎接炎热的夏天。

燕子重新飞回来，产卵、养育幼鸟。

青蛙也从冬眠中醒了过来。

森林里，昆虫在鲜花和青草之间飞舞着、忙碌着。

人们也重新变得活跃起来。

日子一天天过去，大家又会迎来下一个冬天。

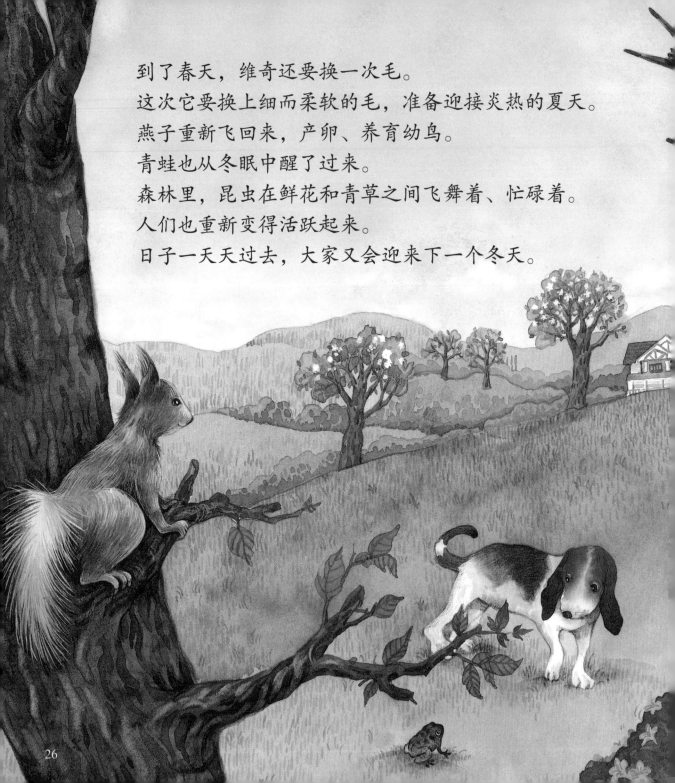

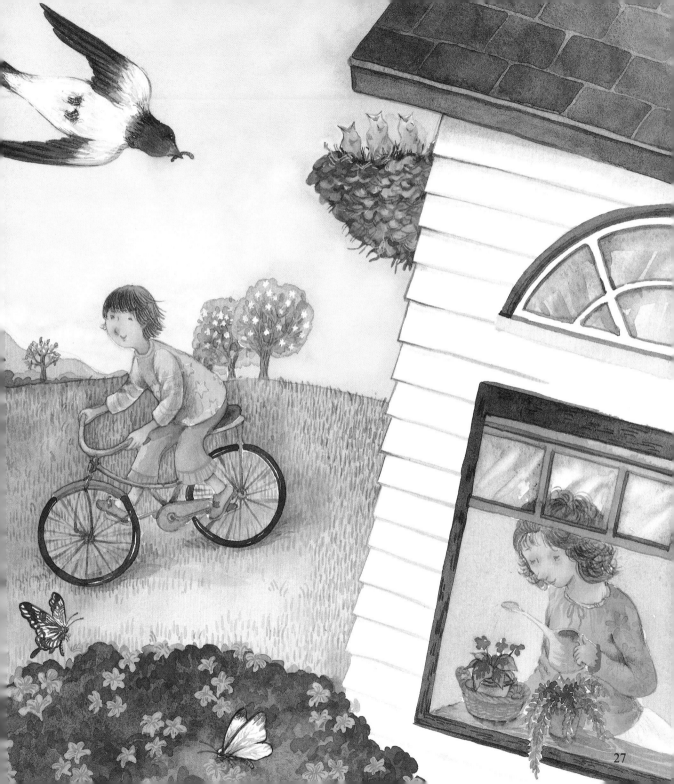

27

温度与动物

下面我们来了解一下温度对动物的生活会产生哪些影响。

脑力大比拼 1

北极狐与沙漠狐的耳朵为什么不一样大?

观察北极狐与沙漠狐的外观,比较两种狐狸耳朵的大小。

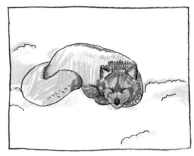

北极狐

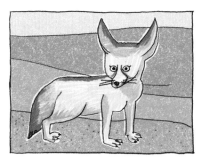

沙漠狐

① 北极狐的耳朵比较(小　大)。

② 沙漠狐的耳朵比较(小　大)。

③ 北极狐的耳朵小是为了(减少　增加)热量的消耗,沙漠狐的耳朵大是为了更好地(保存　排出)身体里的热量。

北极狐与沙漠狐同为狐类,生存环境不同,耳朵大小不同。由此可知,同一类动物为了适应栖息地的温度,外形会有一些变化。

答案:①小　②大　③减少,排出

28

昆虫如何度过寒冷的冬天？

观察正在过冬的昆虫的样子，了解它们是如何度过冬天的。

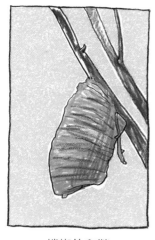

螳螂的卵鞘

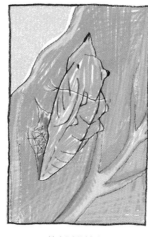

菜粉蝶的蛹

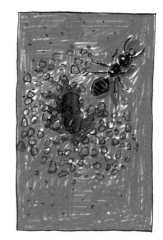

蚂蚁和蚁巢

① 螳螂以（卵　成虫）的形态过冬。在寒冷的冬天（看得到　看不到）螳螂。

② 菜粉蝶以（蛹　成虫）的形态过冬。在寒冷的冬天（看得到　看不到）菜粉蝶。

③ 蚂蚁以（卵　成虫）的形态过冬。在寒冷的冬天（看得到　看不到）蚂蚁。

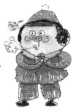

　　螳螂与菜粉蝶在冬天来临前产卵，然后死去。小螳螂以卵的形态、小菜粉蝶以蛹的形态过冬，第二年春天，它们发育成成虫，回归大自然。而蚂蚁则在地下以群居状态度过冬天。

答案：①卵，看不到 ②蛹，看不到 ③成虫，看得到

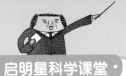

● 科学实验室

水温发生变化，鱼的呼吸次数会随之改变吗？

在水温较高的夏季和水温较低的冬季，金鱼的呼吸次数会发生变化吗？准备两种温度的水，数一数金鱼在两种温度下的呼吸次数。

第1步 准备两个装有水的烧杯，在其中一个烧杯中放入冰块。

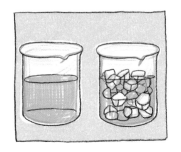

第2步 准备两只装有水的试管，将两条金鱼分别头朝下装入试管。

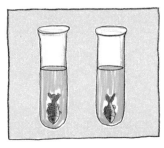

第3步 将两只装有金鱼的试管，分别放入两个烧杯中。

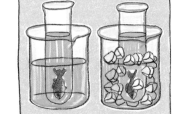

思考

● 装有冰块的烧杯代表了哪个季节？

(   )

答案：冬天

第4步

2~3 分钟后，数一数金鱼 1 分钟呼吸的次数，也就 是金鱼口开闭的次数。

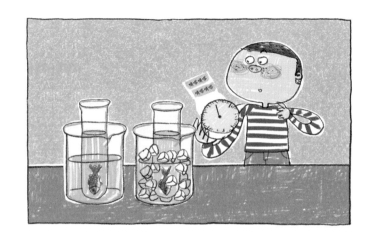

思考

● 为什么要 2~3 分钟之后，才开始数金鱼呼吸的次数呢？

因为烧杯和试管里的水的（ ）必须先变得一致才行。

结论

① 如果水的温度升高，金鱼呼吸的次数就会（增加 减少）；水的温度降低，呼吸次数就会（增加 减少）。

② 夏季金鱼的呼吸次数会（增加 减少），冬季金鱼的呼吸次数会（增加 减少）。

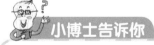 **小博士告诉你**

金鱼的呼吸次数随着水温的变化而变化。水温升高，鱼在水中变得活跃，会消耗更多的氧气，呼吸的次数自然就会增加。反之，水温降低，活动变得迟缓，呼吸次数也会随之减少。

思考答案：4.温度 / 结论答案：①增加，减少 ②增加，减少

动物过冬的智慧

对所有动物而言，寒冷的冬天都是生存困难的季节。因为气温过低，动物可能被冻死，也可能因为缺乏食物被饿死。但是它们都凭借惊人的适应能力，战胜了寒冬，坚强地生存下来。

青蛙和蛇为什么要冬眠?

青蛙（两栖类）与蛇（爬行类）属于变温动物，这类动物的体温会随着周围环境的温度而产生变化。冬天，它们体温下降，肌肉变得僵硬，以至于无法活动，因此它们会躲到暖和、温度变化较小的地下睡觉。冬眠时，青蛙和蛇一动不动，心跳和呼吸非常缓慢，看起来像死了一样。在此之前，它们会在秋天吃得饱饱的，将营养储存在体内。因为睡觉的时候消耗的能量非常少，所以靠这些营养就可以顺利过冬。

在冰面下度过冬天的鱼类

鱼类也是变温动物，体温会随水温的下降而下降。好在水面结冰后，冰面可以阻挡外面的寒气，所以冰面以下的水温不会降到零度以下。鱼类在水底的石缝、沙堆或者泥巴下面冬眠，天气转暖后，才会出来活动并寻找食物。

因为食物而选择冬眠的动物

寒冷的冬天，要维持体温必须不断消耗热量，但是冬天很难找到充足的食物来补充能量，所以刺猬、蝙蝠等哺乳动物选择了冬眠。

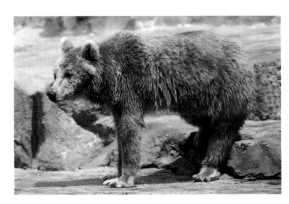

在自然状态下原本会冬眠的熊，到了动物园后，有了充足的食物，就不冬眠了。

• 一边冬眠一边产崽的熊

熊是哺乳动物中最具代表性的会冬眠的动物。熊在冬眠期间，体温和呼吸频率下降幅度不大。它们既有意识，也有感觉。在天气暖和时，熊会走出洞穴溜达一会儿，天气变冷再回去继续冬眠。母熊会在冬眠期间产崽。刚出生的小熊身长只有20厘米左右，春天到来之后就开始茁壮成长了。

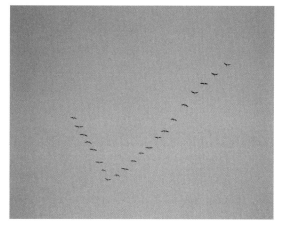

候鸟呈"人"字形，飞在遥远的迁徙之路上。

• 候鸟什么时候飞回来？

部分科学家认为，鸟类体内有一个特殊的生物钟，鸟类就是根据生物钟判断什么时间往哪里飞行的。有的人则认为，鸟类是根据太阳和星星的位置，分辨自己大概处在什么位置，并以此来寻找目的地。也有人认为，鸟类是根据溪流、山脉、海岸线等地表的模样来做出判断的。还有人认为，鸟类是通过感应地球磁场来寻找方向的。磁场是围绕整个地球的，我们肉眼看不到的一种存在。南极和北极的磁场最强。虽然科学家有很多的主张，但是迄今为止还没有一个准确的定论。

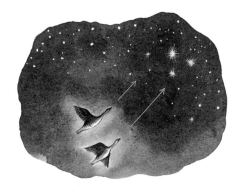

有人认为，候鸟是根据太阳和星星的位置，来寻找目的地的。

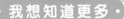
· 寻找冬天的候鸟

夏天，鸟类在各自的领地里产卵，繁殖后代。为了防止其他鸟类进入自己的地盘，它们会分散开生活。但是到了冬天，候鸟们会聚集到一起生活，所以冬天是观察候鸟的好时节。

鸟类的视觉很发达，对声音也很敏感。如果为了观察鸟类，在它们的栖息地来回走动或大声喧哗，鸟类会感到非常不安，所以必须在远处观察，防止鸟类受到惊吓。另外，如果需要进入深山之类的地方观察，务必注意安全。

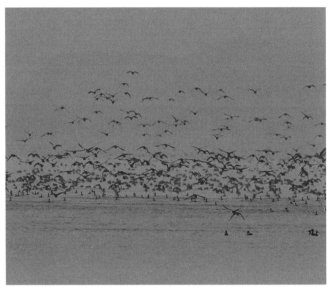

冬天是观察候鸟的好时节。

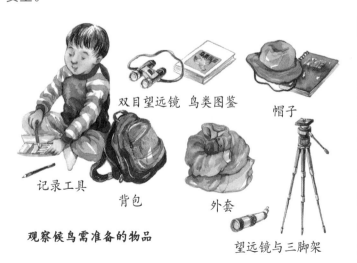

双目望远镜　鸟类图鉴

帽子

记录工具

背包

外套

望远镜与三脚架

观察候鸟需准备的物品

· 冬天依然活跃的动物

冬天，既不冬眠，也不迁徙到温暖地区的动物有很多。为了御寒，这些动物到了冬天，毛会变得更长、更浓密。譬如鸟类在冬天会长出丰厚的绒羽，还会把羽毛都竖起来，像穿了一件厚衣服一样，给身体保暖。冬天活动的动物，不仅要抵御寒冷，还要辛苦觅食。如果赶上下雪，生活更是难上加难，所以它们有时甚至会跑到人类的村庄去觅食。

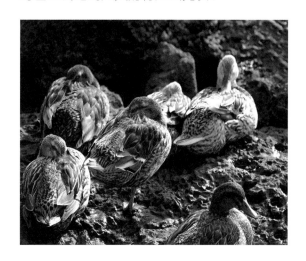

有的动物为了准备过冬，会提前囤积食物。松鼠虽然冬眠，但是偶尔也会醒来吃东西、排便，这就需要它们在秋天时勤劳地搜集坚果等食物，冬天再找出来吃。鼹鼠会在洞穴里做一个仓库，用于储存蚯蚓。它们抓到蚯蚓之后，不会直接把蚯蚓杀死，而是把蚯蚓弄昏过去，这样等到吃的时候，蚯蚓还是新鲜的。松鸦是一种留鸟，会收集坚果以备过冬。它们通常会把橡子埋在地下，或者啄开树皮，藏在树皮的缝隙里。

冬天，动物很难找到食物。下大雪之后，觅食就更是困难重重。所以，冬天，我们可以为野生动物提供食物。但是有的时候，即使为动物们准备了食物，它们也不会吃，因为它们讨厌食物上沾染的人类使用的肥皂或者化妆品的气味。野生动物都有很强的戒备心，所以在给它们准备食物时，要格外注意这一点。另外，一旦喂过一次食，动物可能会经常出现在相同的地方，这就需要人类继续给予照顾。所以，帮助野生动物是一项需要长久付出的工作，日常生活中有意识地保护自然、与野生动物和谐相处非常重要。

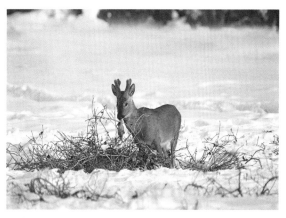

鹿在白雪皑皑的森林里艰难地寻找着食物。

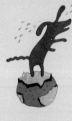
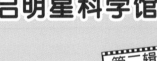

启明星科学馆

生命科学

植物

池塘生物真聪明

小豆子长成记

植物吃什么长大？

花儿为什么这么美？

植物过冬有妙招

小种子去旅行

动物

动物过冬有妙招

动物也爱捉迷藏

集合！热带草原探险队

动物交流靠什么？

上天入地的昆虫

哇，是恐龙耶！

人体

小身体，大秘密

不可思议的呼吸

人体细胞大作战

我们身体的保护膜

奇妙的五感

我们的身体指挥官

食物的旅行

扑通扑通，心脏跳个不停

第二辑 地球与宇宙

环境

咳咳，喘不过气啦！

垃圾去哪儿了？

脏水变干净啦

濒临灭绝的动植物

地球

天气是个淘气鬼

小石头去哪儿了？

火山生气啦！

河流的力量

大海！我来啦

轰隆隆，地震了！

地球成长日记

宇宙

地球和月亮的圆圈舞

太阳哥哥和行星小弟

坐着飞船游太空

生命科学

生物

机器人是生物吗？

谁被吃了？

物质科学

能量

寻找丢失的能量

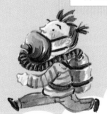
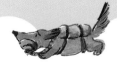

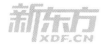

小豆子长成记

韩国好书工作室 / 著　　　洪梅　南燕 / 译

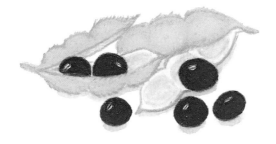

浙江教育出版社·杭州

"哇，是大豆！"

"唉，又是大豆！"

爷爷从乡下回来，带了一大袋子的大豆和玉米。

妈妈看到大豆很高兴，可是我却失望透了。

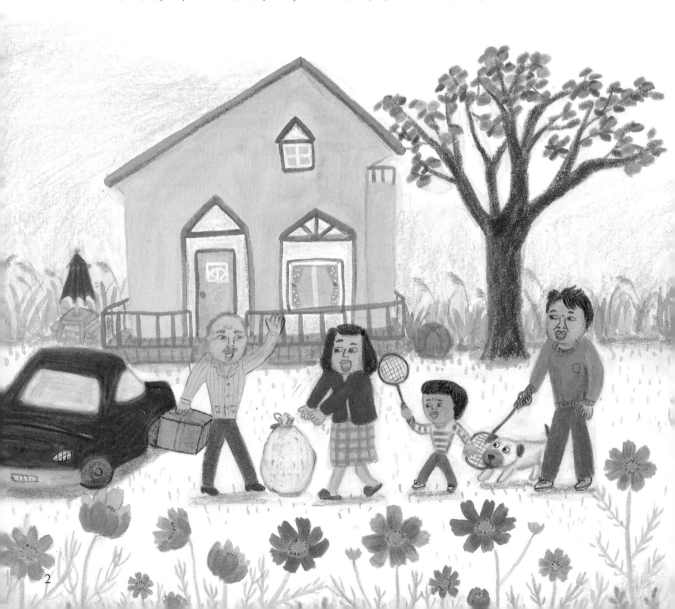

因为我喜欢吃玉米，讨厌吃大豆。

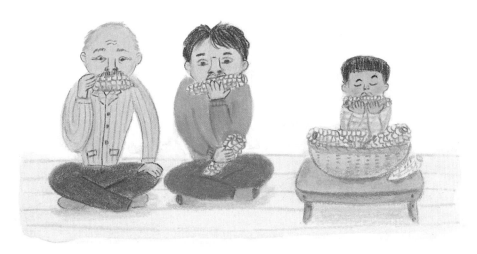

世界上我最讨厌的食物就是大豆饭。但是从今天起妈妈肯定会天天做大豆饭吧？唉，想想都觉得好可怕。

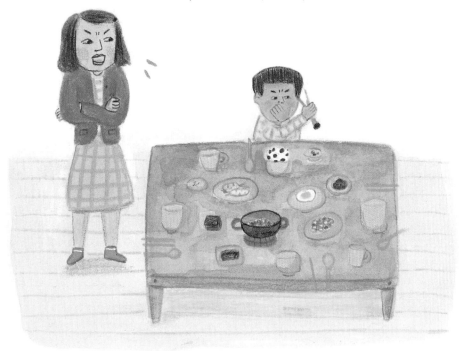

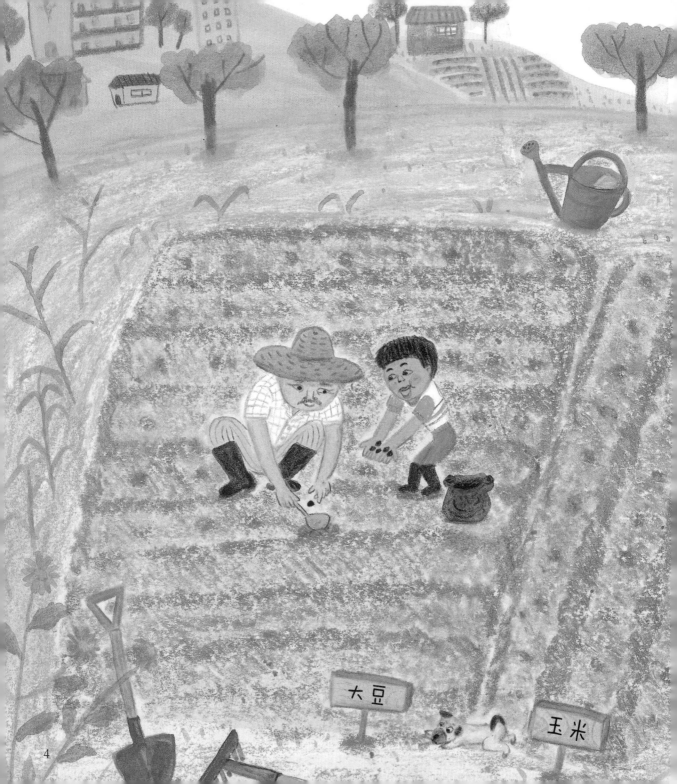

大豆

玉米

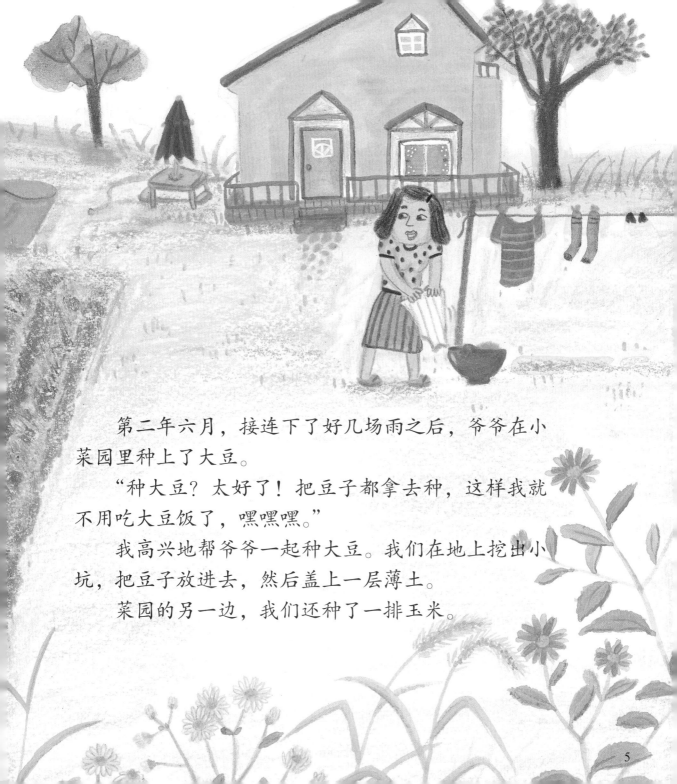

　　第二年六月，接连下了好几场雨之后，爷爷在小菜园里种上了大豆。

　　"种大豆？太好了！把豆子都拿去种，这样我就不用吃大豆饭了，嘿嘿嘿。"

　　我高兴地帮爷爷一起种大豆。我们在地上挖出小坑，把豆子放进去，然后盖上一层薄土。

　　菜园的另一边，我们还种了一排玉米。

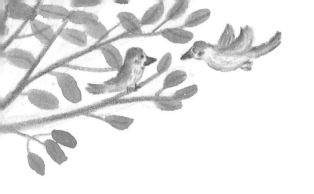

　　三天后又下了一场雨，雨过天晴，鸟儿出来玩耍。
种下大豆的地方，长出了嫩芽。小小的圆溜溜的嫩芽
排成一排，整整齐齐地从地下钻出小脑袋。
　　另一边的玉米也发芽了，爷爷专注地给玉米除草。

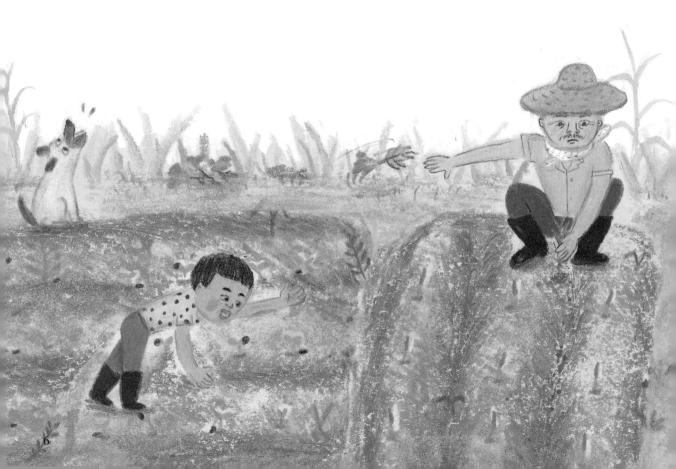

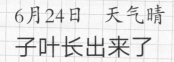

6月24日　天气晴
子叶长出来了

大豆最先长出来的嫩叶叫作子叶。大豆有两片子叶。像这样有两片子叶的植物叫作双子叶植物。

大豆的子叶

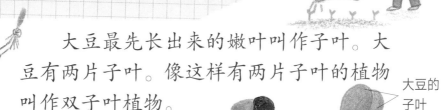

玉米种子也长出了子叶。玉米只有一片子叶。像这样只有一片子叶的植物叫作单子叶植物。

玉米的子叶

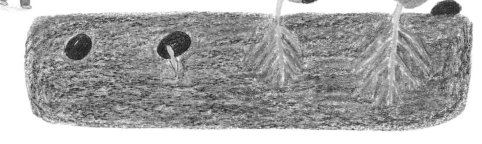

7

今天大豆又长大了多少呢？

大豆的茎从子叶的中间长了出来，还长了两片新的叶子，这种在子叶之后长出来的叶子叫作真叶。小小的蜷曲着的真叶会渐渐舒展开，越长越大。

子叶又小又厚，表面光滑，没有纹理；真叶则又大又薄，表面粗糙，长有纹理。

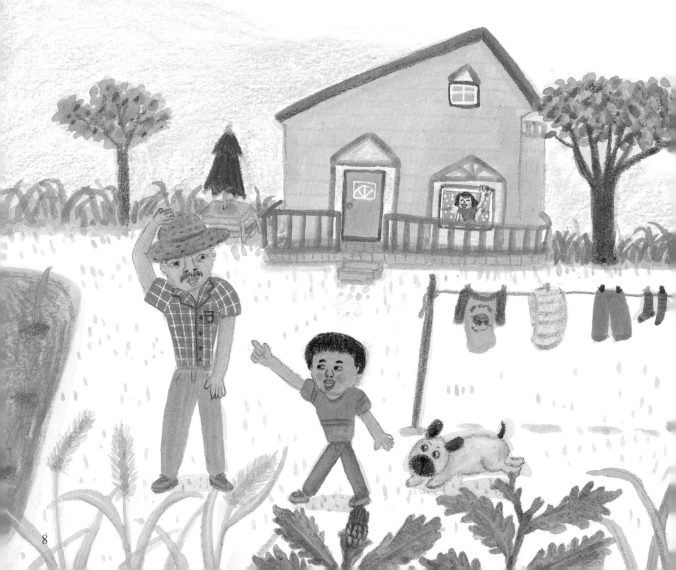

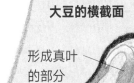

6月28日　天气晴
大豆长真叶啦！

大豆要想长得好，必须有厚实的子叶才行。因为大豆需要子叶来提供养分，直到真叶完全长成。

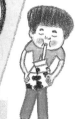

大豆的横截面

形成真叶的部分

形成子叶的部分

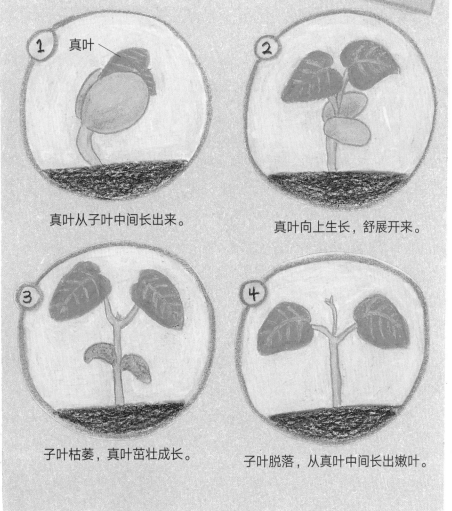

1　真叶

真叶从子叶中间长出来。

2

真叶向上生长，舒展开来。

3

子叶枯萎，真叶茁壮成长。

4

子叶脱落，从真叶中间长出嫩叶。

过了两天，我和爷爷又来到了小菜园。

才两天的工夫，大豆和玉米都长高了好多。

可惜的是，一下没注意，有几株幼苗被调皮的小狗阿旺拔出来了。

我仔细观察了一下被拔出来的幼苗，发现它们都长出了毛茸茸的根。不过，大豆的根和玉米的根长得不太一样。

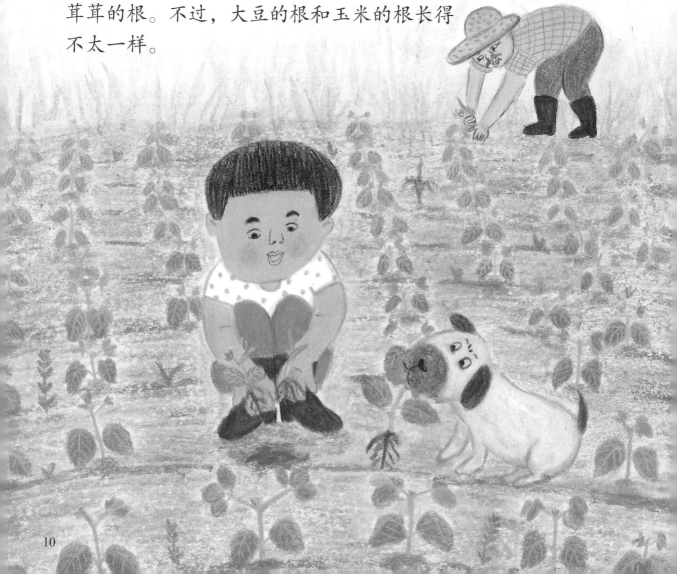

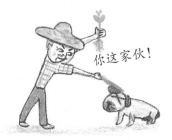

6月30日　天气晴
幼苗的根不一样

你这家伙！

被阿旺拔出来的大豆和玉米的根：

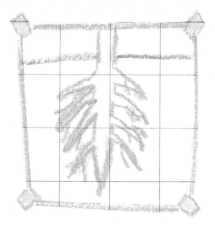

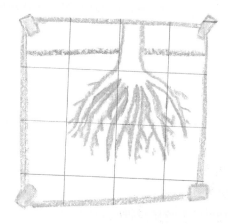

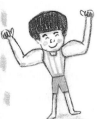

大豆的主根很粗，旁边长着很多侧根。这种根系叫作直根系。

玉米的根粗细都差不多，长得像胡须。这种根系叫作须根系。

根的作用

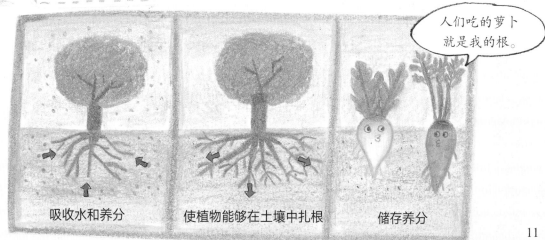

人们吃的萝卜就是我的根。

吸收水和养分　　　　使植物能够在土壤中扎根　　　　储存养分

11

几天过后，大豆的叶片渐渐变得非常茂盛，真叶上面又长出了很多新的叶片。

每个叶柄上都长了三片新叶，像这样，多片叶子长在一个叶柄上的叫复叶。

大豆的叶子吸收阳光、水分和二氧化碳，制造出满足大豆生长所需的养分并释放氧气，这个过程叫作光合作用。

大豆的真叶和复叶都长有网状的叶脉。叶脉是植物输送养分和水的通道。

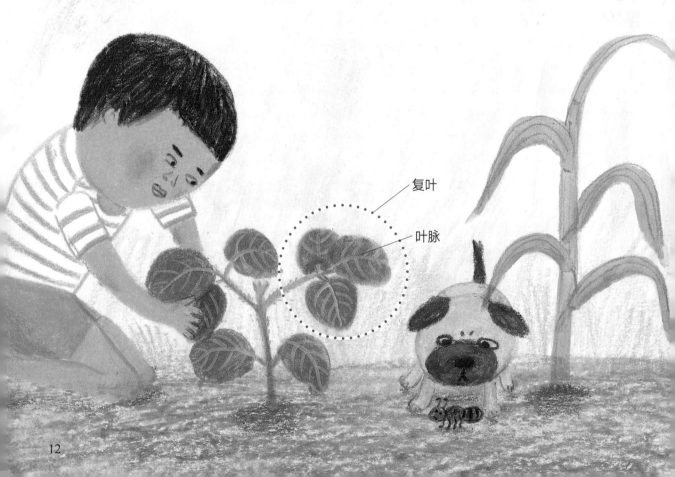

复叶

叶脉

7月9日　天气晴

光合作用是如何进行的？

植物中的叶绿体在阳光的照射下把二氧化碳和水转化成有机物，并释放出氧气。这个过程称为光合作用。

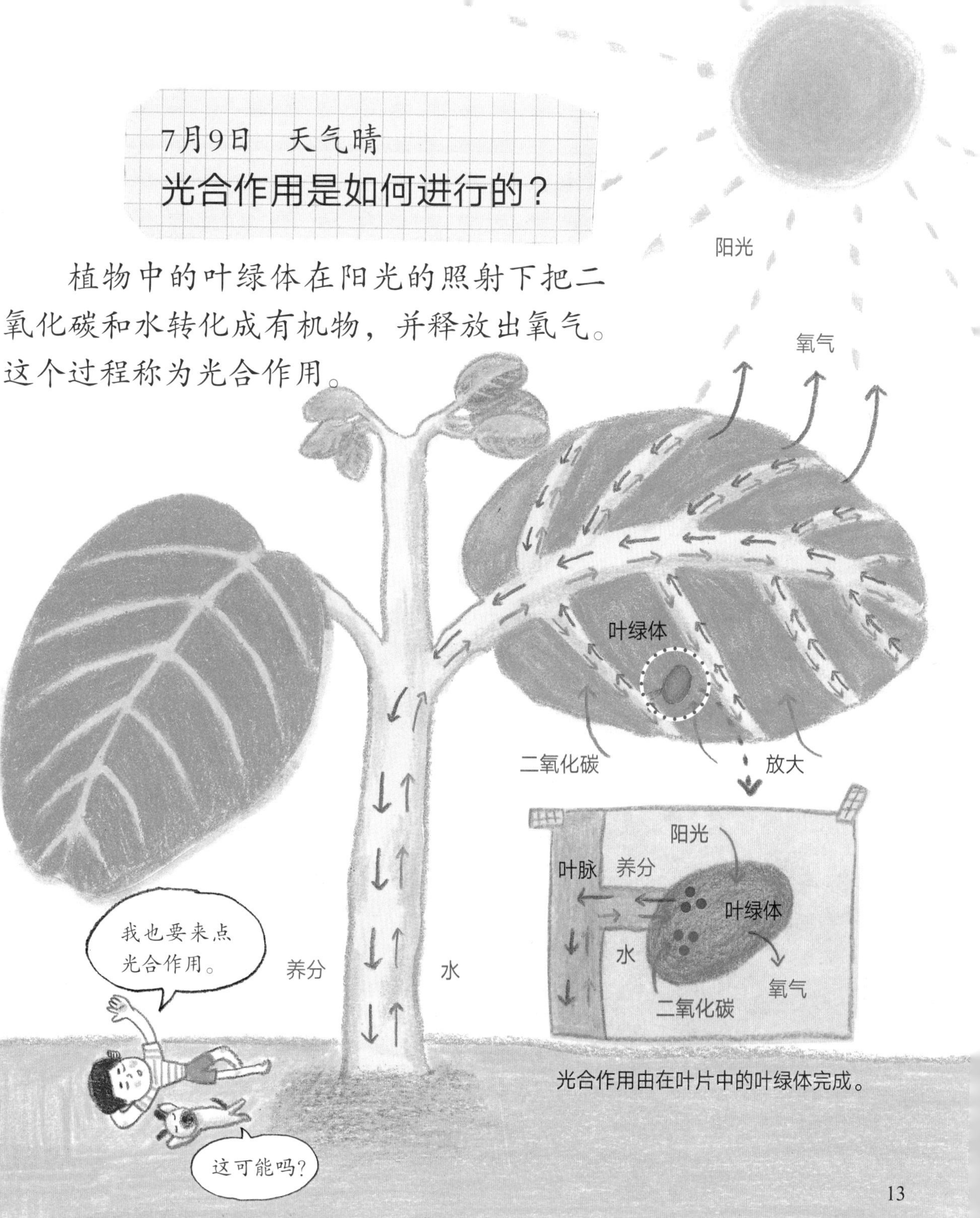

阳光
氧气
叶绿体
二氧化碳
放大
阳光
叶脉
养分
叶绿体
水
氧气
二氧化碳
养分
水
我也要来点光合作用。
这可能吗？

光合作用由在叶片中的叶绿体完成。

大豆和玉米长得真是快，隔了一段时间再来，已经是不一样的景象了。

　　趁着爷爷拔草的时候，我仔细观察了大豆和玉米的叶子。大豆的叶片又圆又宽，上面有网状的叶脉。像这样呈网状的叶脉叫作网状脉。玉米的叶片又细又长，上面有平行的叶脉。像这样平行的叶脉叫作平行脉。

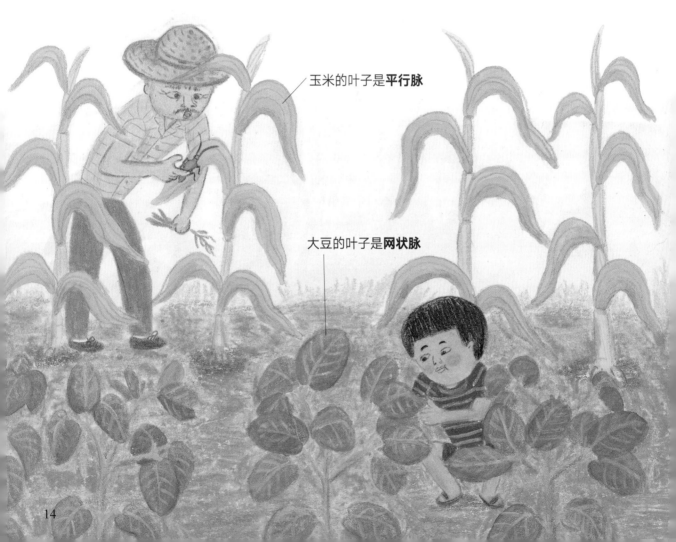

玉米的叶子是**平行脉**

大豆的叶子是**网状脉**

各种各样的叶子

我在小菜园周围转了一圈，观察其他植物的叶片，发现不同植物的叶子长得都不一样。

鸭跖草
叶片细长，略厚，触感柔软。叶脉为平行脉。

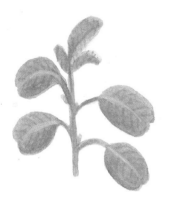

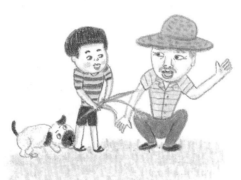

含羞草
有很多椭圆形的小叶片，轻轻碰触，叶片会合拢。叶脉为网状脉。

凹头苋
叶片形似鸡蛋，顶端凹缺。叶脉为网状脉。

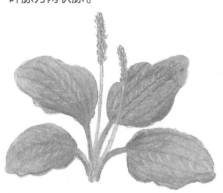

车前草
乍一看是平行脉，但仔细观察，会发现其实是网状脉。

狗尾草
叶片细长，边缘呈锯齿状。叶脉为平行脉。

紫露草
叶片底端包裹着茎秆，长长叶片的另一端向后翻。叶脉为平行脉。

15

也许是因为天气好，大豆噌噌地往上蹿。茎变粗了，也长出了更多叶片。

再看玉米，它长得比我都高了。高高的茎秆上，细长的叶片错落有致地生长着。

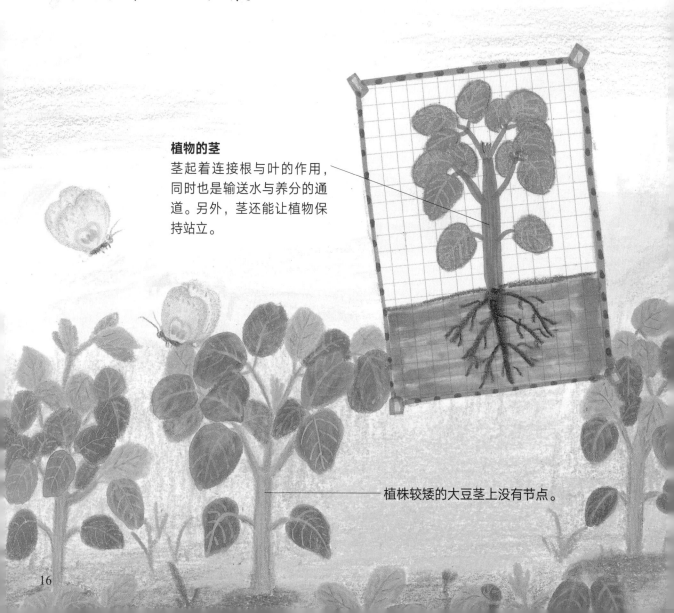

植物的茎

茎起着连接根与叶的作用，同时也是输送水与养分的通道。另外，茎还能让植物保持站立。

植株较矮的大豆茎上没有节点。

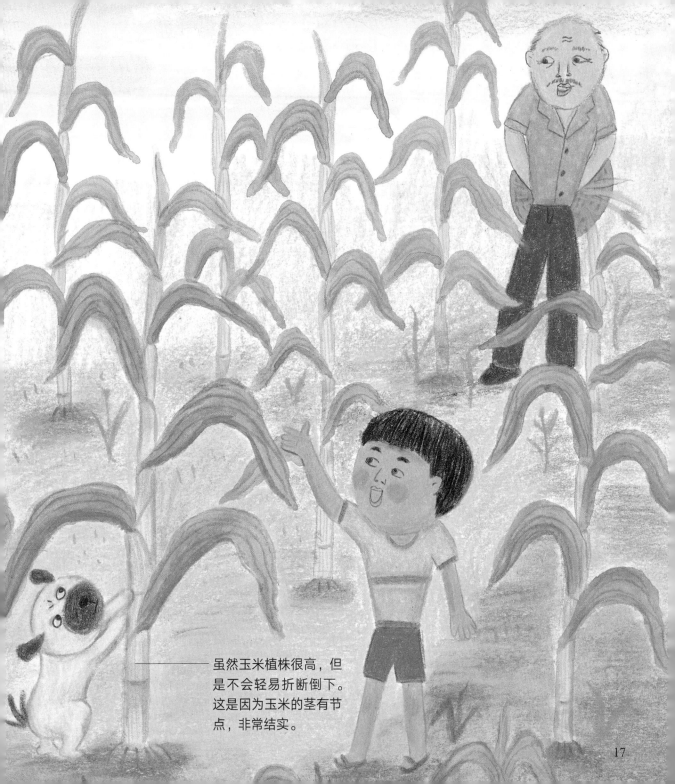

虽然玉米植株很高，但是不会轻易折断倒下。这是因为玉米的茎有节点，非常结实。

17

转眼到了盛夏时节。

爷爷顶着烈日，卖力地除草，悉心地照料大豆和玉米。他一定是担心杂草夺走原本属于大豆和玉米的养分。

大豆的茎秆间开出了紫色的小花。玉米也开花了，不过玉米开的是两种形态不同的花。

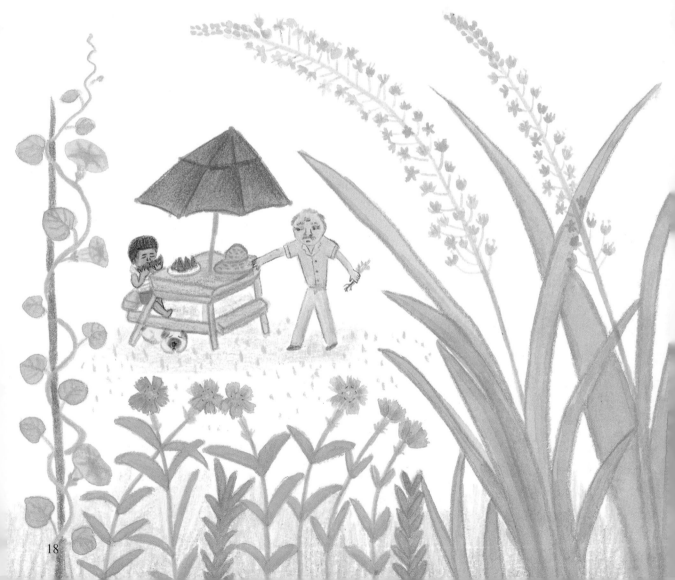

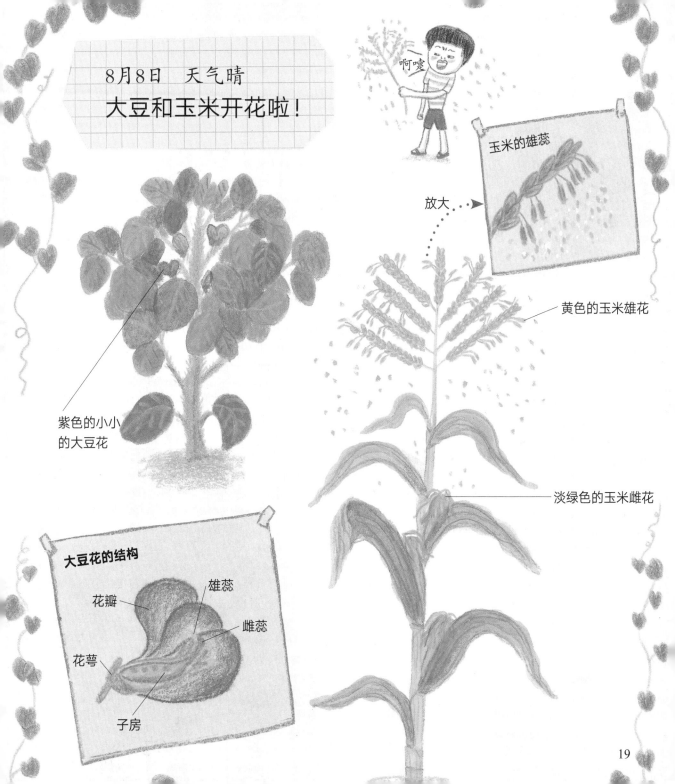

8月8日　天气晴

大豆和玉米开花啦！

啊嚏

玉米的雄蕊

放大

黄色的玉米雄花

淡绿色的玉米雌花

紫色的小小
的大豆花

大豆花的结构

花瓣

雄蕊

雌蕊

花萼

子房

19

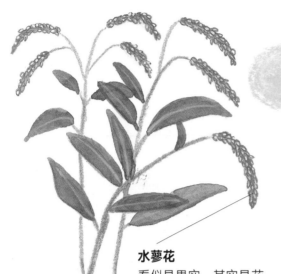

各种各样的花朵

我在小菜园周围转了转，发现到处都绽放着各种各样的花朵。

水蓼花
看似是果实，其实是花。

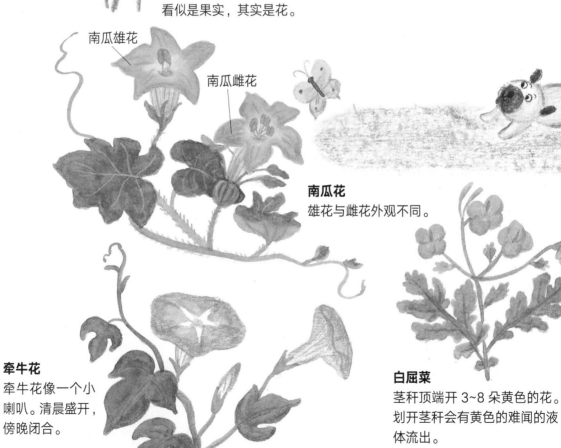

南瓜雄花

南瓜雌花

南瓜花
雄花与雌花外观不同。

牵牛花
牵牛花像一个小喇叭。清晨盛开，傍晚闭合。

白屈菜
茎秆顶端开 3~8 朵黄色的花。划开茎秆会有黄色的难闻的液体流出。

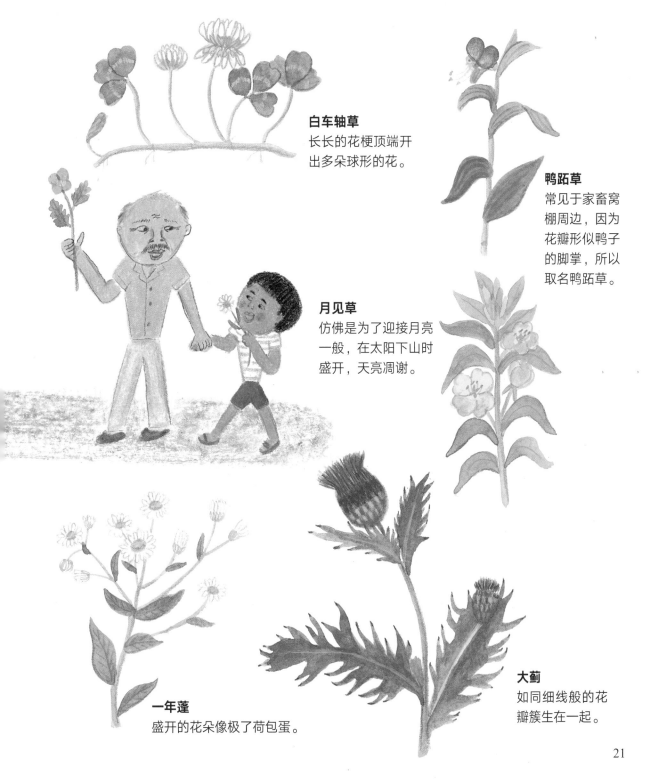

白车轴草
长长的花梗顶端开出多朵球形的花。

鸭跖草
常见于家畜窝棚周边，因为花瓣形似鸭子的脚掌，所以取名鸭跖草。

月见草
仿佛是为了迎接月亮一般，在太阳下山时盛开，天亮凋谢。

一年蓬
盛开的花朵像极了荷包蛋。

大蓟
如同细线般的花瓣簇生在一起。

21

半个月过去，大豆花凋谢了。花凋谢的地方，结出了胖胖的豆荚。豆荚慢慢成熟，变成金灿灿的一片。

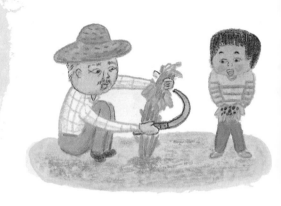

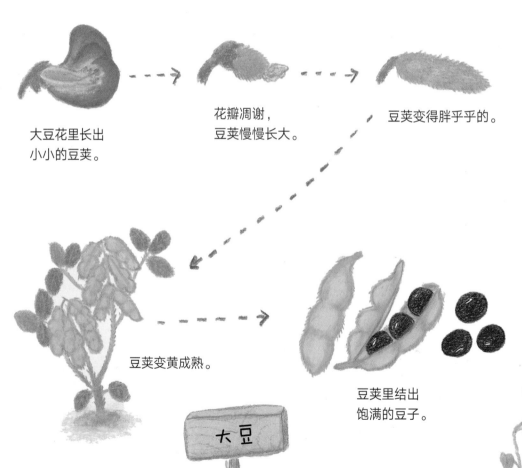

大豆花里长出小小的豆荚。

花瓣凋谢，豆荚慢慢长大。

豆荚变得胖乎乎的。

豆荚变黄成熟。

豆荚里结出饱满的豆子。

大豆

玉米的果实也变得胖乎乎的。

爷爷说，大豆和玉米现在有了孩子——果实，它们升级成妈妈了。

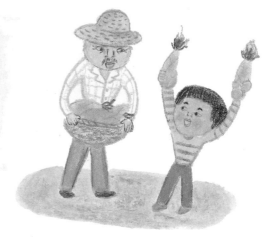

一开始，玉米的果实是小小的绿色的。

玉米的雌花变成红色。

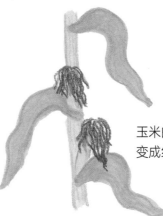

玉米的雌花凋谢，玉米开始长胖。

玉米粒变成金黄色就成熟了。

玉米

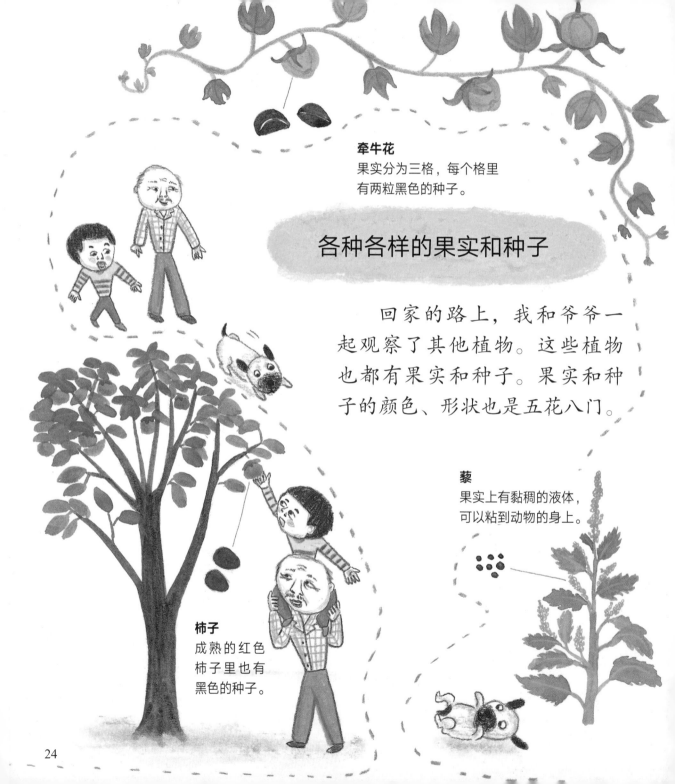

牵牛花
果实分为三格，每个格里
有两粒黑色的种子。

各种各样的果实和种子

回家的路上，我和爷爷一
起观察了其他植物。这些植物
也都有果实和种子。果实和种
子的颜色、形状也是五花八门。

藜
果实上有黏稠的液体，
可以粘到动物的身上。

柿子
成熟的红色
柿子里也有
黑色的种子。

24

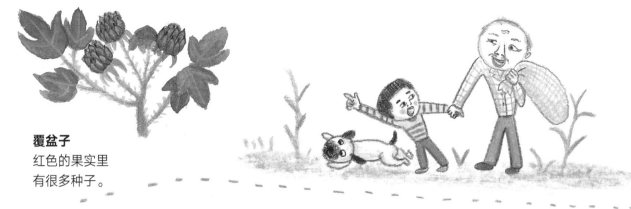

覆盆子
红色的果实里
有很多种子。

啊！好酸呀！

圆菱叶山蚂蝗
眼镜形状的豆荚里
长着种子。豆荚顶
端有钩状的刺，很
容易粘到动物身上。

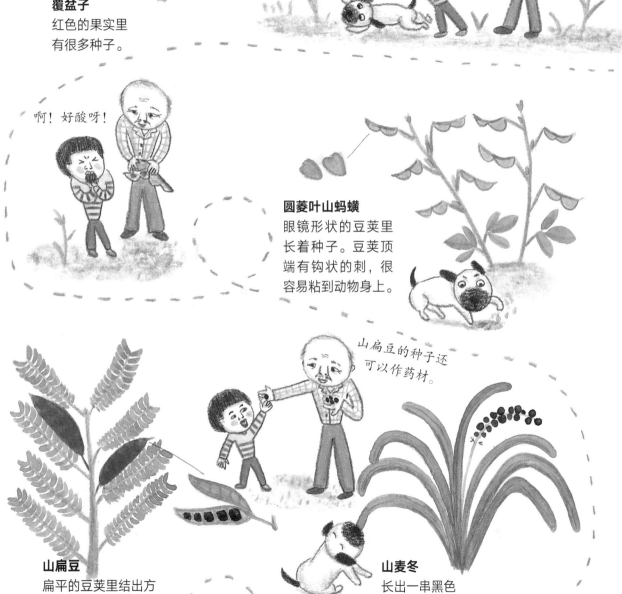

山扁豆的种子还
可以作药材。

山扁豆
扁平的豆荚里结出方
形的油亮的黑色种子。

山麦冬
长出一串黑色
珠子状的果实。

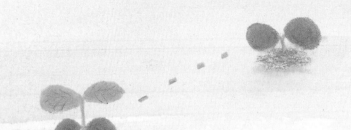

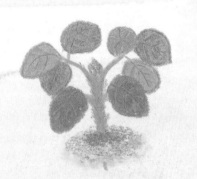

转眼间就入秋了。春天种下的一小把豆子，到秋天长出了许多豆子。大豆妈妈生出了许多大豆宝宝。

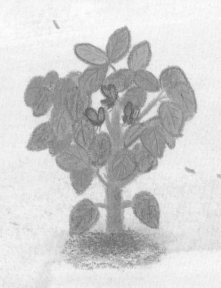

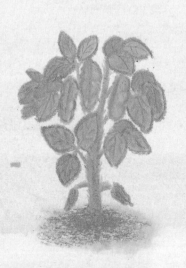

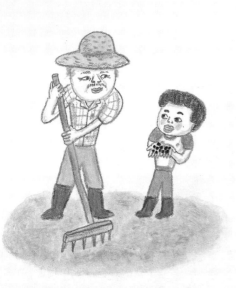

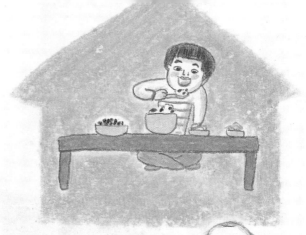

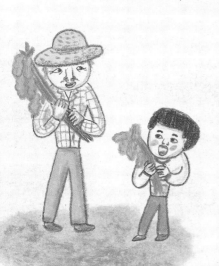

现在，我不再讨厌吃大豆了。

看到大豆在农田里成长的样子，我开始觉得圆乎乎的豆子非常可爱。

从今往后，哪怕是很小的一粒豆子我也会非常珍惜。

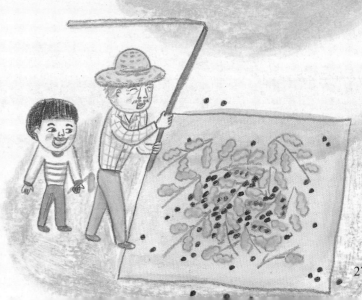

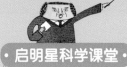
植物世界

　　我们来了解一下植物的根和茎都有哪些作用，并通过观察菜豆发芽，了解种子的发芽过程。

脑力大比拼1

植物的根有哪些形态？

让我们来观察一下藜和水稻的根系，了解一下它们的区别。

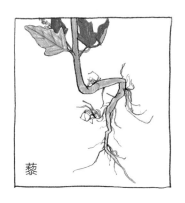

藜

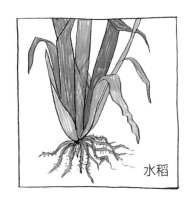

水稻

❶ 藜的根是中间一条粗根，在粗根上像（胡须　树枝）一样长出细根。

❷ 水稻的根是许多条粗细相似的根，像（胡须　树枝）一样簇生在一起。

❸ 大部分植物的根都像藜或者水稻的根一样长得像（　　　）或者（　　　）。

　　植物的根分为两种形态。一种是像藜那样分为粗根（主根）和细根（侧根）的直根；另一种是像水稻那样粗细相似的须根，它们像胡须一样簇生在一起。

答案：①树枝 ②胡须 ③树枝，胡须

根吸收的水去哪了？

将白色的百合花分别置于加入了红色素和蓝色素的水中。几个小时后，切开百合花的茎，观察通过根吸收进来的水是如何移动的。

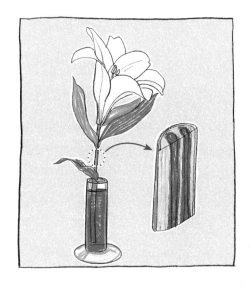 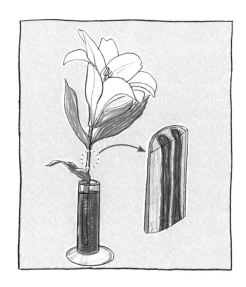

① 将百合置于加入红色素的水中，过一会儿，切开百合的茎，茎变成了（红色　蓝色）。

② 将百合置于加入蓝色素的水中，过一会儿，切开百合的茎，茎变成了（红色　蓝色）。

③ 再静置一段时间，百合花的颜色会与加入水中的色素颜色（变得一致　保持不变）。

④ 根吸收进来的水分通过（花　茎）输送给（花　茎）。

　　植物的茎中含有运输水分的通道。这个通道称为导管，根吸收进来的水分就是通过导管输送给叶与花的。

答案：①红色　②蓝色　③变得一致　④茎，花

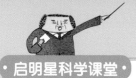

· 科学实验室

种子发芽时会产生哪些变化？

培育菜豆的种子，比较发芽的种子和不发芽的种子有哪些不同。

第1步

在甲、乙培养皿中分别铺设湿润的棉花与干燥的棉花。在每个棉花上放置3~4粒菜豆种子。

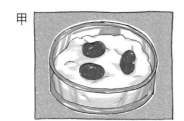 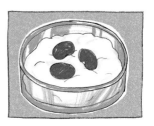

甲   乙

思考

● 在甲和乙中，哪一个培养皿中的种子会发芽？

（   ）

第2步

2~3 天后，观察菜豆种子的变化。

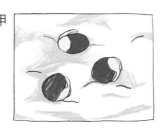 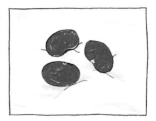

甲   乙

思考

● 在甲和乙中，哪一个培养皿中种子的幼根会长到种皮外？

（   ）

答案：1. 甲 2. 甲

第 3 步

分别将发芽的菜豆种子和
不发芽的菜豆种子切开,
观察它们的内部结构。

甲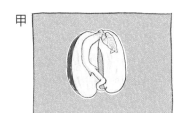

乙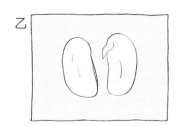

思考

- 在甲和乙中,哪一个培养皿中的种子能够清晰地看到叶片? (　　　　　)

- 在甲和乙中,哪一个培养皿中的种子幼根很小且干瘪? (　　　　　)

结论

① 种子发芽需要有(水　油)。

② 发芽的菜豆种子外观	不发芽的菜豆种子外观
种皮柔软,很容易剥开	种皮(柔软　坚硬),很难剥开
体积膨胀,大小(变大了　变小了)	大小不变或者变得更小了
幼根长到种皮外面来	(看得到　看不到)幼根

③ 发芽的菜豆种子内部	不发芽的菜豆种子内部
叶片刚长出来时很小,接受阳光的照射就会长大	(有　无)叶片
幼根长大,向(内　外)生长	有幼根,但是很小且干瘪

思考答案:甲,乙 / 结论答案:①水 ②坚硬,变大了,看不到 ③无,外

植物的各种形态

从寒冷的极地到干旱的沙漠，到处都有植物的踪影。那么，植物有哪些共同点与不同点呢？

• 植物的分类

1. 孢子植物与种子植物

并不是所有植物都会开花。苔藓、蕨菜，以及生长在海水中的海带等植物就不会开花。不开花的植物用孢子代替种子来进行繁殖。植物大体上可以分为依靠种子繁殖的种子植物，以及依靠孢子繁殖的孢子植物。种子植物会开花所以又称为显花植物，孢子植物不开花，所以称为隐花植物。

2. 裸子植物与被子植物

开花的植物，即依靠种子繁殖的植物，根据胚珠的位置，又可以分为裸子植物和被子植物。胚珠包裹在子房里的是被子植物，裸露在外面的是裸子植物。苹果和桃的种子是长在子房里的，所以是被子植物。而常见的裸子植物有松树、银杏树等。

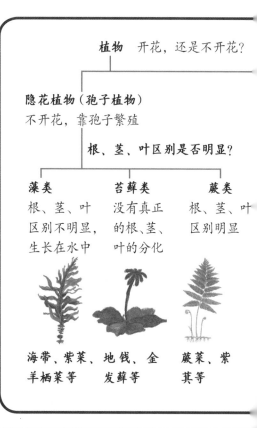

植物　开花，还是不开花？

隐花植物（孢子植物）
不开花，靠孢子繁殖

根、茎、叶区别是否明显？

藻类
根、茎、叶区别不明显，生长在水中

苔藓类
没有真正的根、茎、叶的分化

蕨类
根、茎、叶区别明显

海带、紫菜、羊栖菜等　　地钱、金发藓等　　蕨菜、紫萁等

3. 单子叶植物与双子叶植物

根据种子发芽时长出的子叶数量，被子植物又可以分为单子叶植物与双子叶植物。百合、兰花等属于单子叶植物。玉兰、玫瑰都是双子叶植物。除特殊情况外，大部分单子叶植物与双子叶植物的叶、根、茎、花都有很明显的特征，可以轻松地加以区别。

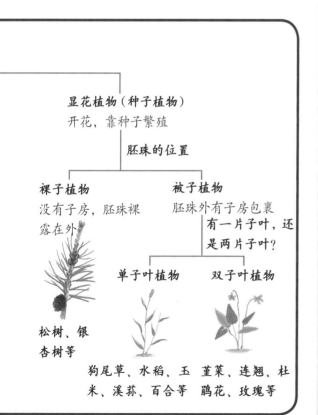

显花植物（种子植物）
开花，靠种子繁殖

胚珠的位置

裸子植物
没有子房，胚珠裸露在外

松树、银杏树等

被子植物
胚珠外有子房包裹

有一片子叶，还是两片子叶？

单子叶植物

狗尾草、水稻、玉米、溪荪、百合等

双子叶植物

堇菜、连翘、杜鹃花、玫瑰等

单子叶植物与双子叶植物		
	单子叶植物	**双子叶植物**
子叶的数量	1 片	2 片
叶脉的形态	平行脉	网状脉
花瓣	3 片或 3 的倍数片	4 或 5 片，以及 4 或 5 的倍数片
茎（内含维管束）	不规则地分布	呈圆筒状
根	须根	直根

· 独特的根、茎、叶

植物的根、茎、叶能够储存、运输、制造养分，统称为"营养器官"。有时，植物为了让根、茎、叶更好地履行职责，会改变它们的模样。因此自然界中既有长得像根的茎，也有长得像叶的茎。

各种各样的根

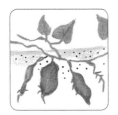 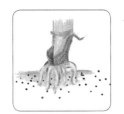 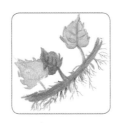 

储藏根 植物用于储存养分的粗壮的根。如白萝卜、胡萝卜、地瓜等。

支持根 植物在地面的茎上长出侧根，以支撑植株不易倾倒。如玉米、高粱等。

攀缘根 攀缘植物为了附着在其他物体上，在茎的各个位置上长出的根。

水生根 大部分植物扎根土壤生长，但是像紫萍、凤眼莲就会在水中长出根来吸收水和养分。

各种各样的茎

大部分植物的茎都在地面上笔直生长（直立茎），但受生存环境影响有些茎也会发生变化。

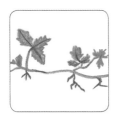 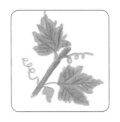 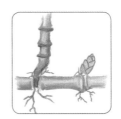 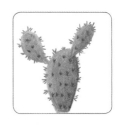

匍匐茎 草莓或地瓜的茎的节点上能长出根与叶，然后长出新的茎，向旁边蔓延生长。

攀缘茎 这种茎细长柔软，不能直立只能攀在其他物体上生长。如丝瓜、葡萄，茎的节点上长出卷须，爬山虎则长出吸盘。

地下茎 竹子有在地下水平生长的茎，茎上能长出新的根和芽，帮助竹子储存养分和繁殖。

叶状茎 生长在沙漠中的仙人掌为了便于储存水分，茎变得粗壮厚实，看起来就像植物的叶一样。

各种各样的叶

通常一个叶柄上只生长一个叶片的称为单叶。而像大豆、刺槐这样，一个叶柄上生长多个小叶片的称为复叶。复叶其实是一个叶片分裂成了许多个小叶片。不同类型的植物，叶片形状各不相同，就连叶片的边缘也是多种多样的，有平滑的叶缘、锯齿状的叶缘、波状的叶缘等。

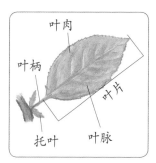

▶ **叶的结构**　具备叶片、叶柄、托叶三个部分的称为完全叶，缺乏其中任何一个部分的都称为不完全叶。

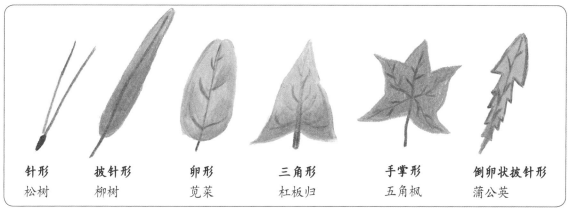

针形	拔针形	卵形	三角形	手掌形	倒卵状拔针形
松树	柳树	苋菜	杠板归	五角枫	蒲公英

叶的变态

植物的叶也会根据环境演变成各种不同的形态。

叶刺　仙人掌的叶变成了刺，这样可以缩减叶片的面积，降低叶片的蒸腾作用，减少水分的流失。

叶卷须　豌豆叶的一部分变成了细线一样的卷须，便于缠绕在其他物体上向上生长。

捕虫叶　圆叶茅膏菜与猪笼草这一类捕虫草，叶片会分泌出能够轻易抓住昆虫的黏液，或者演变成能够包裹住昆虫的形状。

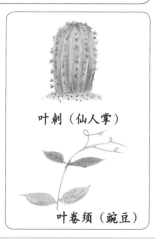

叶刺（仙人掌）

叶卷须（豌豆）

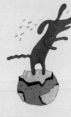

启明星科学馆

 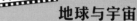

第一辑

生命科学

植物

池塘生物真聪明

小豆子长成记

植物吃什么长大？

花儿为什么这么美？

植物过冬有妙招

小种子去旅行

动物

动物过冬有妙招

动物也爱捉迷藏

集合！热带草原探险队

动物交流靠什么？

上天入地的昆虫

哇，是恐龙耶！

人体

小身体，大秘密

不可思议的呼吸

人体细胞大作战

我们身体的保护膜

奇妙的五感

我们的身体指挥官

食物的旅行

扑通扑通，心脏跳个不停

第二辑

地球与宇宙

环境

咳咳，喘不过气啦！

垃圾去哪儿了？

脏水变干净啦

濒临灭绝的动植物

地球

天气是个淘气鬼

小石头去哪儿了？

火山生气啦！

河流的力量

大海！我来啦

轰隆隆，地震了！

地球成长日记

宇宙

地球和月亮的圆圈舞

太阳哥哥和行星小弟

坐着飞船游太空

生命科学

生物

机器人是生物吗？

谁被吃了？

物质科学

能量

寻找丢失的能量

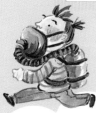 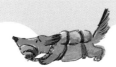

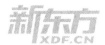

动物也爱捉迷藏

韩国好书工作室 / 著　　洪梅　南燕 / 译

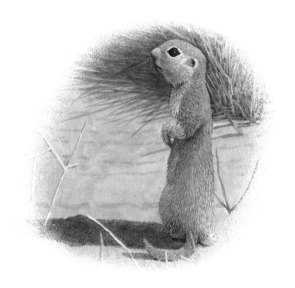

浙江教育出版社 · 杭州

扫码听音频

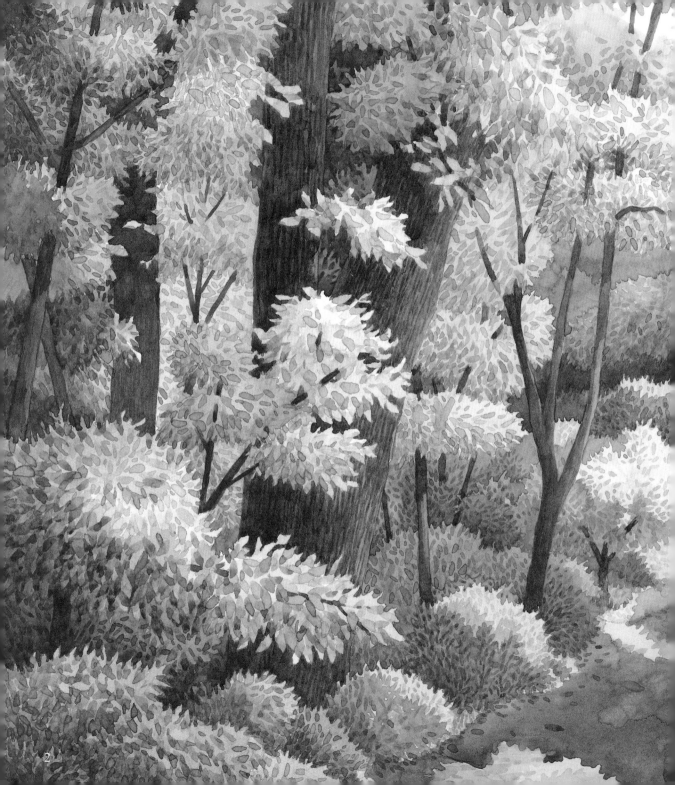

2

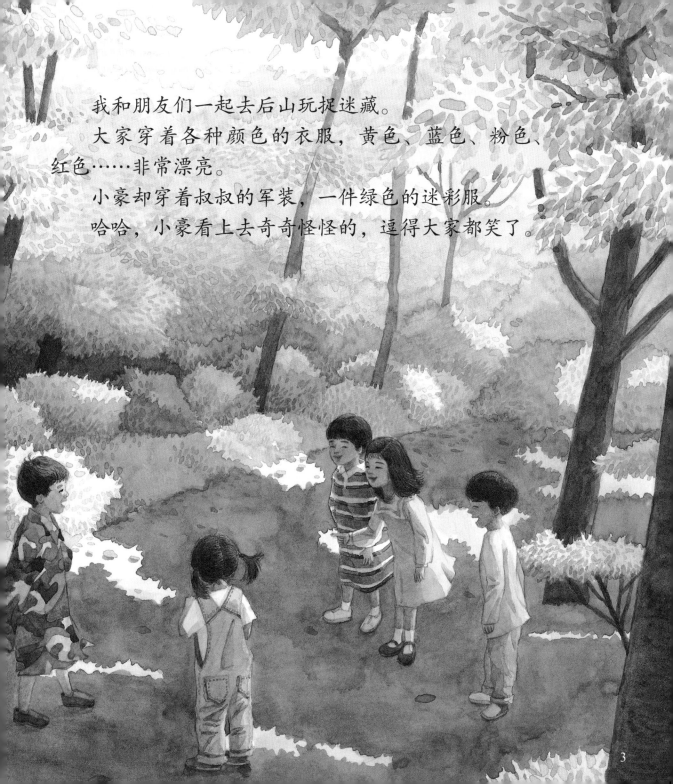

我和朋友们一起去后山玩捉迷藏。

大家穿着各种颜色的衣服，黄色、蓝色、粉色、红色……非常漂亮。

小豪却穿着叔叔的军装，一件绿色的迷彩服。

哈哈，小豪看上去奇奇怪怪的，逗得大家都笑了。

3

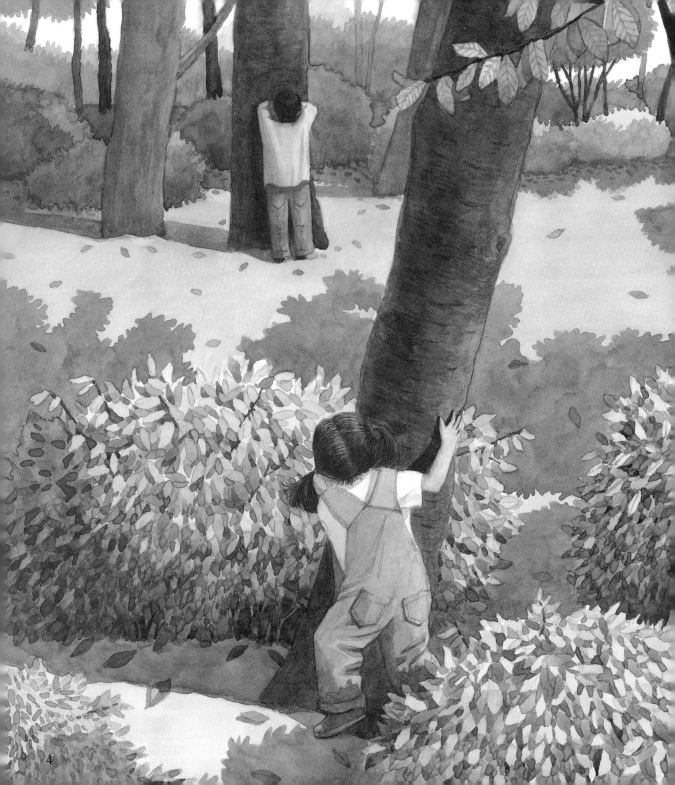

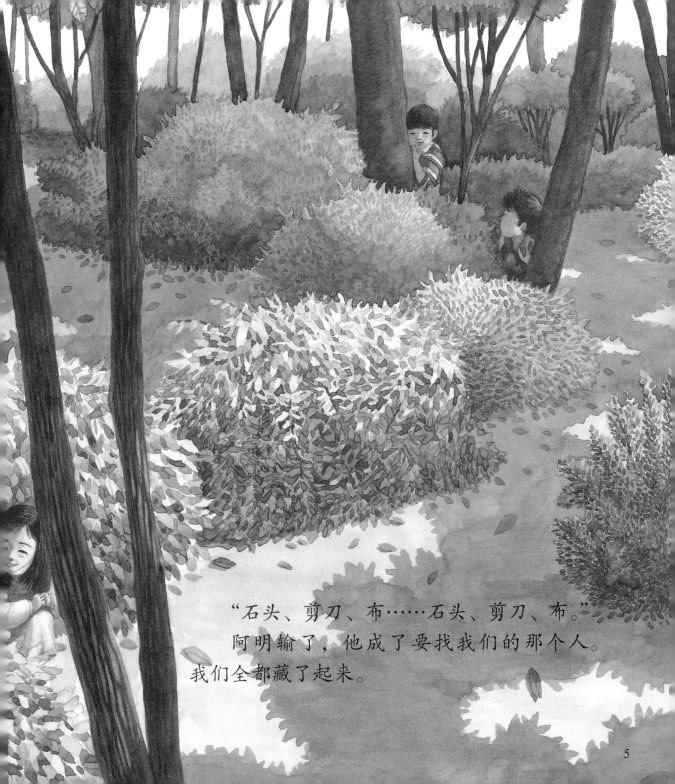

"石头、剪刀、布……石头、剪刀、布。"
阿明输了，他成了要找我们的那个人。
我们全都藏了起来。

5

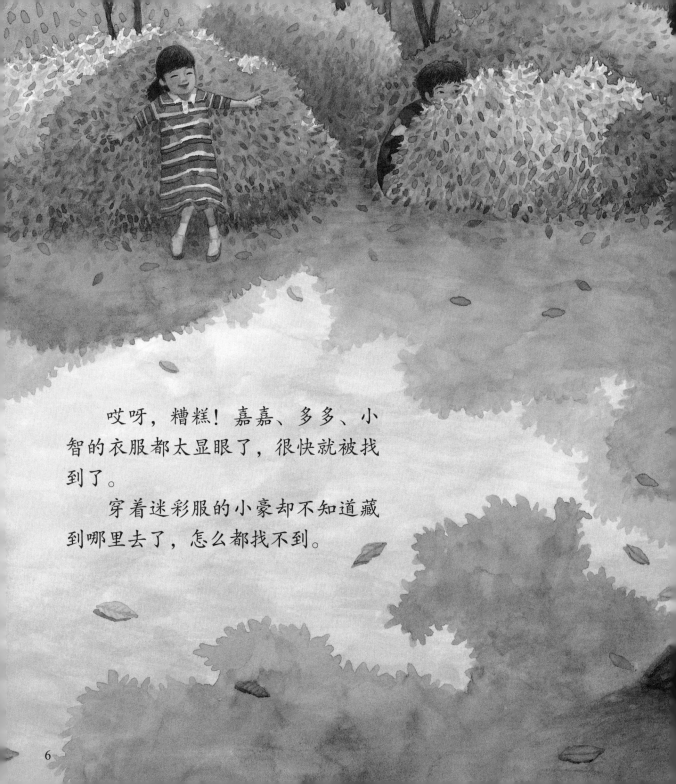

哎呀，糟糕！嘉嘉、多多、小智的衣服都太显眼了，很快就被找到了。

穿着迷彩服的小豪却不知道藏到哪里去了，怎么都找不到。

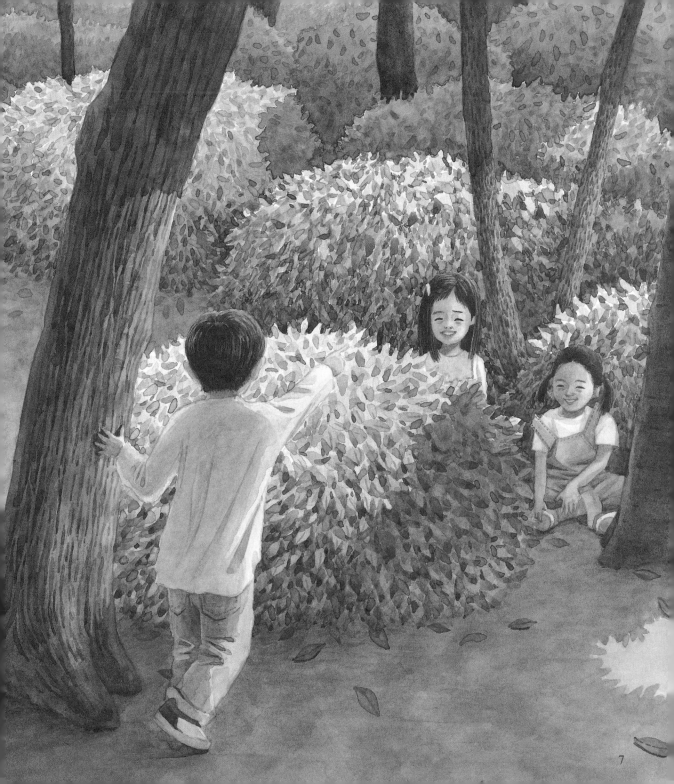

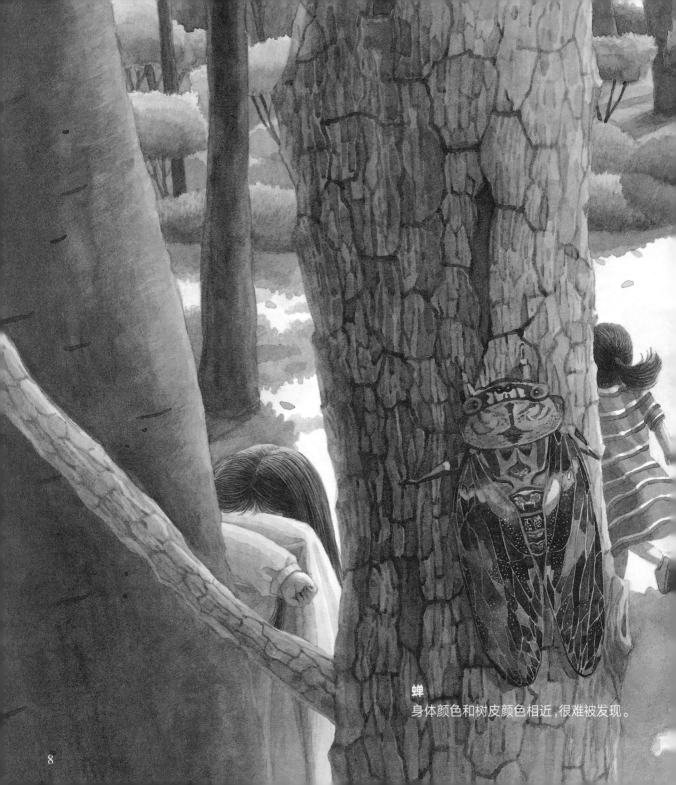

蝉
身体颜色和树皮颜色相近,很难被发现。

8

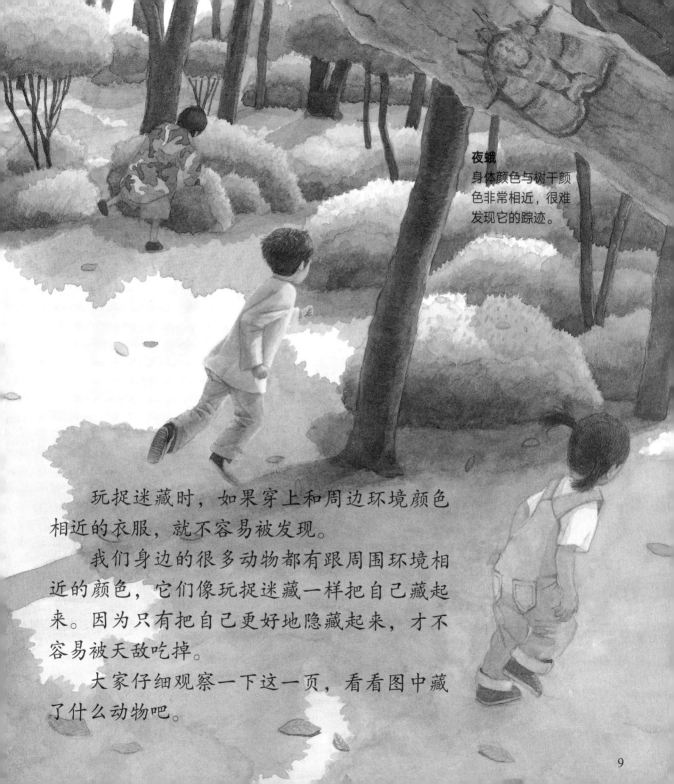

夜蛾
身体颜色与树干颜色非常相近，很难发现它的踪迹。

玩捉迷藏时，如果穿上和周边环境颜色相近的衣服，就不容易被发现。

我们身边的很多动物都有跟周围环境相近的颜色，它们像玩捉迷藏一样把自己藏起来。因为只有把自己更好地隐藏起来，才不容易被天敌吃掉。

大家仔细观察一下这一页，看看图中藏了什么动物吧。

9

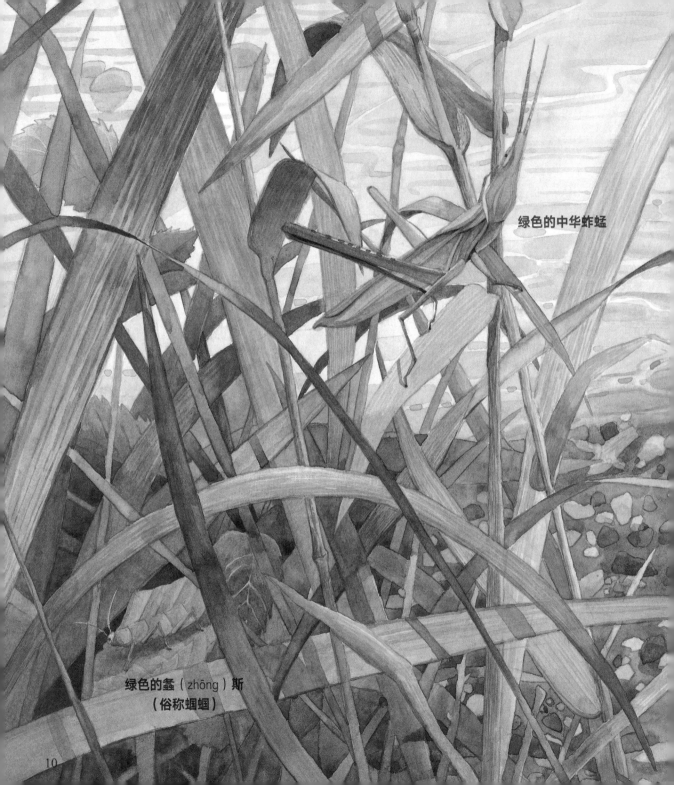

绿色的中华蚱蜢

绿色的螽（zhōng）斯
（俗称蝈蝈）

10

动物与周边环境颜色相近而不容易被发现的身体颜色称为保护色。

　　有些生物另有奇招来保护自己，它们的花纹、外形等与某种生物或非生物非常相近，能够骗过敌人的眼睛。这种情况则称为拟态。

　　比如，有些昆虫外形长得像树叶或者树枝，如果不动的话，几乎是分辨不出来的。

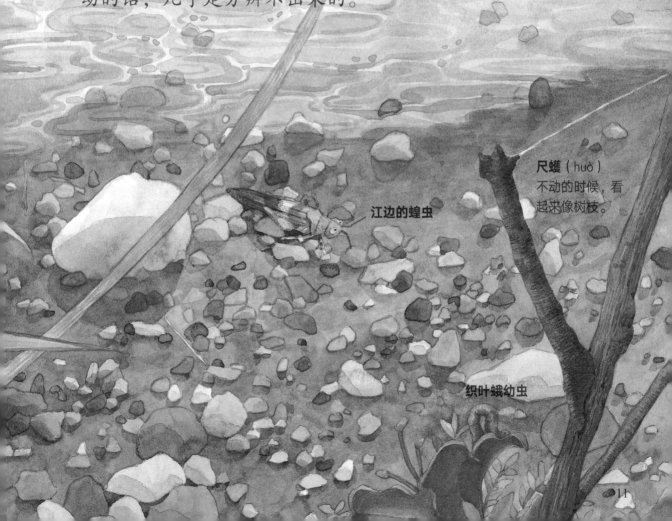

尺蠖（huò）不动的时候，看起来像树枝。

江边的蝗虫

织叶蛾幼虫

水生动物也有保护色。

鲭鱼生活在靠近水面的地方，所以它的背部呈蓝色，腹部呈银色。从海面上往下看，鲭鱼与海水的颜色相近；从海底往上看，鲭鱼与水面的颜色相近，这样不容易引起注意。

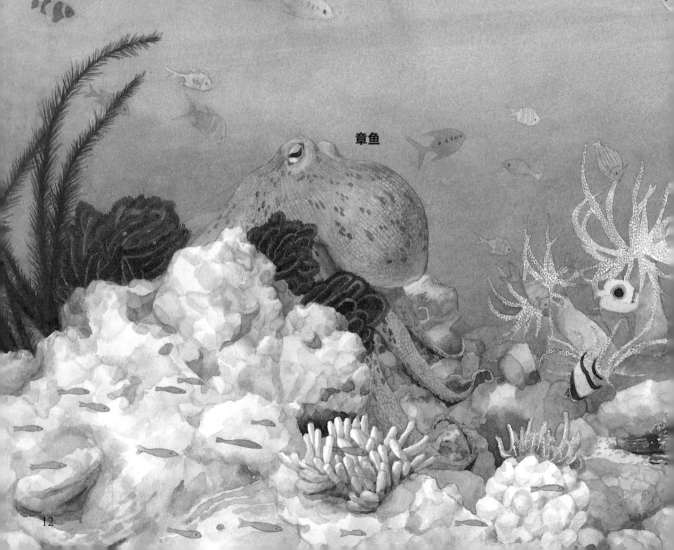

章鱼

　　生活在珊瑚礁里的热带鱼为了更好地隐藏自己，都拥有和珊瑚一样华丽的色彩。

　　墨鱼和章鱼体内都有色素细胞，这些色素细胞和肌肉相连，因此，墨鱼和章鱼活动肌肉的同时就能改变身体的颜色。

　　褐菖鲉和比目鱼也会随着周边环境变换身体的颜色。

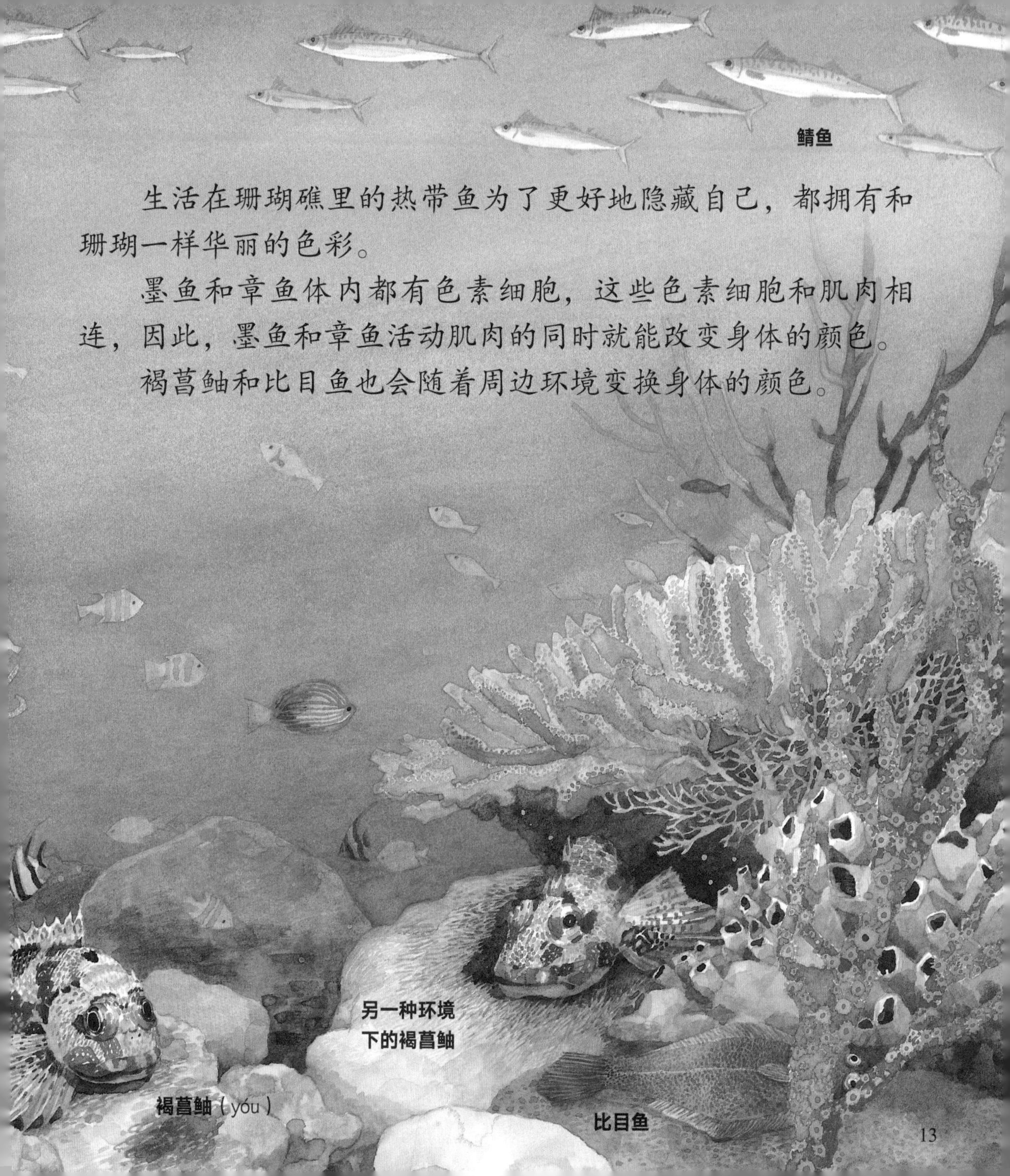

另一种环境
下的褐菖鲉

褐菖鲉（yóu）

比目鱼

13

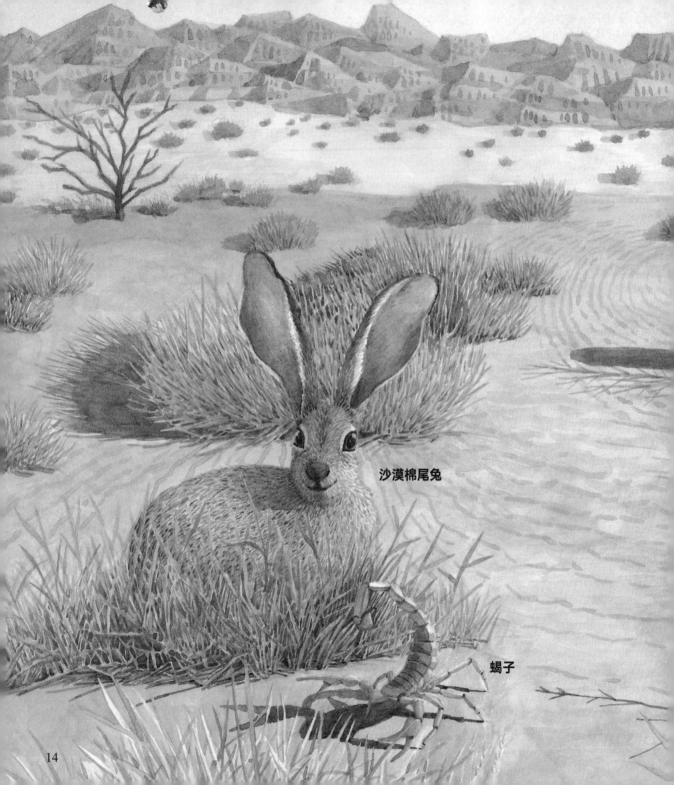

沙漠棉尾兔

蝎子

14

生活在沙漠中的动物，皮毛大多是淡黄色的。
这也是动物的保护色。
身体的颜色和周围沙子的颜色相近，这样就可以保护自
己，不易被天敌发现。

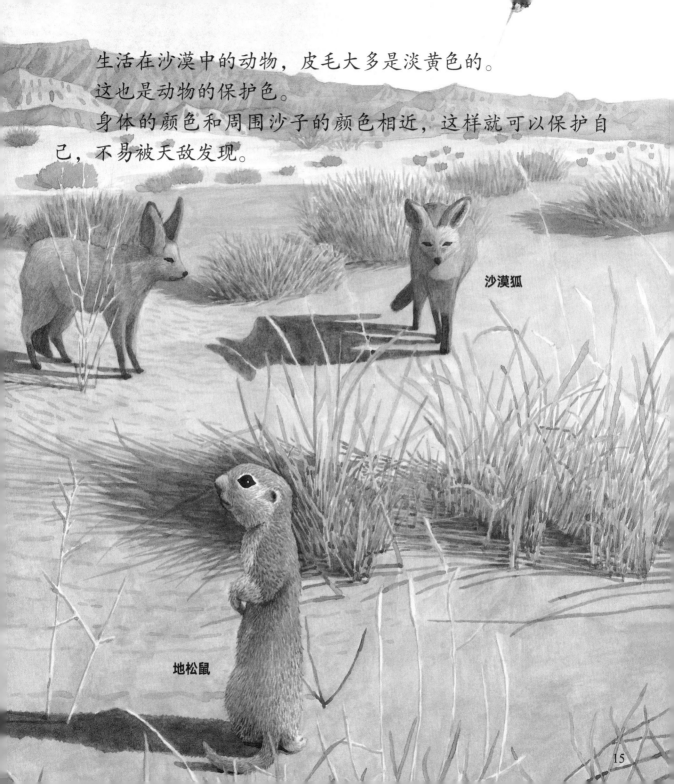

沙漠狐

地松鼠

老虎身上的斑纹也是一种保护色。它那么厉害，为什么还会需要保护色呢？

原来老虎捕捉猎物时，身上的斑纹可以帮助它隐藏自己的行踪。要是老虎不把自己藏起来，猎物可就全被吓跑了。

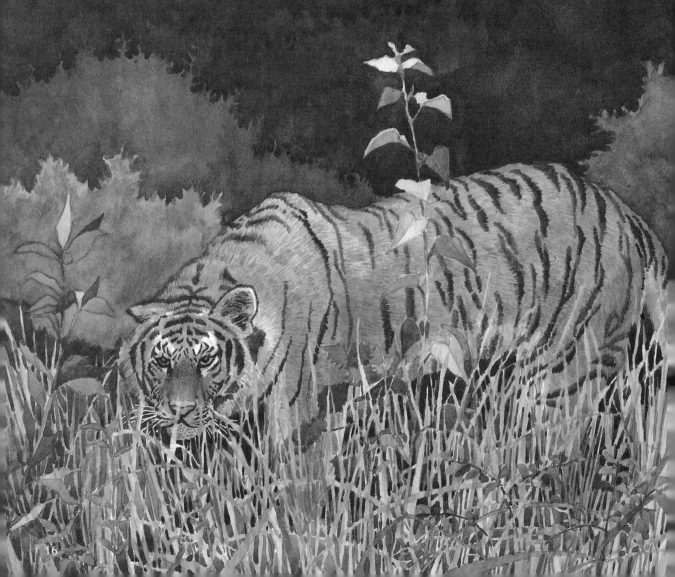

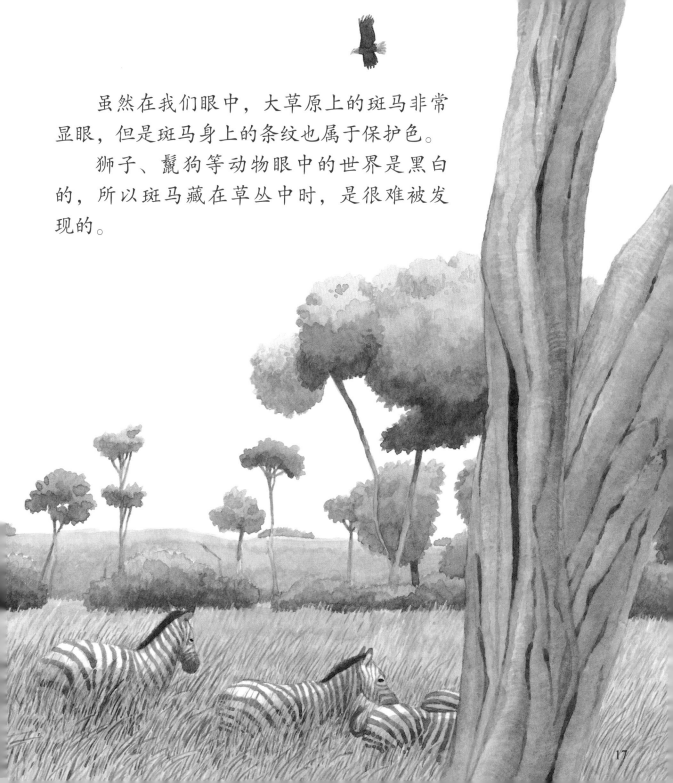

　　虽然在我们眼中，大草原上的斑马非常显眼，但是斑马身上的条纹也属于保护色。

　　狮子、鬣狗等动物眼中的世界是黑白的，所以斑马藏在草丛中时，是很难被发现的。

生活在北极的动物大都是白色的，这同样是一种保护色。
因为冰川是白色的，所以动物的皮毛也是白色的。

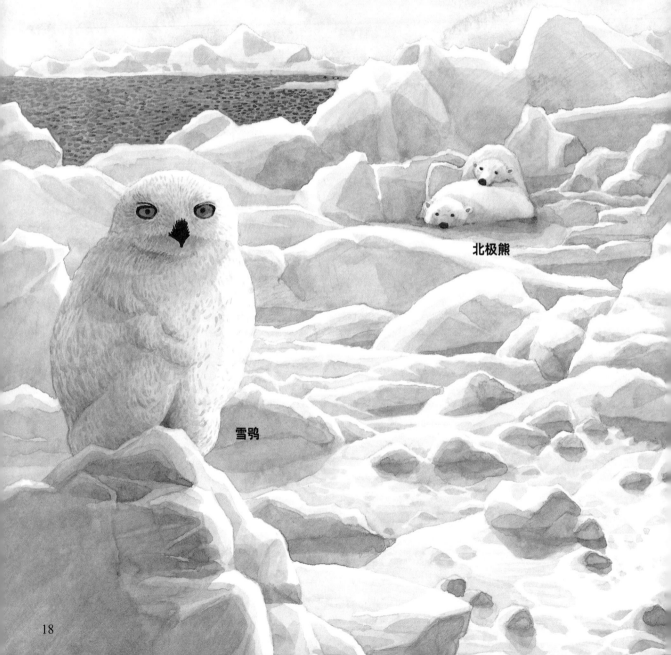

北极熊

雪鸮

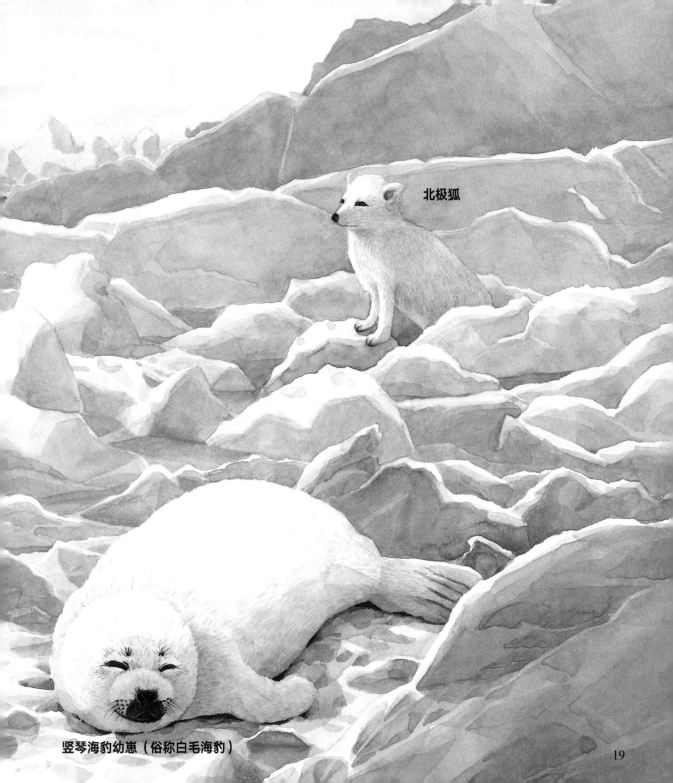

北极狐

竖琴海豹幼崽（俗称白毛海豹）

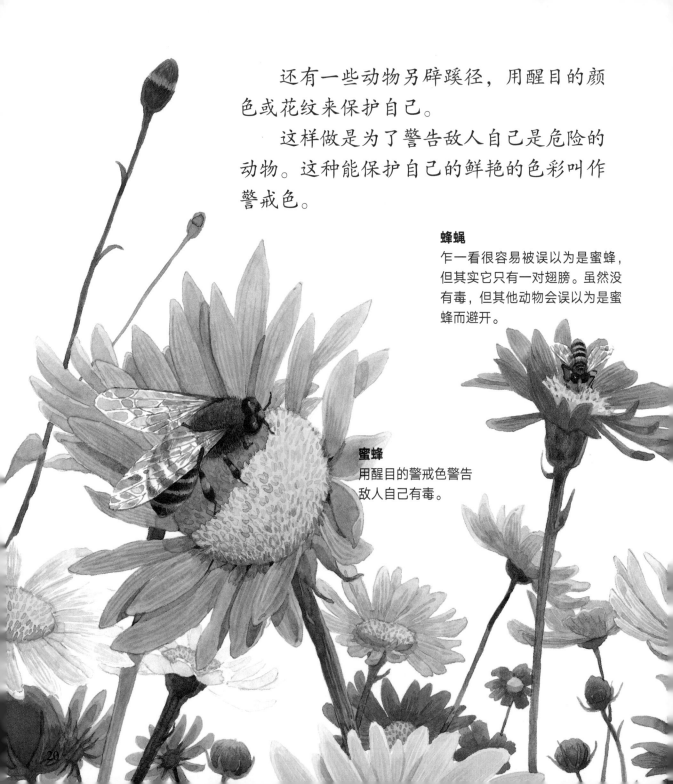

　　还有一些动物另辟蹊径，用醒目的颜色或花纹来保护自己。

　　这样做是为了警告敌人自己是危险的动物。这种能保护自己的鲜艳的色彩叫作警戒色。

蜂蝇
乍一看很容易被误以为是蜜蜂，但其实它只有一对翅膀。虽然没有毒，但其他动物会误以为是蜜蜂而避开。

蜜蜂
用醒目的警戒色警告敌人自己有毒。

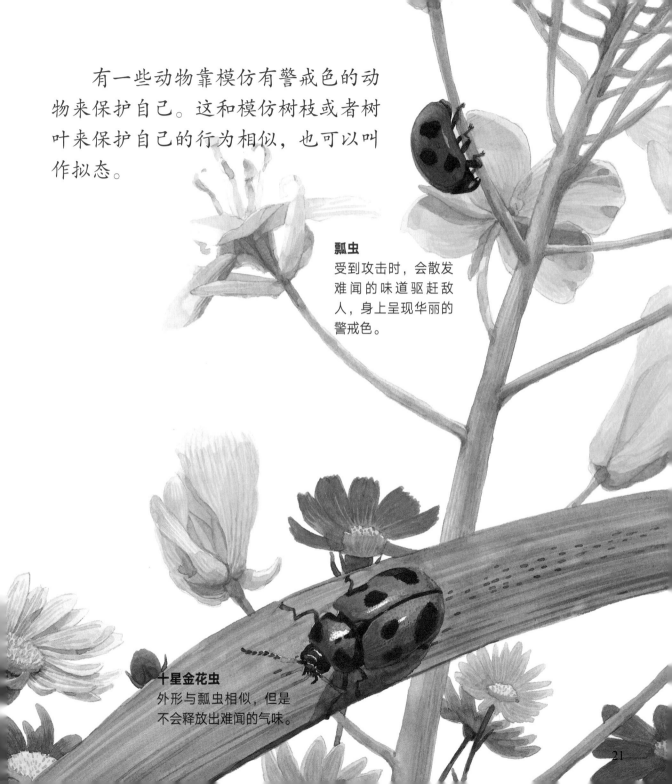

有一些动物靠模仿有警戒色的动物来保护自己。这和模仿树枝或者树叶来保护自己的行为相似，也可以叫作拟态。

瓢虫
受到攻击时，会散发难闻的味道驱赶敌人，身上呈现华丽的警戒色。

十星金花虫
外形与瓢虫相似，但是不会释放出难闻的气味。

21

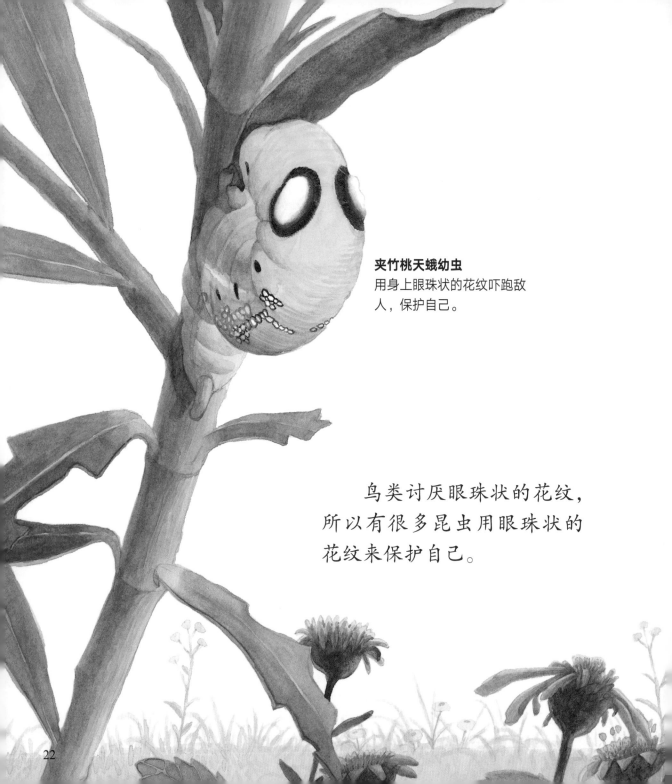

夹竹桃天蛾幼虫
用身上眼珠状的花纹吓跑敌
人，保护自己。

鸟类讨厌眼珠状的花纹，
所以有很多昆虫用眼珠状的
花纹来保护自己。

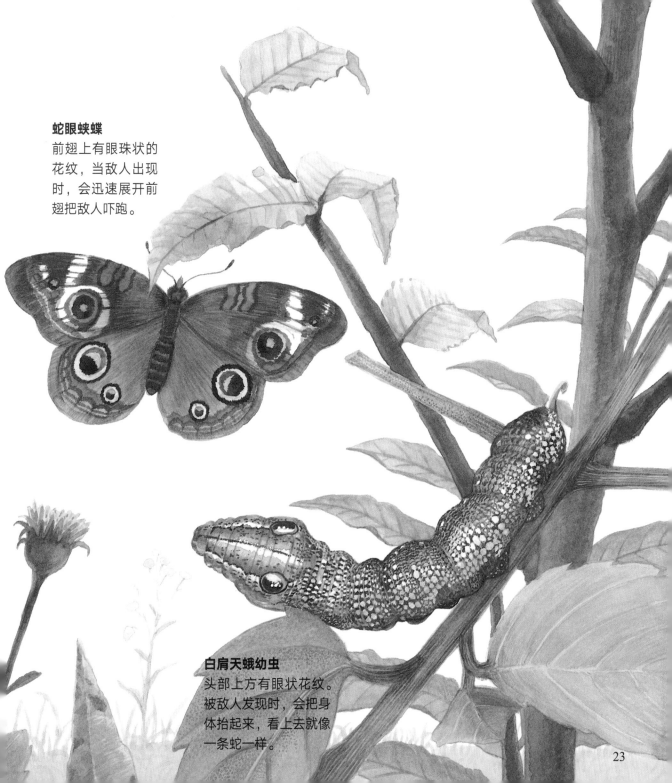

蛇眼蛱蝶
前翅上有眼珠状的
花纹，当敌人出现
时，会迅速展开前
翅把敌人吓跑。

白肩天蛾幼虫
头部上方有眼状花纹。
被敌人发现时，会把身
体抬起来，看上去就像
一条蛇一样。

23

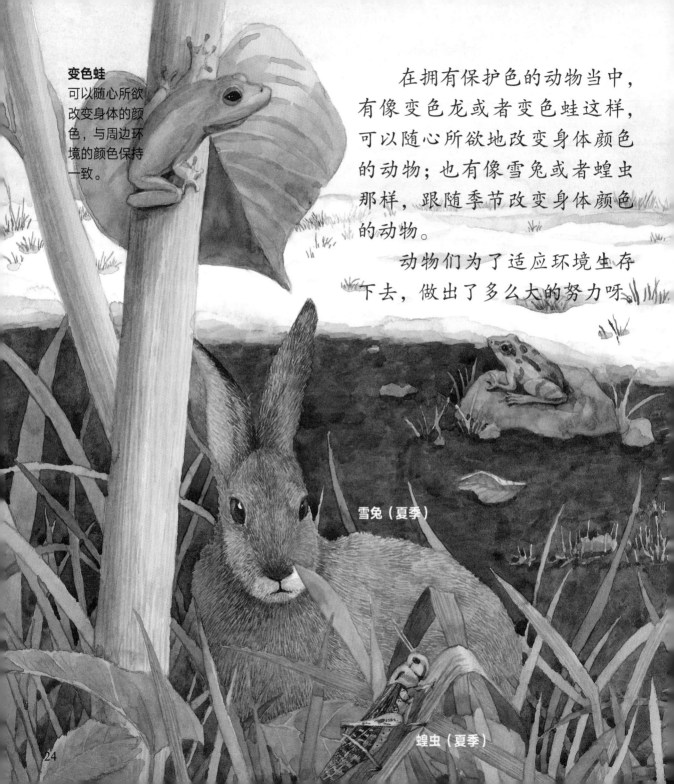

变色蛙
可以随心所欲
改变身体的颜
色，与周边环
境的颜色保持
一致。

在拥有保护色的动物当中，有像变色龙或者变色蛙这样，可以随心所欲地改变身体颜色的动物；也有像雪兔或者蝗虫那样，跟随季节改变身体颜色的动物。

动物们为了适应环境生存下去，做出了多么大的努力呀。

雪兔（夏季）

蝗虫（夏季）

24

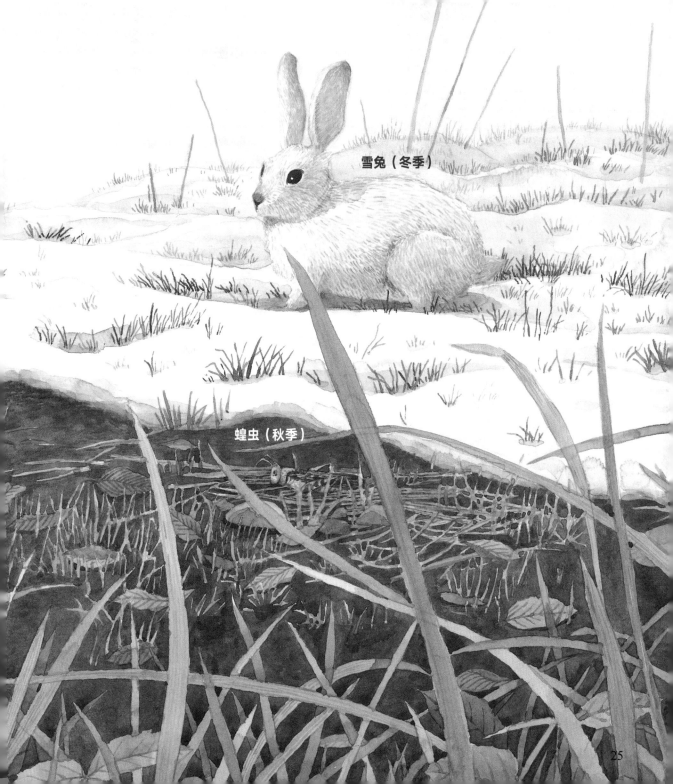

雪兔（冬季）

蝗虫（秋季）

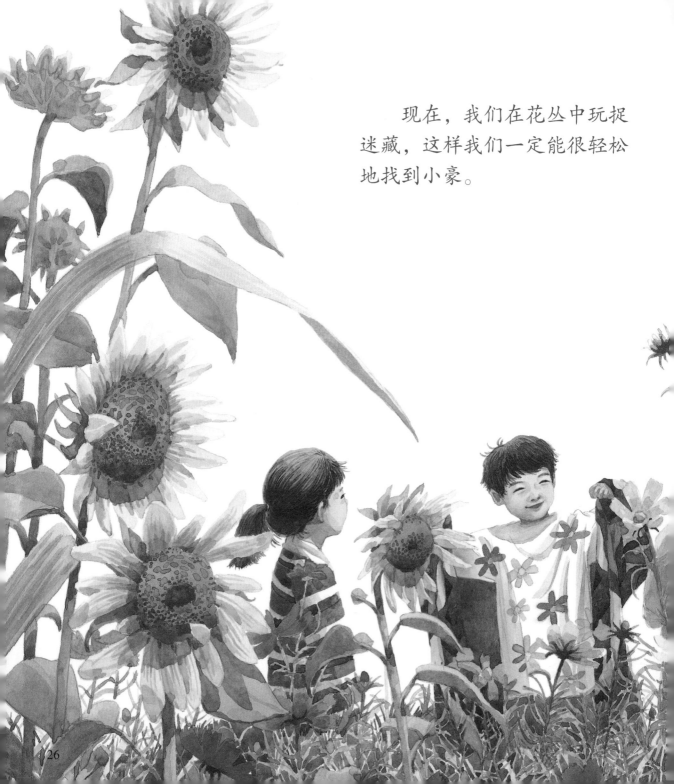

现在，我们在花丛中玩捉迷藏，这样我们一定能很轻松地找到小豪。

可是，真是没有想到，他竟然在迷彩服里面又穿了一件五彩斑斓的花衣服。

他就像一只变色龙，藏在哪里，就和那里融为一体了。

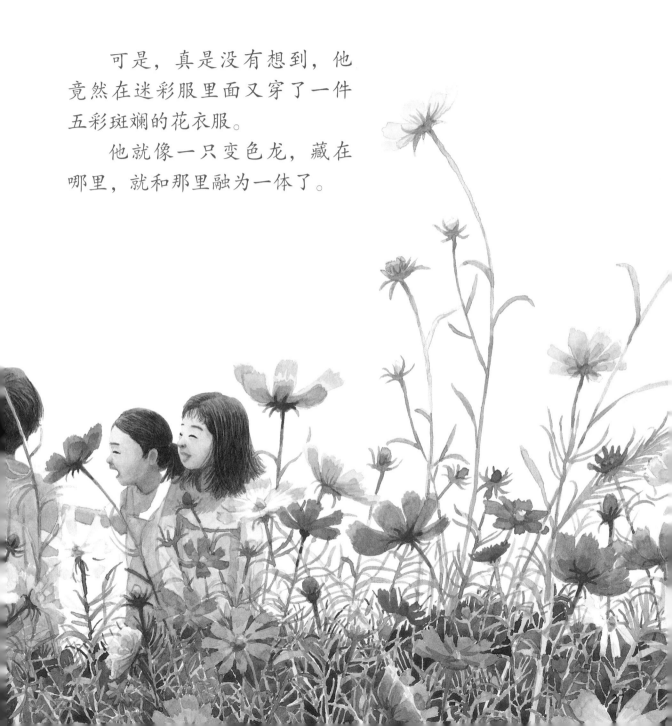

环境与生物的生存

下面我们来了解一下生物是如何适应环境、努力生存的。

• 脑力大比拼1

青蛙和尺蠖是如何隐藏自己的？

观察青蛙和尺蠖呈现什么样的颜色与形态。

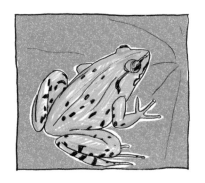
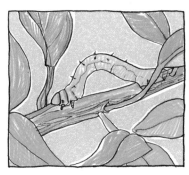

① 蹲坐在荷叶上的青蛙，身体的颜色与周边的环境（相近　不同）。

② 待在树上的尺蠖，不仅身体的颜色，连形态也与周边的环境（几乎一致　大不相同）。

③ 青蛙和尺蠖的颜色都与周边的环境（相近　不同），这样（不容易　很容易）引起其他动物的注意。

动物与周边环境相似的身体颜色，称为"保护色"；如果动物的形态与某种事物相似，则称为"拟态"。保护色和拟态都是弱小的动物用来避开天敌的方法。

答案：①相近　②几乎一致　③相近，不容易鸟喙的形状与鸟的食物之间有什么关系？

观察各种鸟类嘴巴的形状，了解什么形状的嘴巴适合吃什么样的食物？

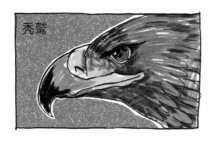
秃鹫

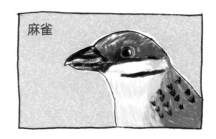
麻雀

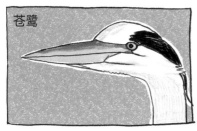
苍鹭

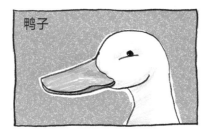
鸭子

① 秃鹫的嘴巴很结实，顶端像钩子一样（笔直　弯曲），可以轻松地撕开肉块。

② 麻雀的嘴巴又（短　长）又尖，方便啄食颗粒状谷物或昆虫。

③ 苍鹭的嘴巴又细又（短　长），这让苍鹭不用把头伸进水里，就可以轻松地捕获水中的鱼。

④ 鸭子的嘴巴（扁平　尖锐），两侧的边缘像梳子一样，可以很轻松地把水过滤出去，吃到水中的谷粒、水草或者昆虫等。

> 鸟类的嘴巴因其食物种类不同，形态也各不相同。这是鸟类为了方便觅食、适应环境而演变的结果。

答案：①弯曲　②短　③长　④扁平

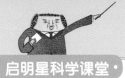

脑力大比拼 3

夜行动物都具备哪些特征？

下面我们来了解一下夜行动物都具备哪些特征。

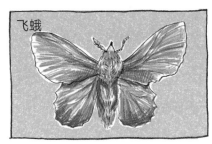

飞蛾

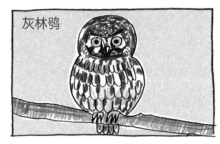

灰林鸮

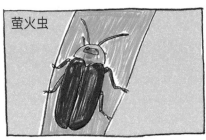

萤火虫

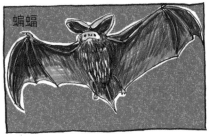

蝙蝠

① 飞蛾的视觉并不发达，在黑暗中凭借气味和（光　声音）来进行定位。

② 灰林鸮（眼睛　耳朵）很大，视觉发达，在黑暗中也能够看清楚事物。

③ 萤火虫的身体会发出（亮光　声音），所以在黑暗中也能够顺利找到配偶。

④ 蝙蝠的（眼睛　耳朵）很大，便于接收超声波，在黑暗中能利用超声波定位、捕捉到猎物。

> 　　灰林鸮在黑暗中能看清楚东西，蝙蝠能接收超声波。夜行动物就是这样以自己的方式适应黑暗的环境，自由自在地活动与生存的。

答案：①声音　②眼睛　③亮光　④耳朵

光对植物会产生哪些影响？

受到充足阳光照射的豆芽和没有受到充足阳光照射的豆芽，在生长情况上会有哪些差异？
让我们通过观察豆芽的生长情况，来了解光对植物的影响吧。

第**1**步 准备两个装有水的塑料瓶，分别放入豆芽。

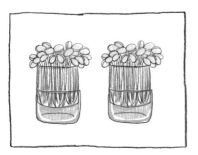

第**2**步

给其中一个塑料瓶罩上黑色塑料袋。然后将两个塑料瓶一起放在光照充足的窗边。

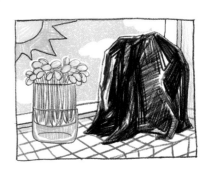

思考

● 为什么要罩上黑色的塑料袋？

结论

① 罩着黑色塑料袋的豆芽长得更（粗　细）。

② 受到充足阳光照射的豆芽（长得很结实　长得不够结实）。

小博士告诉你

生长在阳光充足环境下的豆芽，更粗壮、碧绿，而生长在阳光少的地方的豆芽，则又细又黄，可见环境对生物的生长影响很大，生物为了生存，会调整自己的状态，努力适应环境。

思考答案：2. 阻隔太阳光，营造光照匮乏的环境 / 结论答案：①细 ②长得很结实

动物的"隐身术"

遇到天敌，除了一个劲儿地逃跑，动物们想到的另一个解决方法就是改变自己身体的颜色或者形态。看看动物"变装"后的模样，真的很容易被骗过去呢。

· 躲避天敌、隐藏自己的保护色

自然界里，弱肉强食是动物的生存法则。以捕捉其他动物为生的猎食者，会想尽办法捕到猎物；而相对弱小的动物，则会想尽办法躲避天敌。避开的方法之一就是使自己身体的颜色与周边环境接近，这种方式称为保护色。

中华蚱蜢

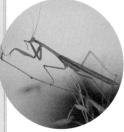

螳螂
秋天，草丛中绿草与枯草混杂，螳螂受周边环境影响，演变出草绿色与褐色相间的保护色。

· 最常见的保护色——草绿色与褐色

最常见的保护色是草绿色和褐色。螽斯、蝗虫等大部分生活在草丛中的昆虫，身体的颜色都与草的颜色相近。秋天，草枯萎变色，昆虫身体的颜色也会随之改变。

金眶（kuàng）鸻（héng）在江边的沙砾地里产卵，卵的颜色就是与沙砾相近的褐色。小鸟孵出来之后，鸟妈妈担心卵壳内的白色会引起天敌的注意，会赶紧把卵壳叼走扔掉。小金眶鸻的绒毛颜色也与沙地颜色十分相近，即使在视野开阔的江边也很难被发现。

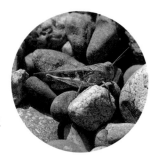

蒙古束颈蝗
生活在水边，体色与石头和沙地的颜色相近。

• 捕猎所需的保护色

保护色除了用于躲避天敌以外，还能帮助猛兽更好地隐藏自己、捕食猎物。老虎在狩猎时，先藏在丛林中，等到有猎物靠近时再扑过去。因为有身上的花纹隐藏，老虎不容易被猎物发现。猎豹的保护色使它能够在辽阔的热带草原上隐藏自己。螳螂的保护色使它能更好地藏在草丛里，伺机捕食其他昆虫。

• 伪装成其他东西的拟态

有些动物能伪装成其他东西，这种情况称为拟态。

• 华丽醒目的警戒色

有些动物，如金绿宽盾蝽、瓢虫、东方铃蟾等以醒目的颜色来警告敌人，这种颜色叫警戒色。这类动物大多会散发出难闻的气味，或者释放毒素。它们华丽的颜色就是在警告敌人："我有毒，你们不要招惹我！"

• 模仿强大的动物

昆虫中有很多都是靠模仿蜜蜂生存下来的。因为蜜蜂有蜂针，所以鸟类一般不敢伤害蜜蜂，这类昆虫正是利用了这一点。蜂蝇、曲纹花天牛、葡萄透翅蛾就是模仿蜜蜂的翘楚。它们的身体上都有黑黄相间的花纹，乍一看很容易误认为是蜜蜂。

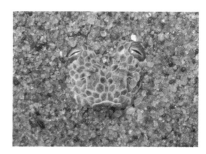

沙漠蝰（kuí）蛇
藏身在沙子里，等待猎物从附近经过。

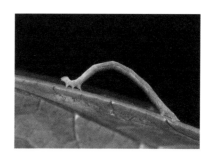

尺蠖（拟态）

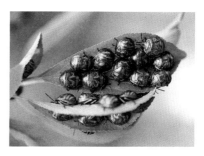

金绿宽盾蝽（警戒色）

33

同一类动物生活在不同的地方，身体的颜色也会不同

通常蝗虫都是绿色的，但是蒙古束颈蝗的身体是灰褐色的，而且还带有黑色的斑点。这是因为它生活在沙子、石头较多的水边，如果身体是绿色，就会非常显眼。因此，即使是同一类动物，如果生活在不同的地方，身体的颜色也会变得不同。

生活在沙漠的沙漠狐，毛是黄色的，与沙子的颜色相近；而生活在北极的北极狐，冬天的时候浑身的毛都是白色的。

灰林鸮在夜晚活动，所以它的羽毛是暗色的。但是生活在北极地区的雪鸮的羽毛是白色的。

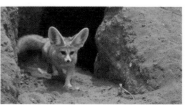
沙漠狐

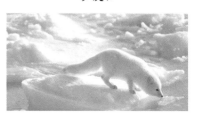
北极狐

身体颜色会随时变换的动物

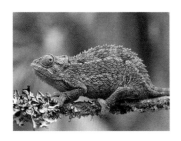
变色龙
变色龙遇到天敌时会装死，因为动物通常不会吃已经死亡的猎物。

还有一些动物是变色的天才，它们可以随时改变身体的颜色。最出名的"变色天才"就是变色龙了。变色龙大多生活在热带地区的森林里，可以变成黄色、黑色、红色，甚至是白色。它的皮肤里有许多不同颜色的色素细胞，可以通过增加或者减少这些细胞的数量，来改变身体的颜色。

章鱼可以说是海洋中的变色龙。停留在石头上时，它会变成石头的颜色；停留在珊瑚上时，会变成珊瑚的颜色。章鱼没有骨头，所以无论多么狭窄的石缝，它都能够挤进去。有时，它会躲在石缝里，把自己伪装成石头，然后悄悄捕捉靠近的小动物。

● 小狮子也需要保护色

跟成年狮子不同，小狮子身上有斑纹。这是因为幼狮力气还不够大，可能会受到其他动物的攻击，因此需要保护色来保护自己。在成长过程中，这种斑纹会逐渐变淡。雕鸮虽然是猛禽，但是幼时也很弱小。雕鸮通常在石缝间产卵，而小雕鸮的羽毛颜色和石头相近，不容易引起敌人的注意。

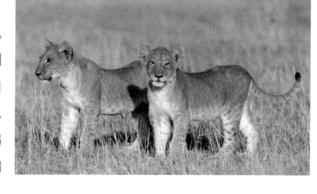

● 其他适应环境的方法

刺猬除了腹部以外，浑身都长着刺。遇到危险时，它的整个身体会蜷缩起来，把刺露在外面。鼹鼠在地下挖洞生活，几乎不会到地面上来。鱿鱼遇到敌人时，会吐出墨汁迷惑敌人，趁机逃走。

除了保护色、警戒色、拟态以外，动物还有很多方法来保护自己。

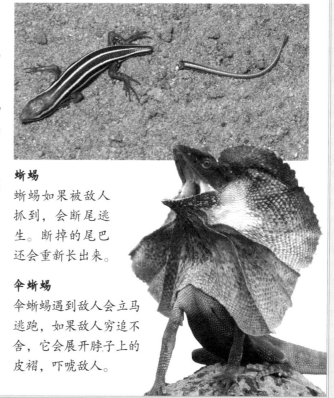

蜥蜴
蜥蜴如果被敌人抓到，会断尾逃生。断掉的尾巴还会重新长出来。

伞蜥蜴
伞蜥蜴遇到敌人会立马逃跑，如果敌人穷追不舍，它会展开脖子上的皮褶，吓唬敌人。

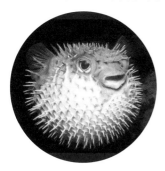

刺鲀
刺鲀遇到敌人时，会吸进空气或水使身体鼓起来，把身体上的刺都竖起来。

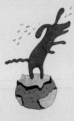
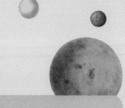

启明星科学馆

第一辑

生命科学

植物

池塘生物真聪明

小豆子长成记

植物吃什么长大？

花儿为什么这么美？

植物过冬有妙招

小种子去旅行

动物

动物过冬有妙招

动物也爱捉迷藏

集合！热带草原探险队

动物交流靠什么？

上天入地的昆虫

哇，是恐龙耶！

人体

小身体，大秘密

不可思议的呼吸

人体细胞大作战

我们身体的保护膜

奇妙的五感

我们的身体指挥官

食物的旅行

扑通扑通，心脏跳个不停

第二辑

地球与宇宙

环境

咳咳，喘不过气啦！

垃圾去哪儿了？

脏水变干净啦

濒临灭绝的动植物

地球

天气是个淘气鬼

小石头去哪儿了？

火山生气啦！

河流的力量

大海！我来啦

轰隆隆，地震了！

地球成长日记

宇宙

地球和月亮的圆圈舞

太阳哥哥和行星小弟

坐着飞船游太空

生命科学

生物

机器人是生物吗？

谁被吃了？

物质科学

能量

寻找丢失的能量

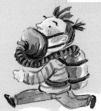
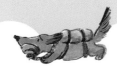

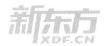

不可思议的呼吸

韩国好书工作室 / 著　　洪梅　南燕 / 译

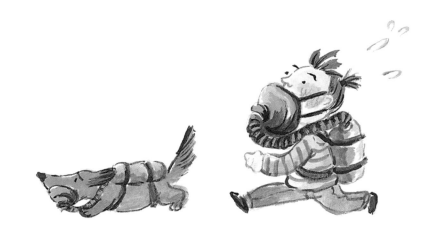

浙江教育出版社·杭州

和朋友们一起去游泳馆，玩水球，打水仗，再来个潜水比赛。

　　说到潜水，可没人能赢我。

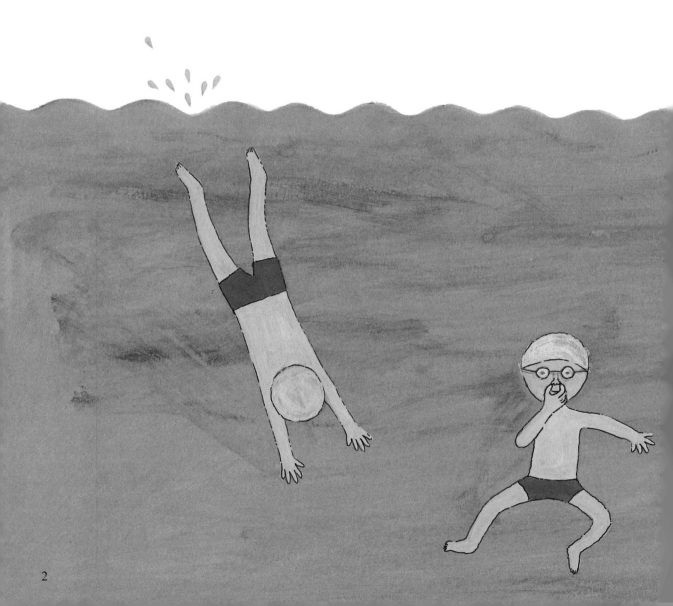

先深吸一口气，然后扑通一下潜入水中。坚持，坚持，再坚持——我又赢了！可是浮出水面后，我却开始呼呼地喘个不停。

为什么我们不能像鱼一样一直待在水里？

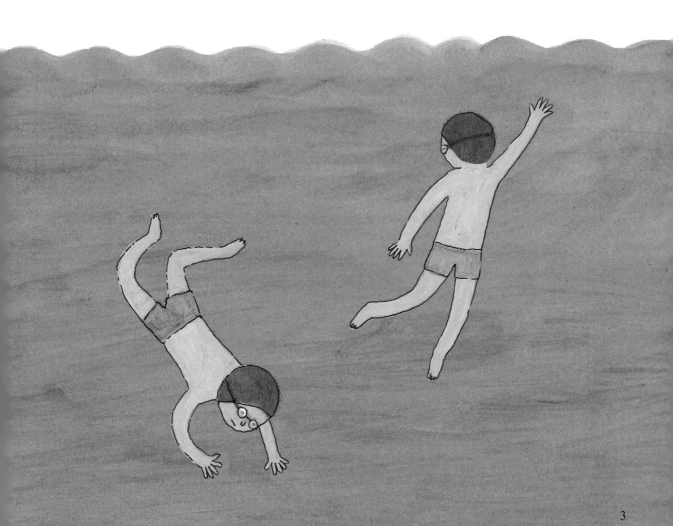

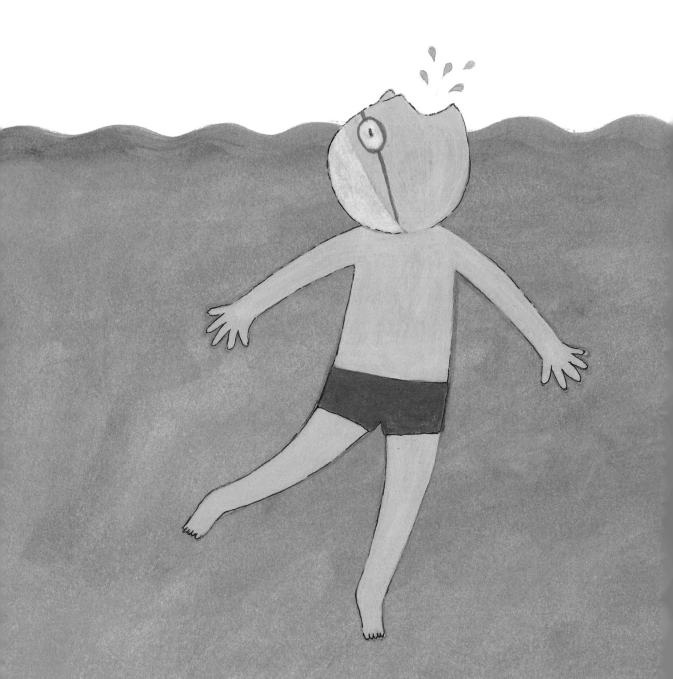

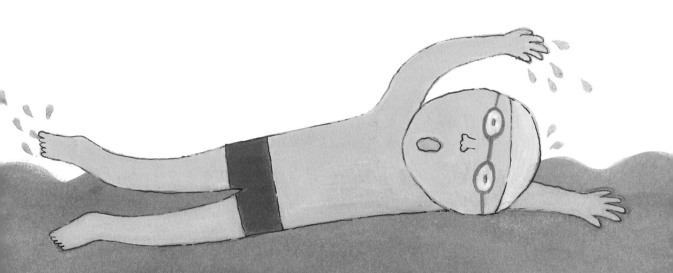

　　这是因为我们无法像鱼那样，在水里呼吸。

　　生物依靠氧气来维持生命。鱼类能从水中获得氧气，而人类则需要从空气中获得氧气。

呼吸是为了让身体细胞获得氧气。吸气时，富含氧气的空气进入体内；呼气时，身体不需要的废气——二氧化碳会被排出体外。

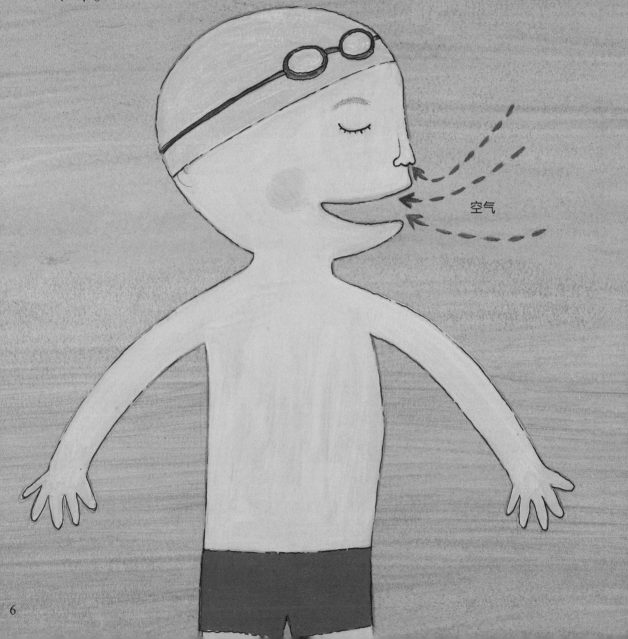

空气

我们无时无刻不在呼吸。吸进身体里的氧气，会不断地被搬运至各处细胞。呼吸是生命存活的重要象征。

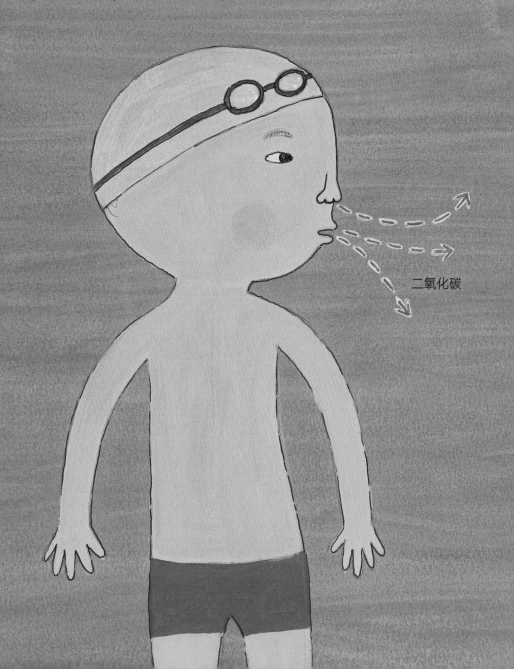

二氧化碳

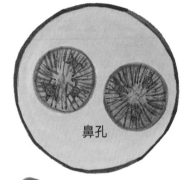

鼻孔

1　人在用鼻子呼吸时，空气是从鼻孔进入身体的。

2　空气也可以通过口腔进入，但由于口腔无法过滤空气中的灰尘、细菌和病毒等，所以最好少用嘴呼吸。

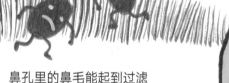

鼻孔里的鼻毛能起到过滤灰尘、细菌的作用。

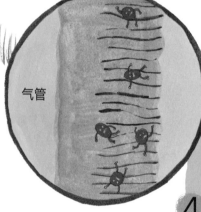

气管

3　空气由鼻孔进入后，需要依次经过咽、喉、气管和支气管，然后进入肺部。

4　支气管像树枝一样有许多分岔。

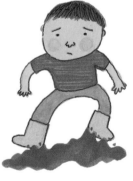

气管内壁覆盖着一层黏稠的液体，以及无数的纤毛。这些纤毛能够对鼻孔过滤后的空气进行二次清洁。

我们吸入的空气经由鼻孔到达肺部。
每次呼吸时，肺部都会随之一张一缩。

5 肺

痰和鼻屎是怎么产生的？

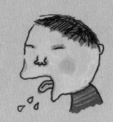

痰
灰尘、细菌和病毒等随空气进入气管，被粘在气管内壁的黏液上，细小的纤毛会将这些黏液向上搬运，最后从气管咳出体外。

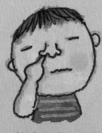

鼻屎
鼻孔入口处的毛囊平时会产生一些分泌物，当分泌物干燥时，就变成了鼻屎。如果吸入的空气不太干净，鼻屎的颜色就会深一些。

尽管痰和鼻屎看起来很"脏"，但在保护我们的身体这方面可是功不可没。如果没有鼻屎的阻拦，使不洁净的空气直接进入肺部和其他器官的话，我们可能会生大病。另外，挖鼻孔是不卫生的行为，尤其是手不干净的时候更不能挖鼻孔哦。

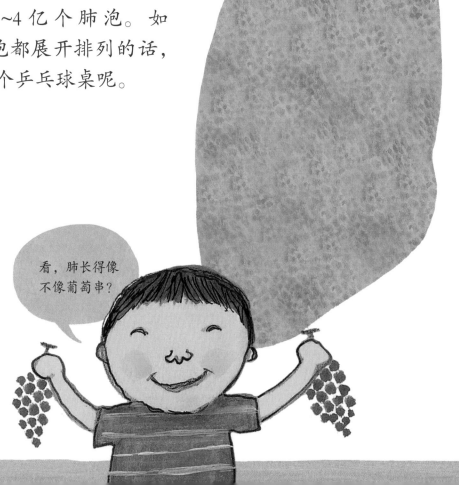

　　我们的身体里有两个肺，一左一右，肺泡是其进行气体交换的主要结构。

　　肺泡类似于微小的空气袋，成人有 3 亿~4 亿个肺泡。如果把这些肺泡都展开排列的话，能够铺满 25 个乒乓球桌呢。

看，肺长得像不像葡萄串？

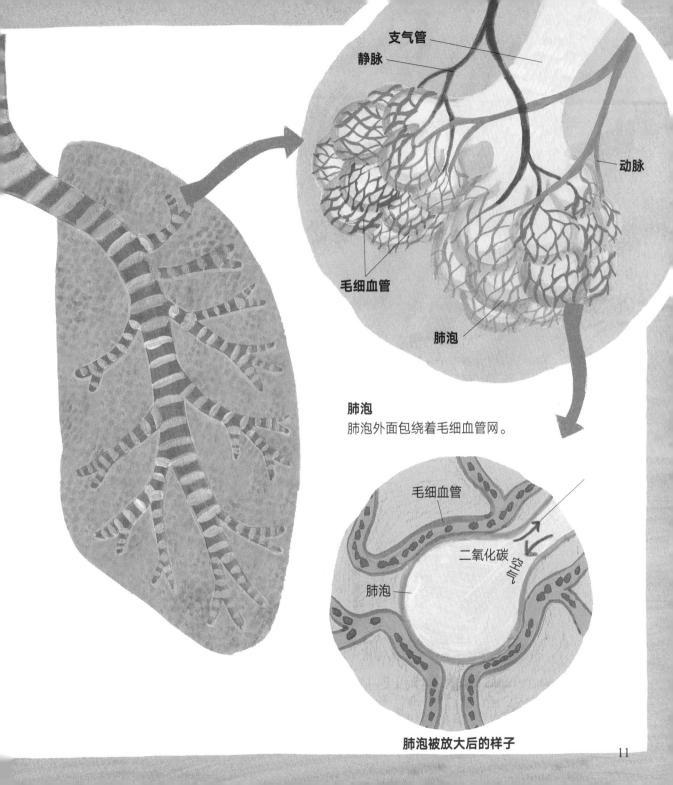

支气管

静脉

动脉

毛细血管

肺泡

肺泡
肺泡外面包绕着毛细血管网。

毛细血管

二氧化碳

空气

肺泡

肺泡被放大后的样子

11

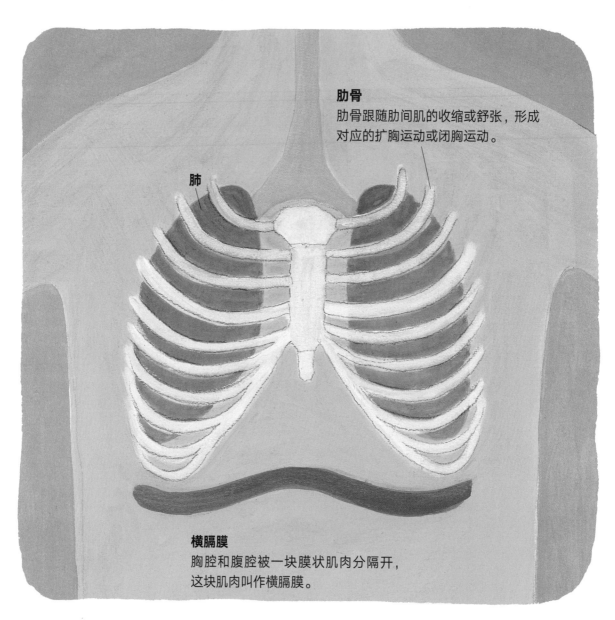

肋骨
肋骨跟随肋间肌的收缩或舒张，形成对应的扩胸运动或闭胸运动。

肺

横膈膜
胸腔和腹腔被一块膜状肌肉分隔开，这块肌肉叫作横膈膜。

　　肺部被肋骨和横膈膜包围着。由于肺部没有肌肉，无法自主进行舒张和收缩，因此需要借助横膈膜的上下运动来呼出和吸入气体。

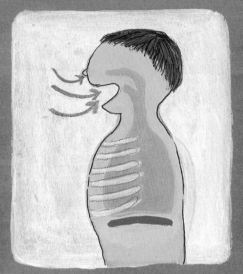

吸气

吸气时，横膈膜会下移并拉紧肌肉，肋骨间的肌肉收缩，胸腔中的空间就会变大，使空气能够更快地进入肺部，肺部也随着大量空气的进入而膨胀。

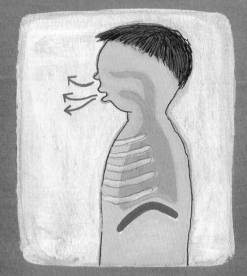

呼气

呼气时，横膈膜上移，肋骨间的肌肉舒张，胸腔中的空间缩小，气体从体内排除，肺部也随之收缩。

模拟吸气与呼气

1 将塑料瓶的底部剪掉。

2 将一个气球放入去底的塑料瓶内，并把气球口套在塑料瓶口处（如右图所示），模拟肺部。塑料瓶里的气球相当于其中一个肺。

3 剪开一个稍大的气球，套住塑料瓶被剪开的一端，并用橡皮筋固定，模拟横膈膜。

4 向下拉瓶子底部的气球，然后松开，观察塑料瓶内气球的变化（如右图所示）。

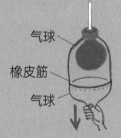

气球
橡皮筋
气球

向下拉时塑料瓶里的气球逐渐膨胀，这是因为气球里进入了大量空气。

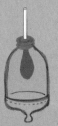

松开后，塑料瓶里的气球逐渐变小，这是因为气球里的空气都排出去了。

13

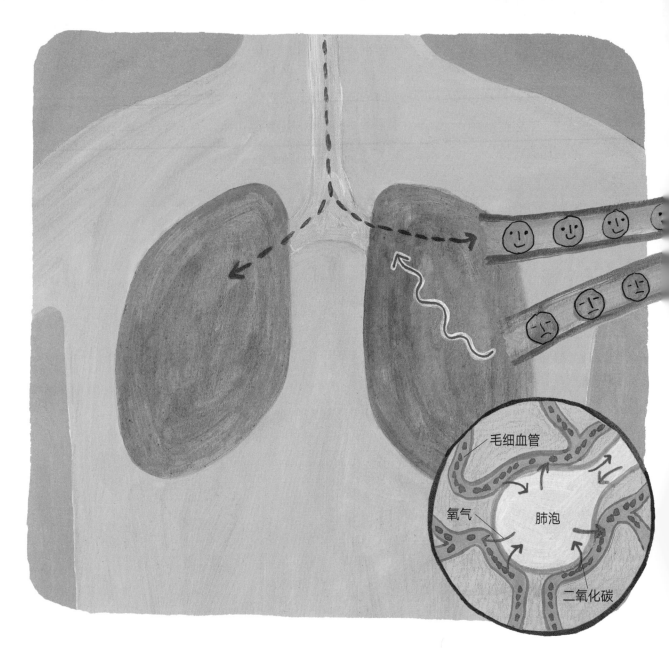

肺泡把空气中的氧气过滤出来，送进血液。血液循环流动至身体各处，把氧气输送到每个细胞。

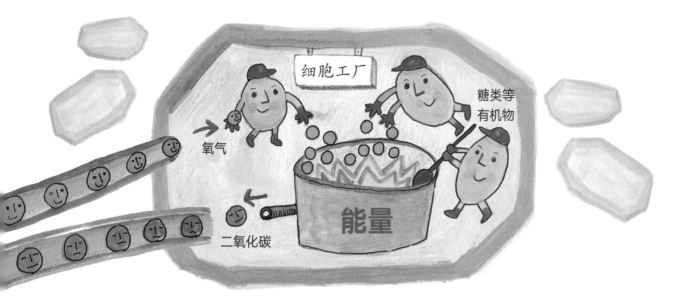

细胞将氧气和营养物质混合在一起，制造出能量，同时产生二氧化碳。这个过程被称为呼吸作用。我们的身体不需要二氧化碳，所以会在呼气的时候将其排出体外。因此，从肺部排出的气体中含有大量的二氧化碳。

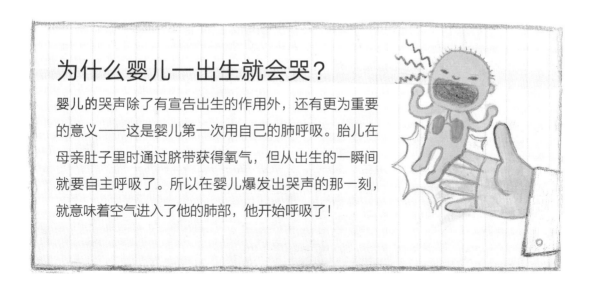

为什么婴儿一出生就会哭？

婴儿的哭声除了有宣告出生的作用外，还有更为重要的意义——这是婴儿第一次用自己的肺呼吸。胎儿在母亲肚子里时通过脐带获得氧气，但从出生的一瞬间就要自主呼吸了。所以在婴儿爆发出哭声的那一刻，就意味着空气进入了他的肺部，他开始呼吸了！

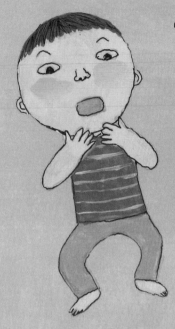

"嗝儿！嗝儿！"

突然打起嗝来，怎么也止不住，严重时甚至会流眼泪。打嗝是吸气时横膈膜不由自主地收缩而产生的现象。打嗝多与饮食有关，特别是饮食过快、过饱，摄入过冷或过热的食物饮料等，外界温度变化和过度吸烟同样能引起打嗝。

停止打嗝的方法：

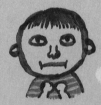 1 吸一大口气后憋住。

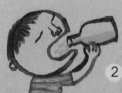 2 快速喝大量温水。

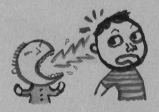 3 让别人突然吓自己。

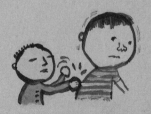 4 让别人敲打自己的背部。

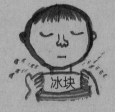 5 冰敷脖子周围。

"啊——哈——"

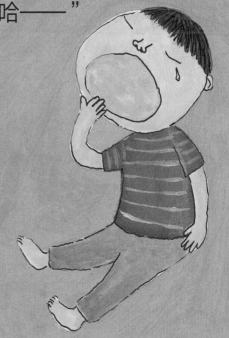

我们还会不由自主地打哈欠。

人为什么会打哈欠？有时是因为睡意来袭或感觉无聊，有时是因为房间里的空气不够清新。但最主要的原因是肺部的氧气过少，需要通过打哈欠来补充氧气。因为在打哈欠的过程中，肺部能比正常呼吸时吸入更多的氧气。

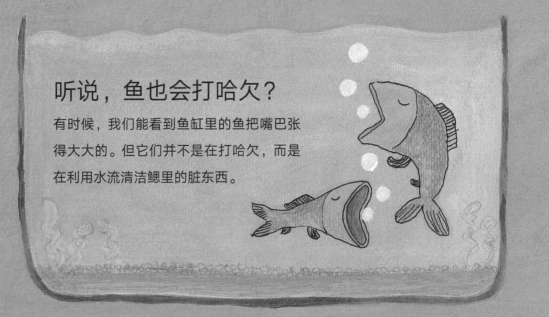

听说，鱼也会打哈欠？

有时候，我们能看到鱼缸里的鱼把嘴巴张得大大的。但它们并不是在打哈欠，而是在利用水流清洁鳃里的脏东西。

人类使用肺呼吸，因此无法在水中自主呼吸。鱼类没有肺，在水中用鳃呼吸。打开鳃盖后能够发现，每个鱼鳃都有两排鳃片，每排鳃片又由许多鳃丝排列组成，每根鳃丝的两侧又生出许多细小的鳃小片。这种结构使鳃和水的接触面积扩大，能让鱼类更快更多地摄取水中溶解的氧气。

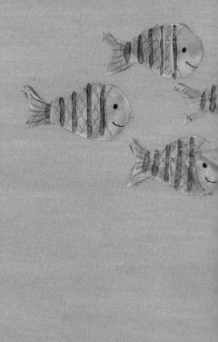

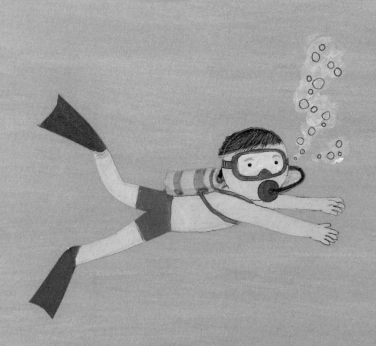

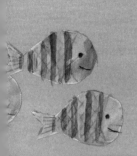

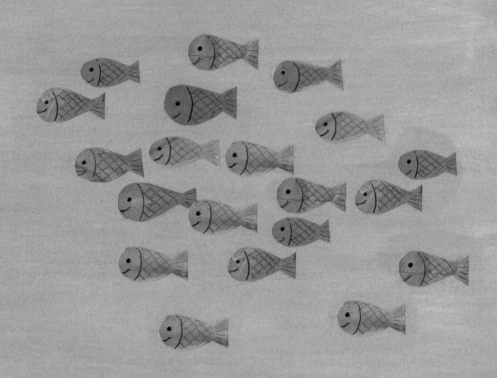

用鳃呼吸的过程：

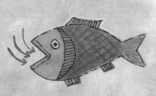

1 鱼张开嘴，将水吸入，水中的氧气会被腮部的毛细血管吸收。

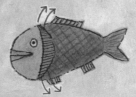

2 鱼闭上嘴，滤去氧气的水会通过鳃盖后面的缝隙排出体外。

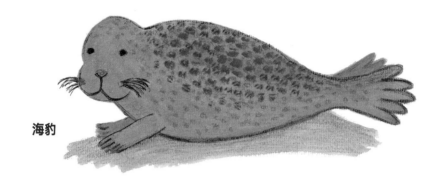

海豹

　　然而，并不是所有生活在水里的动物都用鳃呼吸，比如鲸鱼、海狗、海豹等。它们都像人一样用肺呼吸，所以无法一直待在水里。每隔一段时间，它们就要浮出水面换气。每当海豚或鲸鱼浮出海面喷出"水柱"，那就是它们在换气。

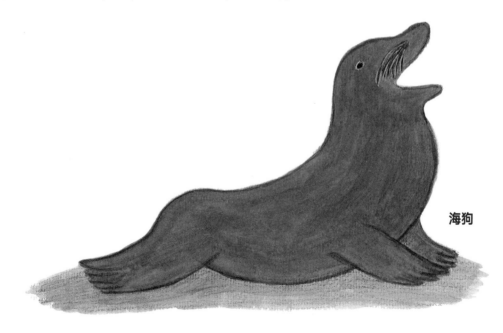

海狗

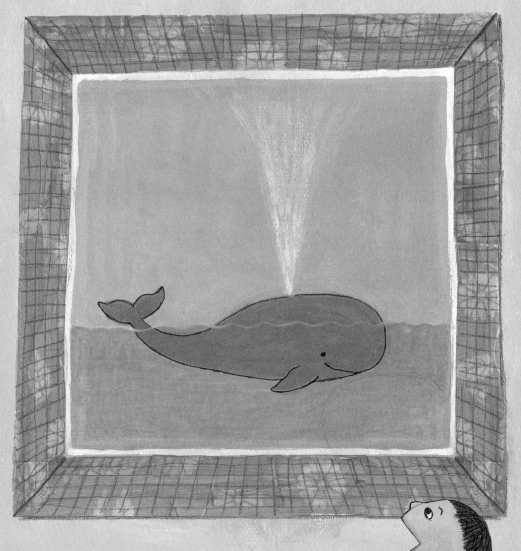

鲸浮出海面后喷出的竟然不是水！

大家经常会在影像资料里看到鲸浮出海面喷水的场景。实际上从它们的气孔里喷出的不是水，而是体内的二氧化碳等废气。这部分气体与海洋上的冷空气相遇，瞬间产生许多小水滴，所以看起来仿佛鲸在喷水。

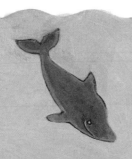

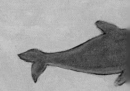

　　不同鲸类每天浮出海面呼吸的次数各不相同。

　　海豚的潜水时长一般为几分钟，如果长时间不浮出水面换气，就会窒息而死。

　　抹香鲸的潜水时长一般为几十分钟，最长可达两个小时。

　　同样都是鲸类，为什么潜水时长有这么大的差别呢？这是因为，移动速度越快的动物就越需要频繁地呼吸。

像我这样慢慢游动的话，就能憋气憋很久。

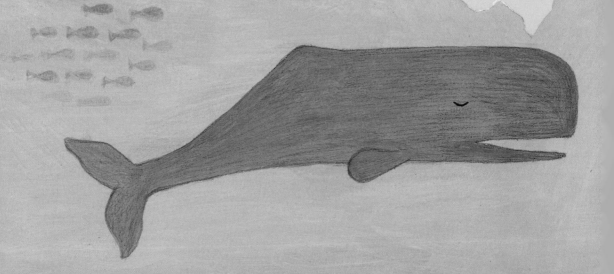

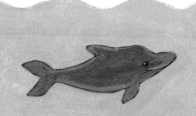
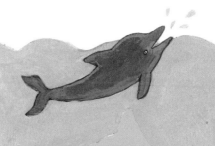

我游得太快了，所以很容易喘不过气。

呼吸是为了获取氧气，制造能量。游动速度越快，需要的能量就越多。所以，游速快的海豚换气就更频繁。

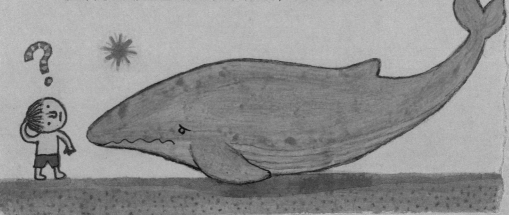

为什么鲸到陆地后会死掉呢？

这是因为鲸实在是太重了。因为海水有浮力，所以即使体重超过160吨的大蓝鲸也能够在大海里自由自在地游来游去。但来到陆地上后，鲸鱼自身巨大的重量会把它的肺部压扁，导致它窒息死亡。

23

每逢雨天，我们总是能看到很多蚯蚓爬出地面。这是因为雨水淹没了蚯蚓在土壤中的巢穴，使它们无法用皮肤呼吸。

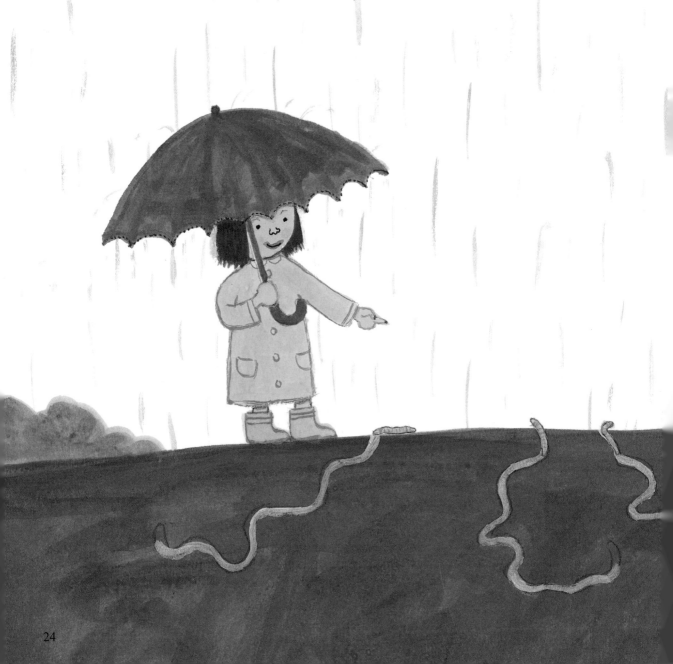

蚯蚓通过皮肤从土壤里的空气中吸收氧气。也可以说，蚯蚓就是用皮肤呼吸的动物，这种方式被称为皮肤呼吸。

　　雨停后，蚯蚓要在皮肤干燥前返回土壤中。因为一旦皮肤变干，蚯蚓就会因无法呼吸而死亡。

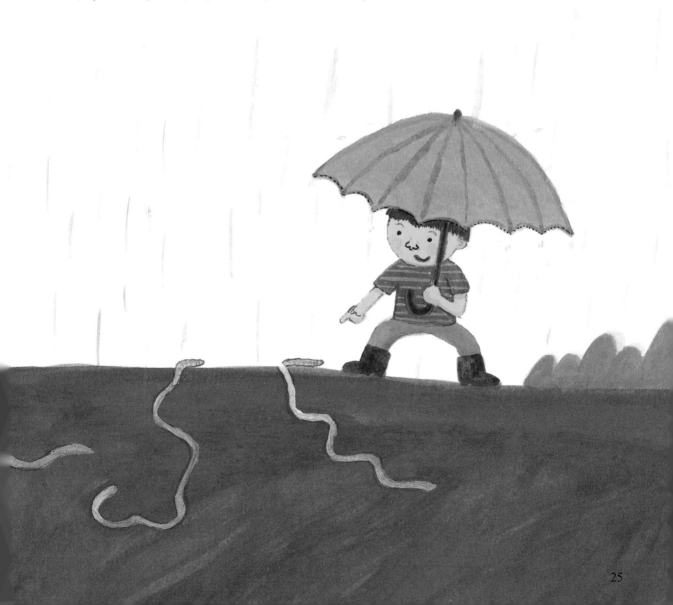

任何生物的生存都离不开呼吸，哪怕只是一小会儿。通过呼吸进入体内的氧气燃烧糖类等有机物，为细胞提供必要的能量。

　　没有能量供应，细胞就会"饿死"。构成身体的细胞一旦死亡，生命也就走到了终点。

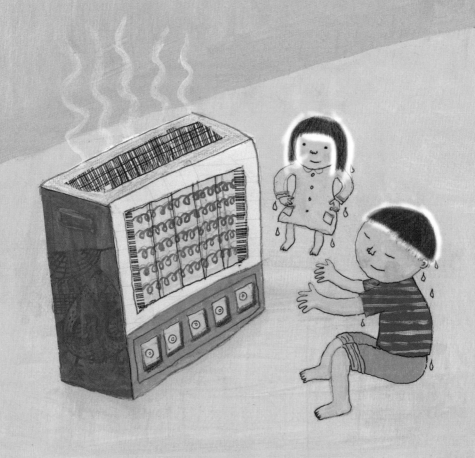

来！让我们张开双臂，做一个深呼吸吧！

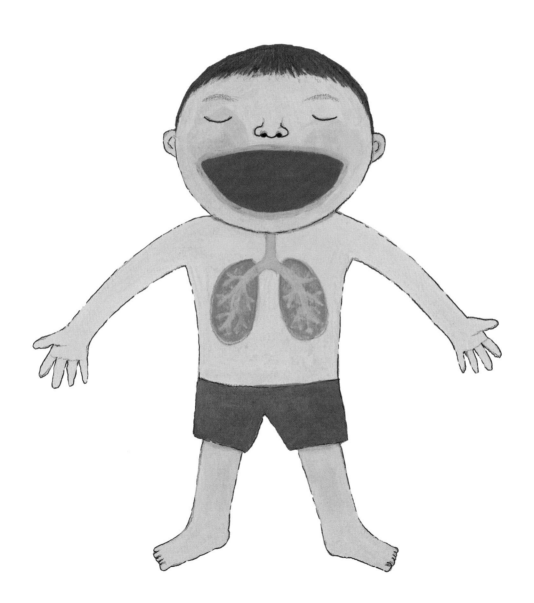

什么是呼吸？

比较我们的身体在运动前后所发生的变化，了解各个器官在呼吸时的运行方式。

· 脑力大比拼1

运动前后，我们的身体都出现了哪些变化呢？

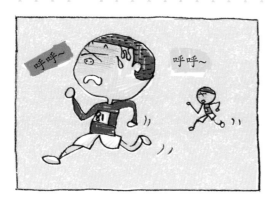
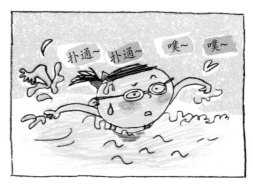

① 运动前，我们（会　不会）喘粗气。　　运动后，我们（会　不会）喘粗气。

② 运动前，我们呼吸速度（快　慢）。　　运动后，我们呼吸速度（变快　变慢）了。

③ 运动前，我们的身体（有　没有）力气。　运动后，我们的身体变得（有　没有）力气。

运动时需要比平时消耗更多的能量。要制造出更多的能量，就需要更多的氧气，所以呼吸就会变得急促。

答案：①不会，会　②慢，变快　③有，没有呼吸的时候肋骨是如何移动的呢？

将手放在胸前的肋骨上，然后做深呼吸。

A
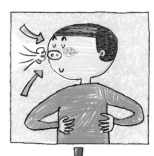
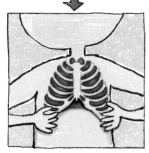

B
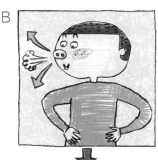
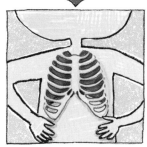

①在两组图中，（　　　）描绘的是吸气时的状态，（　　　）描绘的是呼气时的状态。

②吸气时可以感受到肋骨（向上　向下）移动。

③呼气时可以感受到肋骨（向上　向下）移动。

　　吸气时，胸腔中的空间增加，肋骨向上移动；呼气时，胸腔中的空间缩小，肋骨向下移动。

答案：①A，B ②向上 ③向下

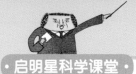

● **科学实验室**

在呼吸过程中，我们体内的器官会发生什么变化？

制作呼吸运动模型，观察呼吸时"体内器官"发生了怎样的变化。

第1步 用Y型玻璃管、塑料瓶、气球等制作呼吸运动模型（如右图所示）。

思考

● 气球相当于我们身体中的肺部、肋骨还是横膈膜？ （　　）

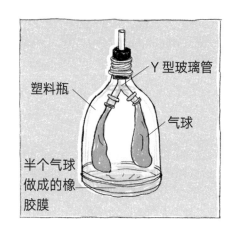

Y型玻璃管

塑料瓶

气球

半个气球做成的橡胶膜

第2步 向下拉橡胶膜，塑料瓶里的空间在扩大的同时，空气通过Y型玻璃管进入两只气球里，气球会（膨胀　收缩）。

思考

● 向下拉橡胶膜相当于吸气还是呼气？ （　　）

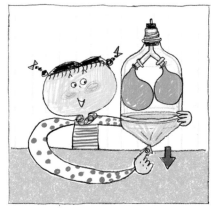

答案：1.肺部 2.膨胀，吸气

第**3**步 松开手，橡胶膜回弹，瓶中的空间减少，气球里的空气从Y型玻璃管排出，气球（膨胀 收缩）。

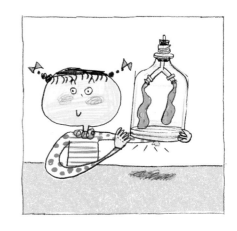

思考

● 松开橡胶膜相当于吸气还是呼气？

（　　）

结论

❶ Y型玻璃管相当于人体的气管，气球相当于（　　），塑料瓶相当于肋骨，橡胶膜相当于（　　）。

❷ 向下拉橡胶膜相当于（吸气 呼气），松开橡胶膜相当于（吸气 呼气）。

❸ 气球相当于我们的肺部，吸气时肺部（扩张 收缩），呼气时肺部（扩张 收缩）。

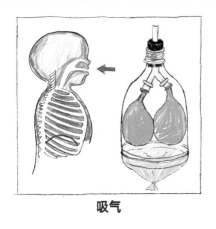

吸气

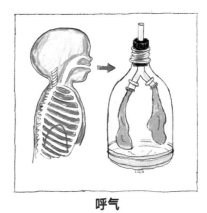

呼气

实验答案：3. 收缩，呼气

结论答案：① 肺部，横膈膜 ② 吸气，呼气 ③ 扩张，收缩

人为什么要呼吸?

　　呼吸是一项非常重要的活动,人体可以通过呼吸获取生存所必需的能量。下面,我们来了解一下体内的呼吸器官是如何工作的,并思考我们为什么要呼吸新鲜、洁净的空气。

细胞 细胞里的氧气与营养物质结合,释放能量,并产生水和二氧化碳。

呼吸是制造能量的活动

　　吸气的过程中,空气通过鼻腔进入体内,其中的氧气通过肺部血管被输送到全身各处,与我们摄取的有机物在细胞里相互结合,释放出能量,同时还会产生水和二氧化碳。水会成为我们身体的一部分,或者变成尿液被排出体外;二氧化碳则通过血管来到肺部,在呼气时被排出体外。

鼻子 鼻腔中的鼻毛和黏液能够过滤空气中的部分灰尘、细菌和病毒等。

气管 气管是空气进入体内的通道,气管中的纤毛能够过滤灰尘和部分病菌。

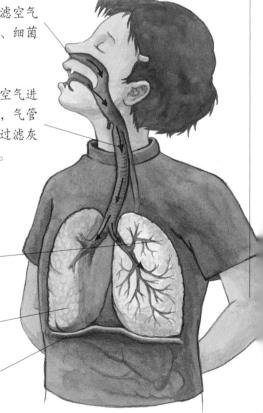

支气管 空气通过气管末端的支气管到达肺泡。

肺 肺泡通过血管将氧气输送到全身,并且吸收血液中的二氧化碳。

横膈膜 肺随着横膈膜的运动进行呼吸运动。

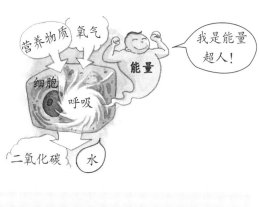

营养物质　氧气

我是能量超人！

细胞　呼吸　能量

二氧化碳　水

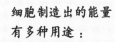
细胞制造出的能量有多种用途：

呼吸

维持体温

成长

运动

说话

说话也靠呼吸来完成

声音是由物体振动产生的声波。喉咙中发出的声音是声带振动的结果，而声带振动是由肺部排出的气体引起的。同时我们需要移动脸颊、嘴唇、舌头等多处肌肉，采用各种方法把声音转变成我们的话语。

人的一生需要消耗多少空气？

一个人平躺时每分钟需要消耗 9 升左右的空气，行走时每分钟需要消耗 27 升左右，而奔跑时的空气需求量是行走时的 2 倍。哪怕是一整天躺着不动，我们也需要消耗约 12960 升空气。人每分钟会进行 15~16 次呼吸，一天要呼吸 2 万多次。每次呼吸，进出体内的空气大约有 0.5 升，但这并不意味着肺里只有 0.5 升空气。实际上，肺部一直存有 1.5 升左右的空气，新的空气会在我们呼吸时不断进入肺部。

人在不同状态下每分钟需要的空气量

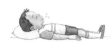
平躺时约 9 升

行走时约 27 升

奔跑时约 54 升
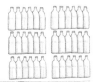

• 动物用什么呼吸呢？

在地面上生活的哺乳类、鸟类、爬行类动物都和人一样，是用肺呼吸的。两栖类动物幼年时用鳃呼吸，成年后用肺呼吸。大部分昆虫都通过外骨骼上的气门进行呼吸，再通过气管直接将氧气运送到各个细胞。

在水中生活的动物大部分用鳃呼吸。以鱼类为代表，当水从鳃流过时，鳃会过滤其中的氧气并将氧气送到体内各处。不过，像鲸等哺乳类动物、海龟等爬行类动物，即使在水中生活，也要经常浮出水面换气。

青蛙等两栖类动物的肺部呈简单的袋子形状，里边布满了网状的毛细血管。蛇等爬行类动物的肺内部有皱纹。鸟类已经具备了分岔的支气管。哺乳类动物的支气管更是结构复杂，与其他动物相比肺泡数量也更多。

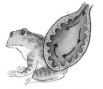

青蛙（两栖动物）

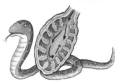

蛇（爬行动物）

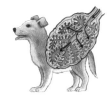

狗（哺乳动物）

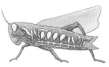

蝗虫（昆虫）

• 人为什么会打呼噜？

打呼噜是由于空气进出的通道——气管的上部受到挤压变窄引起的。人在睡眠状态中有时会无意识地把嘴张开，舌头的根部就会向小舌靠拢，空气进出的通道因此受到挤压变窄。空气试图通过较窄的通道时气压会增强，在压力的作用下气管中的黏膜开始震动，呼噜声就是这样发出的。如果睡觉时头向后仰，也会挤压到气管上部。此外，小舌过长、鼻子堵塞也会引起打呼噜。

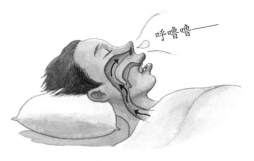

呼噜噜——

人为什么会咳嗽、打喷嚏？

正常情况下，鼻腔、气管、支气管中的纤毛几乎能将空气中不干净的物质都过滤掉。如果微小的异物没被拦住继续下行，卡在比较细小的支气管或者肺泡里面，呼吸道就会通过剧烈的咳嗽，将有害物质推出体外。打喷嚏也是为了能更猛烈地将进入身体的有害物质排出。

人类最深能下潜到多深的水里呢？

潜水就必须要憋气，但一般人很难坚持不呼吸两分钟以上。如果使用氧气瓶，当然可以坚持得久一些，但潜水的深度也是有限制的。因为水越深，水压就越大。普通人能够自由下潜的深度在 10 米左右。如果穿着专业潜水服的话，能下潜到 40~60 米处。截至目前，人类无装备徒手下潜的纪录是 113 米；而在潜水装备完善的情况下，下潜纪录是 332 米。

吸烟有害健康

香烟燃烧产生的烟雾对肺部危害极大。其中，释放的一氧化碳会破坏人体内红细胞输送氧气的能力，使体内缺氧；而尼古丁会引发心血管阻塞、高血压等心脑血管疾病。除此之外，烟雾中还有很多刺激性物质和致癌物。还有一个问题不容忽视：香烟的烟雾会在空气中扩散，使同一空间不吸烟的人同样受到危害。因此，"二手烟"甚至"三手烟"的危害也越来越被人们所重视。

水深
10 米

水深
40~60 米

水深
332 米

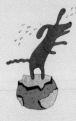

启明星科学馆

 第一辑

生命科学

植物
池塘生物真聪明
小豆子长成记
植物吃什么长大？
花儿为什么这么美？
植物过冬有妙招
小种子去旅行

动物
动物过冬有妙招
动物也爱捉迷藏
集合！热带草原探险队
动物交流靠什么？
上天入地的昆虫
哇，是恐龙耶！

人体
小身体，大秘密
不可思议的呼吸
人体细胞大作战
我们身体的保护膜
奇妙的五感
我们的身体指挥官
食物的旅行
扑通扑通，心脏跳个不停

 第二辑

地球与宇宙

环境
咳咳，喘不过气啦！
垃圾去哪儿了？
脏水变干净啦
濒临灭绝的动植物

地球
天气是个淘气鬼
小石头去哪儿了？
火山生气啦！
河流的力量
大海！我来啦
轰隆隆，地震了！
地球成长日记

宇宙
地球和月亮的圆圈舞
太阳哥哥和行星小弟
坐着飞船游太空

生命科学

生物
机器人是生物吗？
谁被吃了？

物质科学

能量
寻找丢失的能量

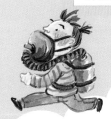

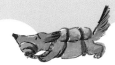

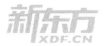

小种子去旅行

韩国好书工作室 / 著　　　洪梅　南燕 / 译

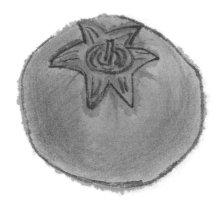

扫码听音频

浙江教育出版社·杭州

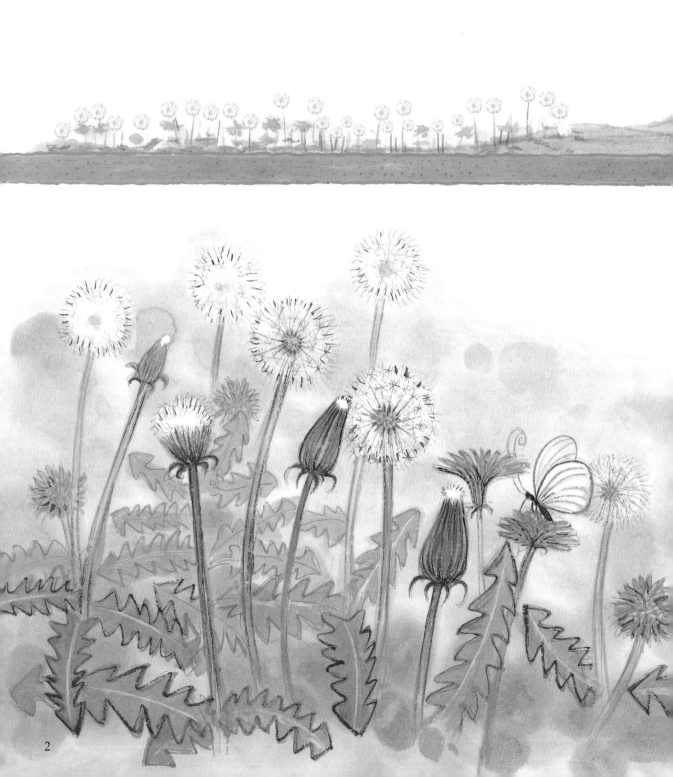

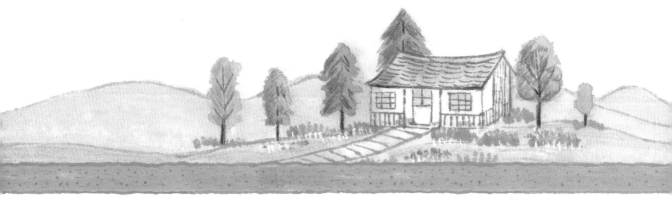

　　黄色的蒲公英花开了又谢。就在蒲公英花开过的地方，冒出一团白色的像棉花糖一样的东西。

　　这是什么呢？

　　这就是蒲公英的果实呀。

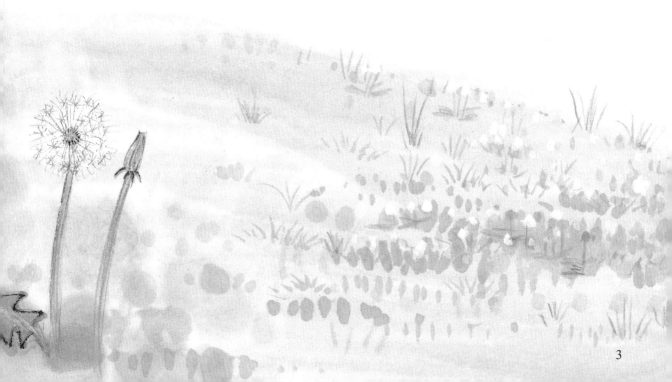

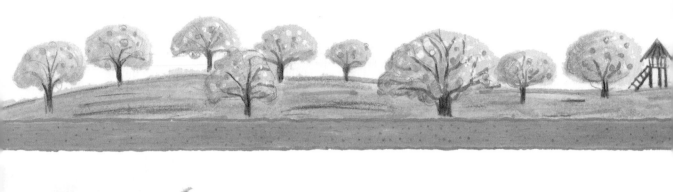

果园里的苹果树也结出了苹果。

苹果是苹果树的果实。

植物一般都会在花凋谢的地方结出果实。

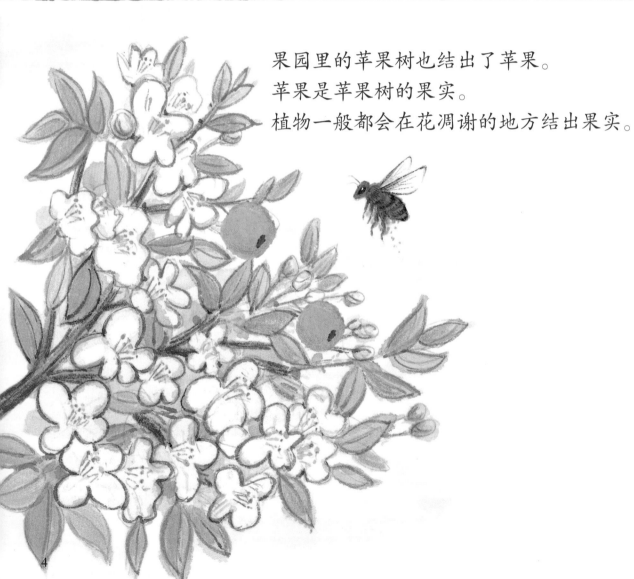

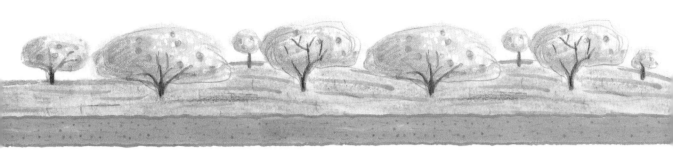

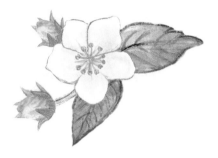
苹果花
凋谢后结出
苹果。
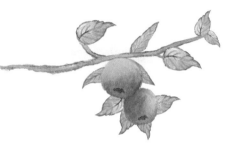

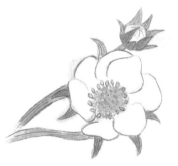
草莓花
凋谢后结出
草莓。
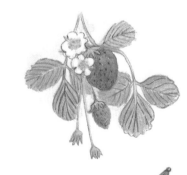

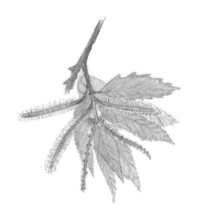
板栗花
凋谢后结出
栗子。
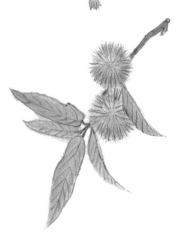

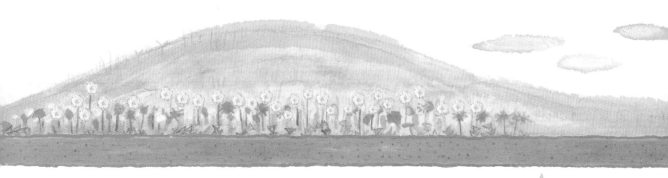

果实里包着植物的种子。种子长大后又变成植物。

小小的蒲公英是由种子发育而来的。高大的苹果树也是由种子发育而来的。

虽然植物的果实和种子形态各异，但植物都是由种子发育而来的。

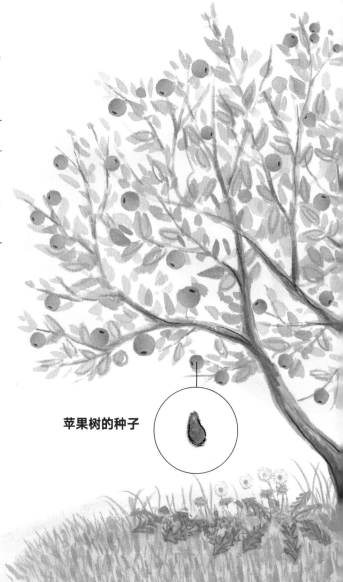

苹果树的种子

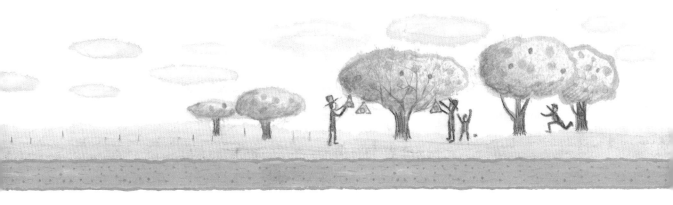

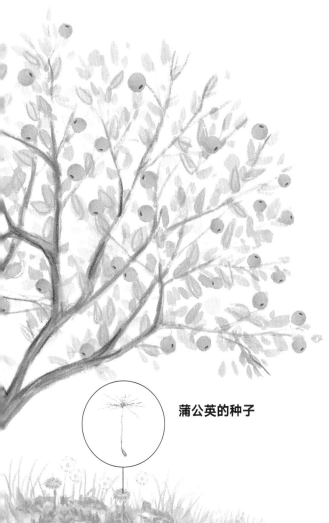

蒲公英的种子

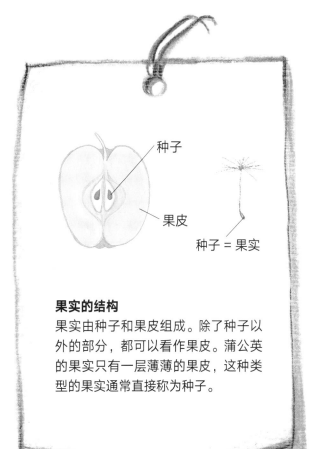

种子

果皮

种子 = 果实

果实的结构

果实由种子和果皮组成。除了种子以外的部分，都可以看作果皮。蒲公英的果实只有一层薄薄的果皮，这种类型的果实通常直接称为种子。

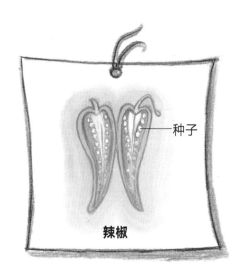

种子

辣椒

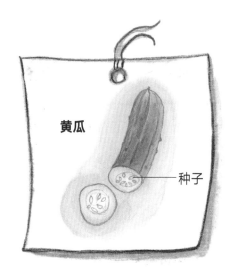

黄瓜

种子

所有植物都有种子吗？草莓的种子在哪里呢？草莓的种子在果实的外面，而不是里面哦。

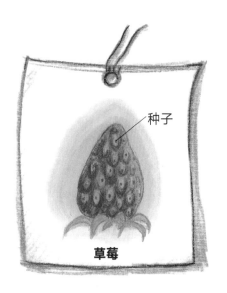

种子

草莓

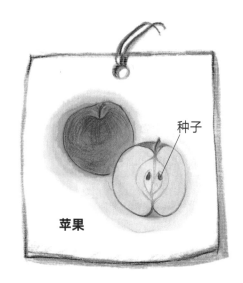

种子

苹果

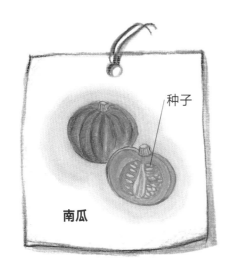

种子

南瓜

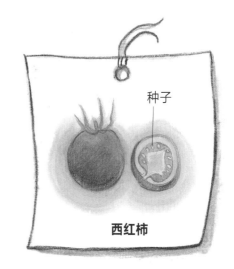

种子

西红柿

香蕉的种子又在哪里呢？

我们平时吃的香蕉摘的时候还没有熟透，所以看不到种子。

但如果切开在树上熟透的香蕉，就可以看到里面有零星的小黑点，这是香蕉籽退化后剩下的种子皮。香蕉之所以有这样的种子是人们数千年选育和研究的结果。

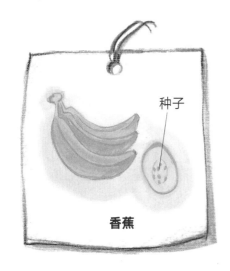

种子

香蕉

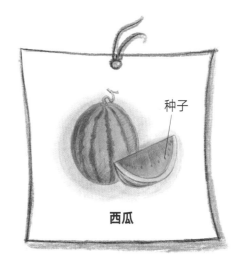

种子

西瓜

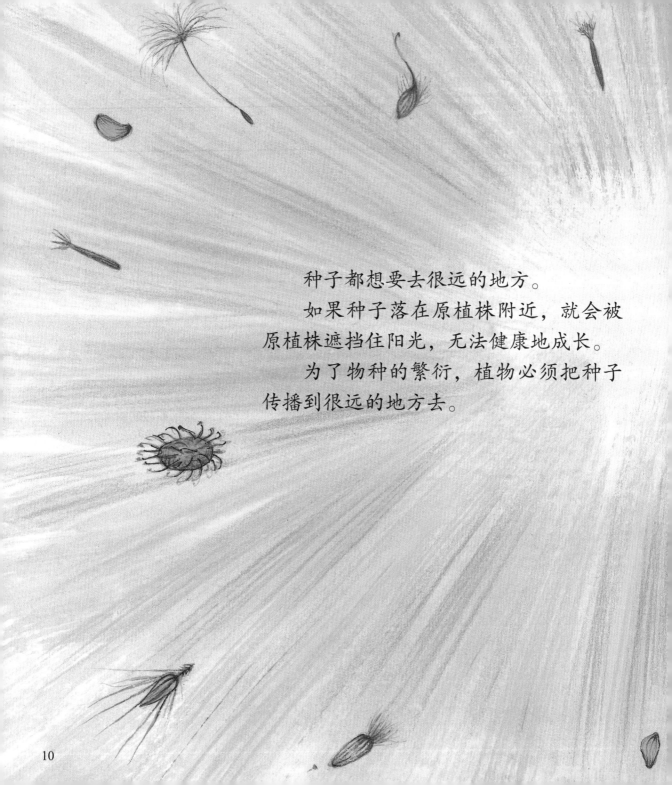

种子都想要去很远的地方。

如果种子落在原植株附近，就会被原植株遮挡住阳光，无法健康地成长。

为了物种的繁衍，植物必须把种子传播到很远的地方去。

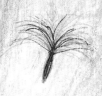

　　植物不会动，所以无法自行传播
种子。

　　但是，植物们有自己的方法让种子
走得更远，这跟果实的形状有很大的
关系。

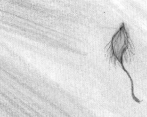
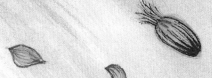

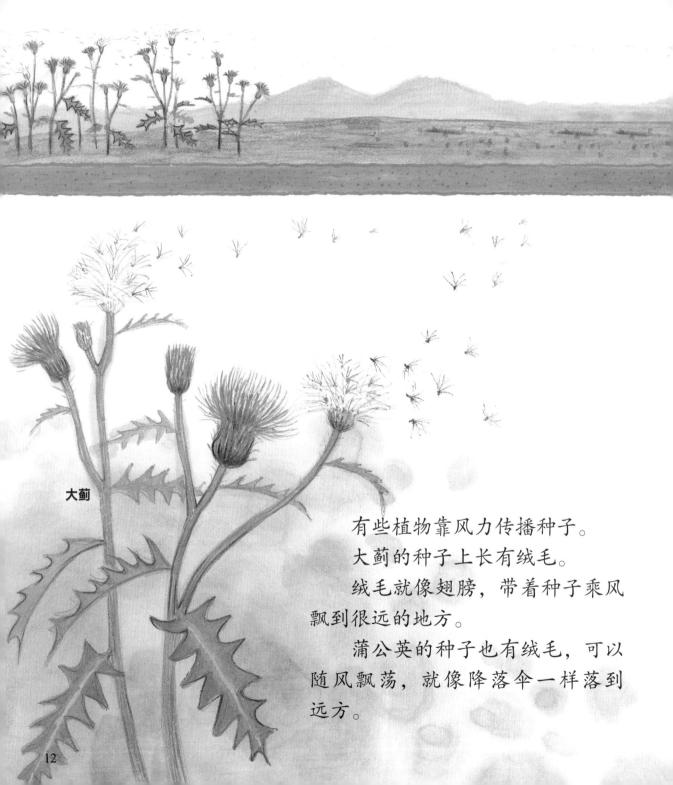

大蓟

有些植物靠风力传播种子。

大蓟的种子上长有绒毛。

绒毛就像翅膀，带着种子乘风飘到很远的地方。

蒲公英的种子也有绒毛，可以随风飘荡，就像降落伞一样落到远方。

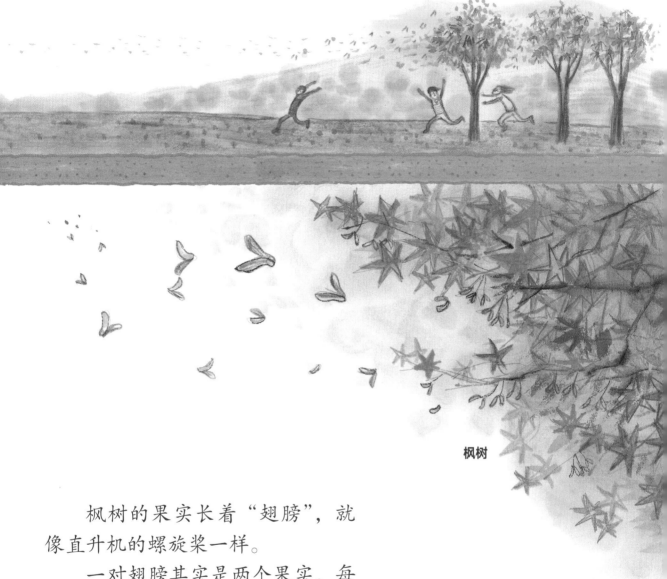

枫树

枫树的果实长着"翅膀",就像直升机的螺旋桨一样。

一对翅膀其实是两个果实,每个果实里面有一粒种子。

凭借翅膀,枫树种子可以随风飞到很远很远的地方。

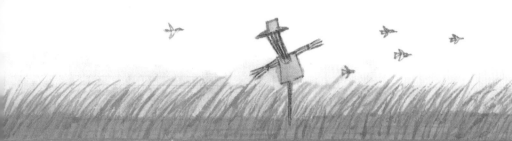

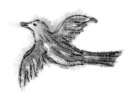

有些植物会长出美味的果肉，吸引人类或者动物来食用。

因此有了我们吃的水果。

那么长果肉的植物是如何传播种子的呢？

动物吃掉果实，吐出种子，或将种子通过粪便排出，这样种子就能到达远方。

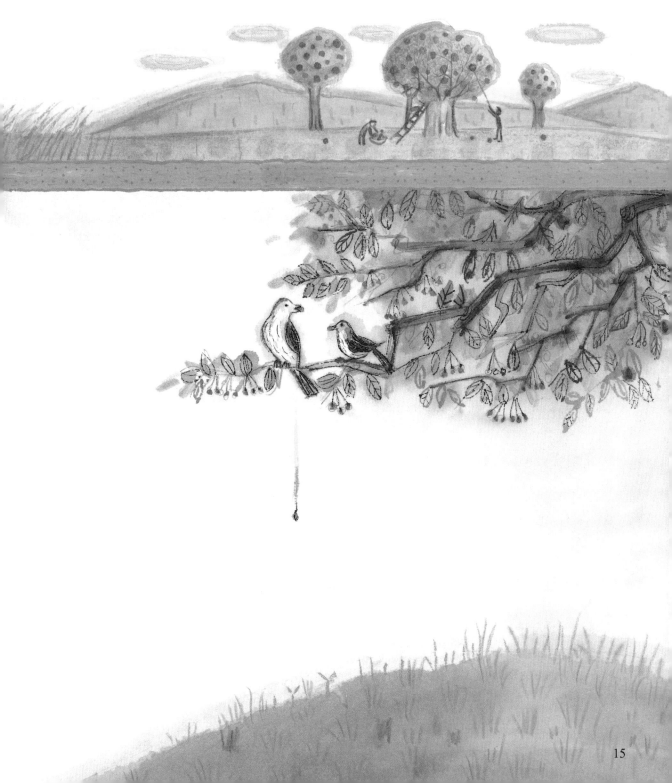

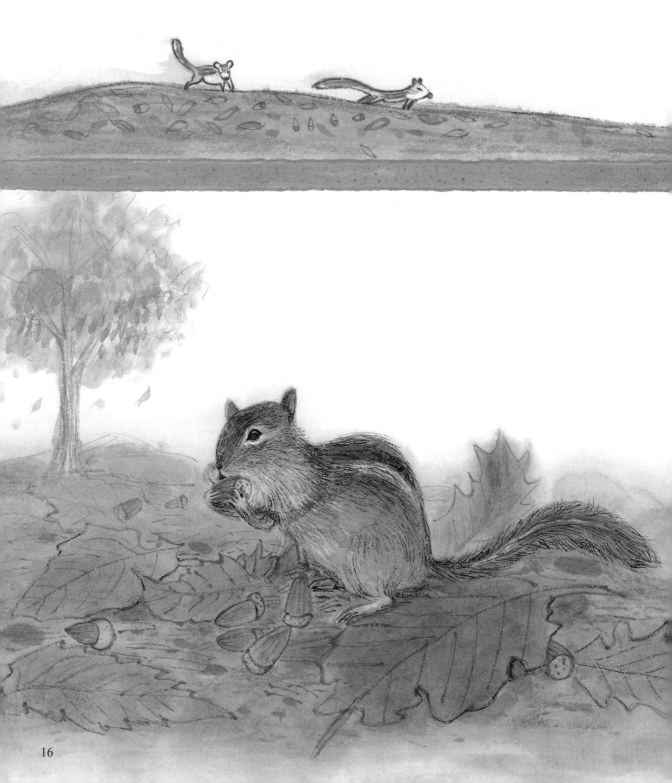

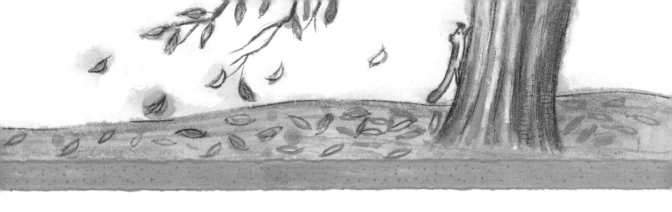

　　橡树靠松鼠传播果实。

　　松鼠为了过冬，会把搜集到的橡子埋在不同的地方。

　　但有时，它们会把藏宝地忘得一干二净。

　　这样一来，橡子就可以长大变成橡树，也就顺利地完成了物种的繁殖。

橡树

其实橡树并不是一种树的名字。麻栎、柳栎、蒙古栎、白栎、亚美尼亚栎、栓皮栎等，结出的果实都有一个碗状的壳，这类树泛称为橡树。

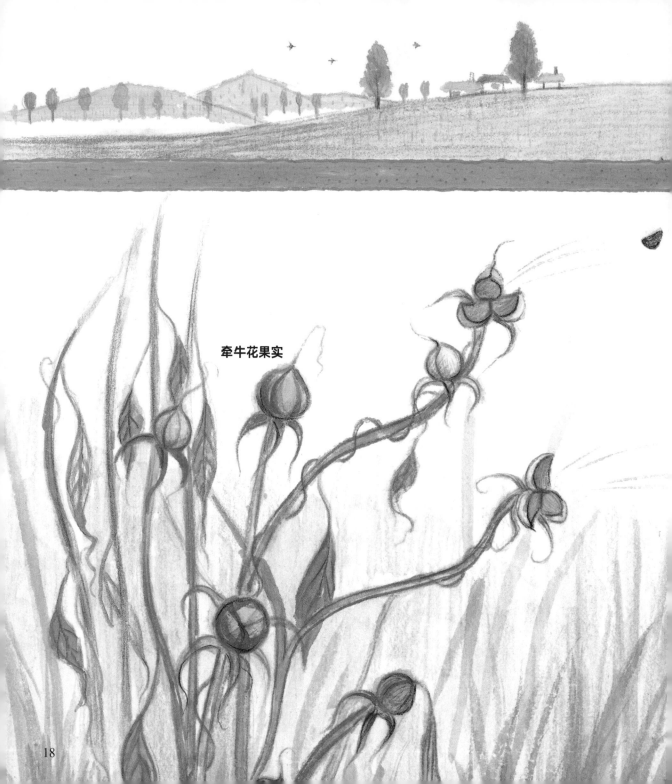

牵牛花果实

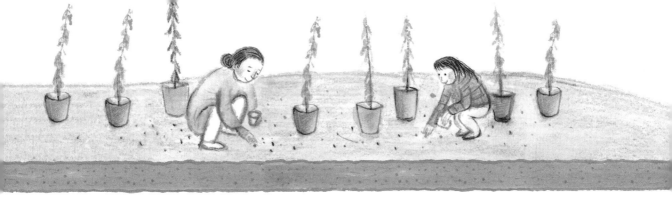

有些植物的果实成熟后，只要轻轻一碰，种子就会"嗖"的一下弹射出去。

牵牛花的果实里有 4 ~ 5 粒种子，果实成熟之后，果皮裂开，里面的种子就被弹了出来。

黄豆、紫藤也是以这种方式传播种子的。

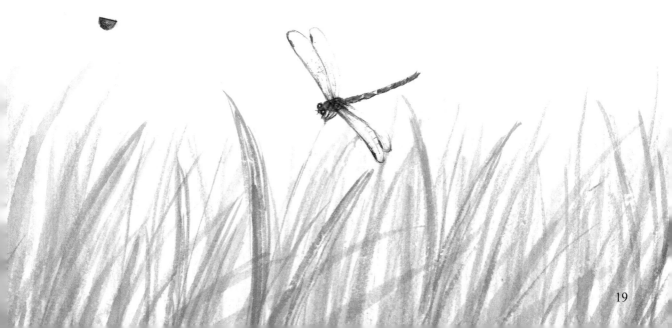

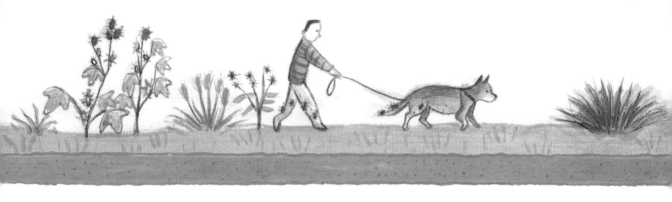

还有一些植物的种子是靠粘在动物身上传播的。

鬼针草的种子上长着很多钩状的刺，很容易粘到动物的身上。动物们带着鬼针草的种子到处活动，这样就可以把种子传播出去。

苍耳也是以这种方式传播种子的。

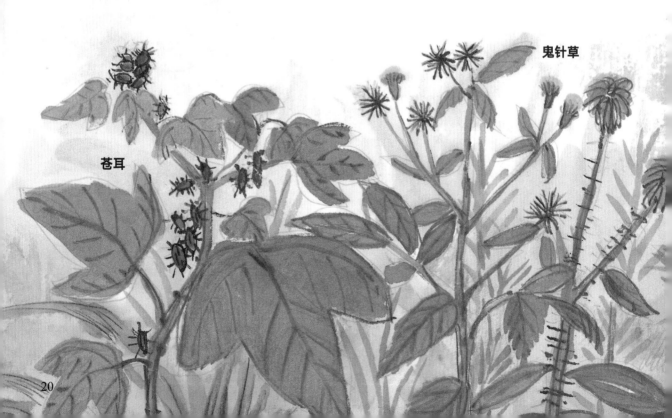

鬼针草

苍耳

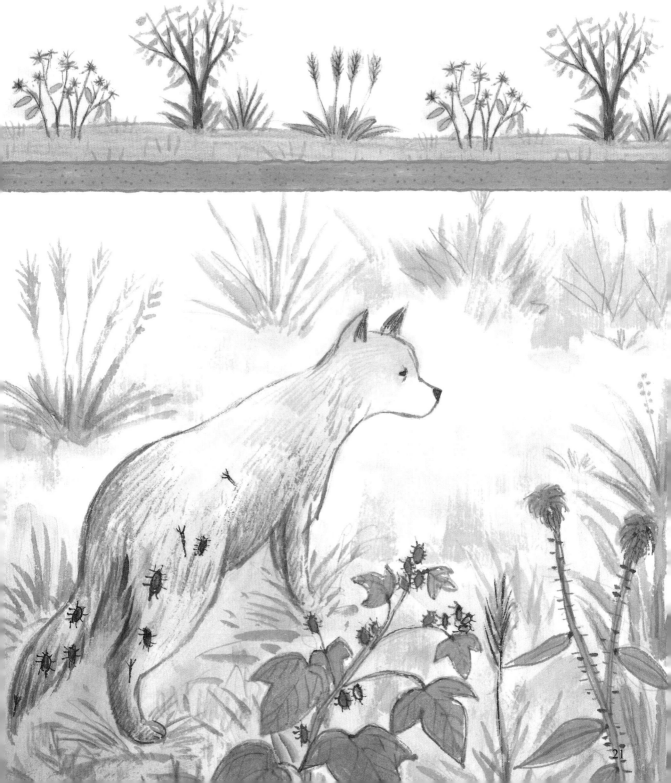

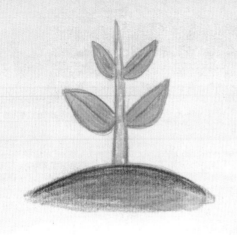
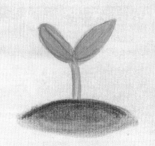

　　种子在发芽之前，都在地下休眠。等到水分和温度都适宜的时候，它们就会开始发芽。发芽时要有充足的空气才行，因为种子在发芽的时候需要大量的氧气。

　　有的种子能够发芽、长成植株，也有的种子没能发芽就死掉了。

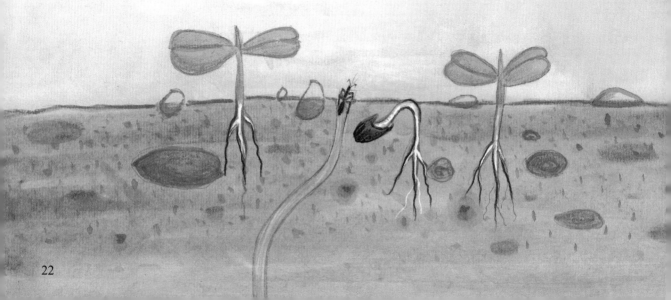

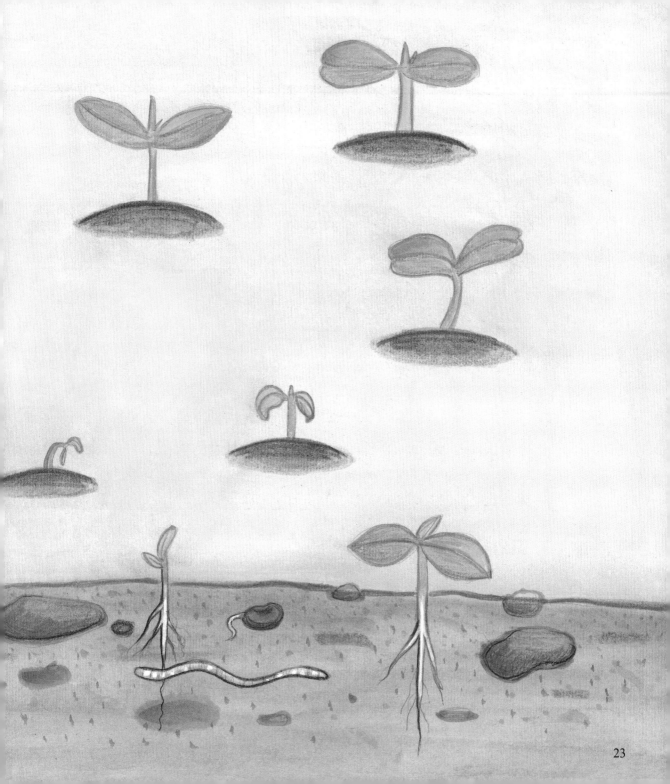

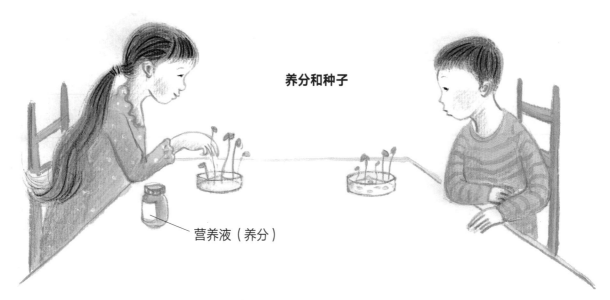

养分和种子

营养液（养分）

　　不同植物的种子发芽时，所需的水、空气以及温度都是不同的。除了这些必备条件，种子在发芽时不需要额外的养分，因为种子里已经贮藏了足够多的养分。

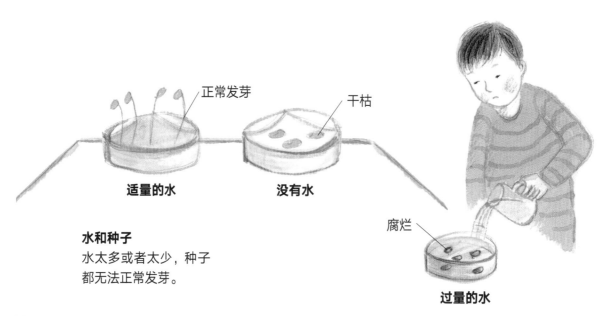

正常发芽　　　　　　干枯

适量的水　　　　没有水

水和种子
水太多或者太少，种子
都无法正常发芽。

腐烂

过量的水

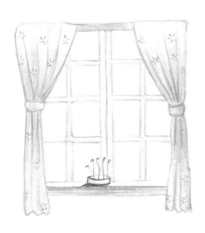

温度和种子
放在冰箱里的种子是不会发芽的，种子发芽需要有适宜的温度。

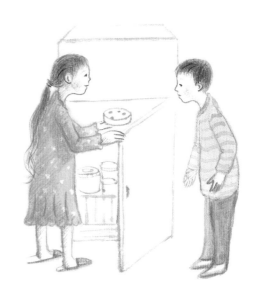

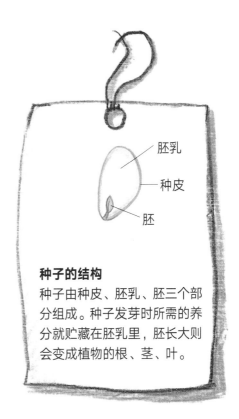

胚乳

种皮

胚

种子的结构
种子由种皮、胚乳、胚三个部分组成。种子发芽时所需的养分就贮藏在胚乳里，胚长大则会变成植物的根、茎、叶。

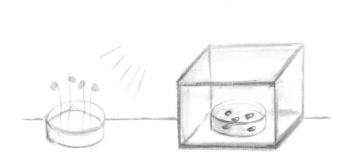

阳光和种子
有无阳光，种子都可以发芽，但是发芽后就离不开阳光了。

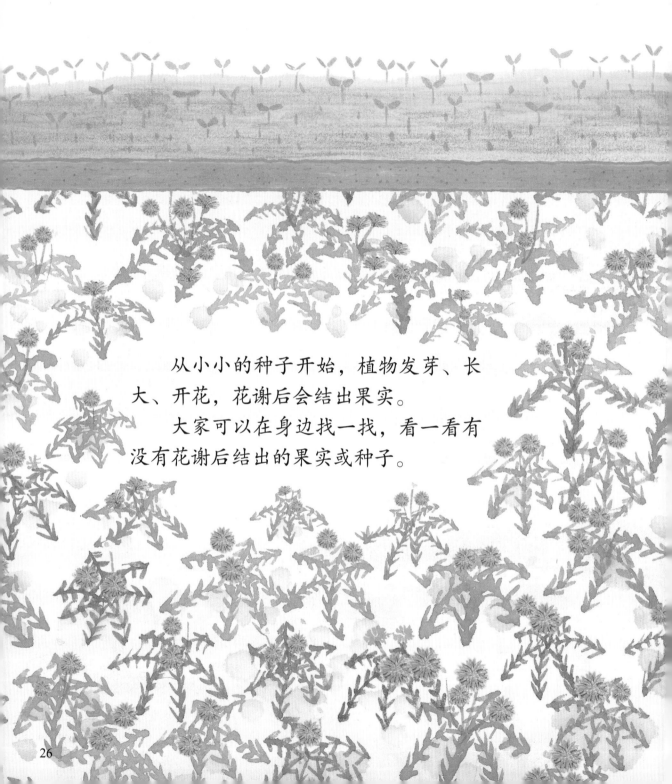

从小小的种子开始，植物发芽、长大、开花，花谢后会结出果实。

大家可以在身边找一找，看一看有没有花谢后结出的果实或种子。

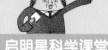
繁衍后代靠种子

我们来了解一下植物种子或果实的生长过程，以及不同植物传播种子的方式和不同果实的外观有哪些不同。

· 脑力大比拼1

种子和果实是如何生长的？

下面我们来了解一下花凋谢之后，种子和果实的生长过程。

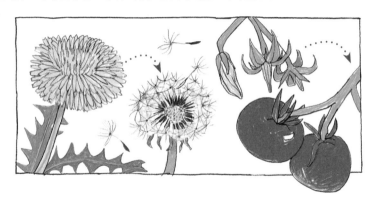

① 花凋谢之后，在花开过的地方长出（　　）或（　　）。

② 植物长出种子和果实的过程如下所示。

> 长出花蕾→开花→（　　）凋谢→形成（　　）或（　　）

> 植物开花之后，雌蕊柱头沾到雄蕊的花粉完成受精。花凋谢之后，在花开过的地方长出种子或果实。

答案：①种子，果实 ②花，种子，果实

植物是如何传播种子的?

下面我们来了解一下植物传播种子的方式，以及传播方式与种子的形状之间有哪些关系。

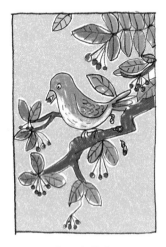 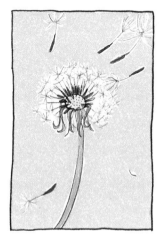 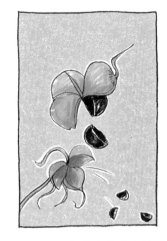

吃果实的鸟　　　　长有绒毛的蒲公英种子　从开裂果皮中弹出的牵牛花种子

① 种子可以通过吃果实的动物的（排泄物　风）传播。

② 蒲公英的种子长有绒毛。因为有轻盈的绒毛，种子可以随（排泄物　风）飞扬，传播至远处。

③ 牵牛花的果皮一碰就（会裂开　不会裂开），种子被弹出来。

④ 根据种子的形态和特征，植物传播种子的方式是（多种多样的　单一的）。

植物传播种子的方式是多种多样的。除了上面 3 种，还有像鬼针草、苍耳这类将种子粘在动物身上进行传播的，以及莲花、睡莲这样通过水传播的。

答案：①排泄物　②风　③会裂开　④多种多样的

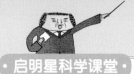

● **科学实验室**

不同植物的果实有哪些不同？

大多数时候，花开过的地方会长出果实。下面我们就来了解一下不同植物的果实有哪些不同。

第1步 将苹果和桃子从中间切开仔细观察。

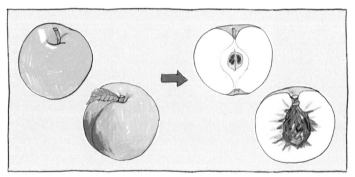

思考

● 果实里有种子吗？两种果实的种子形态相同吗？
（　　　　）

第2步 将草莓从中间切开仔细观察。

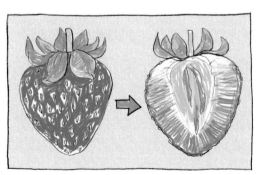

思考

● 草莓的果实里有种子吗？
（　　　　）

答案：1. 有，不同 2. 没有

第**3**步　将切开的苹果、桃子、草莓放到一起，进行比较。

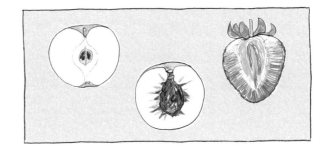

思考

● 果实的形态相同吗？果实的味道和气味相同吗？

（　　　　）

结论

① 果实的里面或外面长有（　　　　）。

② 不同植物果实的种子形态、味道和气味等（相同　不同）。

小博士告诉你

　　植物开花之后，雌蕊柱头沾到雄蕊的花粉完成授粉，子房发育成果实，胚珠发育成种子。果实由种子和果皮组成，而果皮又分为外果皮、中果皮、内果皮三个部分。我们通常吃的是中果皮的部分。

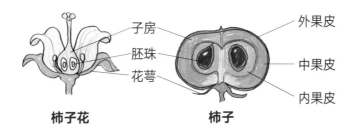

子房　　胚珠　　花萼　　外果皮　　中果皮　　内果皮

柿子花　　　　　**柿子**

思考答案：3. 不同，不同 / 结论答案：①种子 ②不同

31

花、果实、种子存在的意义

人们通常只会注意到一种植物的花或者果实。然而，有种子的植物必定有过果实，有果实的植物必定开过花。那么花、果实、种子的存在意义是什么呢？

· 由花发育而成的种子或果实

植物中产生种子的器官是花。雄蕊的花粉沾到雌蕊的柱头上就完成了授粉。然后子房里的胚珠发育成种子。大部分种子由胚、胚乳、种皮组成。胚将来发育成新芽，胚乳则是贮藏养分的部位，为胚的发育提供营养。随着种子的成熟，位于雌蕊下端的子房也会随之长大，变成果实。

· 保护种子的果实

苹果、桃子、葡萄等是人们非常喜爱的水果。甜美的果肉其实是种子的外皮，可以起到保护种子的作用。与我们熟知的水果不同，葵花与蒲公英看起来似乎没有果实，只有种子。但其实是因为它们的果皮很薄，直接贴在种子上，本质上它们与水果是一样的。

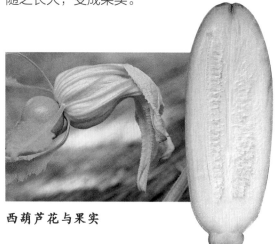

西葫芦花与果实

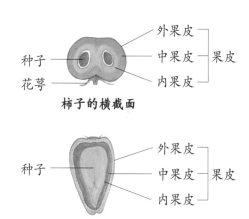

柿子的横截面

葵花籽的横截面

不同类型的果实

果实通常是由花中用于保护胚珠的子房吸收大量的营养发育而成的。柿子、葡萄、桃子、橘子、西瓜、黄瓜、西葫芦等果实都是这样发育而来的。

也有些果实是花萼和花托等器官与子房一起发育而成的。苹果、梨、草莓就属于这一类植物。像柿子这种完全直接由子房发育而成的果实称为真果，像苹果这种由子房及花的其他部分发育而成的果实称为假果。

果实长这样，种子长那样

人们常吃的水果和西葫芦、黄瓜之类的蔬菜，都是果肉多汁、果皮柔软。而在果皮柔软的果实中，核桃和桃子的果皮里却都有一粒坚硬的种子。

还有很多果实在成熟之后，果皮会变得像树皮一样坚韧。牵牛花果实坚韧的薄膜里藏着黑色的种子。水稻和大麦的果皮与种皮紧贴在一起，看起来似乎只有种子，没有果实。

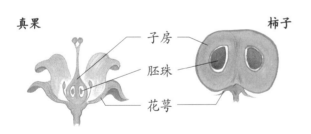

真果　　　　　　　柿子
子房
胚珠
花萼

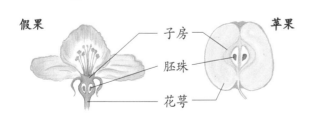

假果　　　　　　　苹果
子房
胚珠
花萼

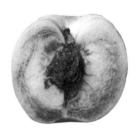

桃子柔软的果肉里包裹着一枚坚硬的种子。

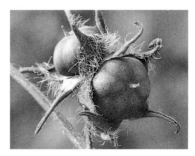

牵牛花的果实成熟后果皮开裂。

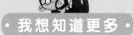
• 随风飘扬、随波逐流的种子

　　种子发芽需要有适当的温度和适量的水。发芽之后，幼苗要成长则需要充足的养分和阳光的照射。如果种子就落在原植株的附近，则会出现原植株与种子争夺养分和阳光的情况，并且，植物无法自己去寻找适宜生长的地方播种，所以必须制造大量种子，尽可能地将种子传播到远方。

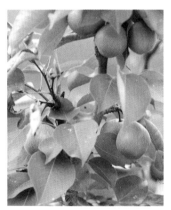

果实成熟前并不美味
依靠动物吃果实来传播种子的植物，果实大多美味多汁。但是果实在完全成熟之前，大多是很难吃的。这是为了防止种子发育好之前就被动物吃掉。

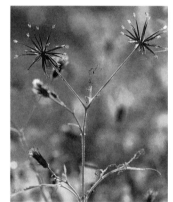

鬼针草种子搭顺风车远行
粘在动物身上传播的种子上长有钩状的刺。除了鬼针草，苍耳的种子也是这样的。

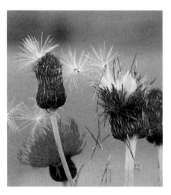

大蓟种子随风远行
蒲公英、枫树、大蓟都是靠风力来传播种子的。靠风力传播的种子大多体积小且重量轻。

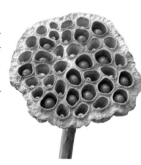

荷花种子在水中随波逐流
水生植物的种子大多借助水力传播。荷花的果实顶端有类似蜂巢的孔洞，孔洞里的就是种子。果实成熟之后，茎倾斜使种子掉落在水中。种子随波逐流，然后在合适的地方停下来发芽、生长。

种子和果实的用途

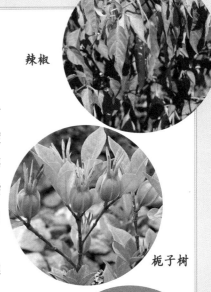

辣椒

植物的果实很多都可以食用。苹果、柿子这样果肉香甜多汁的果实，人们通常作为水果来享用。而水稻这样胚乳中含大量淀粉的果实，人们则作为谷物来食用。大麦、小麦、黄豆、红豆等也都是作为谷物食用的果实。大豆脂肪含量较高，还可以用来榨油。玉米、油菜、花生、葵花、橄榄也都可以用来榨油。巧克力是用可可树的果实制成的，咖啡是用咖啡树的果实烘焙而成的。

栀子树

还有很多果实有一定的药用价值。牵牛花的种子就可以缓解积食症，促进排尿、排便。银杏树的果实和杏的种子对于咳嗽、哮喘有一定的缓解作用。需要注意的是，这些具有药用价值的果实一定要在医生的指导下使用，否则可能引起身体不适。栀子树的果实可以用作天然的黄色染料，对食物或衣服进行染色。棉花的果实就是一团团软软的棉絮，可以纺成线用于织布。

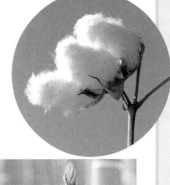

棉花

棉花的果实可以用来制作被子。

没有种子也可以繁殖

并不是所有的植物都必须依靠种子来繁殖后代，还有其他繁殖方法。竹子的茎像根一样在地下蔓延生长。地下茎上有很多节点，每个节点上都有竹芽，竹芽可以发育为竹子。而竹子发的芽就是我们常说的竹笋。溪荪、葛、结缕草也是靠地下茎来繁殖后代的。土豆靠块茎繁殖，我们吃的土豆正是它的块茎。所以土豆放置太久就会长出嫩芽。连翘、菊花只要剪下一段茎插在土壤中，就会长出新根。秋海棠则可以用叶片来繁殖。

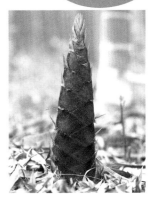

竹笋

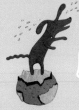

启明星科学馆

 第一辑

生命科学

植 物
池塘生物真聪明

小豆子长成记

植物吃什么长大?

花儿为什么这么美?

植物过冬有妙招

小种子去旅行

动 物
动物过冬有妙招

动物也爱捉迷藏

集合! 热带草原探险队

动物交流靠什么?

上天入地的昆虫

哇, 是恐龙耶!

人 体
小身体, 大秘密

不可思议的呼吸

人体细胞大作战

我们身体的保护膜

奇妙的五感

我们的身体指挥官

食物的旅行

扑通扑通, 心脏跳个不停

 **第二辑**

地球与宇宙

环 境
咳咳, 喘不过气啦!

垃圾去哪儿了?

脏水变干净啦

濒临灭绝的动植物

地 球
天气是个淘气鬼

小石头去哪儿了?

火山生气啦!

河流的力量

大海! 我来啦

轰隆隆, 地震了!

地球成长日记

宇 宙
地球和月亮的圆圈舞

太阳哥哥和行星小弟

坐着飞船游太空

生命科学

生 物
机器人是生物吗?

谁被吃了?

物质科学

能 量
寻找丢失的能量

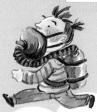
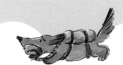

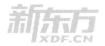

植物吃什么长大？

韩国好书工作室 / 著　　洪梅　南燕 / 译

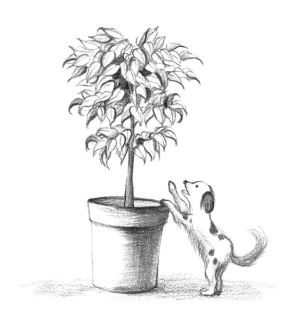

扫码听音频

浙江教育出版社·杭州

我们的新家要来客人啦！

妈妈和爸爸正在准备美味的食物，我负责打扫屋子。

我家的小狗嘭嘭最高兴了，因为像今天这样的日子，它能吃到很多好吃的。

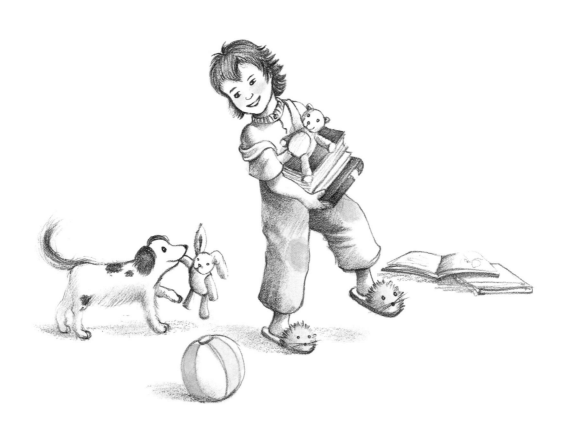

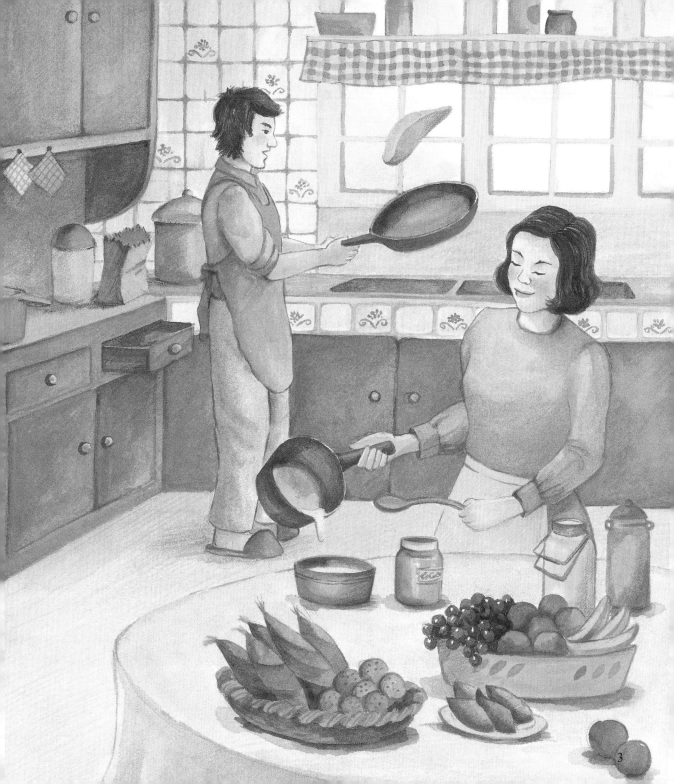

叮咚——叮咚——

"奶奶快请进。"

奶奶带来了一大盆绿植。

"把它摆在阳光充足的地方，记得每周浇一次水，而且要浇足。这样，它就能茁壮成长了。这种植物可以净化空气，要好好养着哦。"

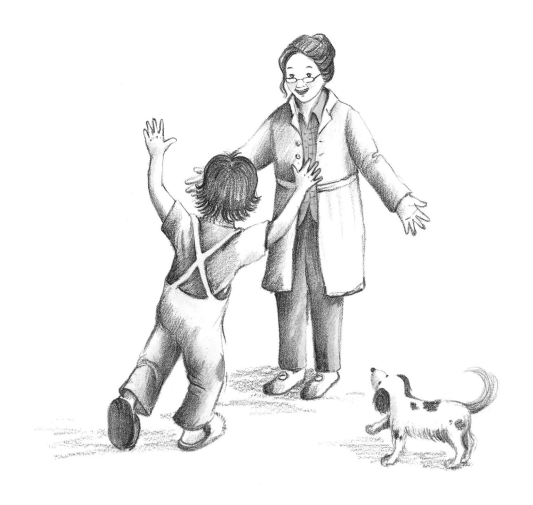

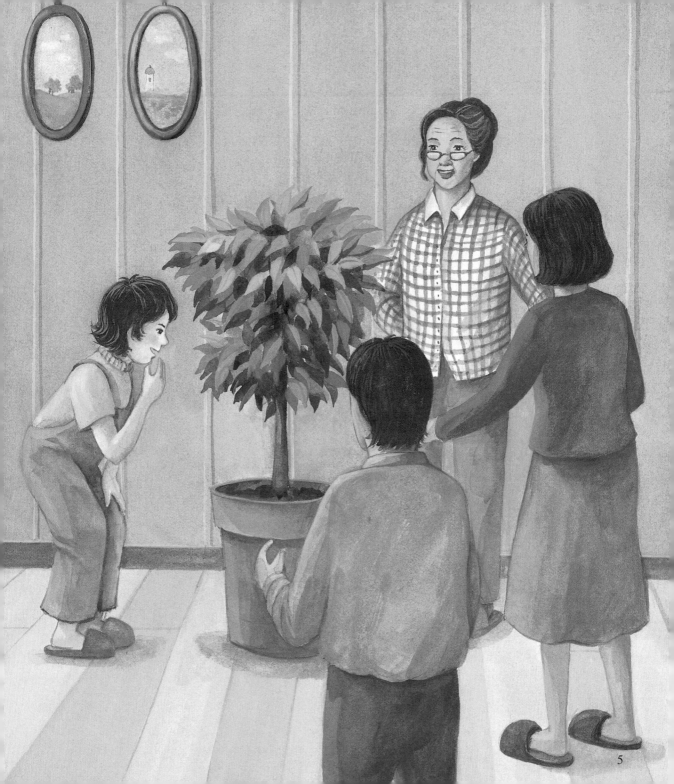

5

只要浇水它就会长大吗？可是像嘭嘭这样的小动物，或者我们人类，都要吃饭才会长大呀。

　　花草树木只要喝点水就可以长得很好，它们是怎么做到的呢？

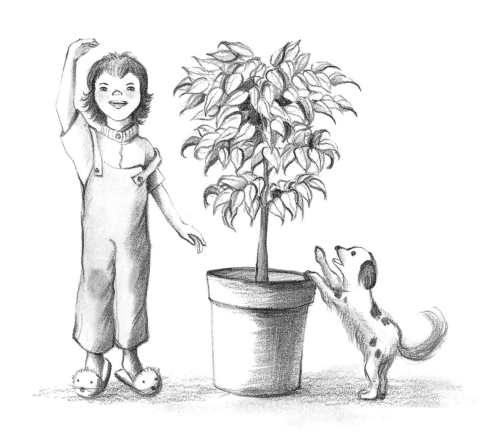

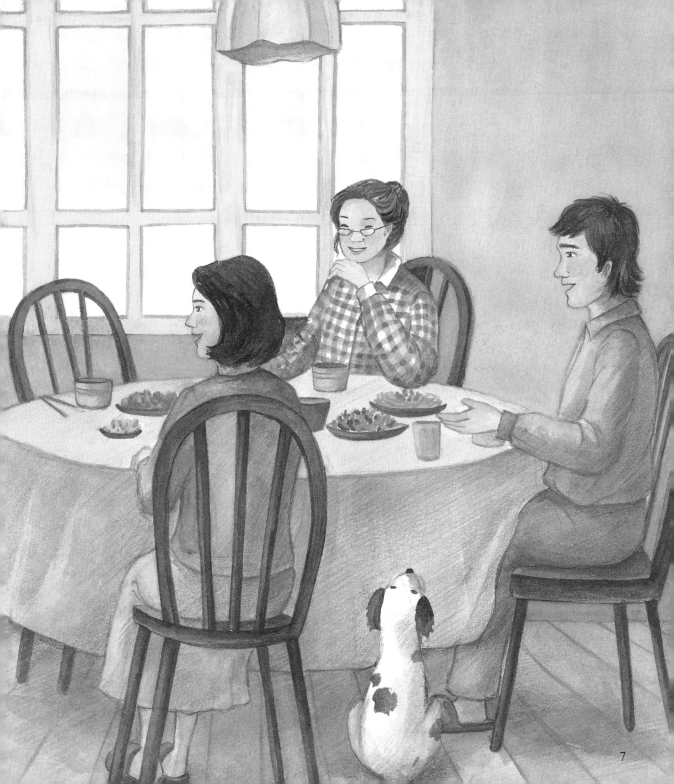

"植物拥有一种特殊的本领——它们能够自己制造生长所需的养分，所以不用吃饭也可以茁壮成长。

　　"植物的叶片里有一种叫'叶绿体'的结构，叶绿体里又有一种叫'叶绿素'的色素。叶绿素能够利用水、二氧化碳和阳光制造出植物生长所需要的养分，主要是淀粉。

　　"这个过程叫作光合作用。"

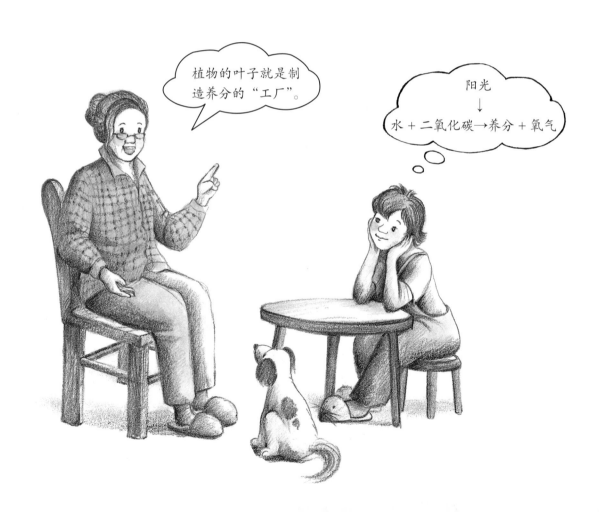

植物的叶子就是制造养分的"工厂"。

阳光
↓
水 + 二氧化碳 → 养分 + 氧气

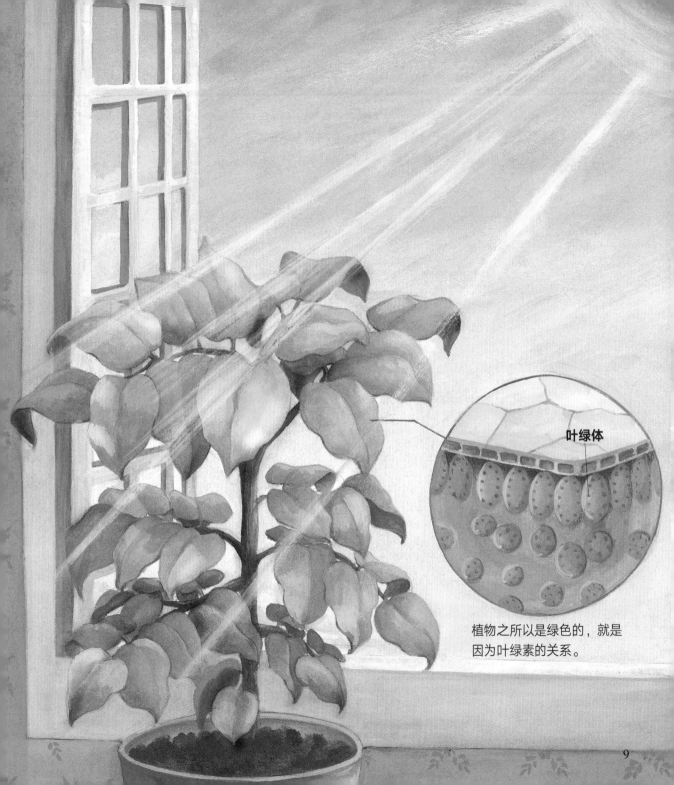

叶绿体

植物之所以是绿色的，就是
因为叶绿素的关系。

那么，光合作用过程中的水和二氧化碳又是从哪里来的呢？

　　"植物用根吸收土壤里的水分。水从根部沿着导管一路向上，最后到达植物的枝茎和叶片中。"

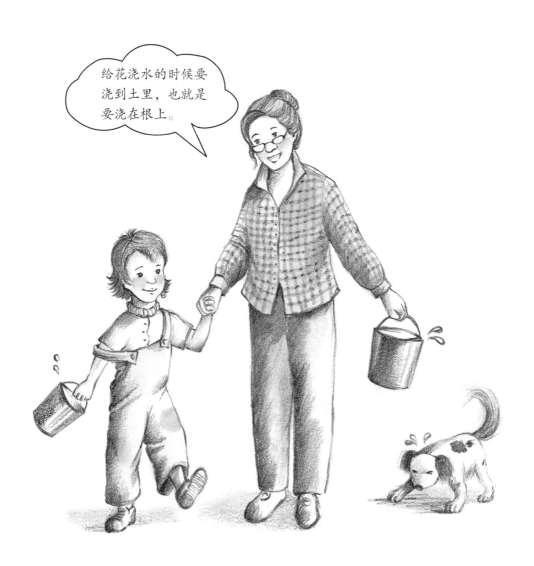

给花浇水的时候要浇到土里，也就是要浇在根上。

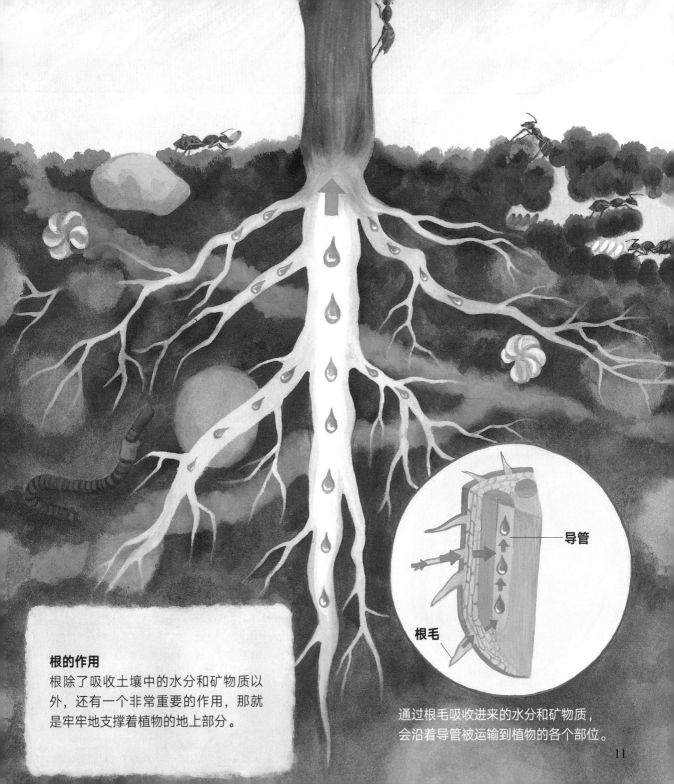

导管

根毛

根的作用

根除了吸收土壤中的水分和矿物质以
外，还有一个非常重要的作用，那就
是牢牢地支撑着植物的地上部分。

通过根毛吸收进来的水分和矿物质，
会沿着导管被运输到植物的各个部位。

"空气里就有很多二氧化碳。叶子的背面有很多气孔，二氧化碳就是通过这些气孔进入植物体内的。

"另外，光合作用产生的氧气也是通过气孔释放到空气中的。"

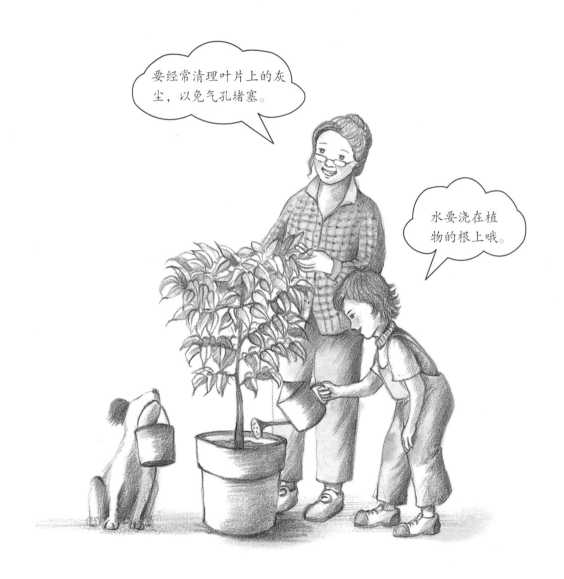

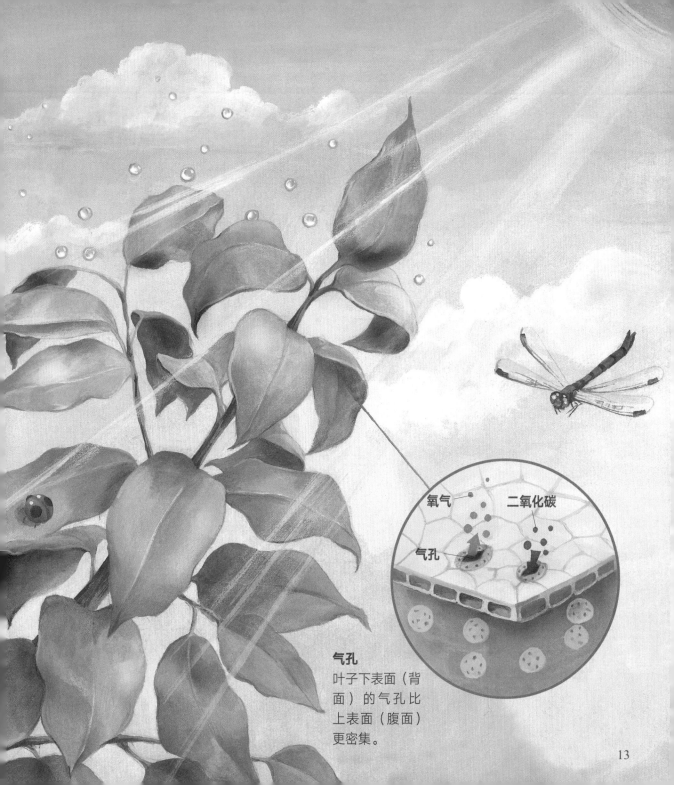

氧气　　二氧化碳

气孔

气孔
叶子下表面（背面）的气孔比上表面（腹面）更密集。

13

"植物还能把体表的水变成水蒸气，通过气孔排到大气中去。这个过程叫作蒸腾作用。

"蒸腾作用为植物吸收和运输水分提供了动力。被根部吸收的矿物质，也随着水分流动到植物的全身。另外，蒸腾作用为环境提供了大量的水蒸气，能维持空气湿润。

"就像人在天热的时候会流很多汗一样，在炎热的夏天，植物的蒸腾作用也会更加活跃。"

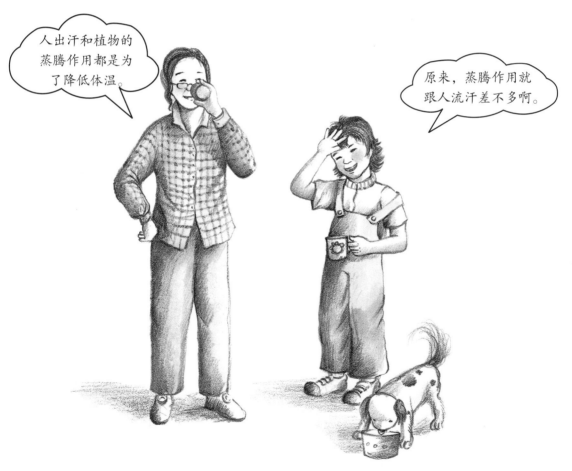

水蒸气

土壤里的水分

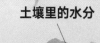

"有了水和二氧化碳，植物就可以利用阳光来制造养分了。植物的茎和根里有一种管状结构，叫作筛管。养分就是通过筛管被运输到植物的各个部位的。"

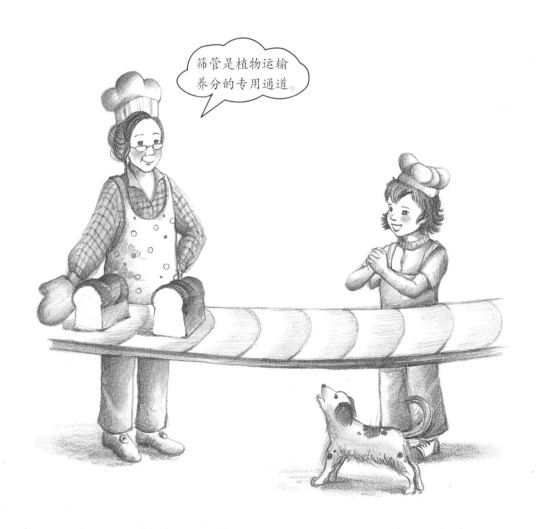

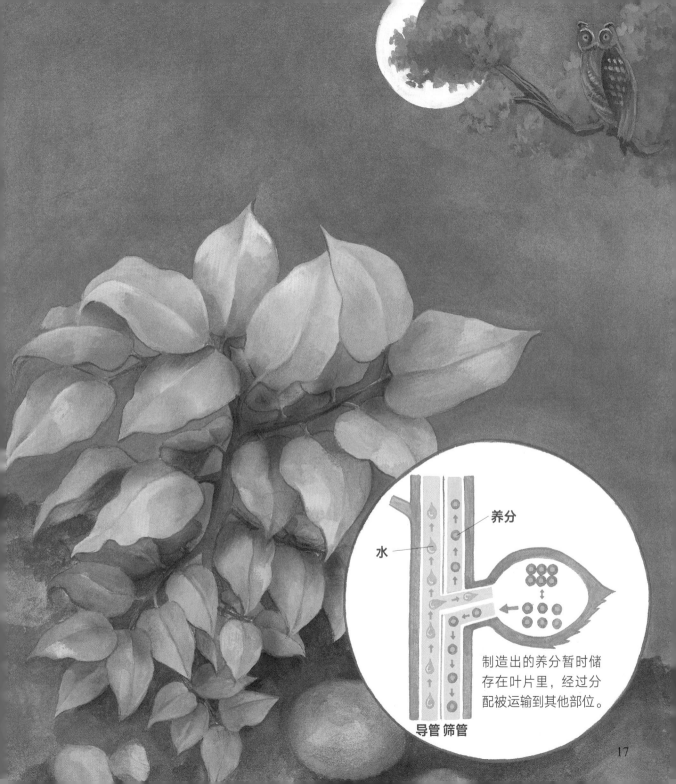

养分

水

导管 筛管

制造出的养分暂时储存在叶片里，经过分配被运输到其他部位。

17

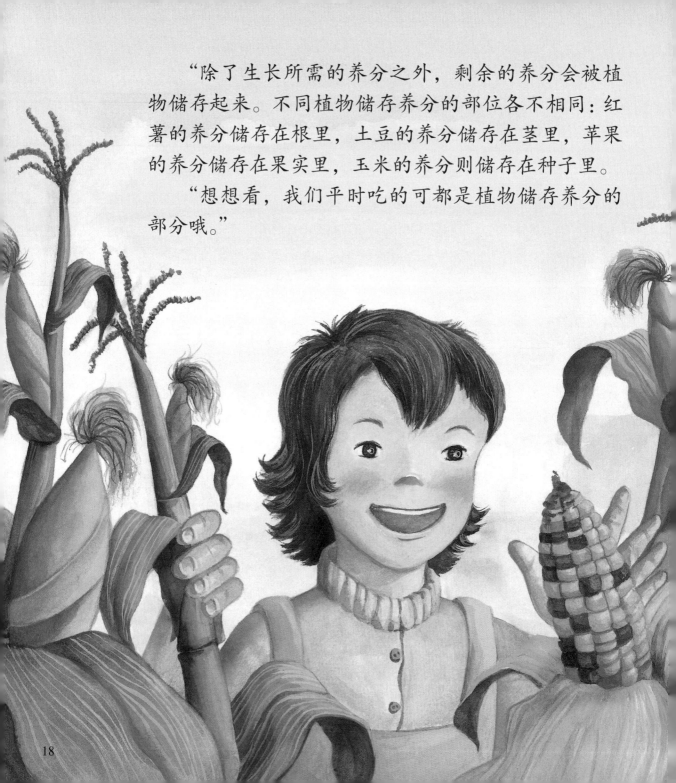

　　"除了生长所需的养分之外，剩余的养分会被植物储存起来。不同植物储存养分的部位各不相同：红薯的养分储存在根里，土豆的养分储存在茎里，苹果的养分储存在果实里，玉米的养分则储存在种子里。

　　"想想看，我们平时吃的可都是植物储存养分的部分哦。"

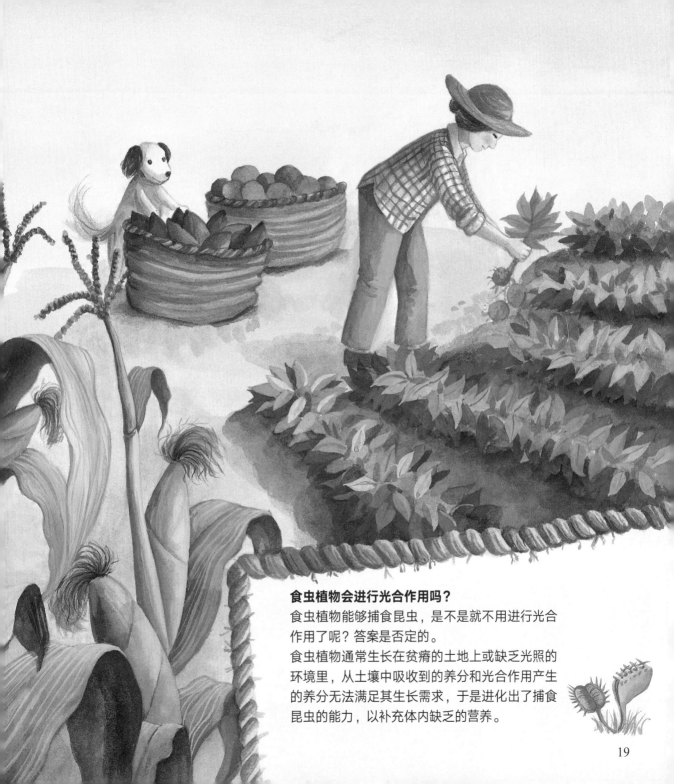

食虫植物会进行光合作用吗？

食虫植物能够捕食昆虫，是不是就不用进行光合作用了呢？答案是否定的。

食虫植物通常生长在贫瘠的土地上或缺乏光照的环境里，从土壤中吸收到的养分和光合作用产生的养分无法满足其生长需求，于是进化出了捕食昆虫的能力，以补充体内缺乏的营养。

19

"植物在进行光合作用的过程中，吸收空气中的二氧化碳，然后释放出氧气，起到了净化空气的重要作用。森林里的空气之所以清新，就是因为树木的光合作用。"

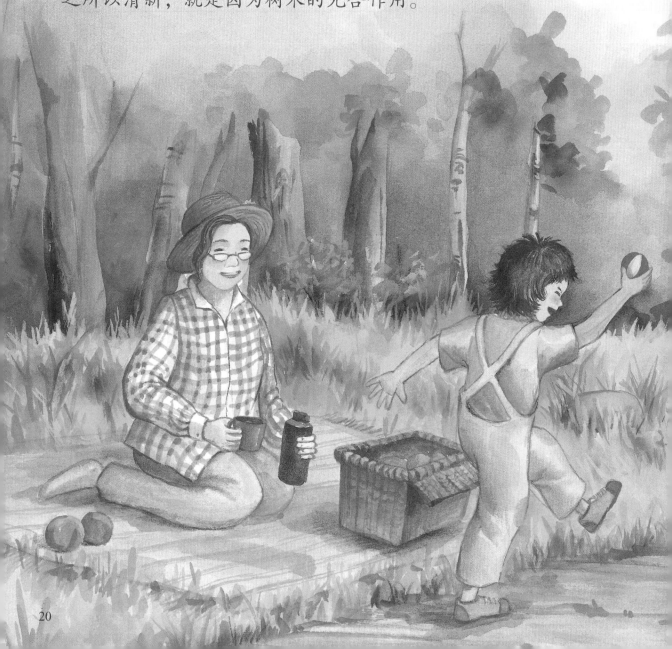

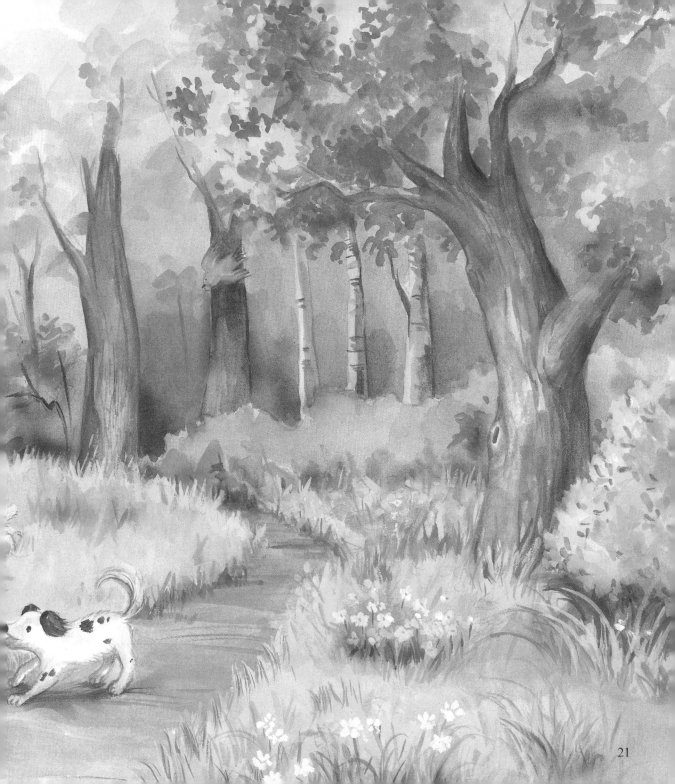

"1771年，英国科学家普利斯特利做了两个有趣的试验。他先是将一支燃烧的蜡烛和一只小白鼠分别放在密闭的玻璃罩里。结果可想而知，蜡烛很快熄灭，小白鼠也很快死亡。

"接着，普利斯特利又做了一个试验：在一个密闭的玻璃罩里放入一支燃烧的蜡烛和一盆植物，在另一个密闭的玻璃罩里放入一只小白鼠和一盆植物。结果蜡烛能长时间燃烧，小白鼠也能长时间存活。

"当时的人们还不知道空气的组成，因此普利斯特利只能得出植物可以净化空气的结论。"

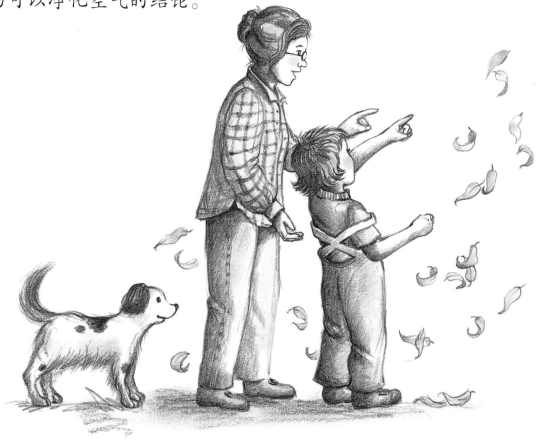

普利斯特利的试验

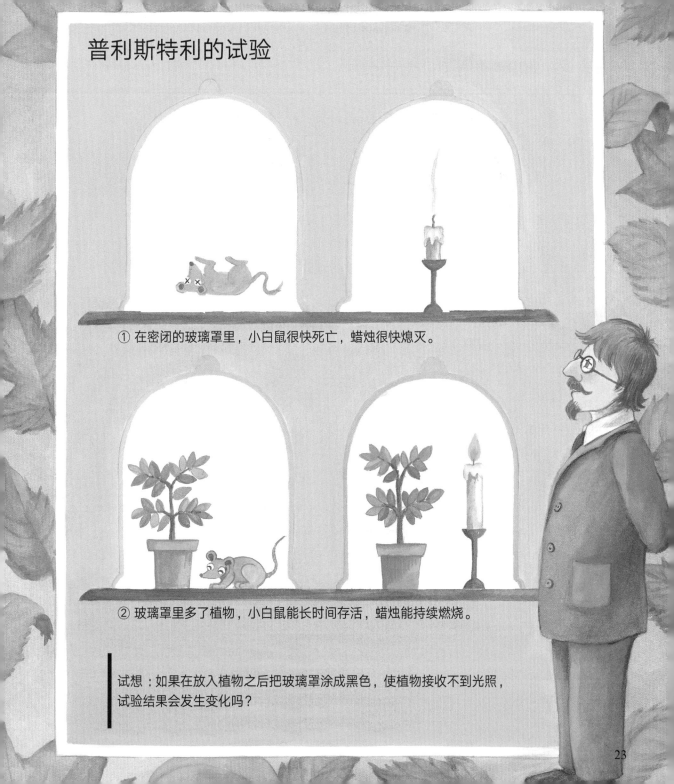

① 在密闭的玻璃罩里，小白鼠很快死亡，蜡烛很快熄灭。

② 玻璃罩里多了植物，小白鼠能长时间存活，蜡烛能持续燃烧。

试想：如果在放入植物之后把玻璃罩涂成黑色，使植物接收不到光照，试验结果会发生变化吗？

植物始终都是吸入二氧化碳、释放氧气的吗？

"当然不是啦！

"植物和动物一样，无论昼夜都在呼吸。但进行光合作用是需要阳光的。所以在没有阳光的夜晚，植物只能进行呼吸作用——吸收氧气，释放二氧化碳。"

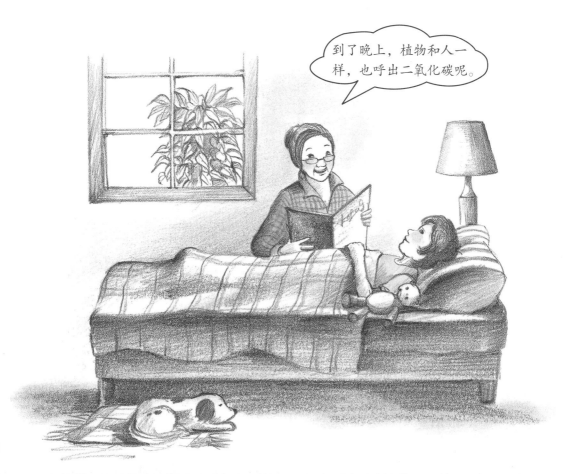

到了晚上，植物和人一样，也呼出二氧化碳呢。

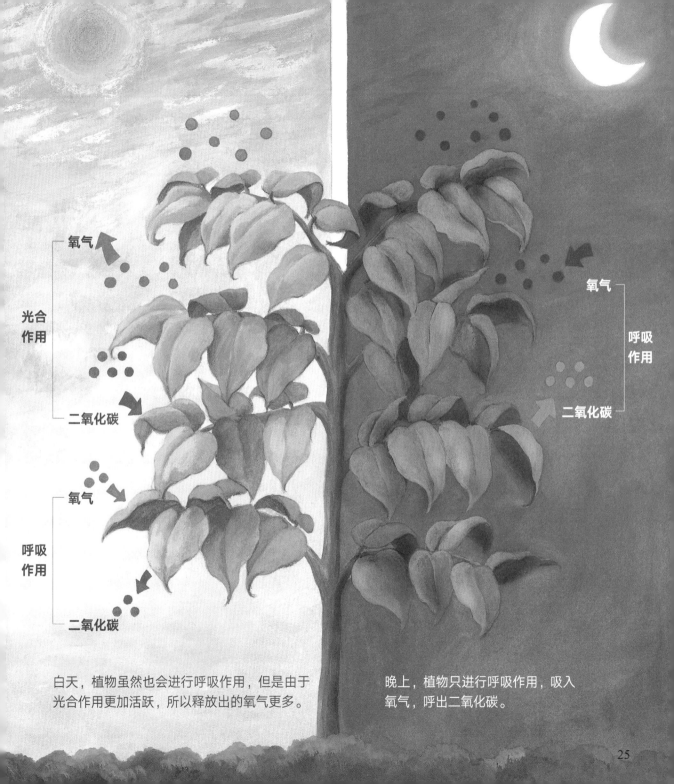

氧气

光合
作用

二氧化碳

氧气

呼吸
作用

二氧化碳

氧气

呼吸
作用

二氧化碳

白天，植物虽然也会进行呼吸作用，但是由于光合作用更加活跃，所以释放出的氧气更多。

晚上，植物只进行呼吸作用，吸入氧气，呼出二氧化碳。

25

只要把植物放在阳光充足的地方，然后按时浇水，它们就会茁壮成长啦。

　　植物可以让空气更清新，其中的原理大家都清楚了吧?

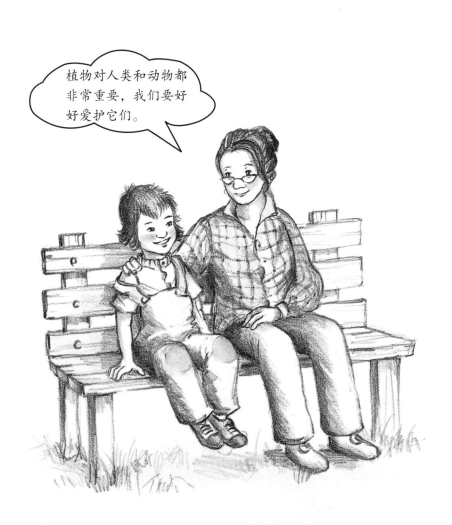

植物对人类和动物都非常重要，我们要好好爱护它们。

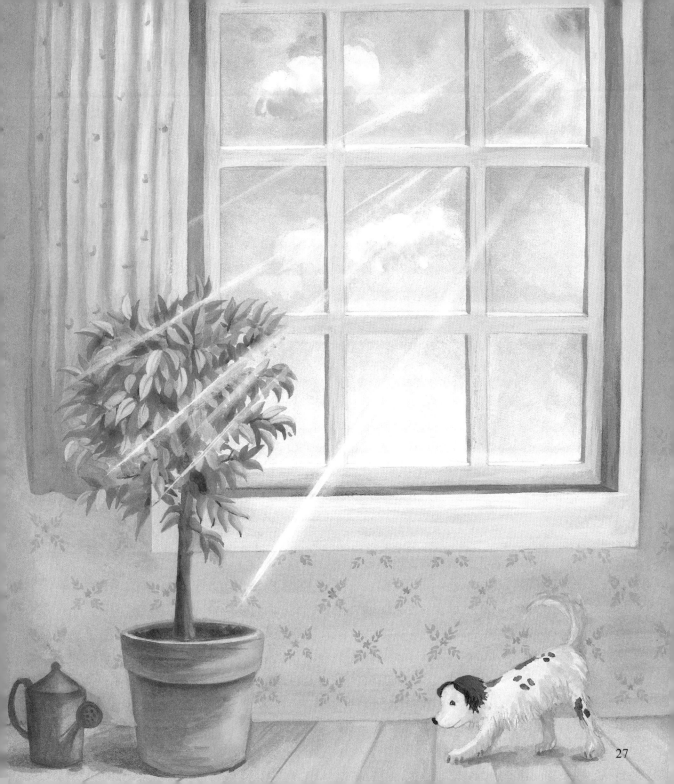

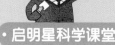

植物是吃什么长大的?

通过前面的学习，我们知道植物能够通过光合作用制造自己生长所需的养分（淀粉），通过气孔进行蒸腾作用。现在，我们来通过实验验证一下吧。

科学实验室

植物是如何获取养分的?

一切生物的生命活动都需要养分。下面我们就来了解一下植物如何获取养分，以及在植物获取养分的过程中，太阳光起到了怎样的作用。

第1步 准备一盆绿植，在暗处放置 24 小时，耗尽叶片中原有的淀粉。然后选择一片健康的叶子，用锡箔纸将叶子的一部分从上下两面遮起来。将植物移到阳光下，几小时后，取下叶子。

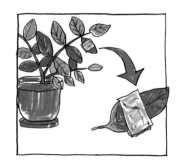

思考

• 为什么要用锡箔纸把叶子包起来?
　　　　为了阻挡（　　　　）。

第2步 取下锡箔纸，将叶子放进装有酒精的烧杯中，对烧杯进行隔水加热。

注意：三脚架上要垫石棉网，避免加热装置因受热不均而爆裂。实验过程中注意安全，避免烧伤。

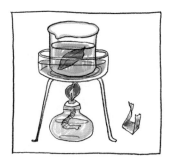

答案：阳光

28

第**3**步

从烧杯中取出叶子，用清水冲洗干净。

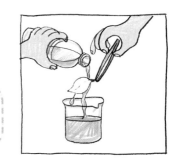

·思考·

- 为什么要用水冲洗叶子？
  为了洗掉叶子上残留的（　　　　）。

第**4**步

碘溶液遇到淀粉会变成蓝色。将叶子浸入碘溶液后取出，然后用清水冲洗，观察叶子颜色的变化。

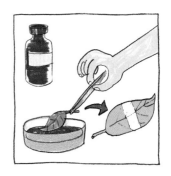

·思考·

- 没有被锡箔纸遮挡住的部分呈现什么颜色？（　　　　）
- 被锡箔纸遮挡住的部分呈现什么颜色？（　　　　）

结论

① 没有被锡箔纸遮挡住的部分，接受阳光照射产生了（　　　　　）。

② 被锡箔纸遮盖的部分没有产生淀粉，说明（　　　　）是植物制造养分的必要条件。

 小博士告诉你

　　绿色植物会吸收光能，把二氧化碳和水转化成有机物（如淀粉）——也就是植物生长所需的养分，并释放氧气。如果长期缺乏光照，植株就会变弱、枯黄，继而落花、落叶。

实验答案：3.酒精　4.蓝色，颜色不变

结论答案：① 淀粉　② 阳光照射

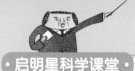

· 脑力大比拼 1

气孔有什么用？

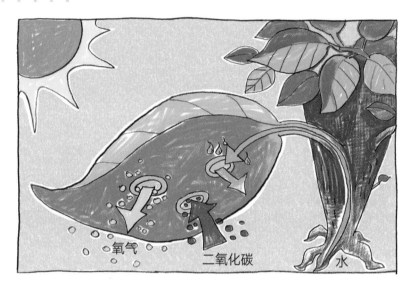

氧气 　二氧化碳 　水

①用显微镜观察植物的叶子，可以看到像嘴唇一样一开一合的小孔，这种小孔叫作（　　　　　　）。

②光合作用所需的（氧气　二氧化碳）通过气孔进入叶子。

③光合作用产生的（氧气　二氧化碳）通过气孔排出。

④从根吸收上来的（水分　养分）也通过气孔排出。

> 叶子是绿色植物进行光合作用和蒸腾作用的主要器官，同时还具有一定的吸收、繁殖和贮藏功能。

答案：1. 气孔 2. 二氧化碳 3. 氧气 4. 水分

叶子的排水量受哪些因素的影响呢？

植物会将吸收进来的水分以水蒸气的形式通过气孔排出去。取两根叶片数量相当的枝条，观察不同条件下叶子的排水量是否一样。

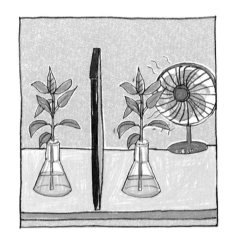 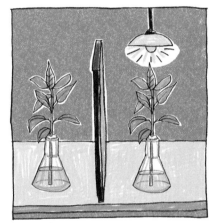

❶ （有　没有）风的一边，植物吸收的水量更多。

❷ 接受光照（更多　更少）的一边，植物吸收的水量更多，排水量也相应地增多。

❸ 受到风、光照等外界因素的影响，植物通过叶子排出去的水量是（不同的　相同的）。

叶子是植物进行蒸腾作用的主要器官，更确切地说，气孔的张开、闭合控制着叶片的排水量，而气孔的状态又受环境的影响。在一定条件下，光照越强，空气流动越快，蒸腾作用就越强。

答案：1. 有 2. 更多 3. 不同的

用光制造养分的植物

　　植物拥有吸收阳光、制造养分的神奇能力。植物把阳光变成淀粉，而淀粉是食草动物的能量来源。因此，我们可以把植物看作一切生命的起点。

● 光合作用对一切生命都很重要

　　光合作用对地球上的一切生命都很重要。植物通过光合作用制造的养分供应给食草动物，这些食草动物又成为食肉动物的食物。动物生存所需的氧气也是植物通过光合作用释放出来的。

● 草和树为什么是绿色的？

　　植物的光合作用在细胞的叶绿体里进行。叶绿体里含有一种名叫叶绿素的色素，是植物呈现绿色的原因。萝卜、马铃薯、大蒜等植物的地上部分是绿色的，而地下部分不是。那是因为在泥土里生长的部分不接受阳光的照射，没有叶绿素。

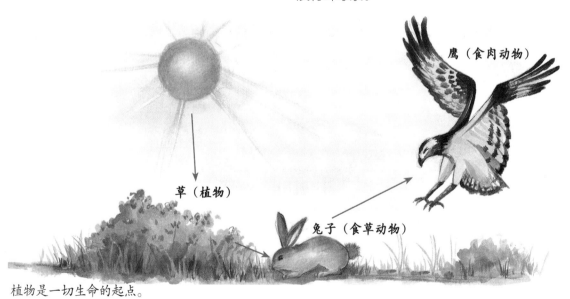

鹰（食肉动物）

草（植物）

兔子（食草动物）

植物是一切生命的起点。

植物之间激烈的阳光争夺

阳光是植物进行光合作用的必要条件。植物的叶子之所以是扁平的，且交错生长，就是为了避免彼此遮挡阳光。热带雨林的植物一个比一个高，叶子一个比一个大，为的也是在茂盛的森林中接受更多的阳光。然而，生长在高大岩壁上或者悬崖边的植物叶子一般都很小，因为这里虽然光照充足，但是风大。攀缘植物为了争夺更多的阳光，会依附其他植物向上生长。

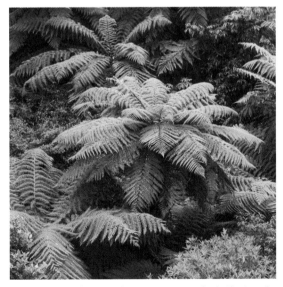

为了接收更多的阳光，植物尽可能地将叶子舒展开。

植物的蒸腾作用

植物通过叶子进行蒸腾作用。在种植物的温室里，我们经常可以看到大棚膜上有很多水珠，这些就是植物通过蒸腾作用排出的水分。给花盆罩上玻璃容器或者塑料袋，也可以观察到内侧凝结出水珠的现象。植物会不停地向空气中排出水分，因此天气干燥时可以在室内放置一些植物，尤其是叶子较大的植物。

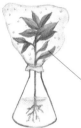

用塑料袋罩住植物，塑料袋内会出现小水珠。

森林里的空气更清新、更凉爽

首先，茂盛的树叶能够遮挡一部分阳光。其次，水分从植物体表蒸发到空气中的过程，需要吸收周边的热量。所以森林里的温度会比其他地方低 2~4℃。而森林中的空气之所以更清新，是因为植物在进行光合作用时吸收了空气中的二氧化碳，释放出了氧气。

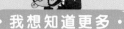
• 植物也需要呼吸

植物也会呼吸。与动物不同的是，植物没有肺，是通过全身的细胞来进行呼吸的。线粒体是进行呼吸作用的主要场所。

植物的光合作用与呼吸作用

分类	光合作用	呼吸作用
时间	白天	全天
部位	细胞内的叶绿体	细胞内的线粒体
所需原料	水、二氧化碳	养分、氧气
产生的物质	养分、氧气	水、二氧化碳

• 仙人掌如何进行光合作用？

生长在沙漠中的仙人掌浑身都是刺，没有大大的叶子。沙漠气温极高，几乎不下雨。如果仙人掌长着和普通植物一样的叶子，肯定会因为水分的大量流失而枯死。仙人掌没有叶片，是靠茎来进行光合作用的，叶绿体在茎的细胞里，气孔也长在茎上。仙人掌的气孔数量仅仅是其他植物的5%。

为了减少水分流失，仙人掌的叶子进化成了针状。

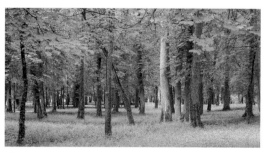

森林

• 输送水和养分的通道——叶脉

植物体内有无数条连接根与叶的管道。这些管道在叶子上蔓延着生长开，叫作叶脉。从根部吸收进来的水分和矿质元素沿着叶脉被输送到叶子。叶子制造的养分再沿着叶脉被输送给茎与根。此外，叶脉还是维持叶子形状的"骨架"。

结缕草、水稻、百合、竹子等植物的叶脉是朝着同一个方向平行生长的，这种叶脉叫作平行脉。菊花、玫瑰、悬铃木等植物的叶脉是呈网状交错生长的，这种叶脉叫作网状脉。

平行脉叶子
叶脉平行生长。

网状脉叶子
叶脉呈网状生长。

不进行光合作用的植物

野菰（gū）、水晶兰等植物的细胞中不含叶绿体，无法进行光合作用，而是寄生在其他植物上吸收寄主的养分与水，这类植物叫作寄生植物。寄生植物不需要光照，因此大多生长在阴暗处。世界上最大的花——大王花也属于寄生植物。

像槲（hú）寄生、百蕊草这样的植物虽然能够进行光合作用，但它们的根不够发达，很难从泥土中吸收到水分。因此，槲寄生寄生在橡树的茎上，百蕊草寄生在其他草类的根上，以获取生长所需的水分。

在水中也可以进行光合作用

莲花、丘角菱、睡莲、紫萍、眼子菜等植物的叶片在水面上舒展开，接受阳光的照射。而金鱼藻、狐尾藻等整个植株浸在水下的水草也会进行光合作用，因为阳光可以照射到水下，而水中也有溶解的二氧化碳。

海藻也会进行光合作用。浒（hǔ）苔、刺松藻等绿色的海藻生长在浅海水域，海水更深的地方生长着昆布、海带等褐色的海藻，再往下生长着紫菜、石花菜等红色的海藻。褐色海藻与红色海藻的细胞中都含有叶绿体，所以可以进行光合作用。

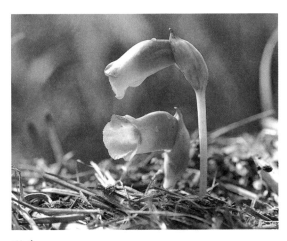

野菰

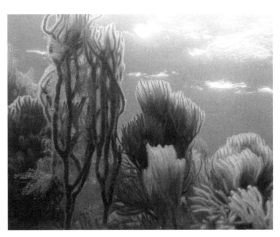

水生植物

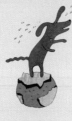

启明星科学馆

 第一辑

生命科学

植物

池塘生物真聪明

小豆子长成记

植物吃什么长大?

花儿为什么这么美?

植物过冬有妙招

小种子去旅行

动物

动物过冬有妙招

动物也爱捉迷藏

集合! 热带草原探险队

动物交流靠什么?

上天入地的昆虫

哇, 是恐龙耶!

人体

小身体, 大秘密

不可思议的呼吸

人体细胞大作战

我们身体的保护膜

奇妙的五感

我们的身体指挥官

食物的旅行

扑通扑通, 心脏跳个不停

 第二辑

地球与宇宙

环境

咳咳, 喘不过气啦!

垃圾去哪儿了?

脏水变干净啦

濒临灭绝的动植物

地球

天气是个淘气鬼

小石头去哪儿了?

火山生气啦!

河流的力量

大海! 我来啦

轰隆隆, 地震了!

地球成长日记

宇宙

地球和月亮的圆圈舞

太阳哥哥和行星小弟

坐着飞船游太空

生命科学

生物

机器人是生物吗?

谁被吃了?

物质科学

能量

寻找丢失的能量

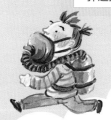

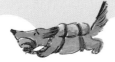

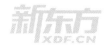

集合！
热带草原探险队

韩国好书工作室 / 著　　洪梅　南燕 / 译

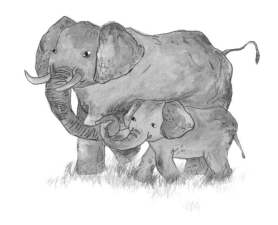

浙江教育出版社·杭州

扫码听音频

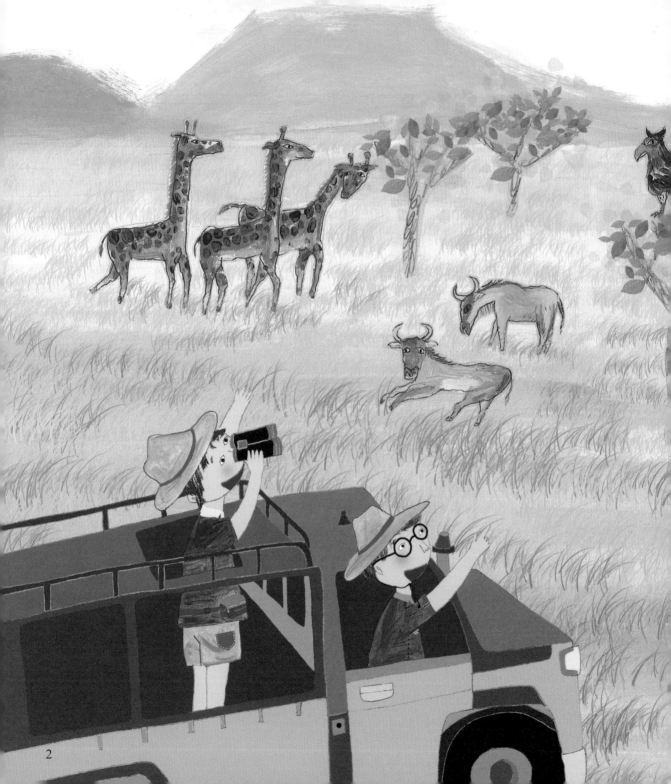

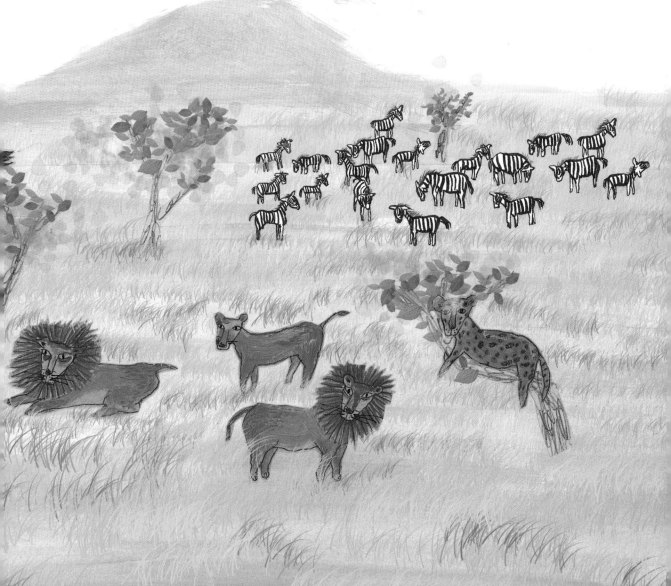

嗨，我们是热带草原探险队。
这次探险的任务是亲眼看一看热带草原的各种动物，了解一下它们是如何适应环境，生存下来的。
现在，我们出发吧！

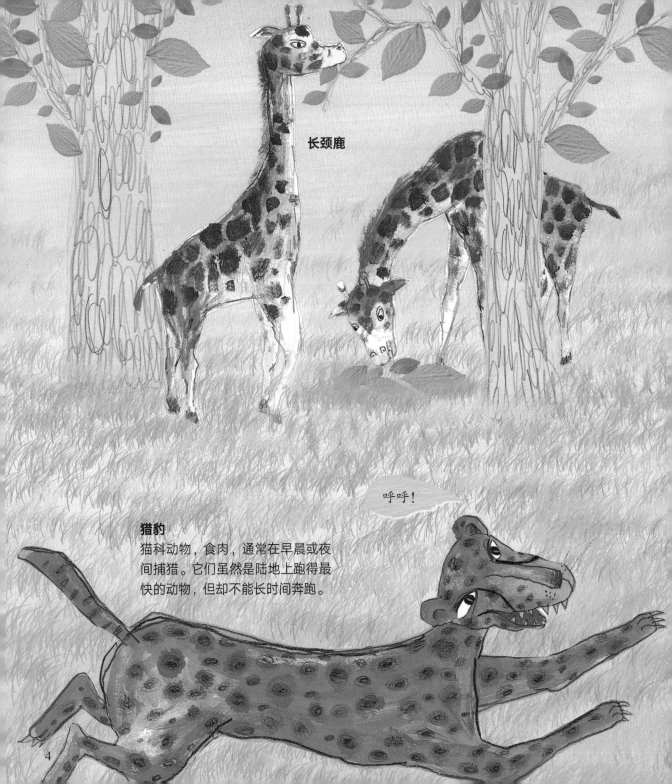

长颈鹿

呼呼！

猎豹
猫科动物，食肉，通常在早晨或夜间捕猎。它们虽然是陆地上跑得最快的动物，但却不能长时间奔跑。

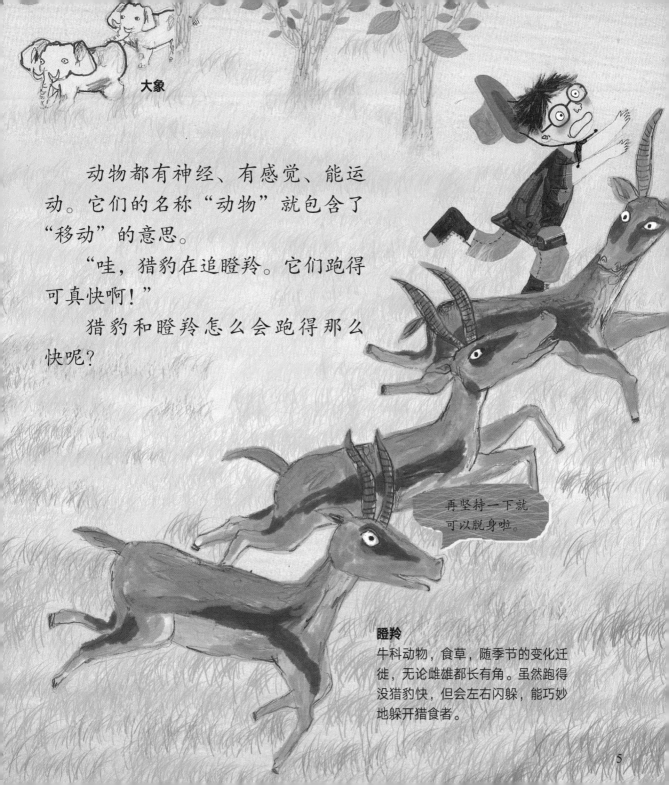

大象

动物都有神经、有感觉、能运动。它们的名称"动物"就包含了"移动"的意思。

"哇，猎豹在追瞪羚。它们跑得可真快啊！"

猎豹和瞪羚怎么会跑得那么快呢？

再坚持一下就可以脱身啦。

瞪羚
牛科动物，食草，随季节的变化迁徙，无论雌雄都长有角。虽然跑得没猎豹快，但会左右闪躲，能巧妙地躲开猎食者。

5

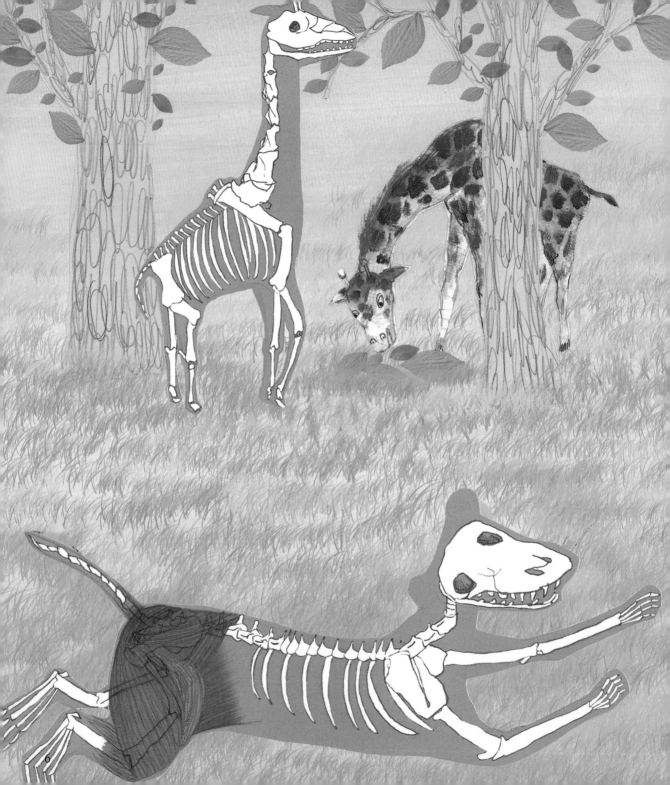

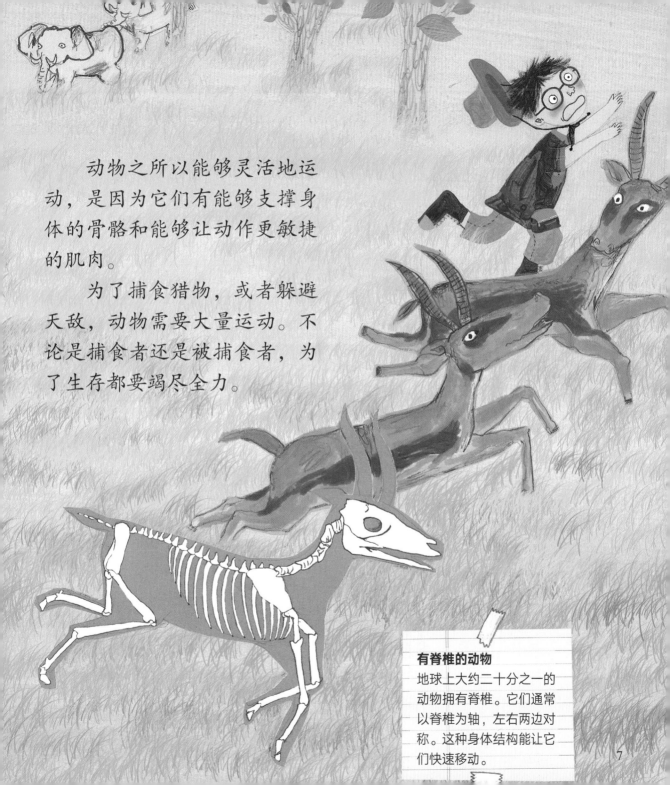

动物之所以能够灵活地运动，是因为它们有能够支撑身体的骨骼和能够让动作更敏捷的肌肉。

为了捕食猎物，或者躲避天敌，动物需要大量运动。不论是捕食者还是被捕食者，为了生存都要竭尽全力。

有脊椎的动物
地球上大约二十分之一的动物拥有脊椎。它们通常以脊椎为轴，左右两边对称。这种身体结构能让它们快速移动。

7

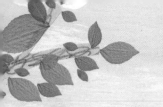
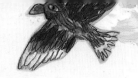

狐獴总是直起身子看着远方。它们到底在看什么呢？原来，狐獴是在放哨，观察周围有没有危险。秃鹫会捕食狐獴，是狐獴的天敌。可是，秃鹫飞得那么高，狐獴能看清楚吗？当然可以！

动物们都有自己的特别之处，有的视力超群，有的嗅觉灵敏，有的听力极好，它们为了生存各显神通。

动物们的感官非常灵敏

狐獴可以闻到藏在地面50厘米以下的食物的气味。黑鸢与游隼飞在离地面300米高的天空，还能够看到地面上的小老鼠。蝙蝠能够听到昆虫的爬动声。蛇能够感觉到非常微小的温度变化，以此来捕捉猎物。

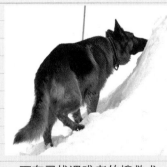

正在寻找遇难者的搜救犬

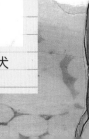
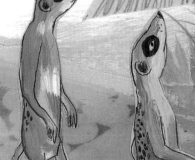

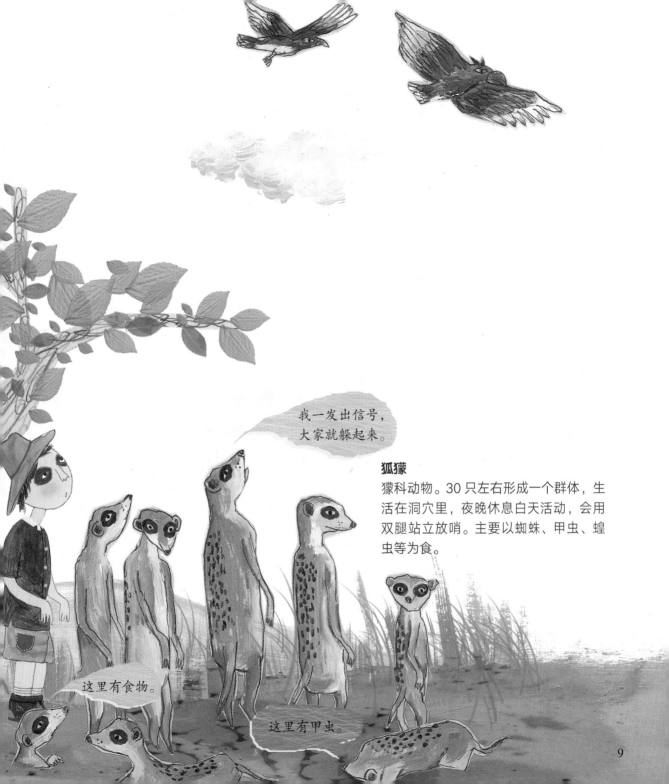

我一发出信号，
大家就躲起来。

狐獴

獴科动物。30 只左右形成一个群体，生活在洞穴里，夜晚休息白天活动，会用双腿站立放哨。主要以蜘蛛、甲虫、蝗虫等为食。

这里有食物。

这里有甲虫。

9

动物们为了捕食其他动物，或者不被其他动物吃掉，会利用身上的花纹或颜色来隐藏自己。

　　狮子、豹子等捕猎者本来就是色盲，眼中的世界是黑白的，斑马身上的条纹会让它们更加眼花缭乱，无法轻易分辨自己的猎物。

　　同时豹子的斑点也使它与周围的环境混为一体，这样它在靠近猎物的时候，就不容易被发现。

斑马

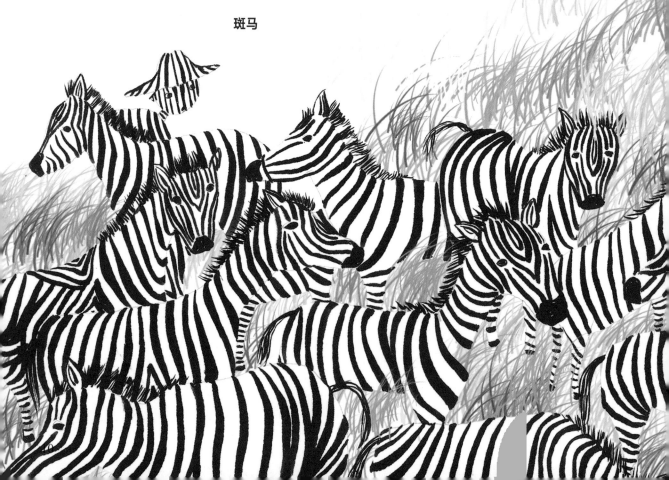

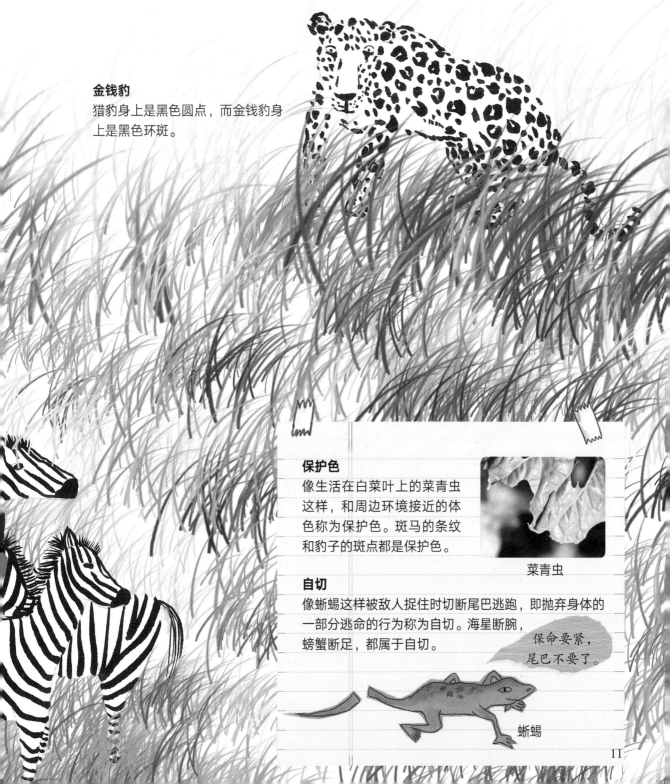

金钱豹

猎豹身上是黑色圆点，而金钱豹身上是黑色环斑。

保护色

像生活在白菜叶上的菜青虫这样，和周边环境接近的体色称为保护色。斑马的条纹和豹子的斑点都是保护色。

菜青虫

自切

像蜥蜴这样被敌人捉住时切断尾巴逃跑，即抛弃身体的一部分逃命的行为称为自切。海星断腕，螃蟹断足，都属于自切。

保命要紧，尾巴不要了。

蜥蜴

11

你们看，斑马正在吃草，狮子也在卖力地吃肉。斑马的牙齿和狮子的牙齿都有哪些特征呢？

像斑马这种吃草的动物，为了方便咀嚼坚硬的草秆，长着宽大而平坦的白齿。而像狮子这种吃肉的动物，为了便于撕碎肉，长着尖锐的犬齿。不同的饮食习惯使动物进化出了不一样的牙齿。

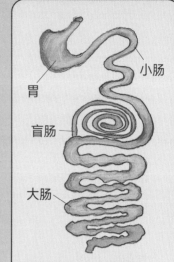

植食性动物的消化器官
草韧性较大，消化所需的时间较长，所以植食性动物的肠子比较长。

小肠
胃
盲肠
大肠

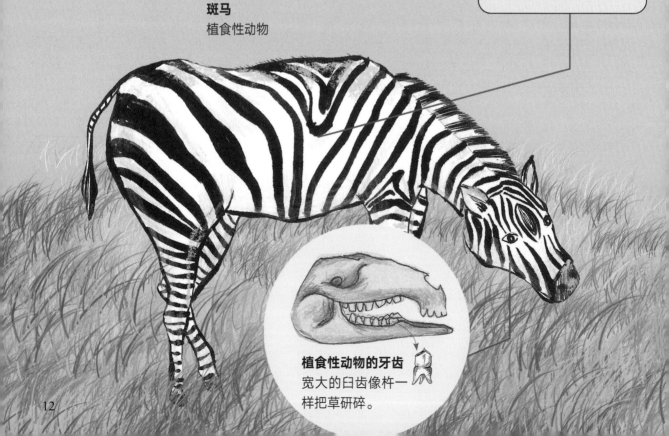

斑马
植食性动物

植食性动物的牙齿
宽大的臼齿像杵一样把草研碎。

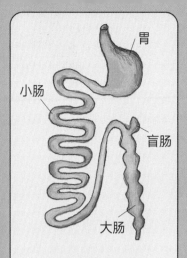

肉食性动物的消化器官
肉在动物体内很容易腐烂，为了尽快吸收养分排出废物，肉食性动物的肠子较短。

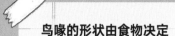

鸟喙的形状由食物决定

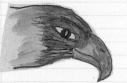

秃鹫 喙很尖锐，适合撕裂肉。

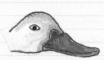

鸭子 喙宽扁，像勺子一样，吃鱼和水草。

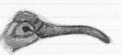

白腰杓（biāo）鹬（yù） 喙长得又长又尖，特别容易吃到泥滩洞里的蛤蚌和蟹类。

麻雀 喙小巧灵活，吃起谷物和虫子，小菜一碟呀！

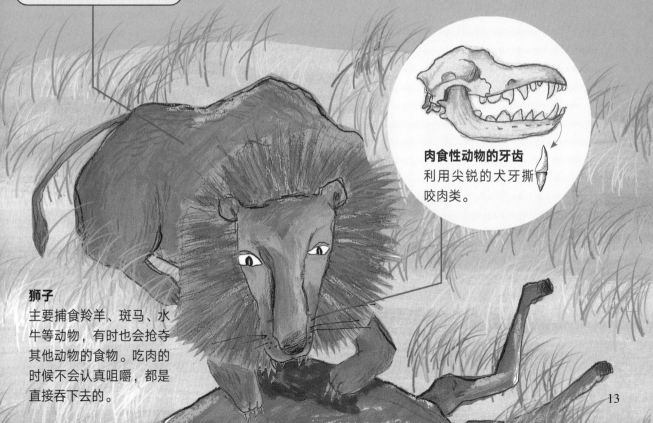

肉食性动物的牙齿
利用尖锐的犬牙撕咬肉类。

狮子
主要捕食羚羊、斑马、水牛等动物，有时也会抢夺其他动物的食物。吃肉的时候不会认真咀嚼，都是直接吞下去的。

13

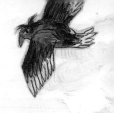

　　热带草原之上，辽阔的天空中，还有鸟儿在飞翔。

　　漫长的岁月中，鸟类进化出了翅膀。骨骼也变成中空的，轻盈而结实。同时鸟类身上还覆盖着羽毛，因此它们能够借助风力飞翔。

　　在空中生活，能够减少被天敌攻击的机会，捕食的时候也能敏捷地移动。

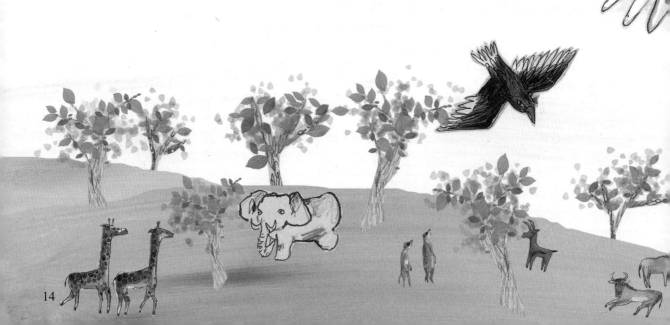

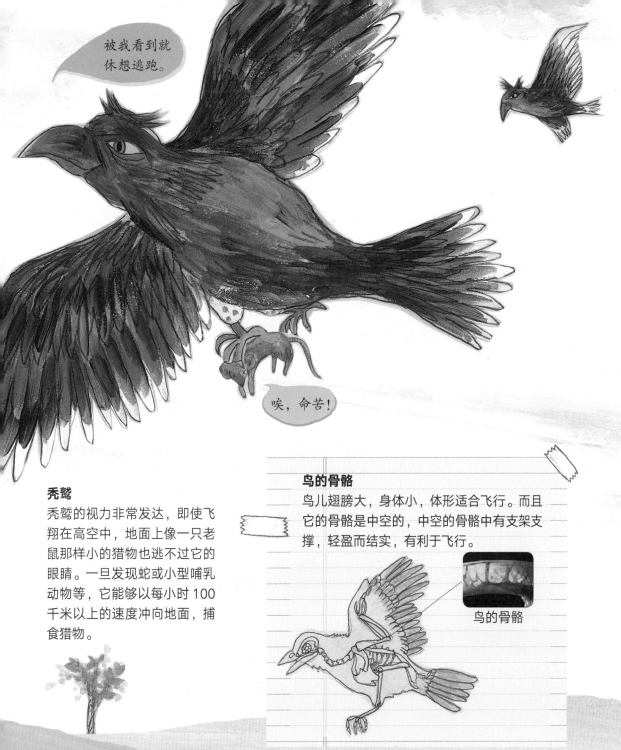

秃鹫

秃鹫的视力非常发达，即使飞翔在高空中，地面上像一只老鼠那样小的猎物也逃不过它的眼睛。一旦发现蛇或小型哺乳动物等，它能够以每小时100千米以上的速度冲向地面，捕食猎物。

鸟的骨骼

鸟儿翅膀大，身体小，体形适合飞行。而且它的骨骼是中空的，中空的骨骼中有支架支撑，轻盈而结实，有利于飞行。

鸟的骨骼

夜幕降临，大草原的天空上挂满了星星。我们在篝火边搭起了帐篷。

很多动物都去睡觉了，而有些动物才刚刚开始活跃起来。

鬣狗和蝙蝠就属于夜行性动物。

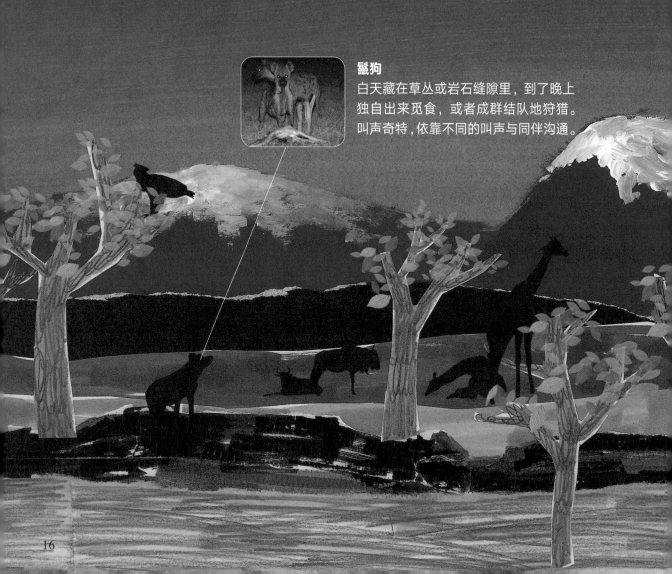

鬣狗
白天藏在草丛或岩石缝隙里，到了晚上独自出来觅食，或者成群结队地狩猎。叫声奇特，依靠不同的叫声与同伴沟通。

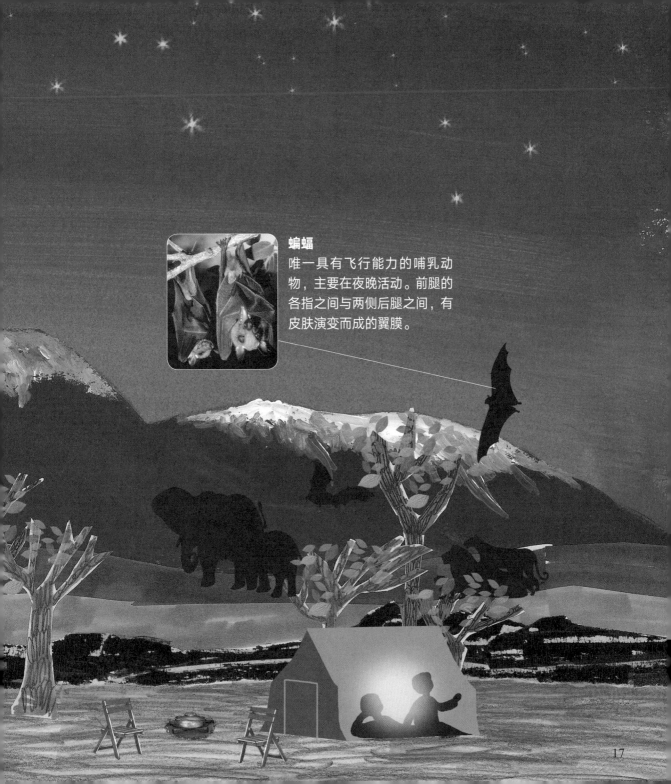

蝙蝠
唯一具有飞行能力的哺乳动
物，主要在夜晚活动。前腿的
各指之间与两侧后腿之间，有
皮肤演变而成的翼膜。

17

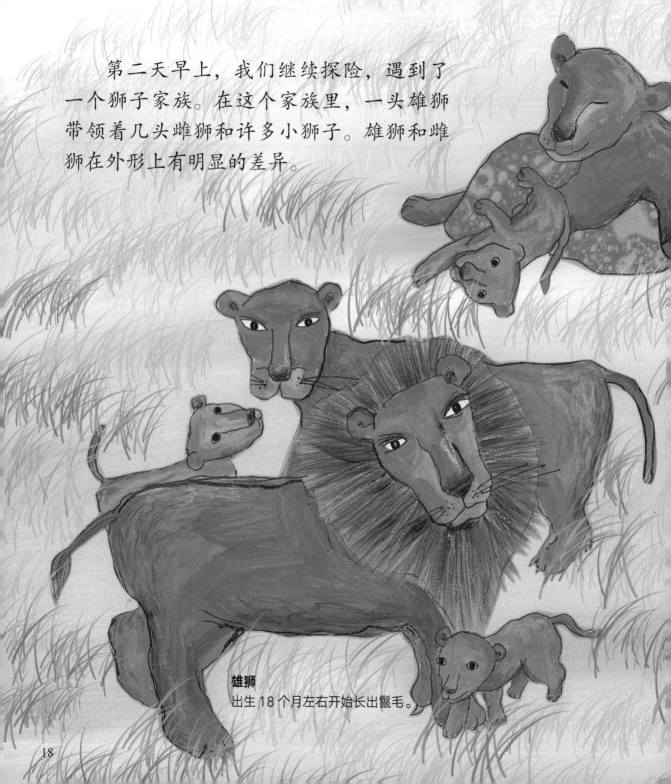

第二天早上，我们继续探险，遇到了一个狮子家族。在这个家族里，一头雄狮带领着几头雌狮和许多小狮子。雄狮和雌狮在外形上有明显的差异。

雄狮
出生 18 个月左右开始长出鬃毛。

18

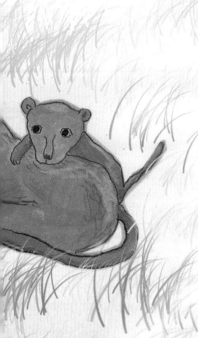

雄狮长有鬃毛，雌狮没有。因为雄狮只有足够英俊才能吸引雌狮。

雄狮的体形也比雌狮大得多。因为雄狮要足够强壮才能保护家族的领地。

狮群

狮群通常由 4~12 只有亲缘关系的母狮，1~2 只雄狮以及它们的孩子组成。

雌雄两态

有些动物的雌性与雄性在外形上存在显著不同。有角、体形较大的是雄鹿；没有角、体形较小的是雌鹿。有鸡冠、体形较大的是公鸡；鸡冠、体形都较小的是母鸡。

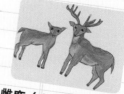

雌鹿（左）与雄鹿（右）

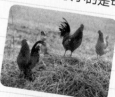

公鸡与母鸡

你们看，角马正在产崽。小角马一出生就能站起来。像角马这样产幼崽的繁殖方式称为胎生。通过哺乳来喂养幼崽的哺乳动物一般都是胎生动物。

竟然还有产卵的哺乳动物？
大多数哺乳动物都是胎生，澳洲的针鼹与鸭嘴兽虽然也是哺乳动物，却是靠产卵来繁殖后代的。

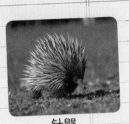

针鼹

通常角马一次只产一只幼崽。

角马
牛科动物，食草。每年会随着草场的改变而迁徙。上万只角马形成一个群体，迁徙距离可达2400千米。

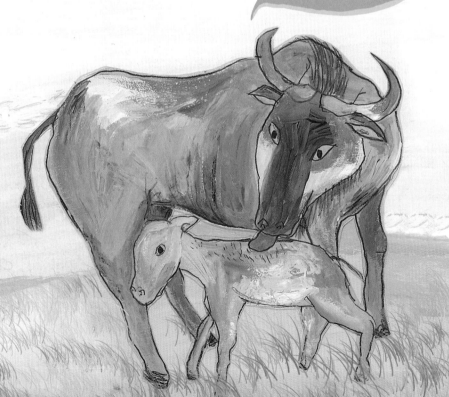

我们还找到了秃鹫的巢穴。秃鹫的巢里有两枚蛋。秃鹫不会直接产幼崽，只会生蛋。蛋中的幼鸟发育好后就会破壳而出。

像这种幼崽从蛋中孵化出来的繁殖方式称为卵生。鸟类、鱼类、蛇以及昆虫等大多是卵生动物。

秃鹫通常一次只产两枚蛋。

秃鹫是如何养育幼鸟的？
秃鹫产下一枚蛋后，隔三天左右再产第二枚。一般产的第二只小秃鹫要比第一只弱小，如果食物不够充足，第二只小秃鹫可能被挤出巢穴。如果食物充足的话，两只小秃鹫都能健康成长。

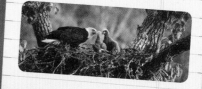

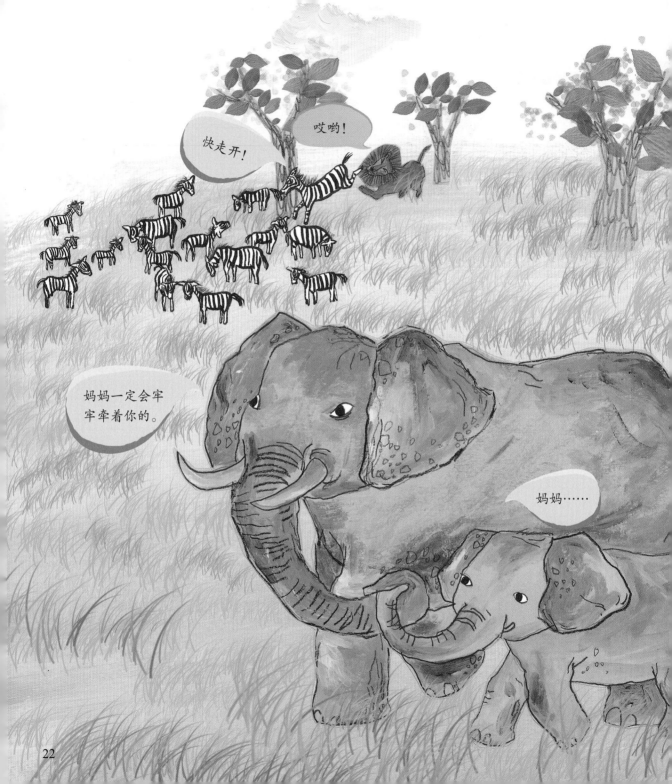

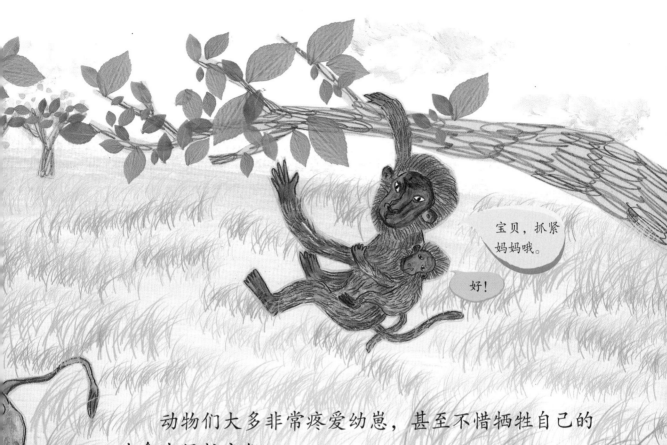

　　动物们大多非常疼爱幼崽，甚至不惜牺牲自己的生命去保护它们。

　　斑马将幼崽包围在斑马群的中间，一旦出现天敌，外围的成年斑马会用后腿攻击对方。迁移时，大象会用鼻子牵住落后的小象前行。猴子在活动的时候把幼崽抱在怀里或者背在背上。角马为了拯救幼崽的性命，连鳄鱼出没的江水都会毫不犹豫地跳进去。

　　可见，动物们会不惜一切地保护自己的孩子。这种行为使得种群得以延续。

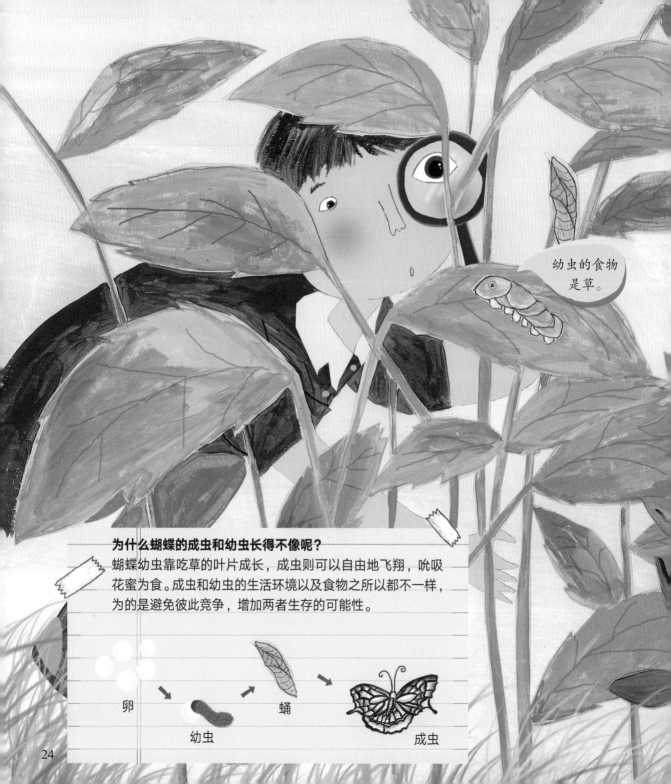

幼虫的食物
是草。

为什么蝴蝶的成虫和幼虫长得不像呢？
蝴蝶幼虫靠吃草的叶片成长，成虫则可以自由地飞翔，吮吸
花蜜为食。成虫和幼虫的生活环境以及食物之所以都不一样，
为的是避免彼此竞争，增加两者生存的可能性。

卵

幼虫

蛹

成虫

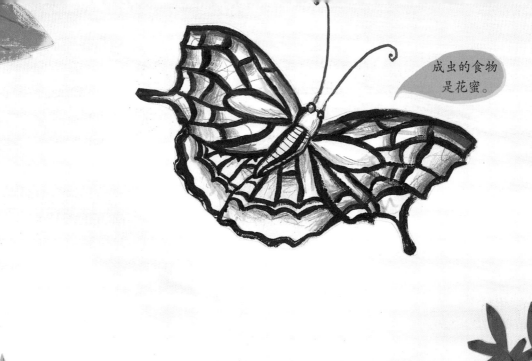

成虫的食物是花蜜。

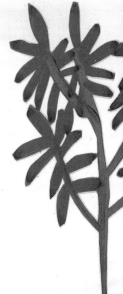

相比之下，另外一些动物却可以说是不负责任的父母。昆虫妈妈产下大量的卵后就会离开。

从卵里孵化出来的幼虫跟昆虫妈妈长得完全不一样，它们要经历蛹的状态后才能变成成虫，跟父母长得一样。这种个体在发育过程中发生的形态变化称为"变态"。

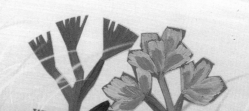

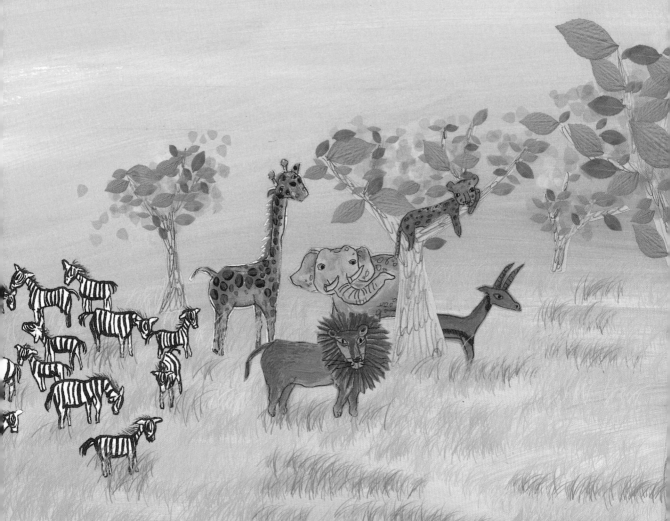

我们的探险到这里就要结束了。

远处热带草原的动物们似乎在跟我们告别，祝我们一路顺风呢。

虽然动物们的模样和生存环境各不相同，但是它们为了生存而做出的努力是一样的。

"顽强生存的动物们，我们下次再见！"

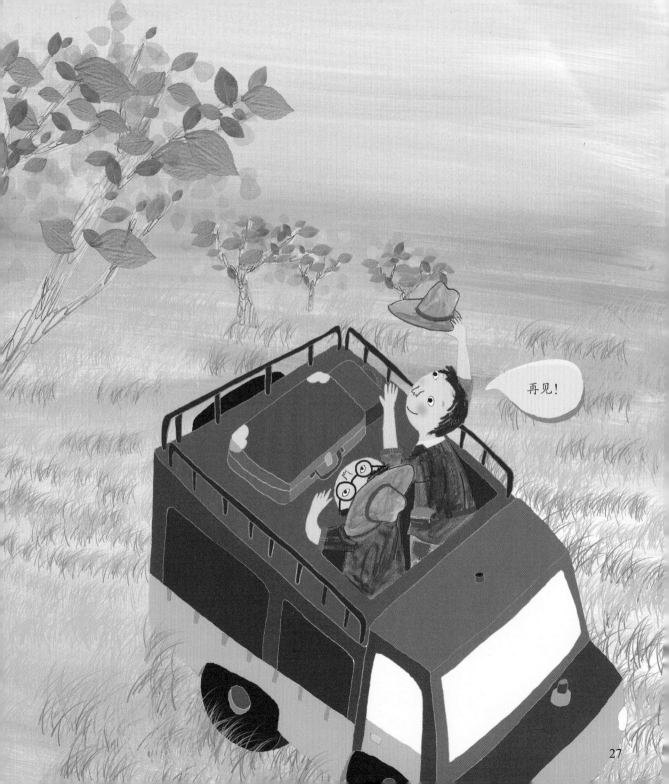

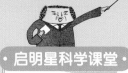
动物的外形

我们来观察一下动物的外形，并试着根据外形对动物进行分类。

• 脑力大比拼 1

动物都长什么样子？

观察老虎和鲨鱼，记录这两种动物的外形特征。

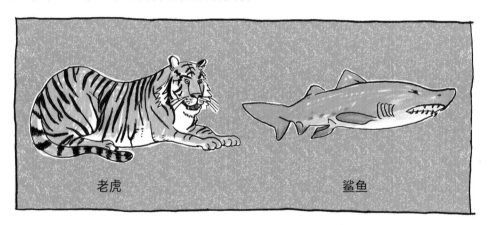

老虎　　　　　　　　　　　　　　鲨鱼

① 老虎的身体上覆盖着（毛发　鳞片）。　② 老虎有（两条　四条）腿。

③ 鲨鱼的身体上覆盖着（毛发　鳞片）。　④ 鲨鱼（有　没有）腿。

　　在动物园里可以看到各种各样的动物。有的大，有的小；有的在天上飞，有的在水里游。仔细观察，就能够知道各类动物在外形上具备哪些特征了。

答案：①毛发 ②四条 ③鳞片 ④没有

不同动物在外形上有哪些相同之处，又有哪些不同之处？

尝试找出下列动物在外形上的相同点与不同点。

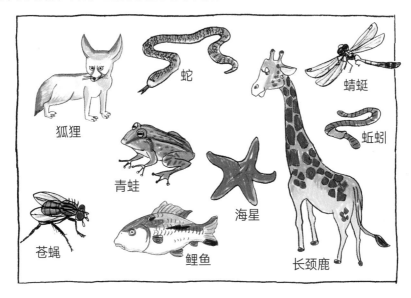

蛇

狐狸

蜻蜓

蚯蚓

青蛙

海星

苍蝇

鲤鱼

长颈鹿

① 狐狸和长颈鹿的身体上覆盖着（毛发　鳞片），蛇和鲤鱼的身体上覆盖着（毛发　鳞片）。

② 狐狸、长颈鹿、青蛙有（两条　四条）腿。

③ 蛇、鲤鱼、海星和蚯蚓（有　没有）腿。

④ 蜻蜓和苍蝇（有　没有）翅膀。

先找到一种动物，然后观察它的外形特征，再寻找和它相类似的其他动物，这样就能够很容易地找出它们之间的相似之处和不同之处。

答案：①毛发，鳞片 ②四条 ③没有 ④有

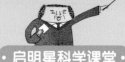

• 科学实验室

动物种类那么多，该如何进行分类？

动物的外形特征非常多样化。试着按照不同的分类标准对动物进行分类，以此来认识动物。

第1步 尝试按照体形大小对动物进行分类。

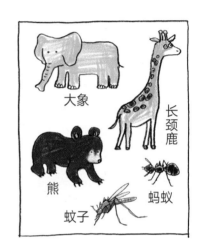

大象
长颈鹿
熊
蚂蚁
蚊子

思考

● 以体形的大小为标准，该如何对动物进行分类？

(   )

第2步 尝试按照身体表面的特征对动物进行分类。

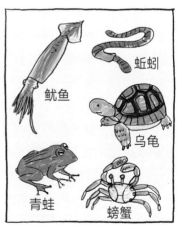

蚯蚓
鱿鱼
乌龟
青蛙
螃蟹

思考

● 以身体表面的特征为标准，该如何对动物进行分类？

(   )

答案：1. 分为体形大的动物与体形小的动物　2. 分为身体表面柔软与身体表面坚硬的动物

第**3**步 尝试按照腿的数量对动物进行分类。

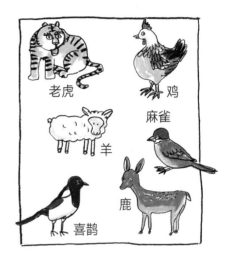

·思考·

● 以腿的数量为标准，该如何对动物进行分类？

( )

结论

① 大象、长颈鹿、熊的体形（小 大），蚂蚁、蚊子的体形（小 大）。

② 鱿鱼、青蛙、蚯蚓的身体表面（坚硬 柔软），乌龟、螃蟹的身体表面（坚硬 柔软）。

③ 老虎、羊、鹿有（ ）条腿，鸡、麻雀、喜鹊有（ ）条腿。

小博士告诉你

　　我们不仅可以按照体形的大小、腿的数量等标准对动物进行分类，还可以根据嘴的形状、食物的种类、栖息地等不同的标准进行分类。通过这样的分类过程，我们可以轻松地掌握动物的外形特征。

思考答案：3.分为两条腿的动物和四条腿的动物 / 结论答案：①大，小 ②柔软，坚硬 ③四，两

动物的分类法

目前为止，人类所知的动物超过 150 万种，而植物仅为约 45 万种，可见动物界拥有多么丰富的物种。

• 赤狐属于什么动物?

在生物学中有一门名为"分类学"的学科，它对超过 150 万种动物进行了分类。在现代，按照"界、门、纲、目、科、属、种"的标准对动物进行分类。其中"界"是最大的分类，"种"是最小的分类。比方说，赤狐就属于"动物界—脊索动物门—哺乳纲—食肉目—犬科—狐属—赤狐种"。人类则属于"动物界—脊索动物门—哺乳纲—灵长目—人科—人属—智人种"。这个标准虽然有一定局限性，但是可以为我们了解动物的特征提供很大的帮助。

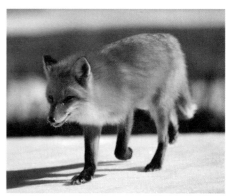

身体毛发呈棕红色，耳背面和腿部呈黑色的赤狐。

按照分类学标准对赤狐进行分类

动物界 身体由无数的细胞组成，能够自如活动的生物。	→	脊索动物门 拥有脊索的动物。	→	哺乳纲 胎生，靠哺乳喂养幼崽的脊椎动物。

赤狐种 身体毛发呈棕红色，耳背面和腿部呈黑色的狐狸。	←	狐属 尾巴皮毛丰厚，耳朵较大且尖，嘴巴又长又尖的动物。	←	犬科 善跑，头腭尖形，鼻端突出。	←	食肉目 吃肉的动物。

无脊椎动物是对没有脊椎的动物的统称。一般把动物界分为十门，包括：原生动物门、多孔动物门、腔肠动物门、扁形动物门、线形动物门、环节动物门、软体动物门、节肢动物门、棘皮动物门、脊索动物门。其中脊索动物门分为尾索、头索、半索、脊椎动物四个亚门，除脊椎动物亚门外其他的便都是无脊椎动物。无脊椎动物占动物总种类数的 95%，分布于世界各地，现存 100 余万种。

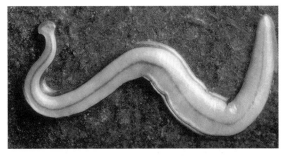

没有脊椎的真涡虫

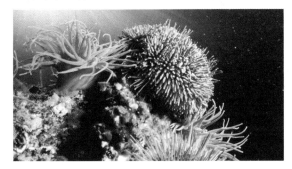

外形酷似植物实为动物的海葵

有脊椎的动物统称为脊椎动物。大部分脊椎动物的脊椎都是身体背部的骨骼相连形成的。脊椎里含有神经，动物的大脑也是神经聚集后形成的。脊椎动物主要包括圆口纲、软骨鱼纲、硬骨鱼纲、两栖纲、爬行纲、鸟纲和哺乳纲，虽然长相千差万别，但是它们的身体一般都沿着脊椎左右对称，有比较完善的感觉器官、运动器官和高度分化的神经系统。脊椎动物是动物界中结构最复杂，进化地位最高的类群，环境适应能力非常强。它们的体内都有骨头，结实的骨骼能支撑起庞大的体形，因此脊椎动物可以比无脊动物长得大。

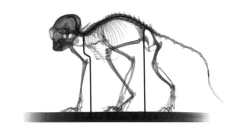

猴子的 X 光照片

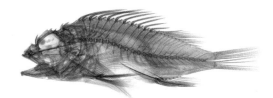

鱼类的 X 光照片

哺乳动物

哺乳动物大脑发达，是脊椎动物中形态结构最高等、生理机能最完善的物种。哺乳动物胎生，并且用乳汁养育幼崽。通常身体上覆盖有毛发，但也有毛发演变成鳞片或者刺的物种。通过大脑调节体温以及血液循环，属于恒温动物（温血动物）。目前地球上约有4000多种哺乳动物，它们都拥有各自独特的外形与特征。世界上最小的哺乳动物是大黄蜂蝙蝠，身长仅有约3厘米，翅膀伸展开有8厘米左右；而最大的哺乳动物是蓝鲸，身长可以达到33米。奔跑速度最快的哺乳动物是猎豹，时速可以达到120千米；最慢的哺乳动物是树懒，全速前进可以每秒移动约6厘米。

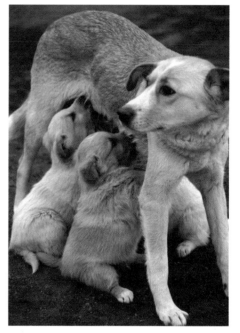

正在吃奶的小狗们

产卵的哺乳动物

哺乳动物的主要特征之一就是胎生，但是澳大利亚的针鼹与鸭嘴兽却是例外，它们靠产卵来繁殖后代。这两种动物可以说是未完全进化的哺乳动物。鸭嘴兽每年大约会产下两个直径在1.6~1.8厘米的白色卵。孵化出来的幼崽像小袋鼠一样没有毛发，它们闭着眼睛从卵中钻出来，靠舔食从鸭嘴兽妈妈腹部皮肤分泌出的乳汁成长。

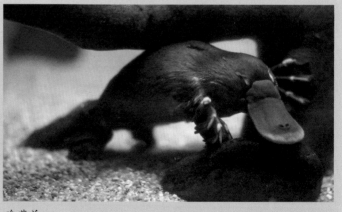

鸭嘴兽

相似与不同

神奇的节肢动物

大部分哺乳动物，幼崽和父母长得很像。然而有些动物在发育过程中，形态和构造会经历剧烈的变化，幼体和成体长得完全不一样，这种现象叫作变态。大多数无脊椎动物门类中都有进行变态的种类，脊椎动物只有鱼类和两栖类有变态现象。常见的会变态的动物有青蛙、蝴蝶、蜻蜓、蝉等。通过变态，动物变成成体的状态，同时它的生理特性、行为、活动方式等与幼体相比都发生了变化。这样可以使幼崽和父母不会同时受到环境巨变的影响，增加物种存续的可能性。

我们平常所说的昆虫指的是"动物界—节肢动物门—六足亚门—昆虫纲"的动物。节肢动物是身体分节、附肢也分节的动物。已知的节肢动物有100多万种，占动物总数的80%以上。而昆虫纲则是节肢动物门下种类和数量最多的一个纲。昆虫纲都有3对足，由头、胸、腹三个部分组成；节肢动物门下的蛛形纲则有4对足，由头胸部（前体）与腹部（后体）两个部分组成；甲壳纲有5对足，由头胸部与腹部组成；节肢动物门下还有多足亚门，这类动物都有很多对足以及细长的身体。举例来说，昆虫纲主要有蝴蝶、蜜蜂等；蛛形纲有蜘蛛类；甲壳纲有虾、螃蟹等；多足亚门有蜈蚣等。

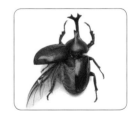

昆虫纲的独角仙

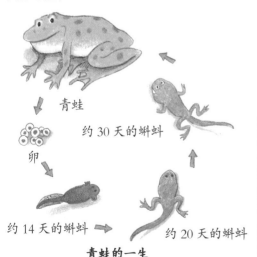

青蛙

约 30 天的蝌蚪

卵

约 14 天的蝌蚪

约 20 天的蝌蚪

青蛙的一生

多足亚门唇足纲的蜈蚣

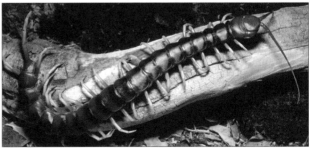

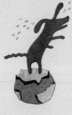

启明星科学馆

第一辑

生命科学

植物

池塘生物真聪明

小豆子长成记

植物吃什么长大?

花儿为什么这么美?

植物过冬有妙招

小种子去旅行

动物

动物过冬有妙招

动物也爱捉迷藏

集合! 热带草原探险队

动物交流靠什么?

上天入地的昆虫

哇, 是恐龙耶!

人体

小身体, 大秘密

不可思议的呼吸

人体细胞大作战

我们身体的保护膜

奇妙的五感

我们的身体指挥官

食物的旅行

扑通扑通, 心脏跳个不停

第二辑

地球与宇宙

环境

咳咳, 喘不过气啦!

垃圾去哪儿了?

脏水变干净啦

濒临灭绝的动植物

地球

天气是个淘气鬼

小石头去哪儿了?

火山生气啦!

河流的力量

大海! 我来啦

轰隆隆, 地震了!

地球成长日记

宇宙

地球和月亮的圆圈舞

太阳哥哥和行星小弟

坐着飞船游太空

生命科学

生物

机器人是生物吗?

谁被吃了?

物质科学

能量

寻找丢失的能量

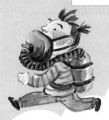

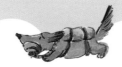

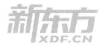

我们的身体指挥官

韩国好书工作室 / 著　　洪梅　南燕 / 译

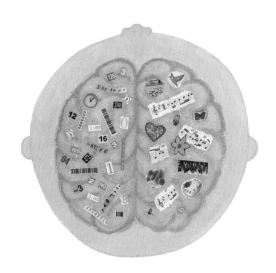

浙江教育出版社·杭州

每次吃饭时妈妈总会这样说："吃点炒蘑菇！吃点胡萝卜！喝点菠菜汤……这样头脑才会聪明。"

不想吃！

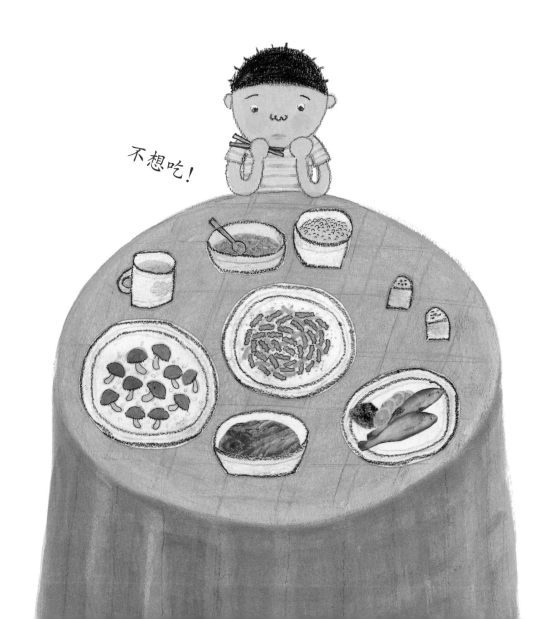

滑旱冰时妈妈总会这样说："一定要戴上头盔，这样头部才不会受伤。"

　　看来，在我们身体的各部位当中，头很重要。因为妈妈总是"头、头、头"地挂在嘴边。

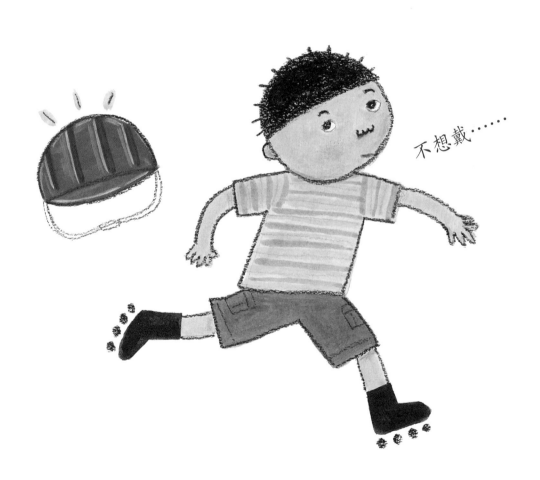

不想戴……

然而，还是发生了小事故。

我在滑旱冰时摔倒了，头撞到了地上，妈妈急忙带着我赶到了医院。

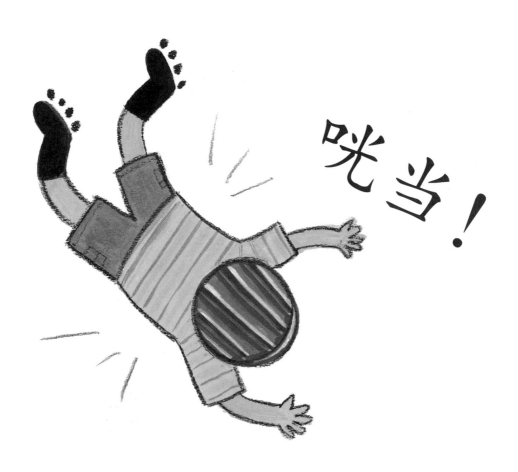

咣当！

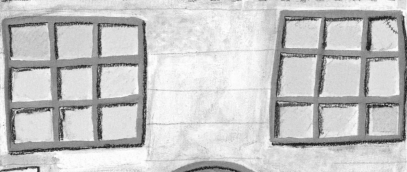

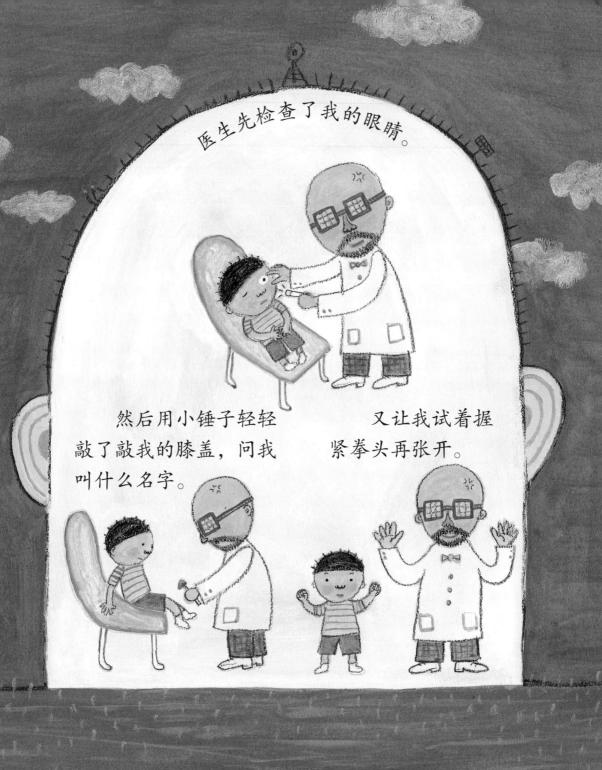

医生先检查了我的眼睛。

然后用小锤子轻轻敲了敲我的膝盖，问我叫什么名字。

又让我试着握紧拳头再张开。

我是撞到了头，为什么医生不检查头部却要检查其他部位呢？

"来，看看这张照片。这是 X 光下的头部照片。这是颅骨，颅骨里面是大脑。"

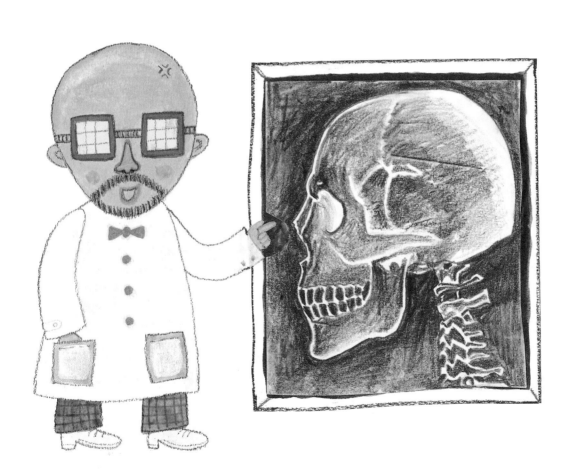

脑非常能干。思考、吃、喝、排泄、看、听、呼吸、运动……

可以说人们的一切活动都要受脑的支配。所以脑一旦受伤，就可能会导致双手无法屈伸，也可能会出现记不起自己名字的状况。

脑可以做很多事情哦！

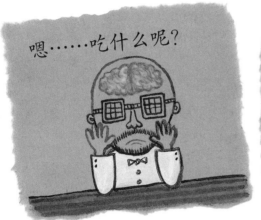

嗯……吃什么呢？

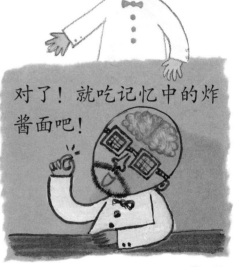

对了！就吃记忆中的炸酱面吧！

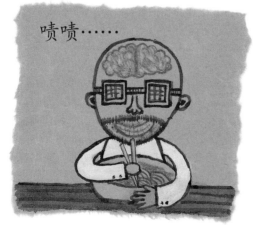

啧啧……

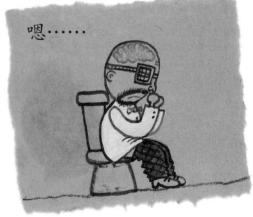

嗯……

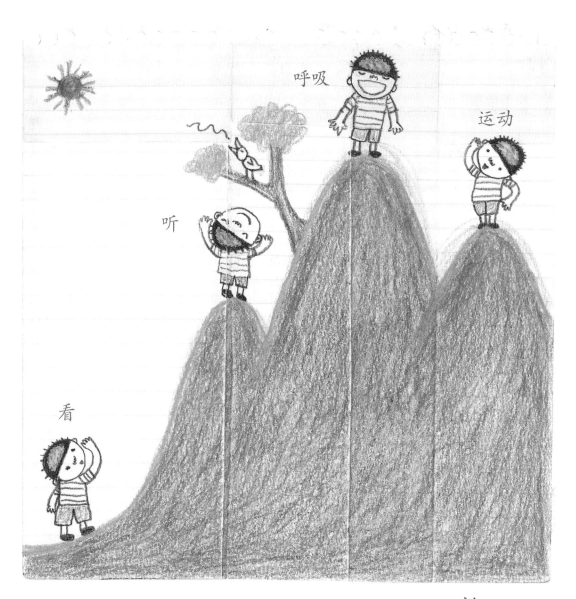

呼吸

运动

听

看

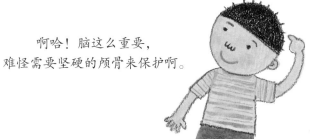

啊哈！脑这么重要，
难怪需要坚硬的颅骨来保护啊。

9

不过，为什么要用小锤子敲膝盖呢？
"啊，这是为了看脊髓有没有受伤啊。"
脊髓从脑里顺着脊椎骨向下笔直地伸展。

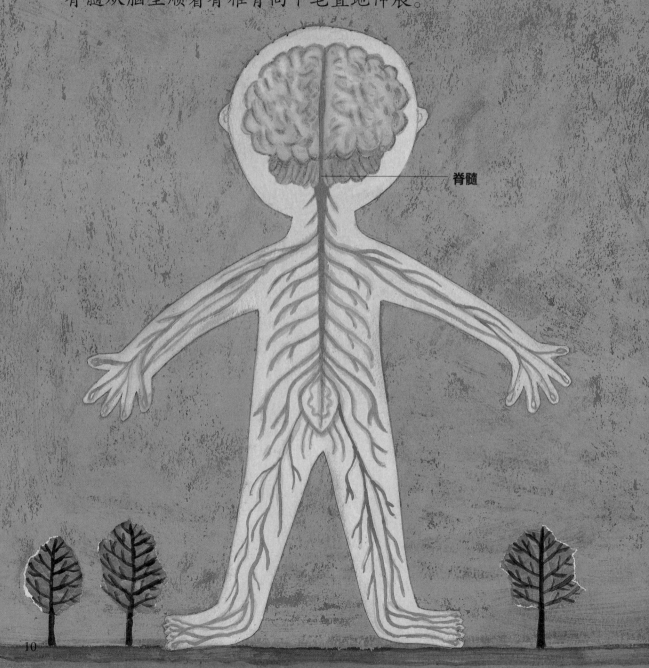

脊髓

脊髓中的神经伸展到全身各处，把身体各处的信息聚集起来传给脑，同时，也将脑中产生的信息传递到身体的每个角落，身体在脑的指挥下做出各种行动。

但有时无需脑，仅仅靠脊髓，我们的身体也可以动起来。

用小锤敲击膝盖时，腿会自动抬起，就属于这种情况，这是非条件反射。脊髓如果受伤，腿就不会自动抬起。

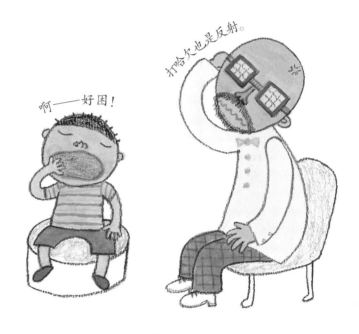

神经的传导速度比普通列车快
神经传递信息的速度超过 120 千米每小时，而普通火车的常规速度只有 100 千米每小时。

脑像果冻一样软乎乎的，幸好有坚硬的颅骨包裹着，否则脑很容易受伤。大脑皱巴巴的，满是褶皱，整体呈现出灰色。

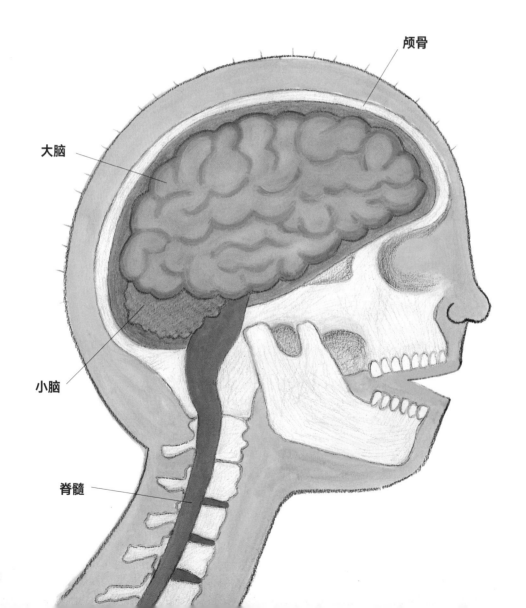

颅骨

大脑

小脑

脊髓

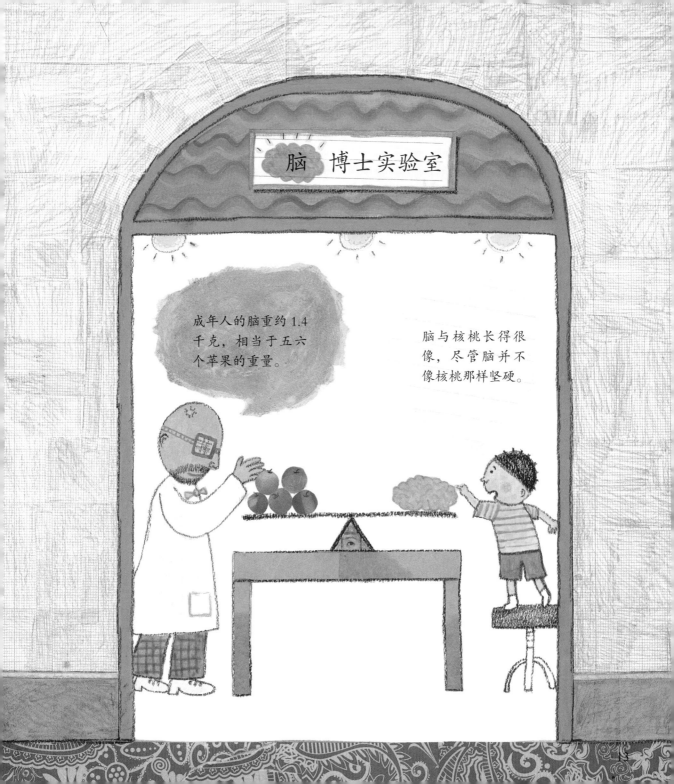

人脑分为大脑、小脑、间脑、脑干几部分。大脑体积很大，占据了脑的 75% 左右。脑的其他部分几乎都藏在了大脑的下面。

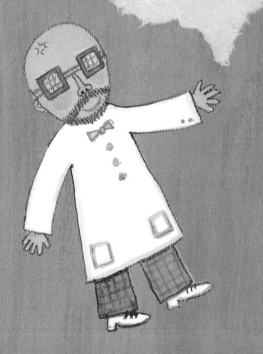

怎么样？
看到脑，有什么感想？

中脑
负责视觉和听觉。

脑桥
沟通大脑和小脑的信息。

14

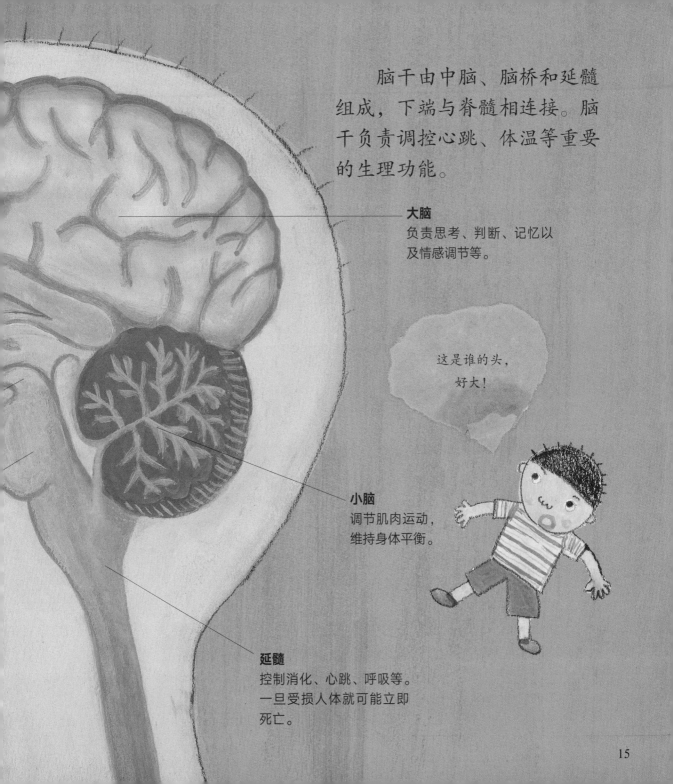

脑干由中脑、脑桥和延髓组成，下端与脊髓相连接。脑干负责调控心跳、体温等重要的生理功能。

大脑
负责思考、判断、记忆以及情感调节等。

这是谁的头，好大！

小脑
调节肌肉运动，维持身体平衡。

延髓
控制消化、心跳、呼吸等。一旦受损人体就可能立即死亡。

大脑分为左脑和右脑，左右脑负责的事情稍有不同。左脑负责我们右侧的身体，所以一旦左脑受伤，我们右侧的身体就无法自如地活动。

左脑
负责说、听、写、计算等。

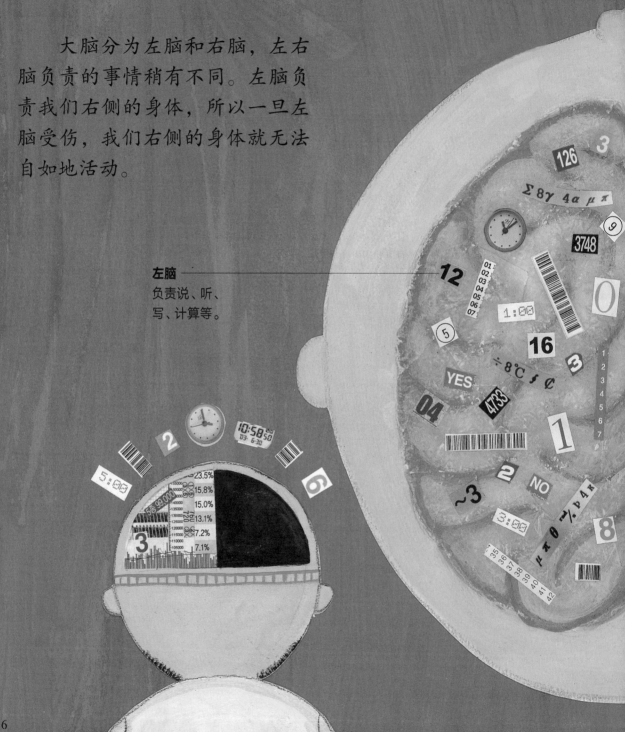

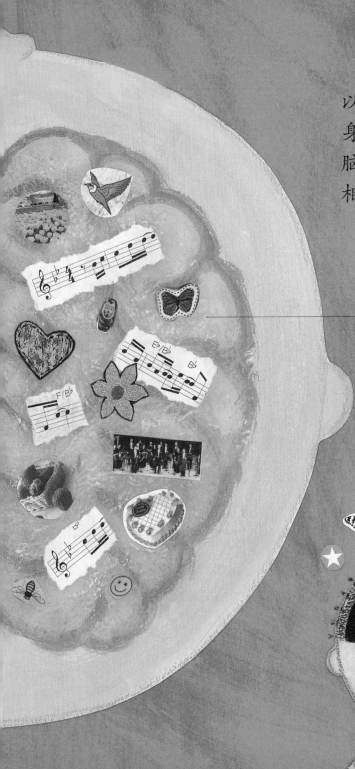

右脑负责左侧的身体。所以一旦右脑受伤，我们左侧的身体就无法自如地活动。左右脑通过胼（pián）胝（zhī）体相连，彼此配合工作。

右脑
负责绘画、演奏乐器、想象、感受喜悲等。

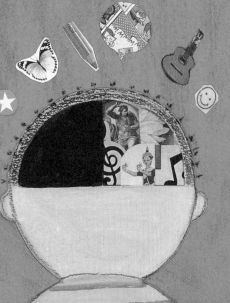

大脑的表层叫作大脑皮质。负责人们思考、感受、做出决定的部分就是大脑皮质。不同区域的大脑皮质有不同的功能。

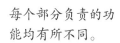

每个部分负责的功能均有所不同。

经常用额头撞东西的话，记忆力肯定会变差。

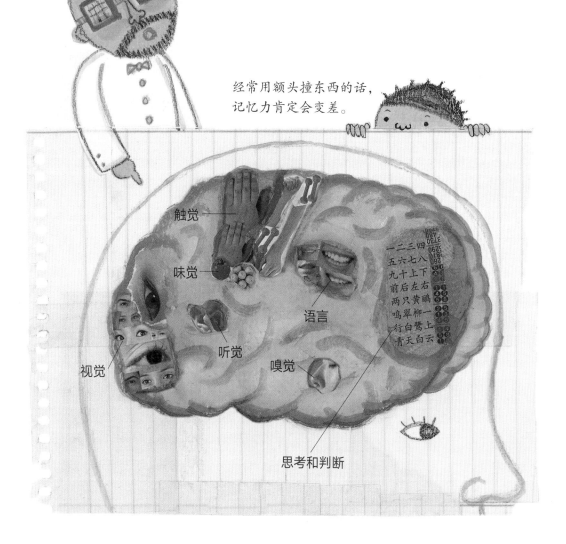

触觉

味觉

视觉

听觉

语言

嗅觉

思考和判断

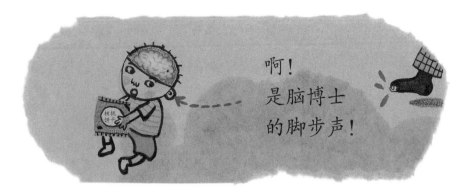

啊！
是脑博士
的脚步声！

① 耳朵接收到的信息通过感觉神经传递给脑。

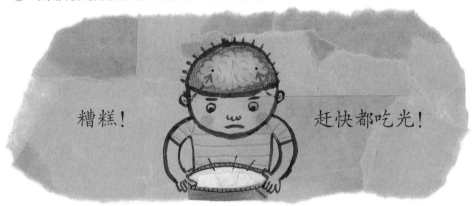

糟糕！

赶快都吃光！

② 脑进行思考判断。

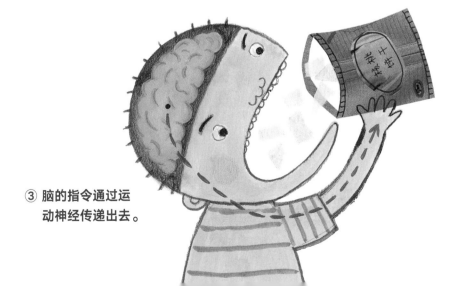

③ 脑的指令通过运
动神经传递出去。

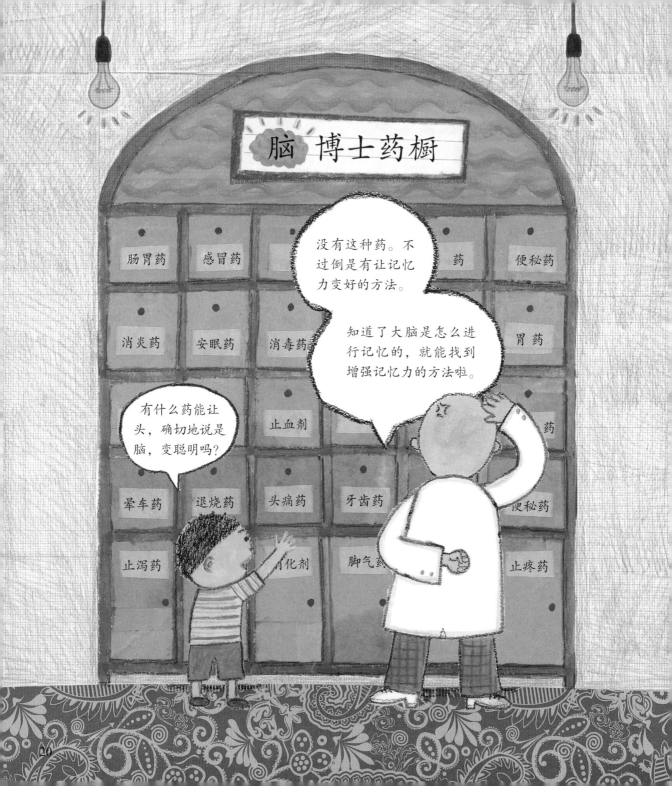

"我们从出生那一刻起就在学习。幼儿时期学习穿衣服、走路、说话；上学后学习读书、写字。脑负责学习和记忆，但脑并不能记住所有学过的东西。有些东西转眼就会忘掉，有些东西则能长久记忆。"

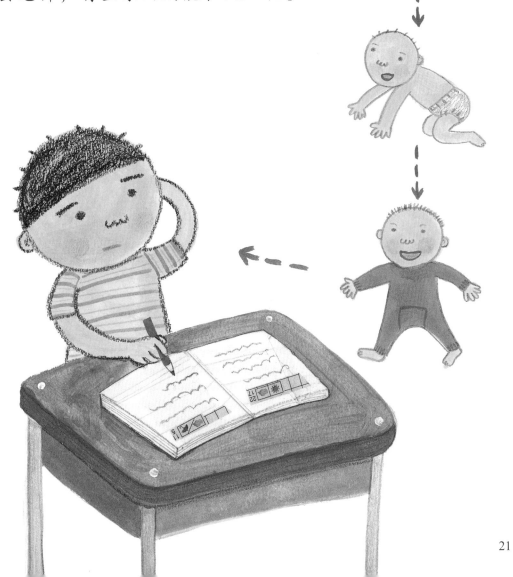

"短暂的转瞬即忘的记忆叫作短期记忆，能保持较长时间的记忆，叫作长期记忆。我认为对自己很重要的事情，记得时间会比较长。"

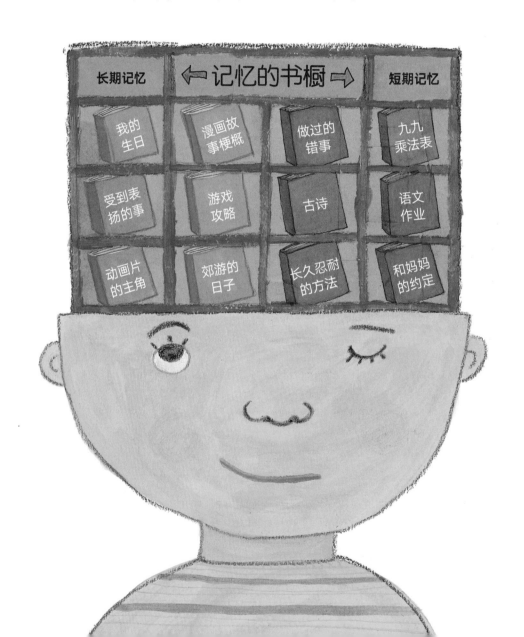

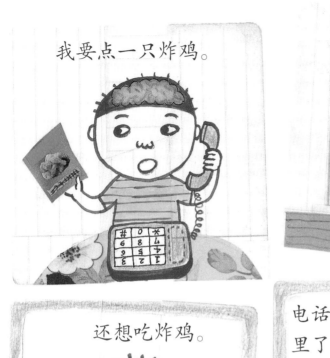

我要点一只炸鸡。

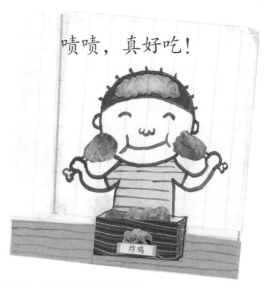

喷喷，真好吃！

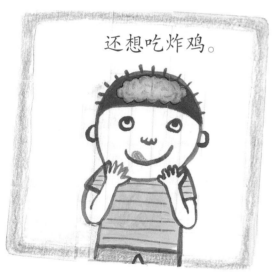

还想吃炸鸡。

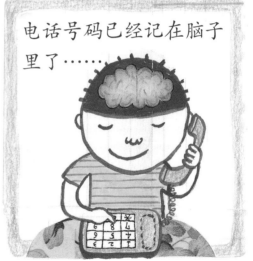

电话号码已经记在脑子里了……

　　"短期记忆很快就会消失，大约 18 秒之后就会忘得差不多了。但是不断巩固，短期记忆也可以变为长期记忆。"

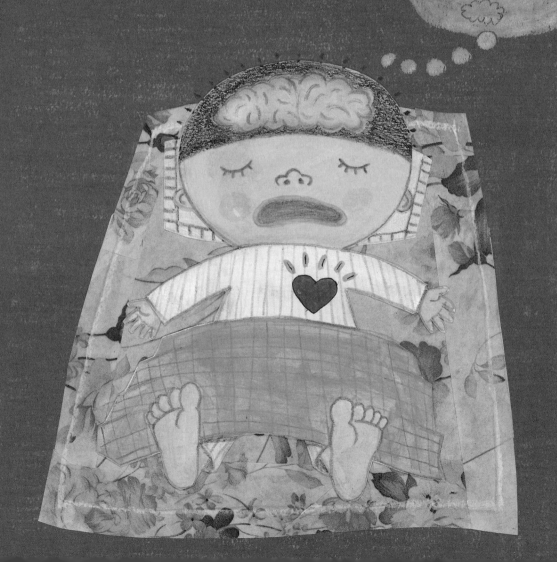

"高质量的睡眠也有助于记忆。因为在我们睡觉时，脑会将之前获得的信息进行整合。睡着的时候身体其实还在忙碌，心脏在跳动，呼吸也没有停止，脑也在活动。梦就是脑活动的结果。"

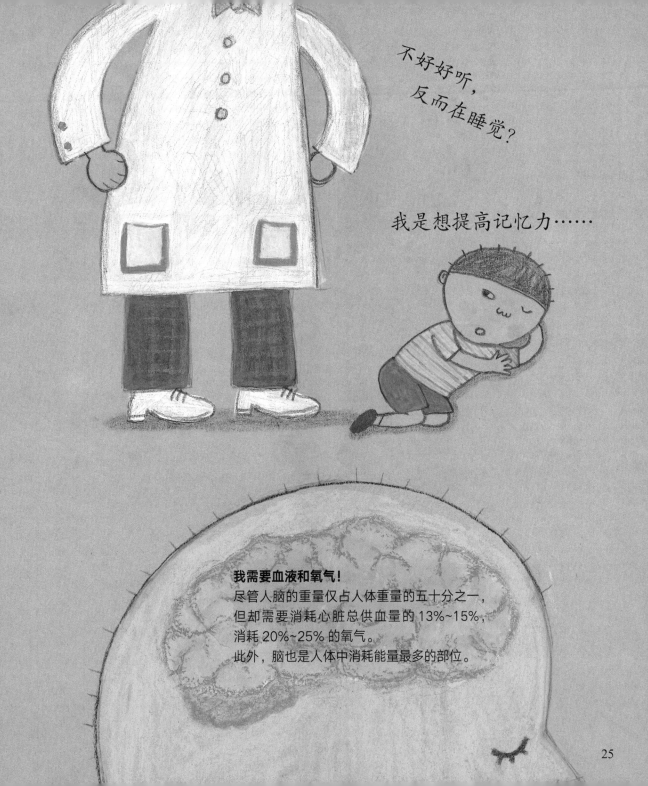

不好好听，
反而在睡觉？

我是想提高记忆力……

我需要血液和氧气！
尽管人脑的重量仅占人体重量的五十分之一，
但却需要消耗心脏总供血量的 13%~15%，
消耗 20%~25% 的氧气。
此外，脑也是人体中消耗能量最多的部位。

25

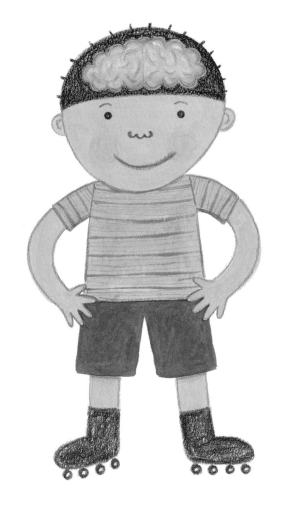

　　我们身体里的每一个器官都非常重要，但其中最重要的还是脑。如果没有脑，我们就什么也做不了。脑是我们的身体指挥官。

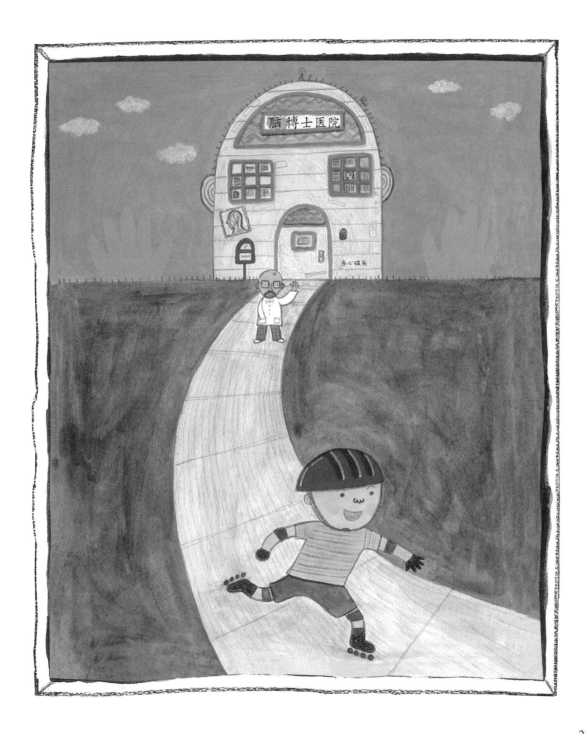

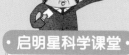

脑的构造与功能

让我们一起来了解一下脑的构造和功能吧。

脑力大比拼 1

脑都有什么功能呢?

人脑由大脑、小脑、脑干等组成。让我们一起来了解一下它们各自的功能。

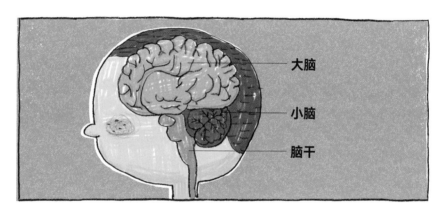

① 当球飞过来时,(　　　　　)会做出判断避开球。

② 控制手脚运动的脑是(　　　　　)。

③ 由暗处进入到亮处时,(　　　　　)会调节眼球的瞳孔大小。

　　人脑可以分为大脑、小脑、脑干和间脑。大脑负责与思考、情感相关的功能,小脑负责与身体运动相关的功能,脑干负责眼球运动、呼吸等生理功能,间脑对维持和调节意识状态起重要作用。

答案:①大脑 ②小脑 ③脑干

大脑的功能是什么？

大脑分为左脑和右脑。让我们一起来了解一下左右脑的功能。

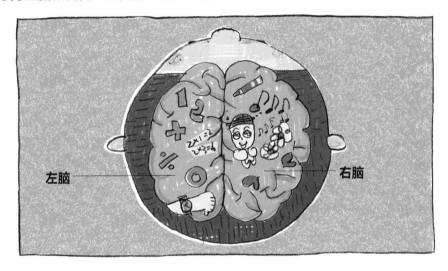

左脑　　　　　右脑

① 如果左脑受伤，身体的（右侧　左侧）就无法自如地活动。

② 如果右脑受伤，身体的（右侧　左侧）就无法自如地活动。

③ 英英能够熟练地背诵九九乘法表，乘法也学得很好，所以他的（左　右）脑比较发达。

④ 秀敏弹得一手好钢琴，看到悲伤的电影会伤心地哭，所以她的（左　右）脑比较发达。

⑤ 左右脑的功能（相同　不同）。

　　左脑负责右侧身体的活动，以及语言、计算等逻辑性的思考；右脑负责左侧身体的活动，以及美术、音乐等艺术与感性的部分。

答案：①右侧　②左侧　③左　④右　⑤不同

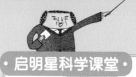
脑力大比拼 3

刺激是怎样传递到脑部的呢？

高尔夫选手要把球打进洞里。让我们了解一下这个过程中人体是怎样工作的吧。

① 通过感觉器官（眼睛　耳朵）来确定到球洞的距离。

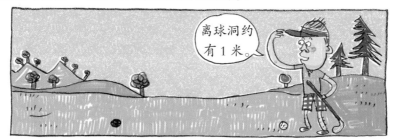

② 信息通过（感觉　运动）神经传递到大脑。

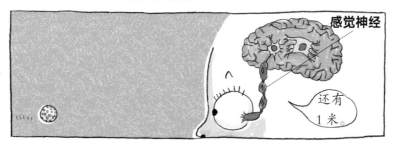

③ （脑　心脏）进行判断并下达指令。

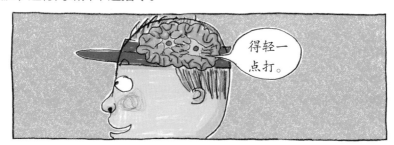

答案：①眼睛　②感觉　③脑

❹ 指令通过（感觉　运动）神经传到手臂肌肉。

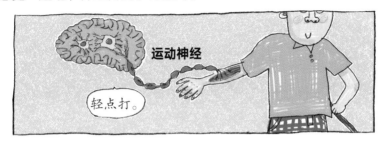

❺（手臂　腿部）肌肉运动，击球入洞。

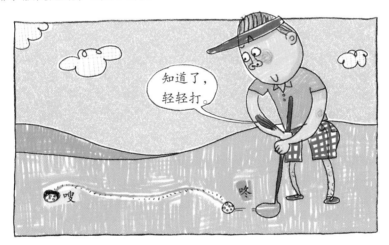

　　将我们看到、听到、感知到的所有感觉传递到脑部的神经叫作"感觉神经"。脑接收到感觉神经传递来的信息后做出判断，然后下达如何行动的指令。将脑下达的指令传递出去的神经叫作"运动神经"。依照脑的指令，我们的身体会做出相应的行动。

答案：❹运动　❺手臂

无所不知的脑

脑能迅速理解周边的事情，并决定如何行动。我们思考、说话、歌唱等一切行为都源于脑的指令。现在，各位的脑在做什么呢？

· 脑是我们身体的总司令

人类可以做出其他动物无法做出的行为，例如思考、判断、艺术创造等，这是因为人类的脑最为发达。脑是我们身体的总司令，不用说思考判断和艺术创造，就连拿起一双小小的筷子都要受到脑的指挥。看、听、尝、呼吸、睡觉……我们生活里的一切行为无不受到脑的干预。悲伤、喜悦等情感，其实也是由脑感受到的。

· 连接脑和身体的神经

脑里聚集着无数个名为神经元的神经细胞，它们连在一起组成神经。

像看、听、尝等这些由身体去感受的行为叫作感觉。将这些感觉传递到脑部的神经叫作感觉神经。脑接收这些信息做出判断后下达各种行动的指令。将脑下达的指令传递到身体各处的神经叫作运动神经。身体根据这些指令做出行动。

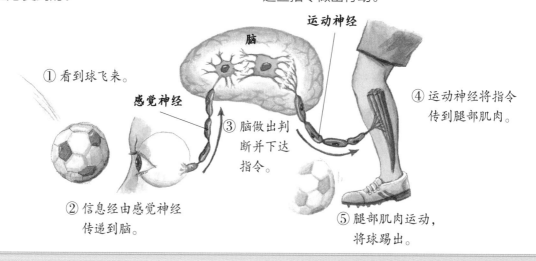

运动神经

脑

① 看到球飞来。

感觉神经

③ 脑做出判断并下达指令。

④ 运动神经将指令传到腿部肌肉。

② 信息经由感觉神经传递到脑。

⑤ 腿部肌肉运动，将球踢出。

保护身体远离危险的神经反射

当手指碰触到滚烫的物体时，我们会不假思索地迅速把手移开。类似这样，我们身体自动做出行动的现象就是神经反射。有些神经反射的发生是没有意识的，不经过思考或者规划，无需大脑活动的参与。

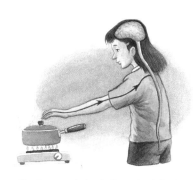

①刺激顺着感觉神经传到脊髓。

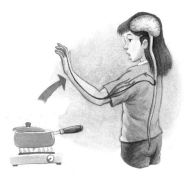

②按照脊髓的指令自动缩回手。

神经的必经之路——脑和脊髓

神经系统分为中枢神经系统和周围神经系统两大部分。前者由脑和脊髓组成，后者遍布躯体及内脏。周围神经可根据连于中枢的部位不同，分为连于脑的脑神经和连于脊髓的脊神经；脑神经有 12 对，脊神经有 31 对。

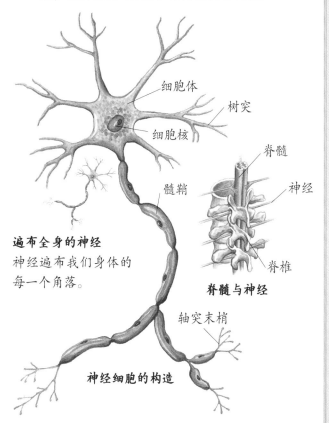

细胞体

树突

细胞核

髓鞘

遍布全身的神经
神经遍布我们身体的每一个角落。

脊髓

神经

脊椎

脊髓与神经

轴突末梢

神经细胞的构造

动物都有脑吗?

并不是所有动物都有脑，水母只有神经而没有形成脑。脊椎动物的神经主要聚集在背部和头部，形成了脊髓和脑。越是进化完全的高等动物，脑在身体里所占的体积越大。

鲸的脑重约8000克，大象的脑重约5000克，人脑只有1500克，看起来人脑似乎很轻。然而鲸和大象的脑约占体重的两千分之一，人脑占体重则高达五十分之一。从这个角度说，人脑可谓是相当"重"了。

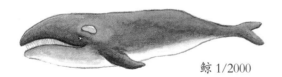

鲸 1/2000

对头脑有益的食物

脑活动所需的能量不仅有葡萄糖，还有蛋白质、维生素等多种营养物质。对脑有益的食物有胡萝卜、菠菜等深色的蔬菜及豆类。鸡蛋、牛奶也对大脑有益。当然，并不是只吃这些食物就足够了。只有均衡饮食，才能身体健康，头脑聪明。

脑的重量占总体重的比重

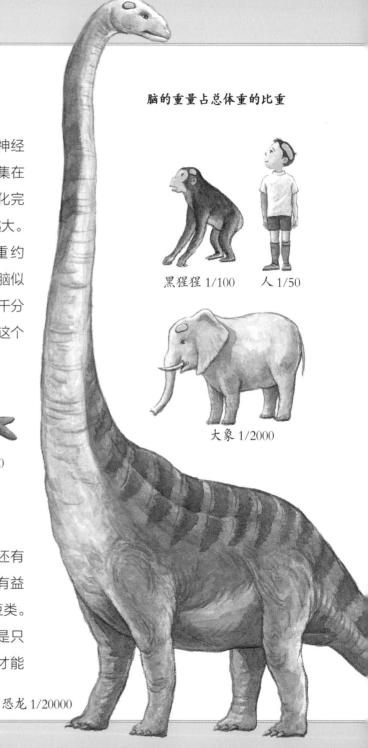

黑猩猩 1/100　　人 1/50

大象 1/2000

恐龙 1/20000

· 如何让大脑更灵活

想要身体强壮，多进行体育锻炼是个好法子。那么，想要思维敏捷，大脑灵活，有什么好方法吗？事实上，适度的体育锻炼对脑也有好处，能提高脑的活跃度，改善情绪。除此之外，多读书，学习下棋、魔方等等，试着做一些你从未做过的事情，都可能会对脑有帮助。良好的休息和睡眠对脑正常开展工作也很重要，长期熬夜休息不好，人类的认知水平、注意力、反应速度、记忆力等功能会全线下降，还会增加出现不良情绪的风险，使人们感觉更焦虑、抑郁。

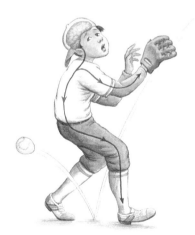

多进行体育锻炼，大脑会更灵活。

· 保护重要的脑

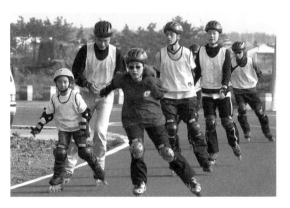

人脑被坚硬的颅骨包裹着，但是颅骨并不是坚不可摧的。走路跌了一跤，摔了脑袋，头部就可能会出现擦伤、青肿，这一般是头皮受伤了，是最常见且较好处理的头部受伤，注意冷敷、不用力揉搓就可以。

但是可千万别对所有头部受伤都掉以轻心。有时，头部受伤后人会出现短暂的意识混乱或记忆丢失，头痛或呕吐，也可能出现头晕，这些症状有可能持续数周。这种情况极有可能是脑震荡。因此，我们经常看到，在滑雪、轮滑等较为危险的竞技运动中，选手们都会戴着头盔来保护大脑。

脑部受伤最严重时会导致死亡。我们在生活中一定要保护好自己的脑呀。

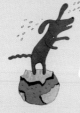

启明星科学馆

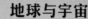

第一辑

生命科学

植 物
池塘生物真聪明
小豆子长成记
植物吃什么长大?
花儿为什么这么美?
植物过冬有妙招
小种子去旅行

动 物
动物过冬有妙招
动物也爱捉迷藏
集合! 热带草原探险队
动物交流靠什么?
上天入地的昆虫
哇, 是恐龙耶!

人 体
小身体, 大秘密
不可思议的呼吸
人体细胞大作战
我们身体的保护膜
奇妙的五感
我们的身体指挥官
食物的旅行
扑通扑通, 心脏跳个不停

第二辑

地球与宇宙

环 境
咳咳, 喘不过气啦!
垃圾去哪儿了?
脏水变干净啦
濒临灭绝的动植物

地 球
天气是个淘气鬼
小石头去哪儿了?
火山生气啦!
河流的力量
大海! 我来啦
轰隆隆, 地震了!
地球成长日记

宇 宙
地球和月亮的圆圈舞
太阳哥哥和行星小弟
坐着飞船游太空

生命科学

生 物
机器人是生物吗?
谁被吃了?

物质科学

能 量
寻找丢失的能量

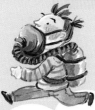

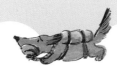

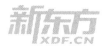

花儿为什么这么美?

韩国好书工作室 / 著   洪梅 南燕 / 译

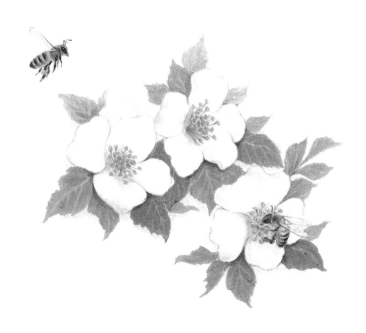

浙江教育出版社 · 杭州

扫码听音频

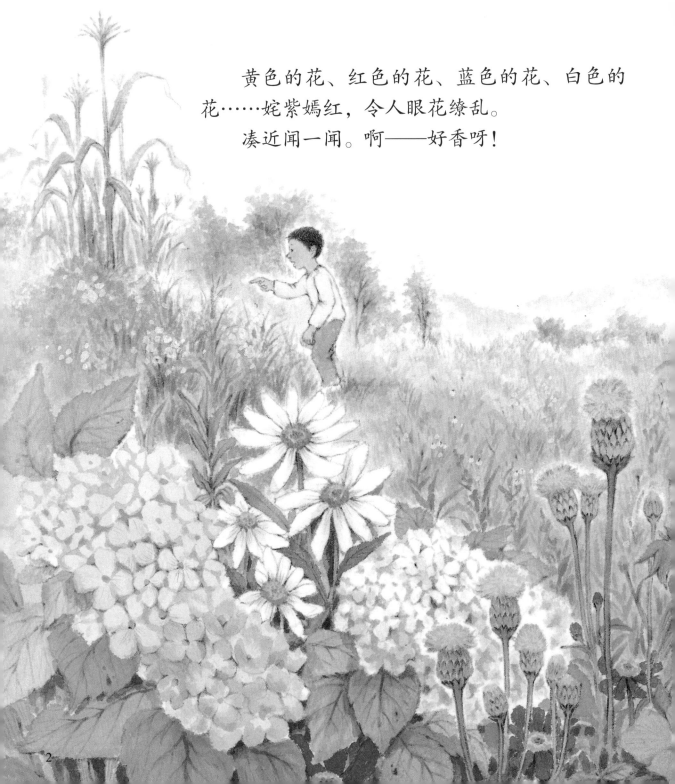

黄色的花、红色的花、蓝色的花、白色的花……姹紫嫣红，令人眼花缭乱。

凑近闻一闻。啊——好香呀！

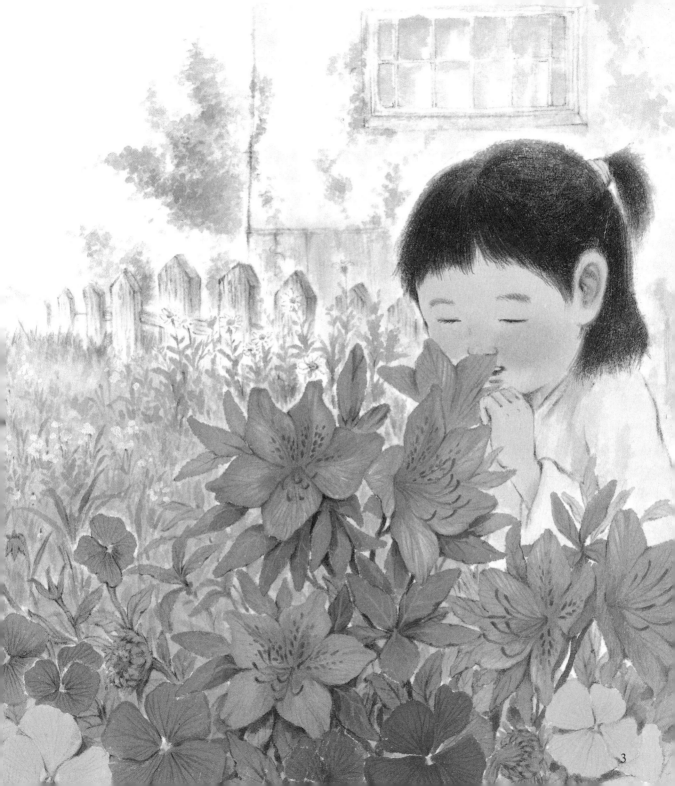

3

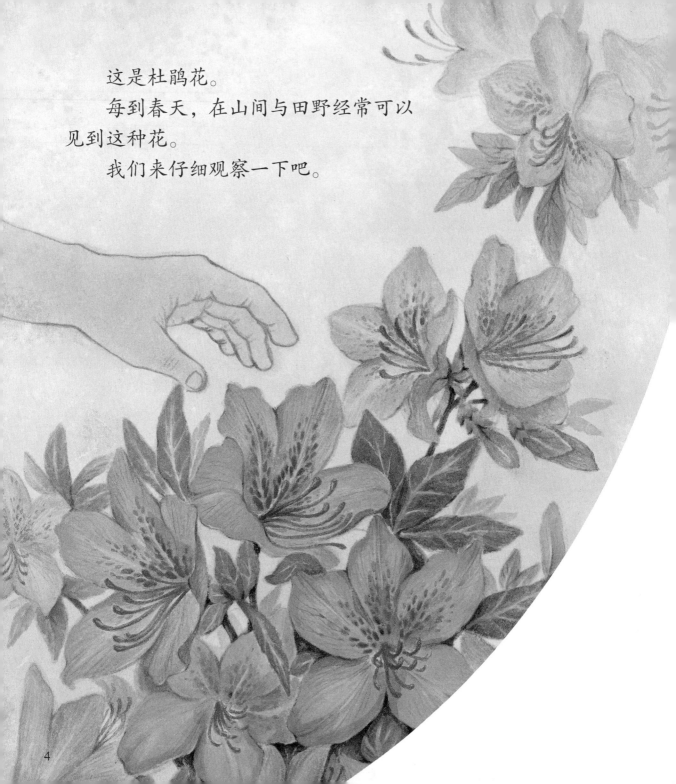

这是杜鹃花。

每到春天，在山间与田野经常可以见到这种花。

我们来仔细观察一下吧。

杜鹃花的外形

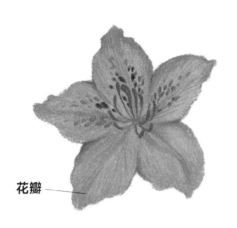

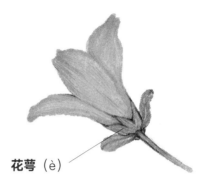

花萼（è）

花瓣的下面长着小小的花萼。

花瓣

杜鹃花有 5 片花瓣，颜色非常鲜艳，
在草丛中一眼就能看到它们。

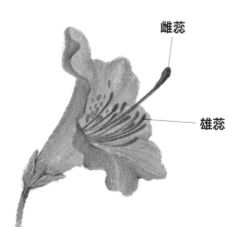

雌蕊

雄蕊

在花的中间长着一根长长的雌蕊。
雌蕊边上围绕着 10 根雄蕊。

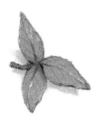

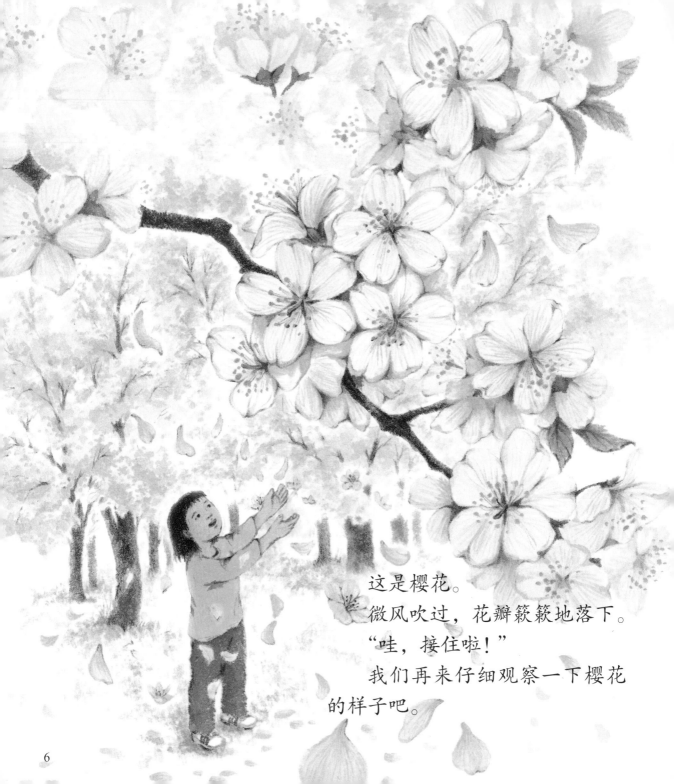

这是樱花。

微风吹过，花瓣簌簌地落下。

"哇，接住啦！"

我们再来仔细观察一下樱花
的样子吧。

樱花的外形

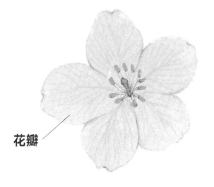

花瓣

樱花一般有 5 片花瓣，但一些特殊品种的花瓣能多达十几片。花瓣起到保护雌蕊与雄蕊的作用。

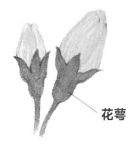

花萼

在花蕾完全盛开之前，花萼起到保护花蕾的作用。

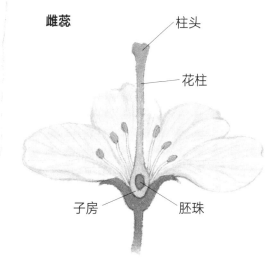

雌蕊

柱头

花柱

子房　　胚珠

雌蕊由柱头、花柱、子房（内有胚珠）等部位组成，胚珠接受花粉后就会发育成种子。

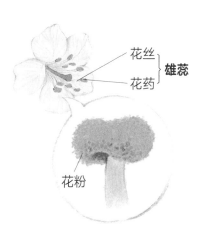

花丝

雄蕊

花药

花粉

雄蕊负责生产花粉。确切地说，花粉是由雄蕊的花药产生的。

这时，不知从哪儿飞来了许多蜜蜂和蝴蝶。它们一定是被花的香气与缤纷的色彩吸引来的。

花儿的美丽和芬芳可不是为了取悦人类，而是为了吸引蜜蜂、蝴蝶等昆虫。

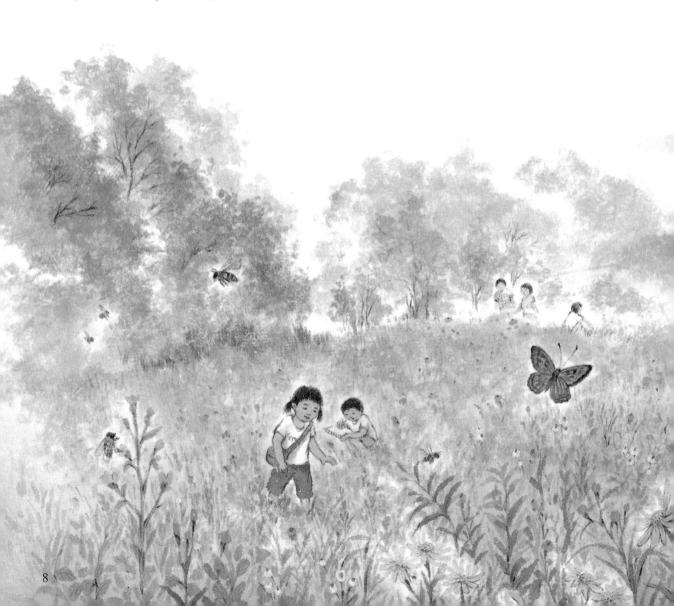

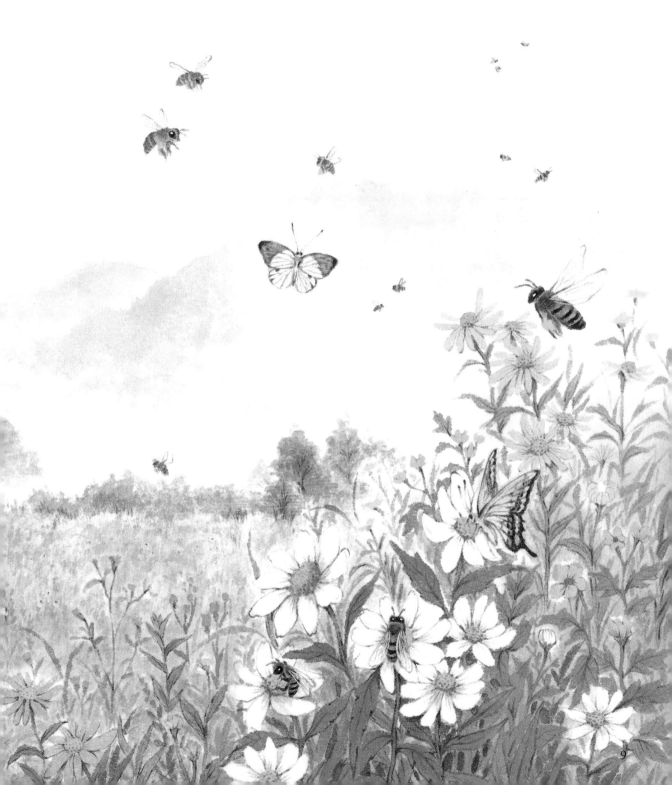

花只有结出种子，才能繁衍后代，延续物种。

想结出种子，先要完成授粉，也就是把雄蕊的花粉传到雌蕊的柱头上。花没有胳膊，无法自己传播花粉，得找帮手才行，因此就要把蜜蜂吸引来。

花向蜜蜂提供花蜜，作为交换，蜜蜂帮花传播花粉。这种方式叫作异花传粉。

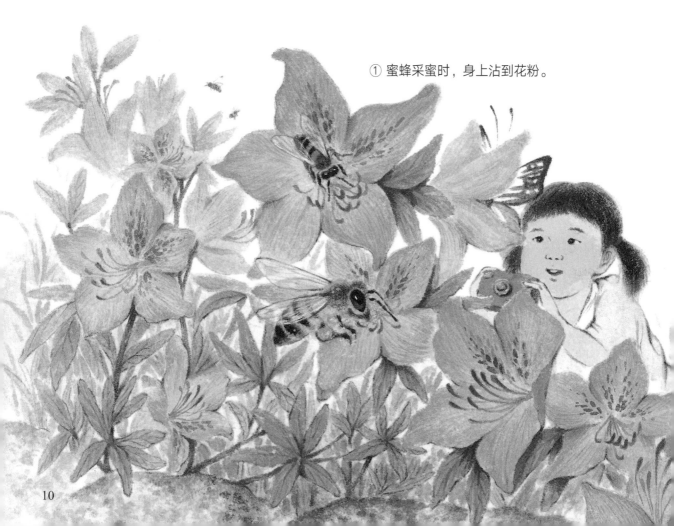

① 蜜蜂采蜜时，身上沾到花粉。

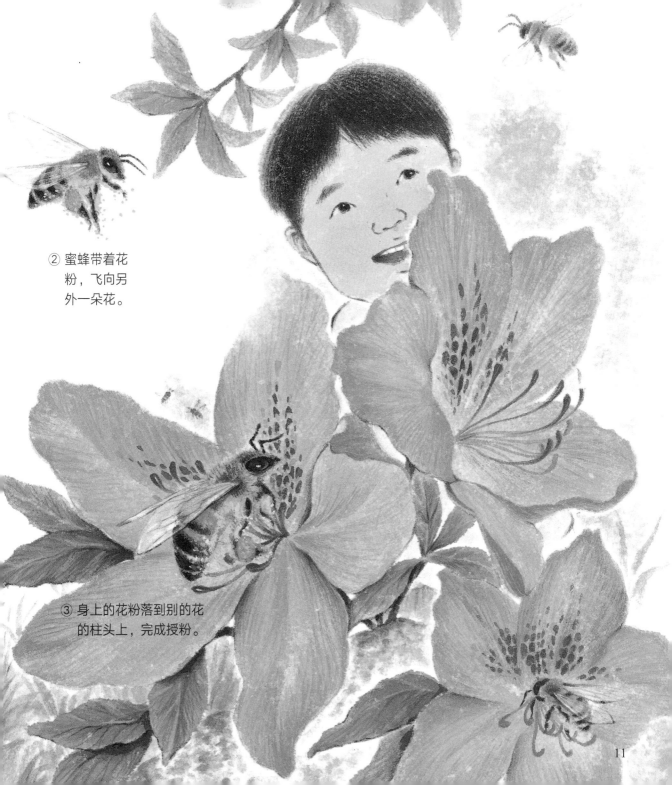

② 蜜蜂带着花粉，飞向另外一朵花。

③ 身上的花粉落到别的花的柱头上，完成授粉。

花粉粒到达柱头后，萌发形成花粉管，接着开始了受精的过程。

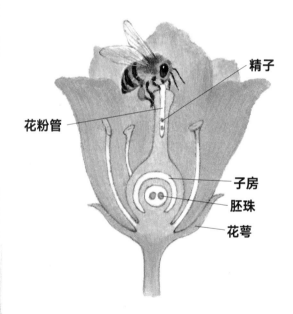

精子

花粉管

子房

胚珠

花萼

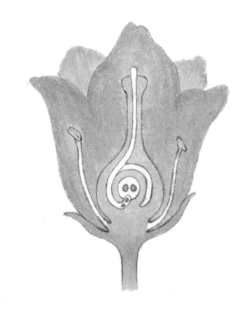

1 花粉落到柱头上以后，会长出花粉管。花粉管穿过花柱，进入子房，到达胚珠。

2 花粉中的精子沿着花粉管进入子房，与胚珠中的卵细胞结合。这个过程被称为受精。

受精后的胚珠才能发育成种子。

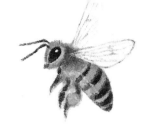

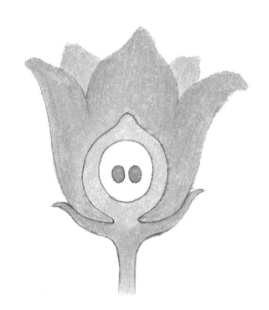

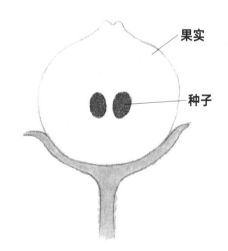

果实

种子

3 受精完成后，子房与胚珠开始发育。

4 花瓣凋谢，胚珠长大变成种子，子房长大变成果实。

如果没有花，很多植物就无法繁殖后代。因此，我们不能因为花漂亮就随意采摘。

　　大家是不是很少见到绿色的花？

　　那是因为如果花与叶子颜色太相近，就不够显眼，很难吸引蜜蜂、蝴蝶等昆虫，从而影响传粉。

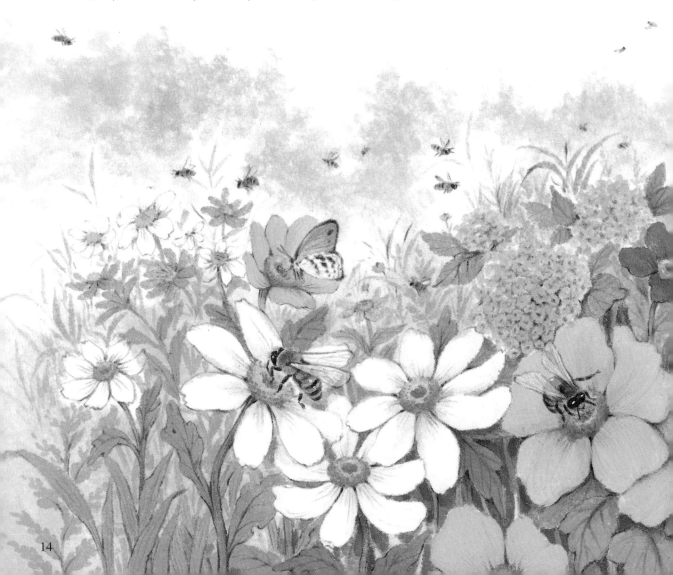

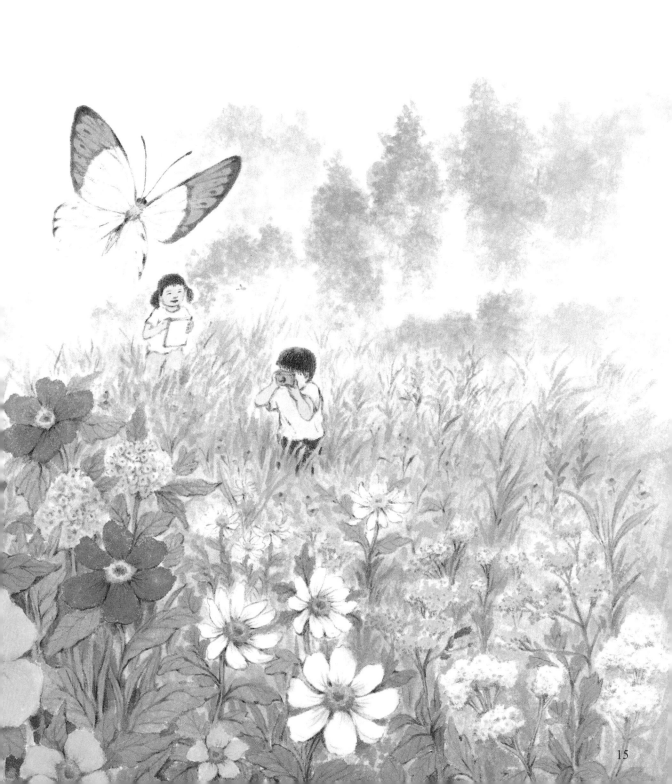

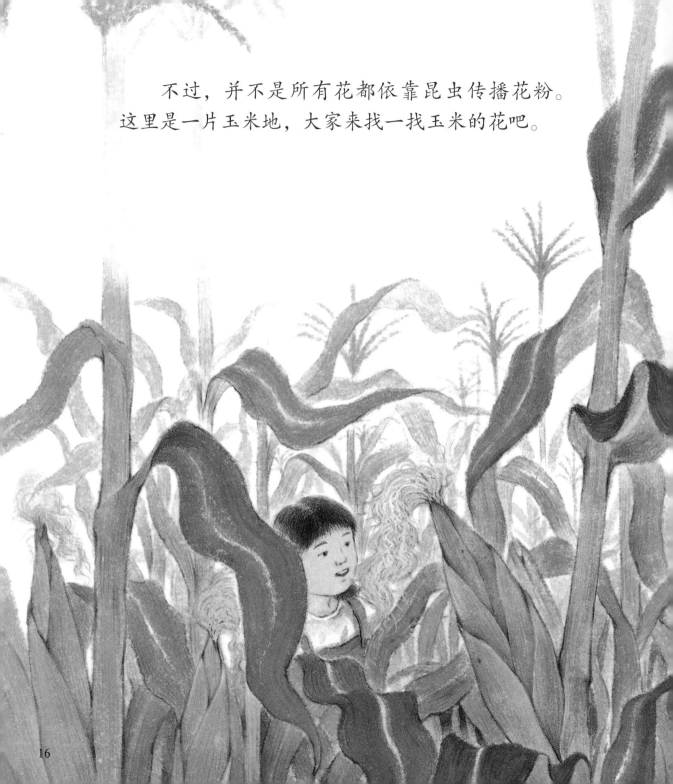

不过，并不是所有花都依靠昆虫传播花粉。
这里是一片玉米地，大家来找一找玉米的花吧。

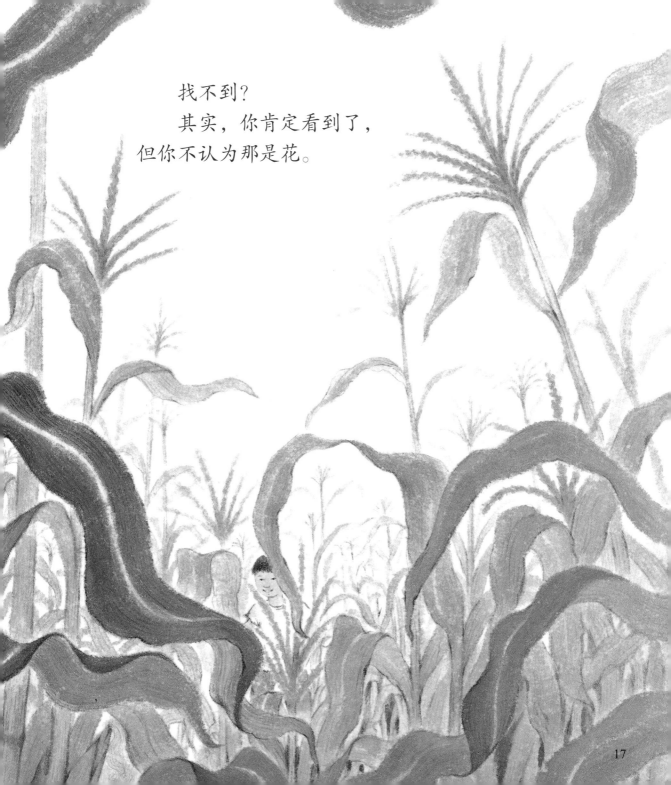

找不到？

其实，你肯定看到了，
但你不认为那是花。

17

因为，它们看起来一点都不像花。

玉米须就是雌花，而玉米秆顶端的穗是雄花。

玉米的花没有花瓣和花萼——雌花只有雌蕊，雄花只有雄蕊。

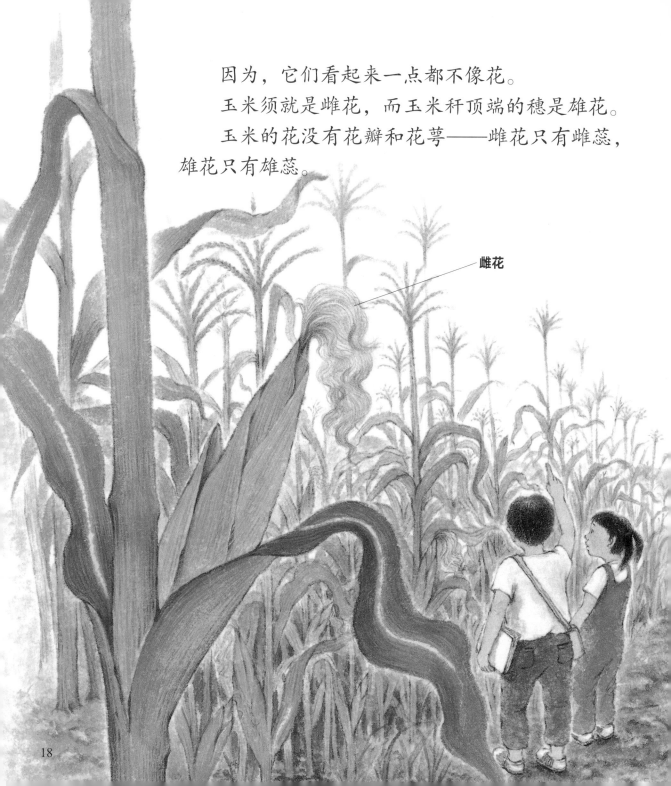

雌花

玉米的花既不美，也不香，因此
无法靠吸引昆虫来完成授粉。

那么，这些花是怎么授粉的呢？

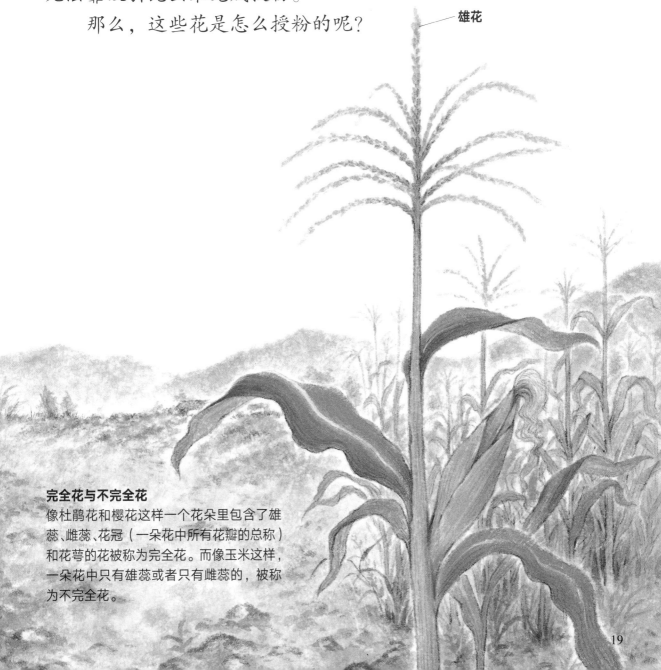

雄花

完全花与不完全花

像杜鹃花和樱花这样一个花朵里包含了雄
蕊、雌蕊、花冠（一朵花中所有花瓣的总称）
和花萼的花被称为完全花。而像玉米这样，
一朵花中只有雄蕊或者只有雌蕊的，被称
为不完全花。

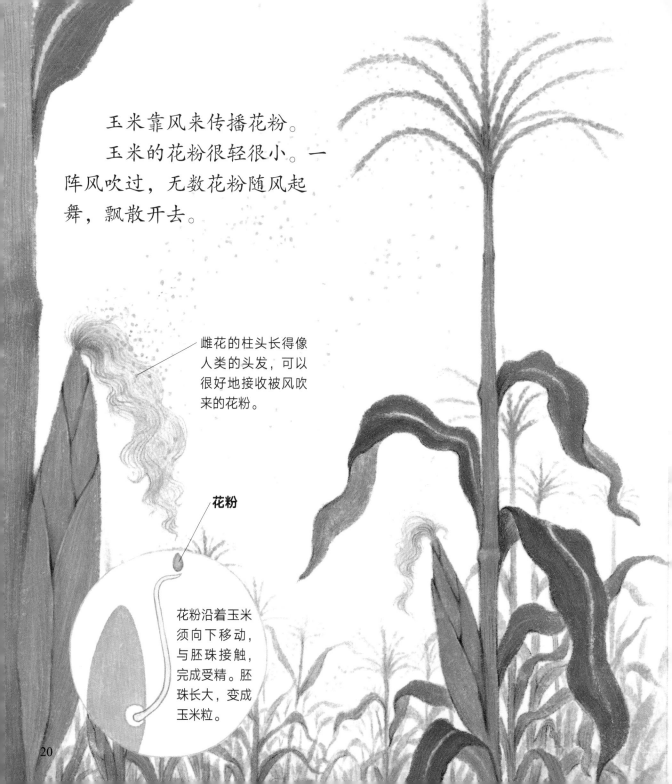

玉米靠风来传播花粉。

玉米的花粉很轻很小。一阵风吹过，无数花粉随风起舞，飘散开去。

雌花的柱头长得像人类的头发，可以很好地接收被风吹来的花粉。

花粉

花粉沿着玉米须向下移动，与胚珠接触，完成受精。胚珠长大，变成玉米粒。

20

依靠风力传播花粉的植物

以风作为传粉的媒介，叫作风媒。大麦、松树、水稻等都是依靠风力传播花粉的风媒植物。

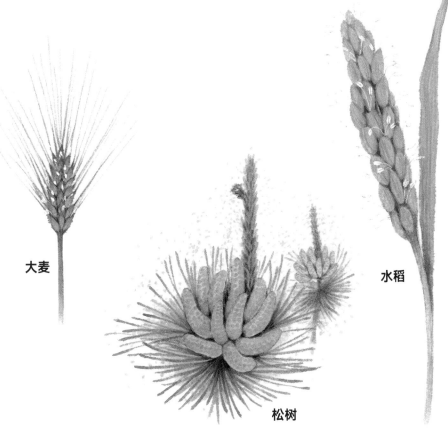

大麦

松树

水稻

雌花与雄花分开生长的植物

同一株玉米上的雄花比雌花早两天开花，并在雌花开花前就把花粉全部传播出去了，因此不会出现同一植株授粉的情况。

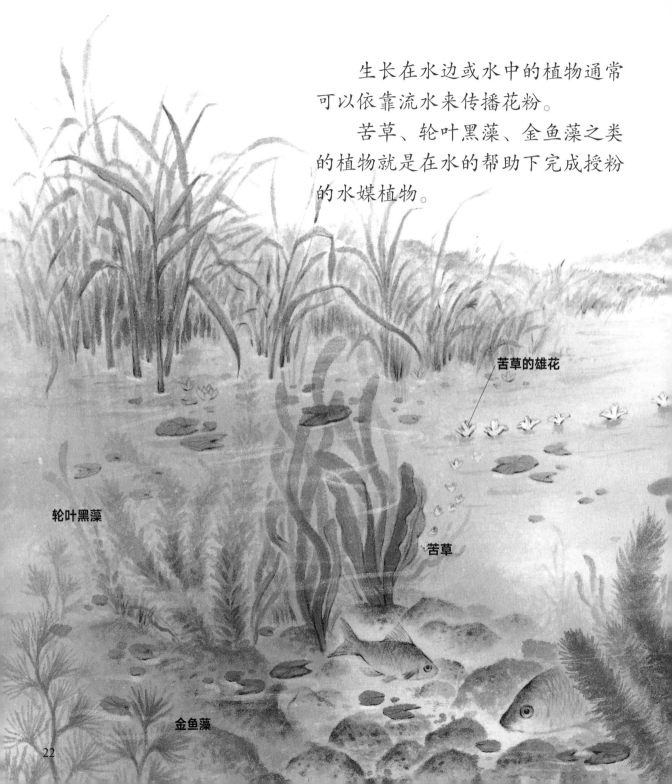

生长在水边或水中的植物通常可以依靠流水来传播花粉。

苦草、轮叶黑藻、金鱼藻之类的植物就是在水的帮助下完成授粉的水媒植物。

苦草的雄花

轮叶黑藻

苦草

金鱼藻

22

苦草

雄花成熟后从花柄脱落，浮升到水面开放。同时，雌花的花柄迅速延长，把雌花顶出水面。两种花在水面相遇，柱头和花药接触，完成传粉。之后雌花的花柄会重新卷曲成螺旋状，把雌蕊带回水底，进一步发育成果实和种子。

————**苦草的雌花**

睡莲依靠昆虫传粉

通过昆虫传播花粉，叫作虫媒。睡莲虽然开在水中，但依靠昆虫传播花粉。

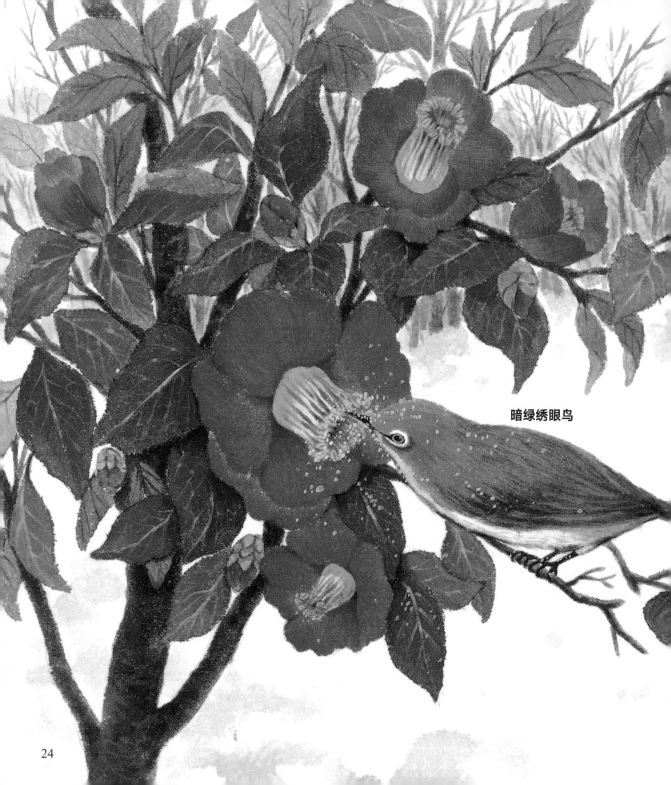

暗绿绣眼鸟

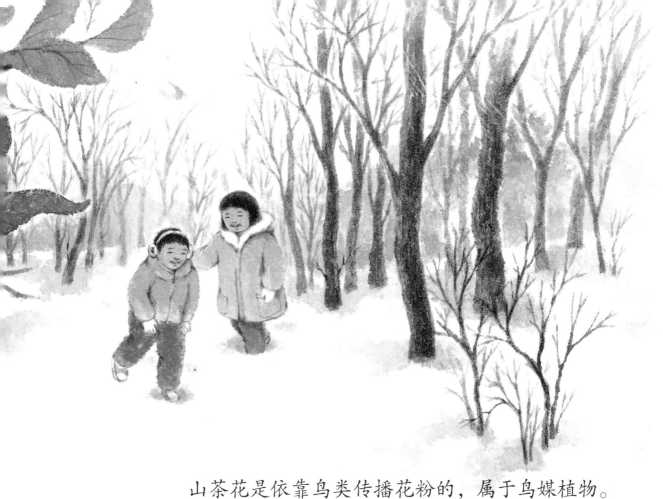

　　山茶花是依靠鸟类传播花粉的，属于鸟媒植物。

　　冬天天气寒冷，昆虫难以生存，鸟类就成了传播花粉的主力。

　　鸟在高空中飞行，根本闻不到花香。山茶花几乎没有香气，但是它会用大大的红色花朵来吸引鸟类。

　　暗绿绣眼鸟常来吸吮山茶花的花蜜，它的脸颊或身上会黏附很多花粉，从而起到传粉的作用。

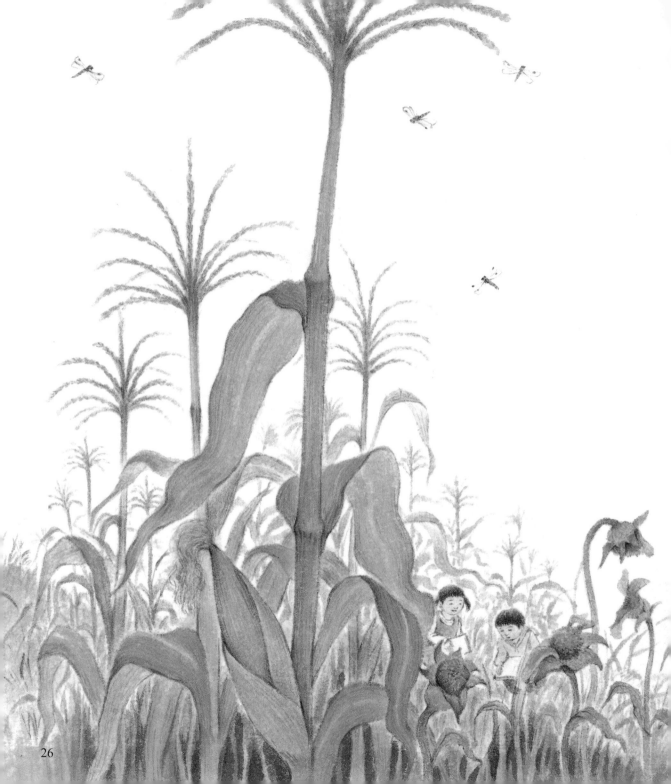

花朵为昆虫和鸟儿提供美味的花蜜，昆虫和鸟儿在饱餐之余帮助花朵传播花粉。

花凋零后长出种子，继续借助自然的力量传播、繁衍，生生不息。

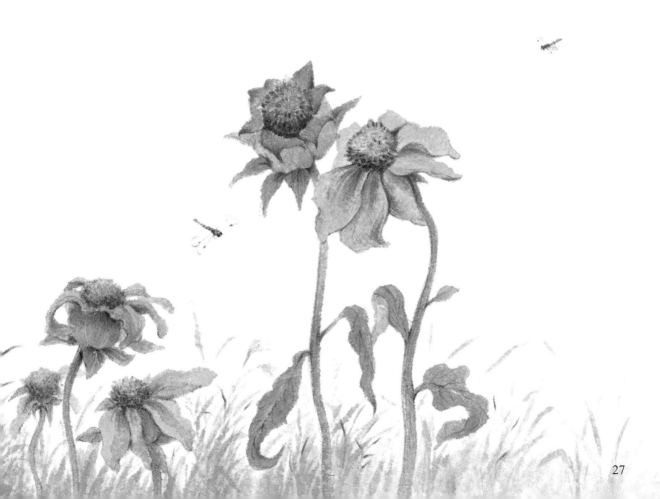

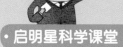
花的结构与授粉过程

我们来观察一下植物最美丽的部分——花，了解花的结构与授粉吧。

· 脑力大比拼1

花与昆虫是什么关系？

看，蜜蜂和蝴蝶正在花丛中飞舞。

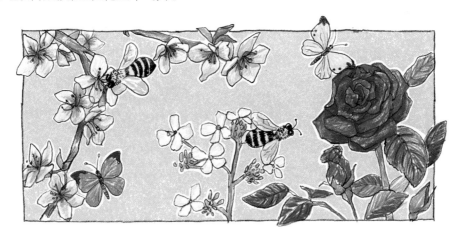

❶ 被昆虫围绕的花的（颜色 香味）非常鲜艳，大多带有蜜腺，能够生产花蜜，而且通常都散发出浓郁的（颜色 香味）。

❷ 花为昆虫提供花蜜与栖身之所，而昆虫帮花传播（花蜜 花粉）。

花朵中的花粉需要被传播到同类植物的一些花朵上，这个传递过程就叫作授粉，是植物结成果实的必要过程。

答案：① 颜色，香味 ② 花粉

授粉是如何进行的？

花授粉的方式各有不同。下面，我们来了解一下花的授粉方式。

❶ 根据（　　　　　　　　）方式的不同，花可以分为虫媒花、风媒花、水媒花、鸟媒花。

❷ 观察下图，了解不同的植物是通过哪种方式来完成授粉的。

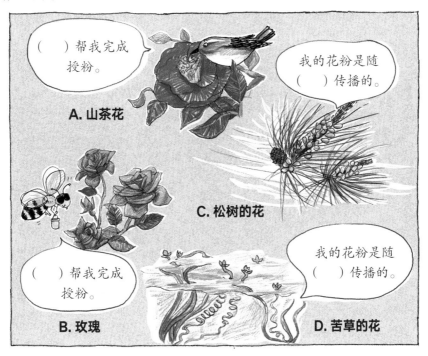

风媒植物的花一般较小，但花粉量多，能随风飘到几万米之外。多数花朵大且艳丽的植物需要依靠昆虫传粉，常见的传粉昆虫有蜂类、蝶类、蛾类和蝇类等。水媒植物多为水生被子植物，如金鱼藻、苦草等。鸟媒花在亚洲通常以红色为主，花蜜量较大。

答案：① 授粉 ② A. 鸟 B. 昆虫 C. 风 D. 水流

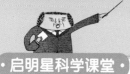

科学实验室

发现花的共同点。

仔细观察我们身边的花，它们虽然颜色、形状各异，但还是有共同点。下面我们就对花进行解剖，详细了解一下花的结构吧。

第1步

准备桃花与萝卜花各两朵。

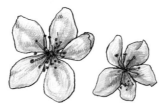

桃花　　　　　　　　萝卜花

第2步

将桃花纵向切开，观察花的横截面。

> **·思考·**
>
> ● 从桃花的横截面可以观察到哪些结构？
>
> （　　　　　　　　）

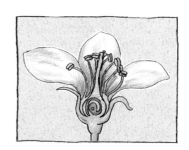

第3步

将萝卜花纵向切开，观察花的横截面。

> **·思考·**
>
> ● 从萝卜花的横截面可以观察到哪些结构？
>
> （　　　　　　　　）

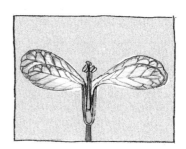

答案：2.花瓣、花萼、雌蕊、雄蕊 3.花瓣、花萼、雌蕊、雄蕊

第 **4** 步　用镊子将桃花与萝卜花的花瓣、花萼、雌蕊、雄蕊全部分解开，观察它们在外观和数量上的差异。

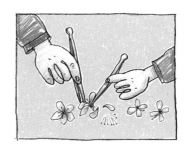

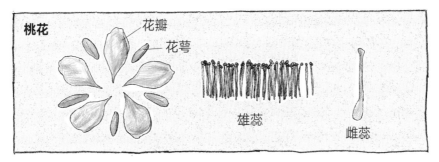

桃花

花瓣

花萼

雄蕊

雌蕊

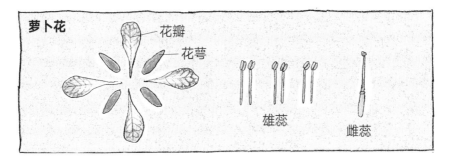

萝卜花

花瓣

花萼

雄蕊

雌蕊

 小博士告诉你

　　花根据构造，可以分为完全花和不完全花两类。在一朵花中，花萼、花冠、雄蕊、雌蕊四部分俱全的，叫作完全花；缺少其中一部分或几部分的，叫作不完全花。

看花认植物

花是对植物进行分类的重要依据之一。开不开花、开什么花、花瓣的形状等，都体现了植物的遗传信息。下面我们就来了解一下植物的花吧。

· 花为什么开得那么美？

在植物中，花是生产种子的地方。由雄蕊产生的花粉中的精子，与位于雌蕊内部的胚珠中的卵细胞相结合产生受精卵。植物无法活动，所以必须依靠外界力量来完成授粉，这一任务通常由昆虫来完成。花之所以开得那么美，还散发出香气，就是为了吸引昆虫。

不过，并不是所有植物的花都那么艳丽。像松树这样靠风力完成授粉的植物就不需要吸引昆虫，所以它的花就没有那么鲜艳。

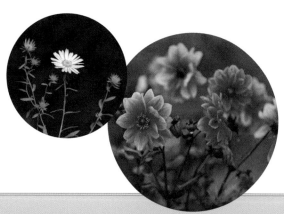

· 花的内部结构是怎样的？

花由雄蕊、雌蕊、花瓣和花萼组成。其中最重要的组成部分是产生受精卵的雄蕊和雌蕊。雄蕊的顶端长着一个口袋形状的花药，花粉就是在这里产生的。为了保护雄蕊和雌蕊，花瓣把它们包裹起来，外层又包了花萼。

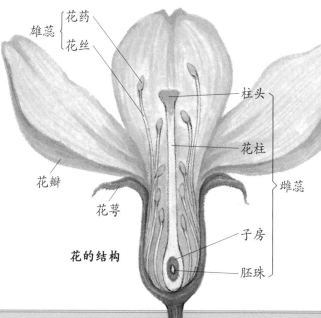

雄蕊 { 花药 花丝 }

柱头

花柱

花瓣

花萼

雌蕊

子房

胚珠

花的结构

我们身边常见的花

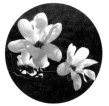

玉兰花（春季）

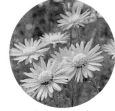

紫苑（秋季）

大字杜鹃（春季）

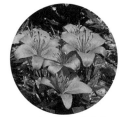

百合花（夏季）

开花最多的季节是夏季

一年中开花最多的季节是夏季，而且绝大部分植物的花期在 7 月份。其次是春季、秋季，很少有植物在冬季开花。

春季开花的植物常见于溪流附近和山林地带。这些植物在树叶长出来之后就很难受到阳光的照射，因此会在春季开花。连翘、杜鹃等往往先开花后长叶。夏季是攀缘植物、寄生植物、水草等的花期，昆虫在这个时期也变得活跃起来。也许是因为草丛更加茂盛的缘故，夏季的花不如春季、秋季的花显眼。秋季最具代表性的开花植物是菊花，像紫苑、

紫花野菊等菊科植物占了绝大多数。紫芒、芦苇等开小花的植物，花期也在秋季。

完全花与不完全花

牵牛花、木槿花、杜鹃花等是拥有雄蕊、雌蕊、花瓣和花萼的完全花。缺少其中任何一个部分的花都是不完全花，比如郁金香就是没有花萼的不完全花。

南瓜、玉米、松树的雄花与雌花是单独开放的，一部分花中只有雄蕊，另一部分花中只有雌蕊。这类花称为单性花。

银杏、连翘、柳树则干脆分为雄株和雌株：雄株只开雄花，雌株只开雌花。这类植物被称为雌雄异株。开单性花和雌雄异株的植物，因为花中缺少雌蕊或雄蕊，因此也属于不完全花。

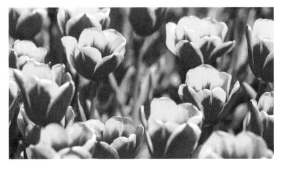

郁金香 没有花萼的不完全花。

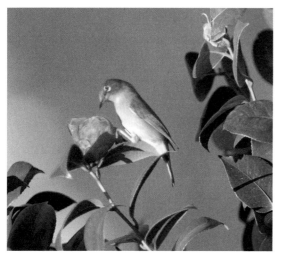

山茶花是借助暗绿绣眼鸟来进行授粉的。

吸引昆虫有高招

　　大多数植物都是靠昆虫进行授粉的。昆虫在花丛中飞舞和采蜜时，身上会沾到许多花粉，很自然地就可以把花粉传递给其他花的雌蕊。也就是说，越是对昆虫有吸引力的花，成功繁殖后代的可能性就越大。因此，植物为了吸引昆虫常来光顾，用尽了浑身解数。

　　有的植物利用巨大且华丽的花来吸引昆虫，有的则用迷人的香气"招蜂引蝶"。当然，吸引昆虫的最佳"武器"还要数花蜜。植物将花蜜藏在花的深处，这样昆虫才会进入花的内部，沾到更多的花粉。

不开花的植物

　　并不是所有的植物都会开花。通过开花产生种子，并用种子来繁殖后代的植物叫作显花植物；没有花的植物则叫作隐花植物。常见的隐花植物有苔藓、藻类以及蕨类植物。隐花植物是靠孢子来繁殖后代的。

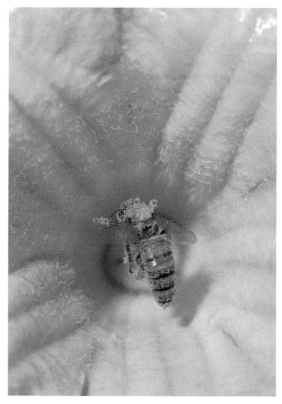

正在花中吸取花蜜的蜜蜂，身上沾满了花粉。

世界上最大的花

迄今为止，人类所知的最大的花是生长在东南亚热带雨林中的大王花。大王花的直径可达 1.4 米，重达 10 千克。然而，能够开出如此巨大的花的植物，竟然是依附在其他植物上吸取营养的寄生植物。

大王花没有叶子，无法进行光合作用。能吸收营养的器官都退化成菌丝体状，侵入宿主的组织，并从宿主身上吸收营养，供应花朵的生长。

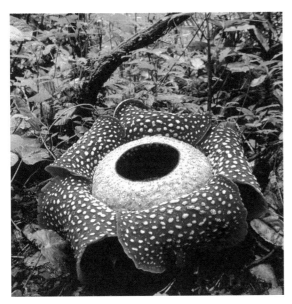

大王花

其实那些并不是花瓣

人们通常认为花中最华丽的部分就是花瓣。但有些看似花瓣的部位其实是花萼，甚至还可能是叶子。

紫茉莉、白头翁、鸡冠花都是没有花瓣的不完全花。因此，花萼部分发育成形似花瓣的模样。合欢花也没有花瓣，形似扇子的粉色花朵其实是长长的雄蕊。

还有些植物用华丽的叶子来吸引昆虫。美人蕉看似开着美丽的红花，但其实是叶子。美人蕉的花很小，藏在红色的叶子里。被称为"圣诞花"的一品红也是如此，中间的黄色部分才是真正的花。

合欢花

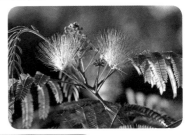

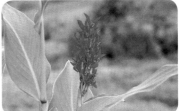

美人蕉

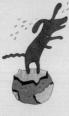
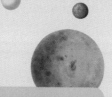

启明星科学馆

第一辑

生命科学

植物

池塘生物真聪明

小豆子长成记

植物吃什么长大？

花儿为什么这么美？

植物过冬有妙招

小种子去旅行

动物

动物过冬有妙招

动物也爱捉迷藏

集合！热带草原探险队

动物交流靠什么？

上天入地的昆虫

哇，是恐龙耶！

人体

小身体，大秘密

不可思议的呼吸

人体细胞大作战

我们身体的保护膜

奇妙的五感

我们的身体指挥官

食物的旅行

扑通扑通，心脏跳个不停

第二辑

地球与宇宙

环境

咳咳，喘不过气啦！

垃圾去哪儿了？

脏水变干净啦

濒临灭绝的动植物

地球

天气是个淘气鬼

小石头去哪儿了？

火山生气啦！

河流的力量

大海！我来啦

轰隆隆，地震了！

地球成长日记

宇宙

地球和月亮的圆圈舞

太阳哥哥和行星小弟

坐着飞船游太空

生命科学

生物

机器人是生物吗？

谁被吃了？

物质科学

能量

寻找丢失的能量

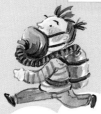
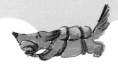

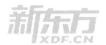

小身体，大秘密

韩国好书工作室 / 著　　　洪梅　南燕 / 译

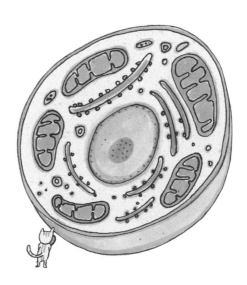

浙江教育出版社·杭州

我们的身体由无数个细胞构成。细胞很小，小到用肉眼看不到。但正是小小的细胞一个一个地聚在一起，构成了我们的头、四肢和躯干。如果把我们的身体比喻为一座房子，那细胞就是这座房子里的一个个小房间了。

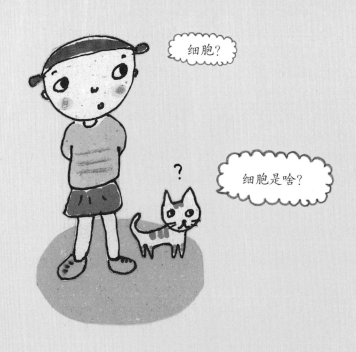

细胞？

细胞是啥？

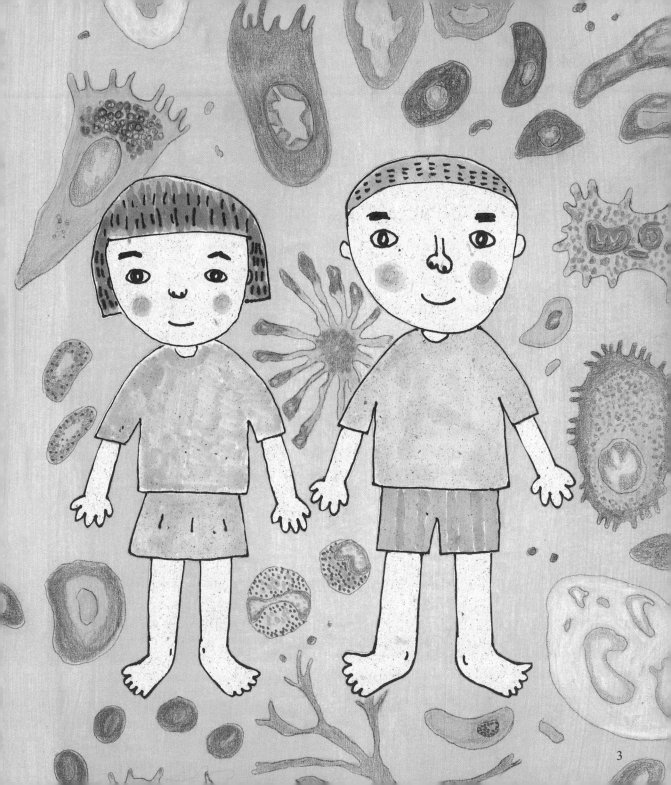

体内的细胞也有很多种。不同类型的细胞，大小、形状和作用也不一样。

由细胞构成的皮肤包裹着我们的身体，保护我们不受寒冷、炎热和病菌的侵害。

皮屑原来是死去的细胞啊。

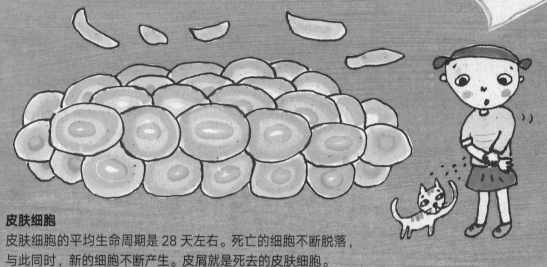

皮肤细胞
皮肤细胞的平均生命周期是 28 天左右。死亡的细胞不断脱落，与此同时，新的细胞不断产生。皮屑就是死去的皮肤细胞。

发干

头发也是死去的细胞。

表皮

真皮

发根

角质细胞
我们通常所说的"头发"指的是发干。发干主要是由角质细胞构成的，这是一种死细胞。

血管
神经

构成肌肉的肌细胞附着在骨骼上，多亏了它们的伸展和收缩，身体才可以自如活动。

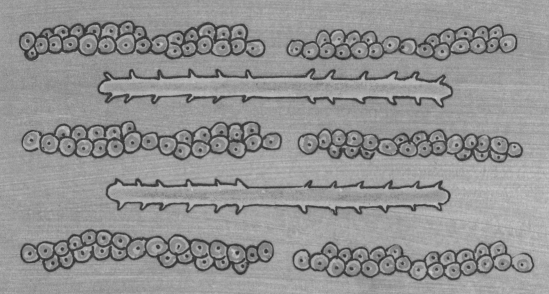

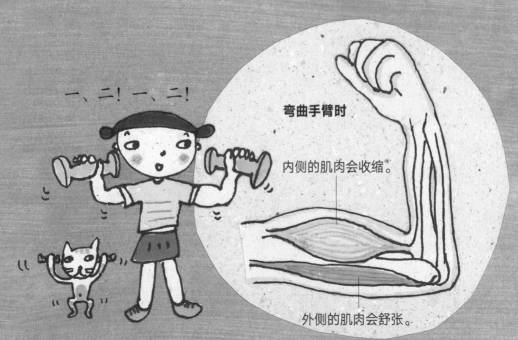

一、二！一、二！

弯曲手臂时

内侧的肌肉会收缩。

外侧的肌肉会舒张。

血液流过的管道叫作血管，血管也是由细胞构成的。

人体内除了角膜、毛发、指甲、牙质及上皮等部位以外，血管遍布全身。

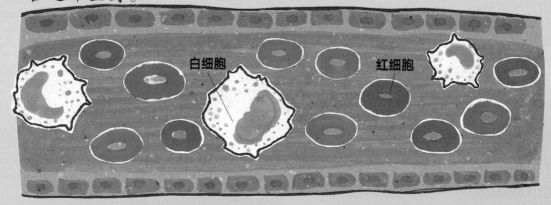

白细胞吞噬病菌，
红细胞运输氧气。

构成骨骼的骨细胞维持着成熟骨组织的新陈代谢。骨细胞的寿命很长。

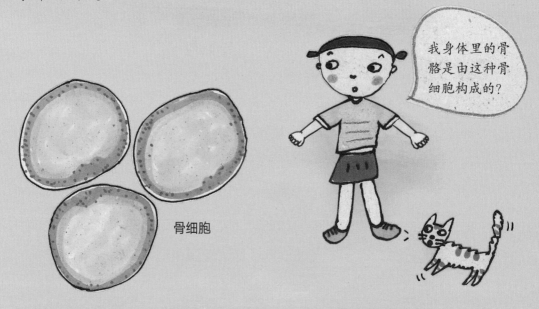

骨细胞

我身体里的骨骼是由这种骨细胞构成的？

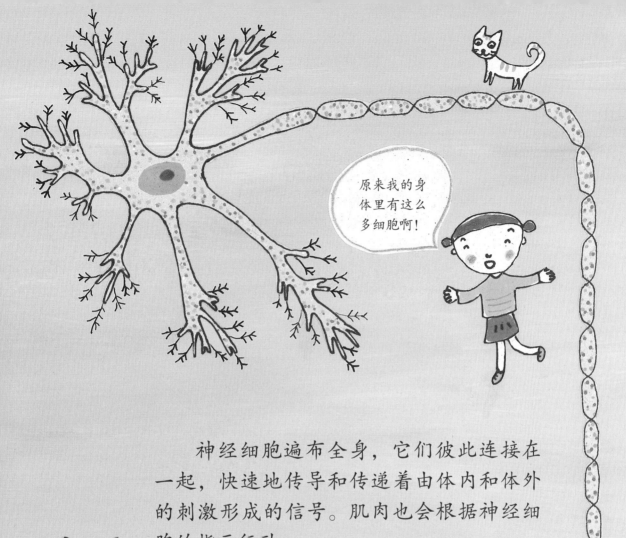

神经细胞遍布全身，它们彼此连接在一起，快速地传导和传递着由体内和体外的刺激形成的信号。肌肉也会根据神经细胞的指示行动。

据统计，一个成年人的身体里大约有数十万亿个细胞，这些细胞可以被分为200多种类型。

人体细胞的大小各不相同。

大的细胞如卵子，我们可以用肉眼看到，还有神经细胞，最长可达1米。

人体细胞的平均直径约为 0.025 毫米。

卵子 成熟的卵子直径可达 0.15 毫米。

精子 长 0.04 ~ 0.05 毫米

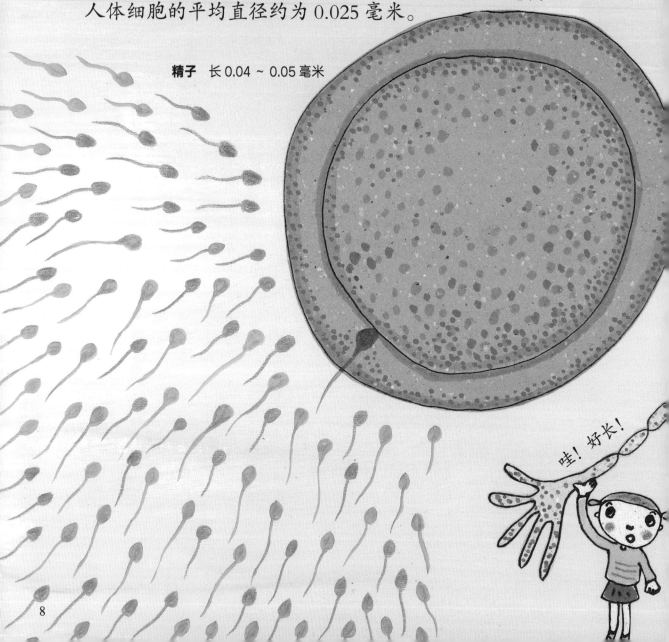

哇！好长！

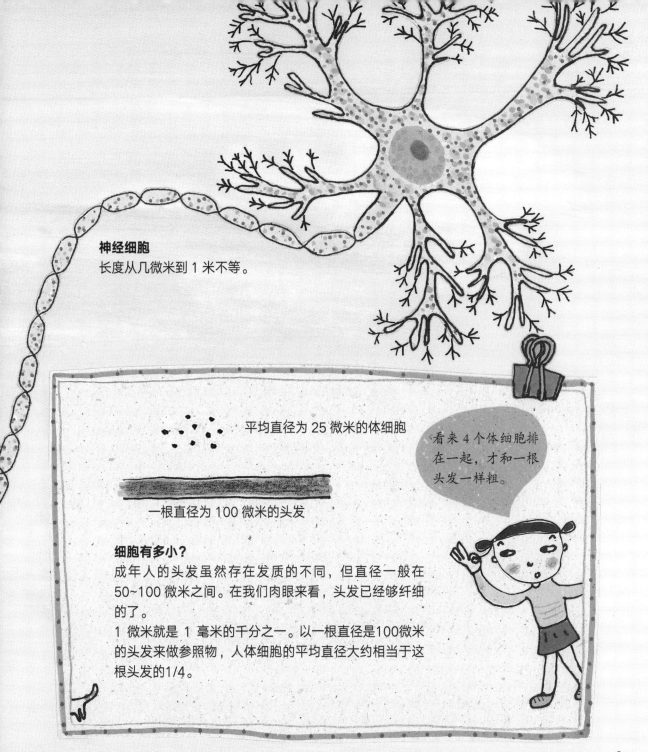

神经细胞
长度从几微米到 1 米不等。

平均直径为 25 微米的体细胞

一根直径为 100 微米的头发

看来 4 个体细胞排在一起,才和一根头发一样粗。

细胞有多小?
成年人的头发虽然存在发质的不同,但直径一般在50~100 微米之间。在我们肉眼来看,头发已经够纤细的了。

1 微米就是 1 毫米的千分之一。以一根直径是100微米的头发来做参照物,人体细胞的平均直径大约相当于这根头发的1/4。

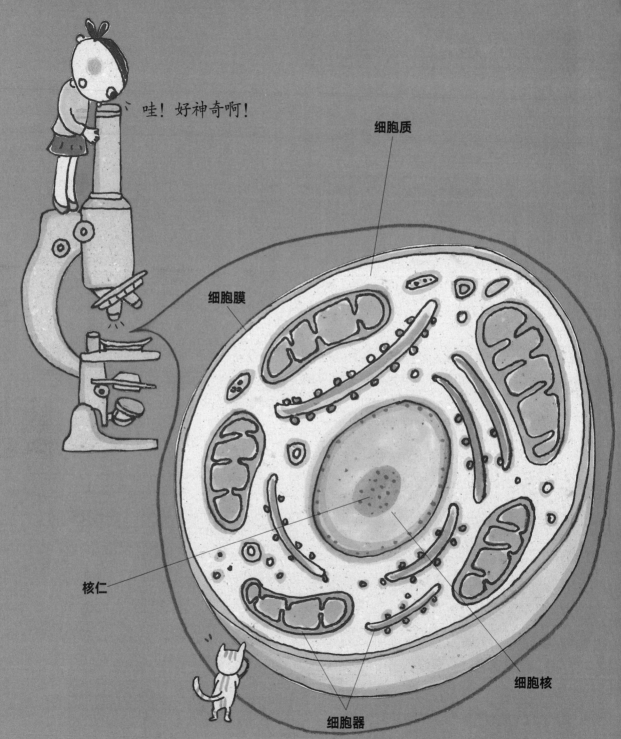

哇！好神奇啊！

细胞质

细胞膜

核仁

细胞核

细胞器

细胞的外形千差万别，但内部结构却大同小异。

把细胞内外环境分开的薄膜叫细胞膜。在细胞里，接近中心的位置有一个近似球形的结构，那就是细胞核。

细胞膜与细胞核之间的结构是细胞质。细胞质里还散布着许多忙碌的"车间"——细胞器。

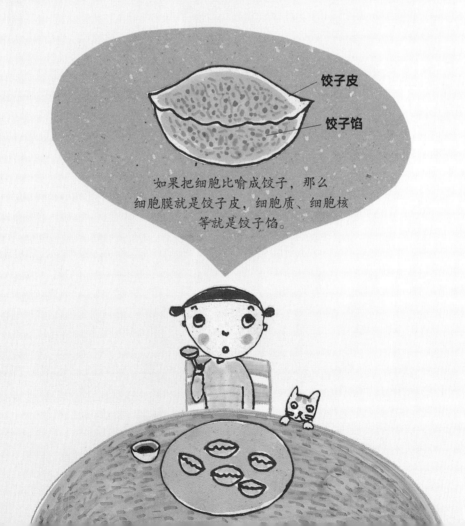

饺子皮

饺子馅

如果把细胞比喻成饺子，那么细胞膜就是饺子皮，细胞质、细胞核等就是饺子馅。

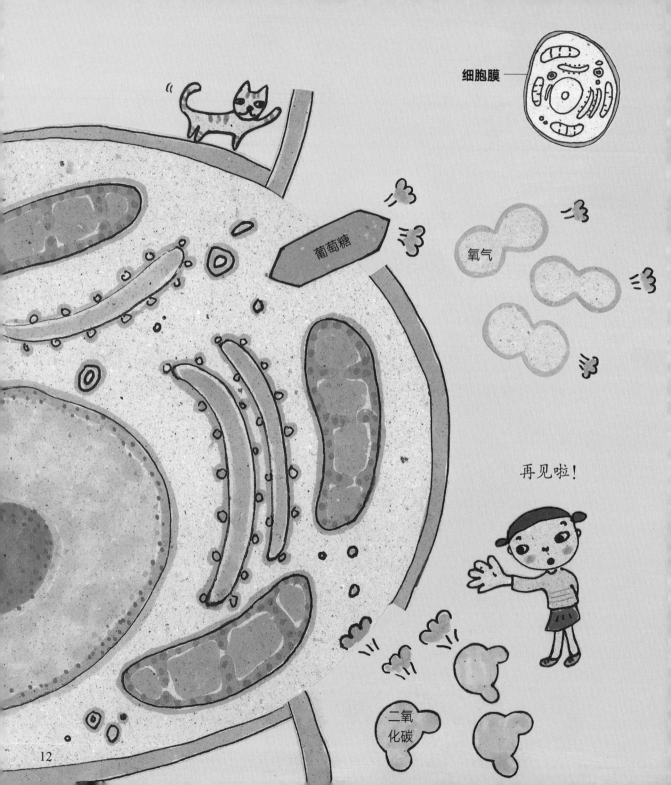

细胞膜

葡萄糖

氧气

再见啦!

二氧化碳

细胞膜包裹着细胞质，保障细胞内部的相对稳定和安全。但它的功能可不止这些。

细胞膜上还有许多肉眼看不见的"小门"，营养物质和氧气都通过这些"小门"进入细胞，产生的二氧化碳则会通过"小门"离开细胞。

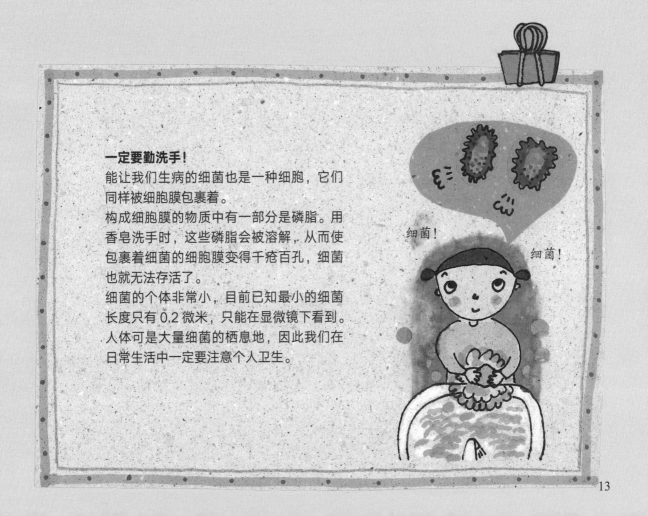

一定要勤洗手！

能让我们生病的细菌也是一种细胞，它们同样被细胞膜包裹着。

构成细胞膜的物质中有一部分是磷脂。用香皂洗手时，这些磷脂会被溶解，从而使包裹着细菌的细胞膜变得千疮百孔，细菌也就无法存活了。

细菌的个体非常小，目前已知最小的细菌长度只有 0.2 微米，只能在显微镜下看到。人体可是大量细菌的栖息地，因此我们在日常生活中一定要注意个人卫生。

细菌！

细菌！

细胞核里有染色体，染色体承载着重要的遗传物质——DNA。

DNA上贮存着遗传信息。遗传信息就是我们建造自己"生命大厦"的蓝图，它决定了这栋"大厦"的样子。

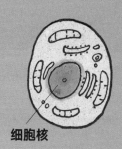

细胞核

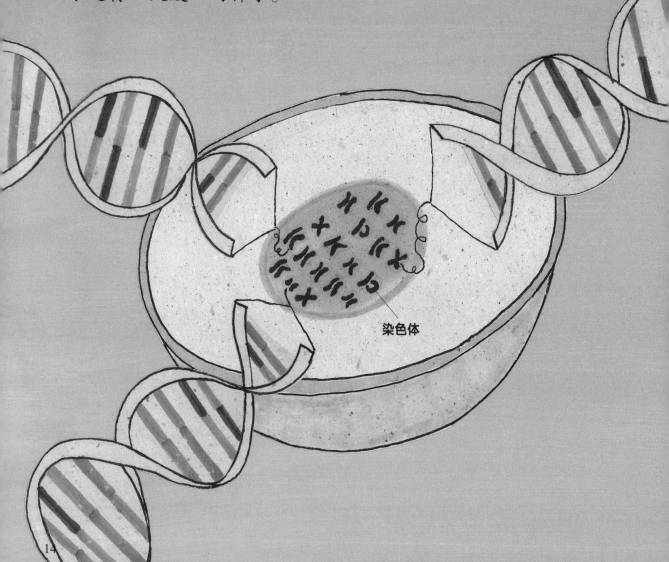

染色体

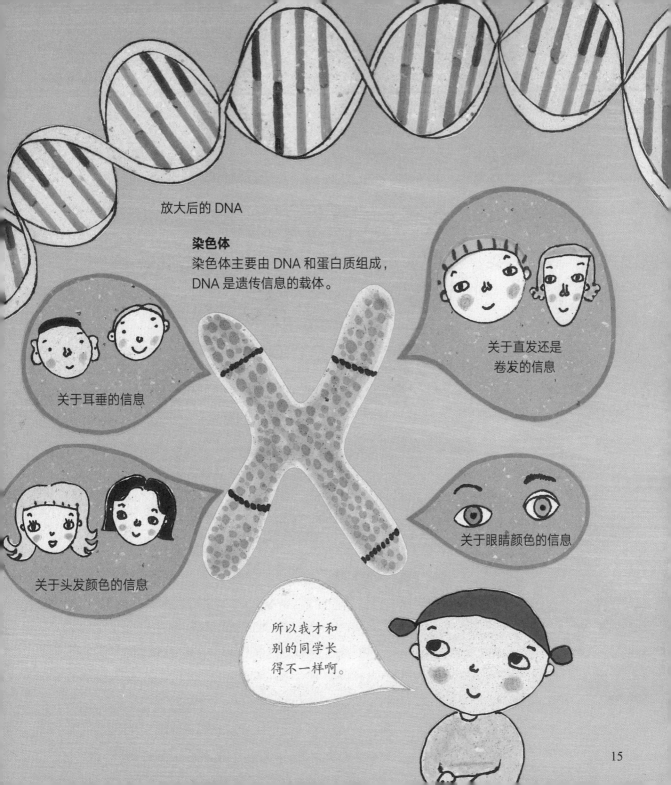

放大后的 DNA

染色体
染色体主要由 DNA 和蛋白质组成,
DNA 是遗传信息的载体。

关于直发还是
卷发的信息

关于耳垂的信息

关于眼睛颜色的信息

关于头发颜色的信息

所以我才和
别的同学长
得不一样啊。

15

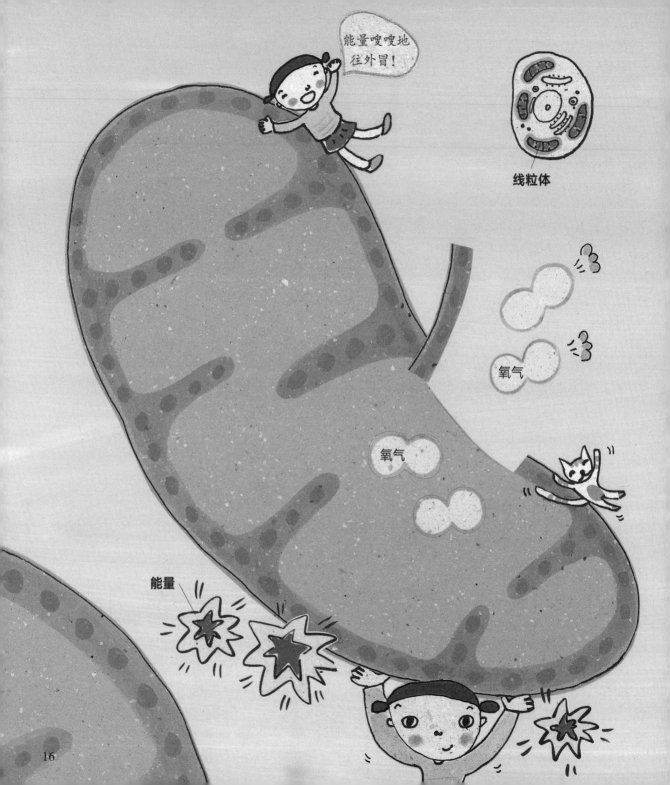

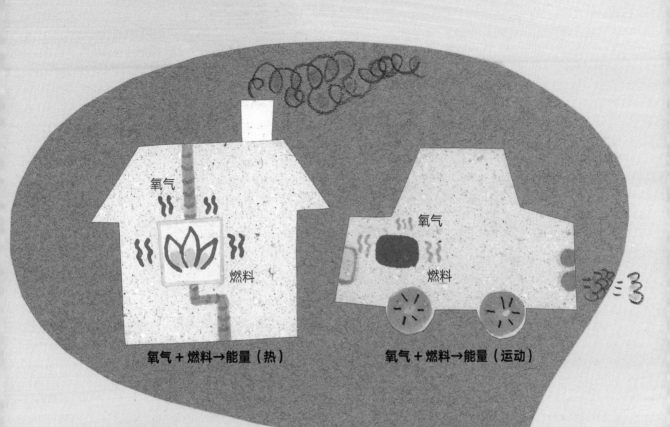

氧气＋燃料→能量（热）　　　　氧气＋燃料→能量（运动）

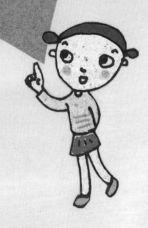

　　家里的暖气能让房间暖烘烘的，汽车里的引擎能让汽车跑起来。

　　细胞里也有一个地方，能够制造生物生存所需的能量，那就是线粒体。

　　食物中的营养物质在线粒体里"燃烧"，释放出能量，满足细胞各项活动的需要。也可以说，线粒体就是细胞的动力车间。

细胞质里还有内质网、核糖体、高尔基体等细胞器。

内质网是由膜连接而成的网状结构。有的内质网表面附着有核糖体，有的则没有。

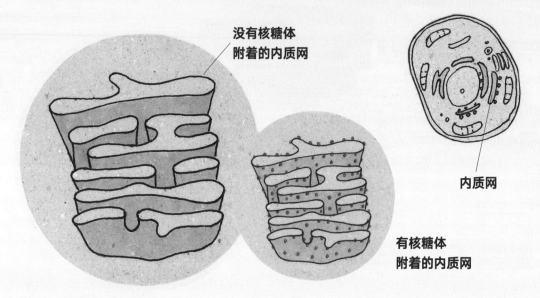

没有核糖体
附着的内质网

内质网

有核糖体
附着的内质网

核糖体是合成蛋白质的地方，有点像我们家里的厨房，各种食材在这里被做成美味的食物。

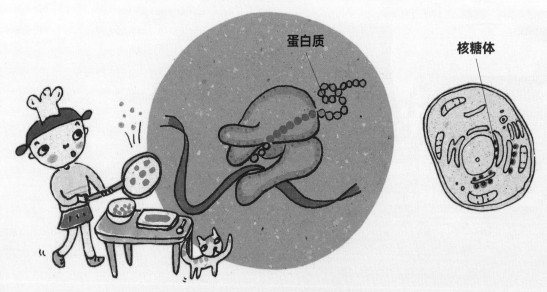

蛋白质

核糖体

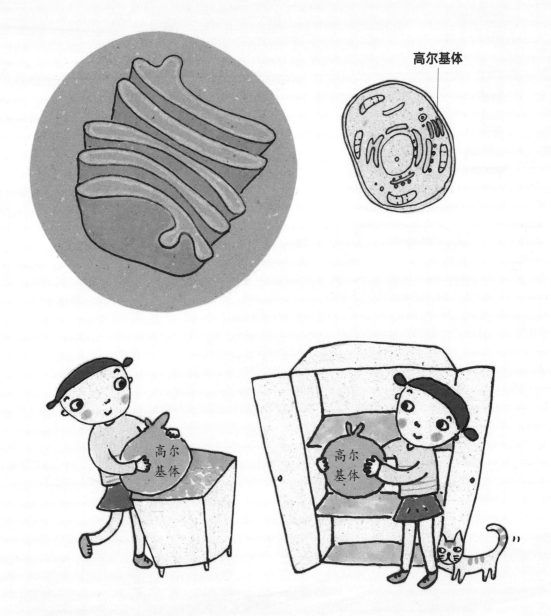

高尔基体

高尔基体是细胞的分类包装"车间"和"配送站"，能把来自内质网的蛋白质进行加工、分类，然后用"袋子"一样的囊泡包裹着蛋白质，将它们运到细胞膜外。

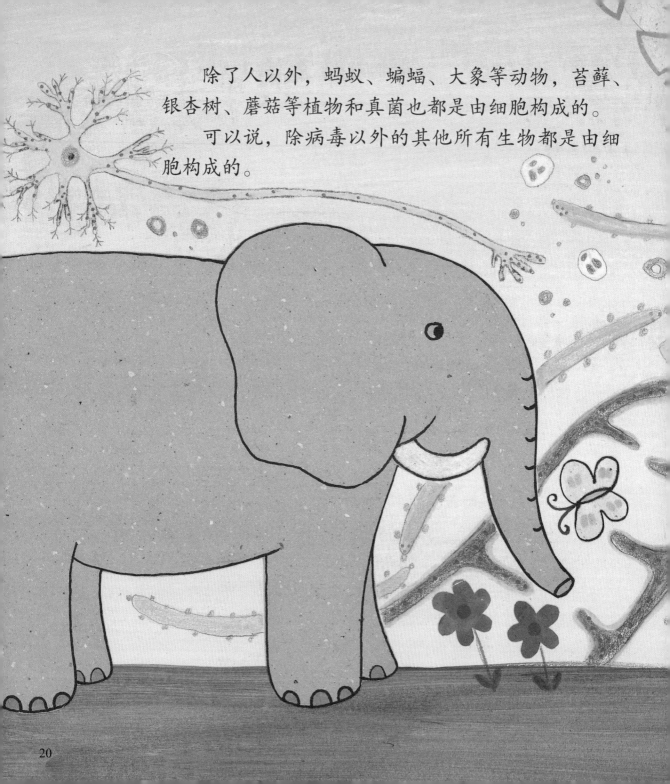

除了人以外，蚂蚁、蝙蝠、大象等动物，苔藓、银杏树、蘑菇等植物和真菌也都是由细胞构成的。

可以说，除病毒以外的其他所有生物都是由细胞构成的。

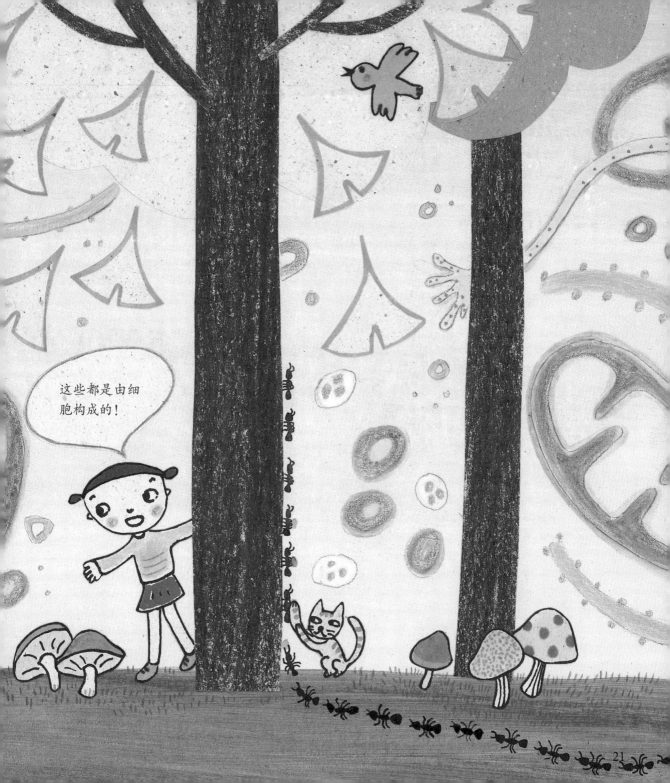

大部分生物是由很多细胞构成的，但还有一些生物是由单个细胞构成的，像喇叭虫、草履虫、细菌等。它们被称为单细胞生物。

成年人和儿童身体里的细胞大小是一样的，但是细胞的数量不同。小朋友会"嗖嗖"地长个子，并不是因为细胞在变大，更主要的是因为细胞在快速地分裂，增加数量。

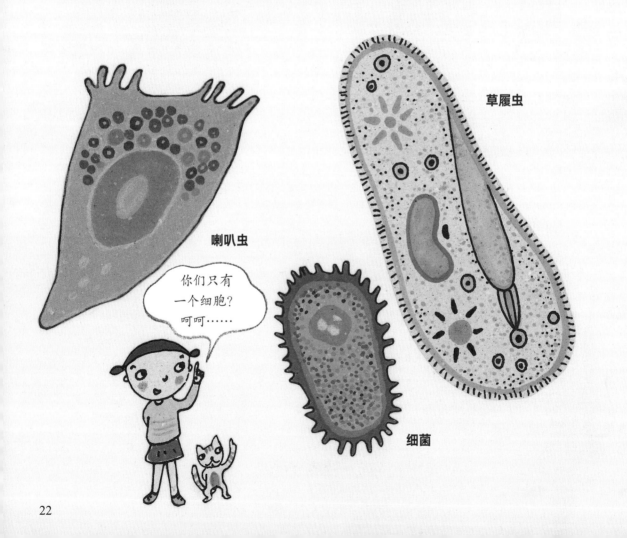

喇叭虫

草履虫

你们只有一个细胞？呵呵……

细菌

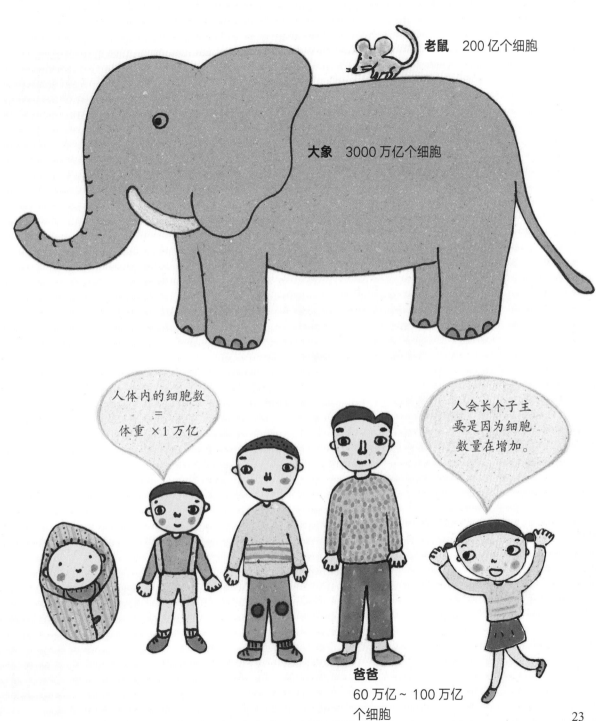

老鼠　200亿个细胞

大象　3000万亿个细胞

人体内的细胞数
=
体重×1万亿

人会长个子主要是因为细胞数量在增加。

爸爸
60万亿～100万亿个细胞

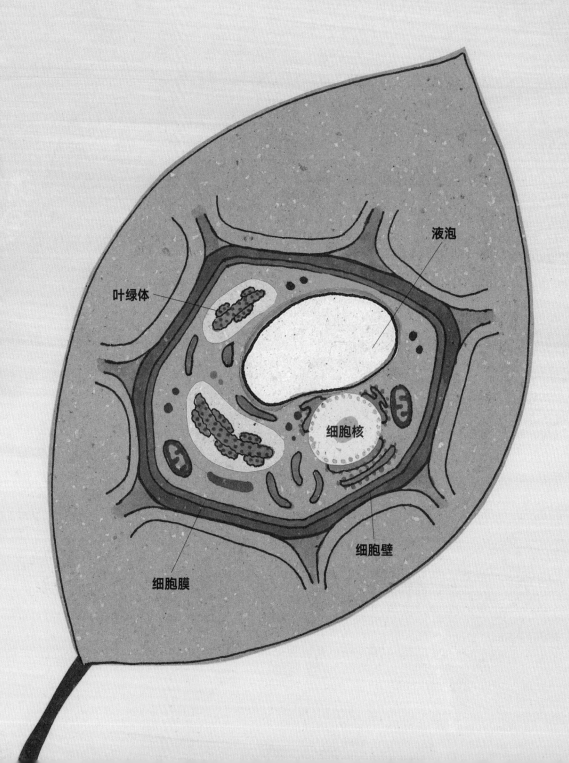

液泡

叶绿体

细胞核

细胞壁

细胞膜

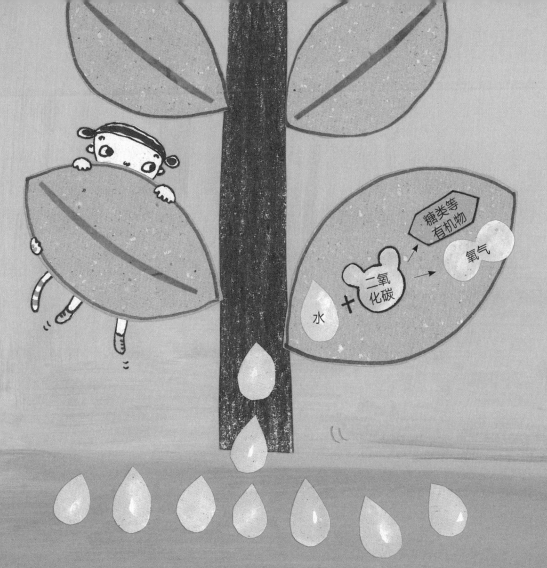

　　植物细胞拥有动物细胞所没有的一些结构——细胞壁和叶绿体。

　　细胞壁坚韧有弹性，能对细胞起到保护和支撑作用。叶绿体利用阳光将空气中的二氧化碳和根部吸收的水分制造成糖类等有机物，并释放出氧气。

　　液泡主要存在于植物细胞中，但并不是植物细胞独有的结构。

细胞们聚集在一起，构成了人、小猫、苹果树、蘑菇……

但是，每个细胞本身也是拥有复杂结构的生命体。可以说，构成生物的基本单位——细胞，本身就是一个丰富多彩的小宇宙。

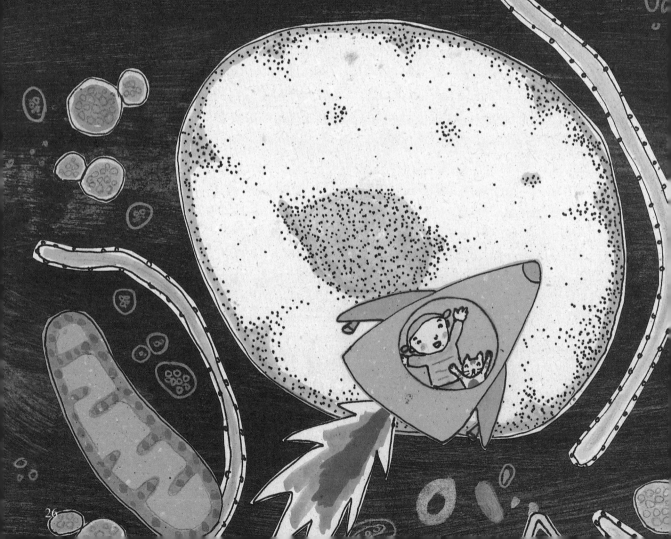

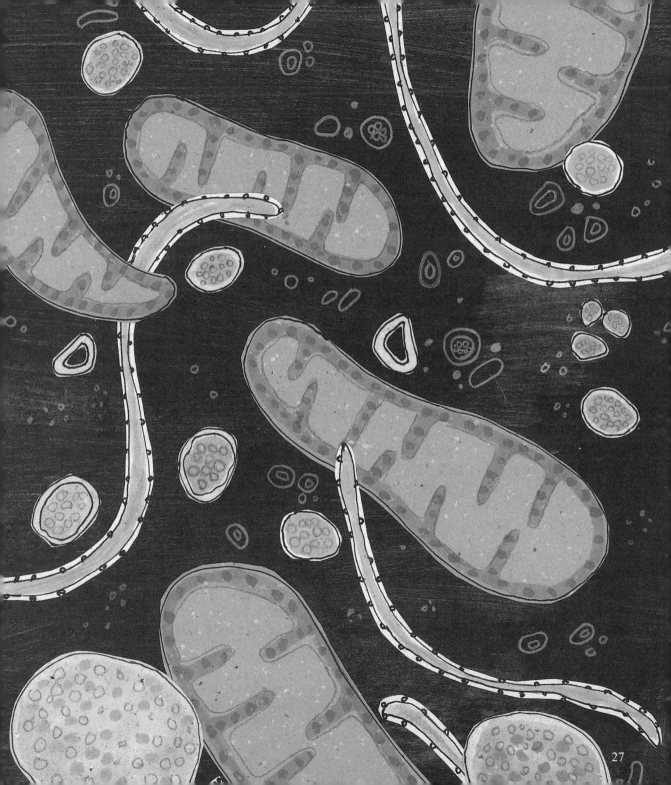

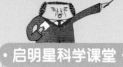

生命活动的基本单位——细胞

让我们先了解一下构成人体的细胞，再来探索动物细胞与植物细胞的不同吧。

· 脑力大比拼1

生物具有哪些特征？

比较人与汽车的特点，了解生物与非生物的区别。

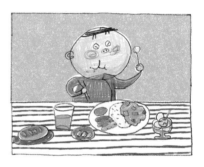

① 人需要吃饭，（需要呼吸　不需要呼吸）。

汽车消耗汽油，（需要呼吸　不需要呼吸）。

② 在成长过程中，人的身体（会长大　不会长大）。

不管过多久，汽车都（会长大　不会长大）。

③ 人（是　不是）由细胞构成的。

汽车（是　不是）由细胞构成的。

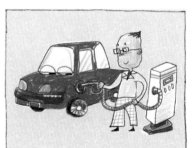

生物需要进食、呼吸、生长，由细胞构成。与之相反，非生物不呼吸、不生长，也不由细胞构成。

答案：①需要呼吸，不需要呼吸 ②会长大，不会长大 ③是，不是身材高大的人，细胞就大吗？

下图是小澈和爸爸的合影。思考一下两人身高不同的原因是什么。

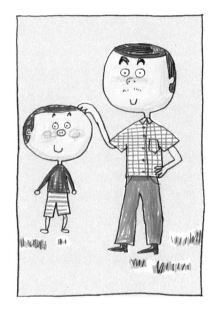
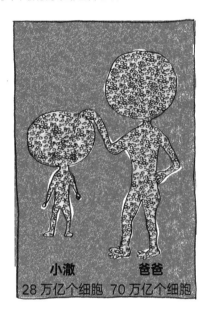

小澈　　　　　　　爸爸
28 万亿个细胞 70 万亿个细胞

❶ （小澈　小澈爸爸）的身材更高大。

❷ 两人细胞的大小（相同　不同）。

❸ （小澈　小澈爸爸）拥有的细胞数量更多。

　　　无论是成年人还是儿童，细胞的大小都是相同的。人会长高，是因为骨细胞的不断分裂增殖和营养物质的代谢。

答案：① 小澈爸爸 ② 相同 ③ 小澈爸爸

● **科学实验室**

动物细胞与植物细胞有什么区别?

构成不同生物的细胞,其基本结构大致相同。但是,动物细胞与植物细胞之间略有差异。用显微镜观察动物细胞与植物细胞,找出它们的差异所在。

第 1 步 提取动物和植物的细胞,将它们分别放在显微镜的载物台上,进行观察。

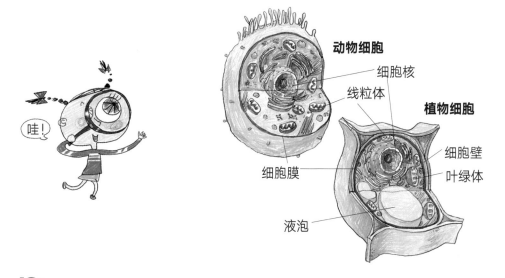

哇!

动物细胞
细胞核
线粒体
细胞膜

植物细胞
细胞壁
叶绿体
液泡

第 2 步 用○在表格中标示出动物细胞与植物细胞里有的结构。

	细胞核	细胞膜	细胞壁	线粒体	叶绿体	液泡
动物细胞						
植物细胞						

第 **3** 步　动物细胞和植物细胞都（有　没有）细胞核、细胞膜、线粒体。

第 **4** 步　（动物　植物）细胞中有细胞壁、叶绿体、液泡。

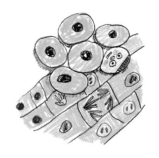

结论

① 构成所有生物的基本单位是（　　　　）。

② 动物细胞与植物细胞的形状与成分略有（相同　不同）。

 小博士告诉你

　　植物细胞和动物细胞都有细胞核、细胞质和细胞膜。不同的是，植物有细胞壁和叶绿体，而动物没有。植物没有骨骼，细胞壁能对植物起到保护和支撑的作用。植物不能吃东西，叶绿体可以通过光合作用制造糖类等有机物，促进植物生长。叶绿体里的色素还能让植物呈现出绿色。

	细胞核	细胞膜	细胞壁	线粒体	叶绿体	液泡
动物细胞	○	○		○		
植物细胞	○	○	○	○	○	○

实验答案：2.

3. 有　4. 植物

结论答案：⑴细胞　⑵不同

31

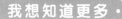
延续生命的细胞

　　出生、成长、死亡这些生命现象是生命体独有的特征。细胞是维持这些生命现象的最基本单位。细胞构成我们的身体，并延续着我们的生命。

构成生物的基本单位——细胞

　　地球上的生命体多种多样，然而，构成它们的基本单位都一样——细胞。大到鲸，小到蚂蚁，都是由细胞构成的。它们体形的差距主要源自细胞数量的差异。此外，植物、细菌、真菌等生物也都是由细胞构成的。

　　人体内不同的细胞形状、大小以及功能各有不同。同类细胞聚集在一起，构成了组织。不同的组织组合在一起，构成了心脏、肺和骨骼等器官。不同的器官组合在一起，构成了系统。不同系统又共同构成了我们的身体。

　　植物也是如此。不同组织在一起，构成了根、茎、叶、花和果实等器官，进而构成了一株植物。

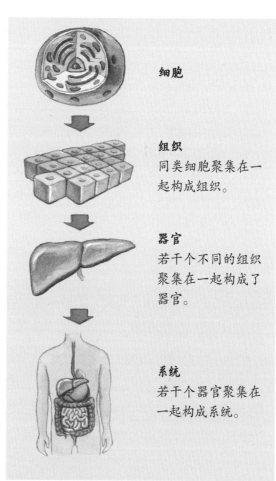

细胞

组织
同类细胞聚集在一起构成组织。

器官
若干个不同的组织聚集在一起构成了器官。

系统
若干个器官聚集在一起构成系统。

动物细胞

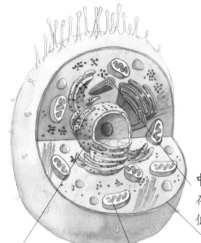

细胞拥有十分复杂的结构。构成各种生物的细胞，尽管形状上各不相同，但内部的基本结构是相似的。只是动物细胞与植物细胞的基本结构不太一样。动物细胞形状不规则，植物细胞则是狭长的六边形，并且规则地聚集在一起。此外，植物细胞中含有动物细胞所没有的细胞壁、叶绿体和液泡。

中心体
存在于动物细胞及低等植物细胞中。

细胞核
细胞的核心，内含控制细胞生命活动的遗传信息。

线粒体
"燃烧"营养成分释放出能量。

细胞膜
包裹着细胞的生物膜。

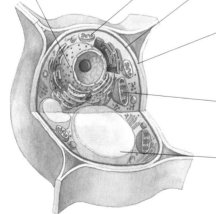

细胞壁
在细胞膜外部，主要由纤维素和果胶构成。

叶绿体
大量存在于叶肉细胞里。

液泡
液泡是膜状结构，里面含有花青素，能使花瓣、叶子、果实等呈现多样的颜色。

植物细胞

· 世界上最大的细胞

大多数动物的卵是由单个细胞构成的，鸡蛋、蝗虫卵、乌龟卵等都是如此。世界上最大的细胞是鸵鸟的卵细胞。

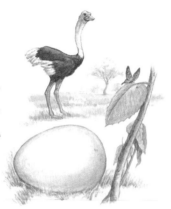

鸵鸟的卵细胞与蝴蝶卵的大小有天壤之别，但却都是由单个细胞构成的。

· 细胞的寿命

我们体内的肠黏膜细胞只能生存 3 天，皮肤最外层的细胞从产生到变成皮屑脱落大约需要 28 天。据统计，每天从我们的皮肤上脱落的细胞有 3600 万个左右。

寿命最长的细胞是脑与骨髓里的神经细胞，几乎与人的寿命相同。我们身体中一旦有细胞死去，在相同的位置上会产生新的细胞，但是大脑中每天都会有 10 万个左右的神经细胞死去，却永远不会产生新的细胞。不过，我们并不会因此脑死亡或者变成傻瓜，因为剩下的神经细胞足够承担工作。

· 最早发现细胞的胡克

最初发现细胞的人是英国科学家罗伯特·胡克。1665 年，胡克用自己制作的显微镜观察了木栓组织，发现了许多像小室一样的结构。胡克将这些结构命名为"cell"，原意为小房间，翻译成中文就是"细胞"。胡克观察到的细胞之所以像小室，是因为他看到的是已经死去的、只剩下细胞壁的植物细胞。

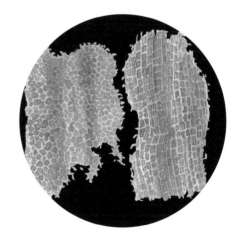

胡克观察的木栓组织

"所有生物均由细胞构成！"

1838 年，德国植物学家施莱登提出了"所有植物均由细胞构成"的主张。第二年，德国动物学家西奥多·施旺提出了"所有动物均由细胞构成"的主张。这两个人原本就是朋友，为了验证观察结果，两人又交换了研究室，重新进行了观察与研究。结果，他们发现所有动植物都是由细胞构成的，并且新细胞都是从旧细胞分裂而来的。当时很多人都不相信两人的观点。而现在所有人都认

从凸透镜到电子显微镜

最早制作出显微镜的是胡克和列文虎克。胡克用自己制作的显微镜发现了细胞。

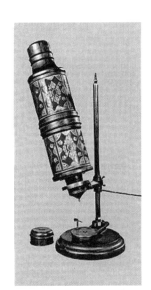

胡克的显微镜

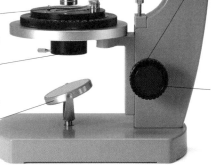

光学显微镜的构造

转换器
改变物镜时使用。

物镜
将物体的图像放大。

载物台
放置物体标本的地方。

光圈
调整进入物镜的光量。

反光镜
调节角度，使光线对准通光孔。

目镜
可将由物镜放大的物体图像再次放大。

镜筒
光线从物镜到目镜的通道。

粗准焦螺旋
大幅度调整载物台与物镜的位置，以寻找清晰的物体图像。

细准焦螺旋
将已经用粗准焦螺旋调整过的位置做进一步的微调，以便更精细地观察物体图像。

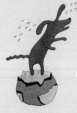
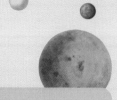

启明星科学馆

第一辑

生命科学

植物

池塘生物真聪明

小豆子长成记

植物吃什么长大？

花儿为什么这么美？

植物过冬有妙招

小种子去旅行

动物

动物过冬有妙招

动物也爱捉迷藏

集合！热带草原探险队

动物交流靠什么？

上天入地的昆虫

哇，是恐龙耶！

人体

小身体，大秘密

不可思议的呼吸

人体细胞大作战

我们身体的保护膜

奇妙的五感

我们的身体指挥官

食物的旅行

扑通扑通，心脏跳个不停

第二辑

地球与宇宙

环境

咳咳，喘不过气啦！

垃圾去哪儿了？

脏水变干净啦

濒临灭绝的动植物

地球

天气是个淘气鬼

小石头去哪儿了？

火山生气啦！

河流的力量

大海！我来啦

轰隆隆，地震了！

地球成长日记

宇宙

地球和月亮的圆圈舞

太阳哥哥和行星小弟

坐着飞船游太空

生命科学

生物

机器人是生物吗？

谁被吃了？

物质科学

能量

寻找丢失的能量

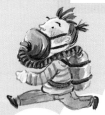
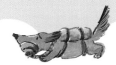

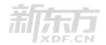

食物的旅行

韩国好书工作室 / 著　　洪梅　南燕 / 译

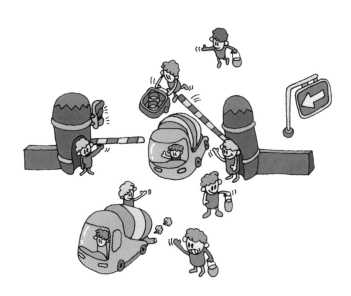

浙江教育出版社·杭州

扫码听音频

餐桌上摆满了美味佳肴。米饭、年糕，还有青菜、猪肉、鸡肉、葡萄、苹果……吃得好多，吃得好饱。可吃下去的食物都去哪里了呢？跟着食物一起去瞧一瞧吧！

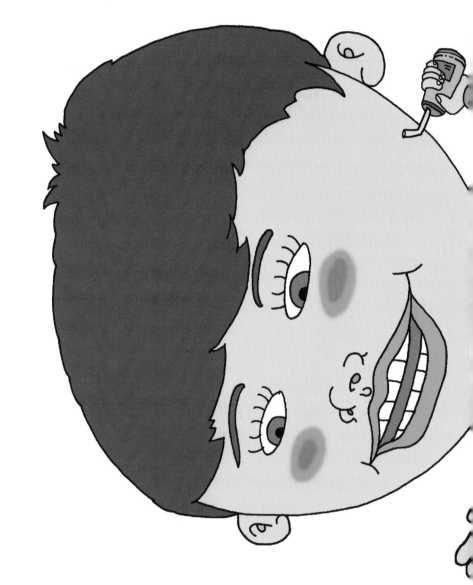

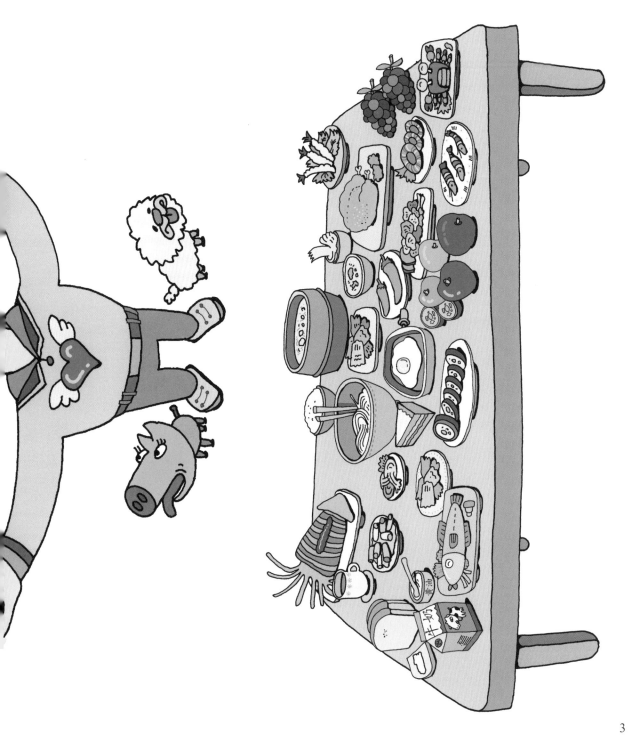

3

食物进到嘴里后，首先由舌头来品尝味道。舌头是味道侦察兵，如果它感到食物味道奇怪或者变质了，就会立刻把食物吐出来。如果觉得好吃，舌头就会把食物推向牙齿这边。

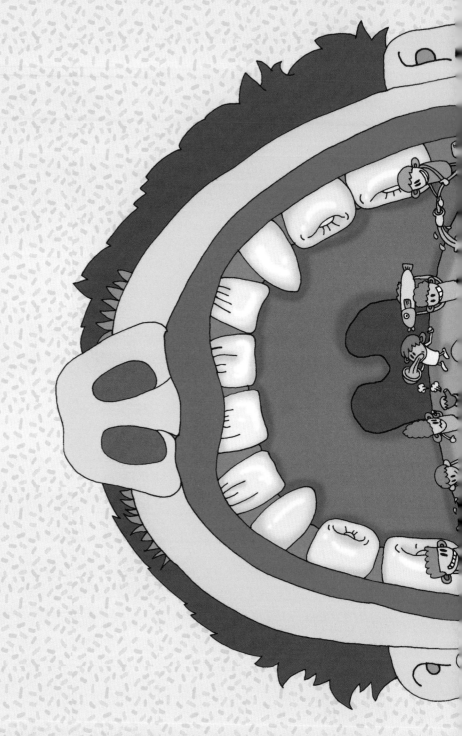

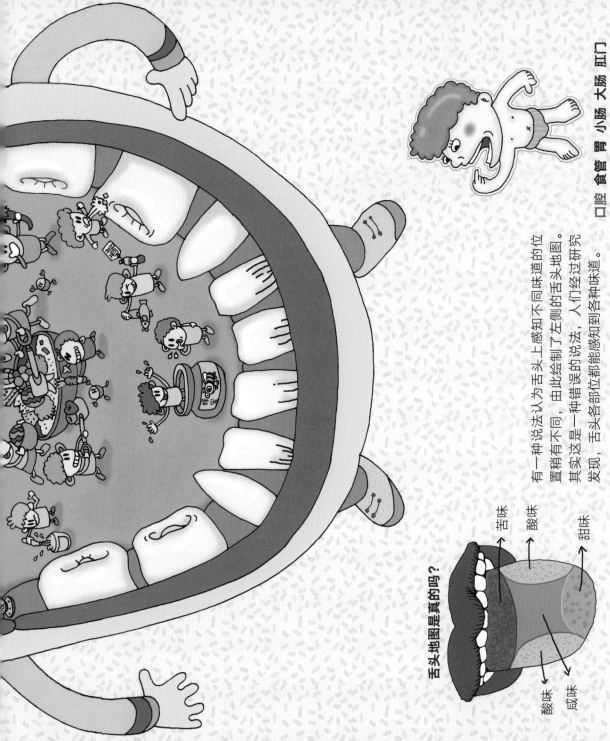

口腔 食管 胃 小肠 大肠 肛门

有一种说法认为舌头上感知不同味道的位置稍有不同，由此绘制了左侧的舌头地图。其实这是一种错误的说法，人们经过研究发现，舌头各部位都能感知到各种味道。

舌头地图是真的吗？

苦味
酸味
甜味
酸味
咸味

咂唧咂唧，咂唧咂唧……

牙齿把食物嚼碎。锋利的门牙把食物切断，尖锐的犬牙把食物撕开，扁平的槽牙把食物碾碎。

唾液是由位于舌头、耳朵和下颌下方的唾液腺产生的。人每天能制造约1.5升唾液，差不多能装满一个大塑料瓶。这些唾液大部分都被我们给吞下去了。

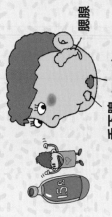

腮腺

舌下腺　颌下腺

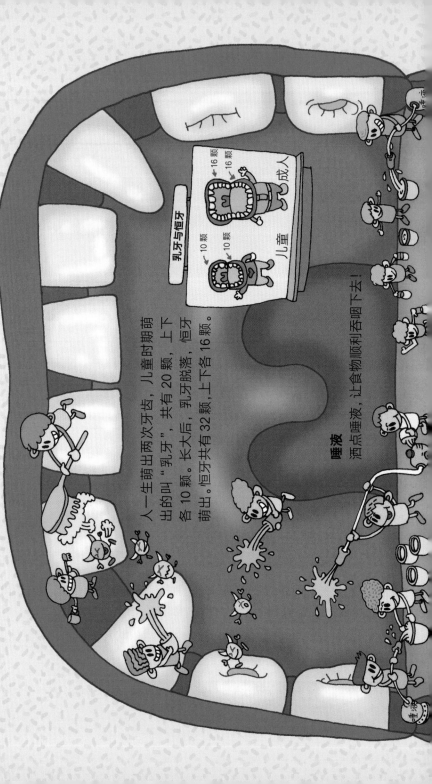

唾液

乳牙与恒牙

成人	←16颗　←16颗
儿童	←10颗　←10颗

人一生萌出两次牙齿，儿童时期萌出的叫"乳牙"，共有20颗，上下各10颗。长大后，乳牙脱落，恒牙萌出。恒牙共有32颗，上下各16颗。

唾液

洒点点唾液，让食物顺利吞咽下去！

6

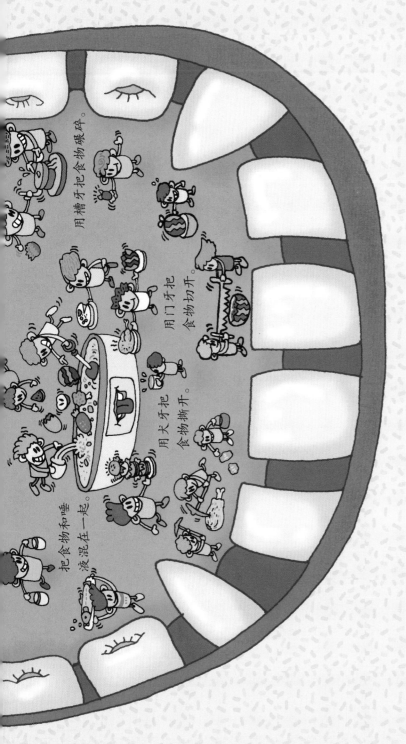

用槽牙把食物碾碎。

用门牙把
食物切开。

用犬牙把
食物撕开。

把食物和唾
液混在一起。

长时间咀嚼馒头后，嘴里会有一丝甜甜的味道。

这是因为唾液把馒头中的淀粉转变成了带有甜

味的物质。

唾液有助于吞咽食物，还有助于清除食物残渣

和细菌。

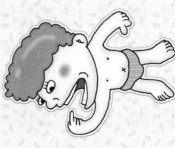

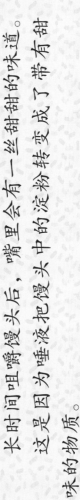

口腔 食管 胃 小肠 大肠 肛门

咕嘟，咕嘟！咀嚼好的食物要通过喉咙吞咽下去。它们会来到一条分岔路，一边是食物经过的"食管"，另一边是空气进出的"气管"。千万小心，别让食物进入气管，否则食物会堵塞空气进出的通道，让我们无法呼吸。幸而，我们在吞咽食物时，气管会自动封闭起来。

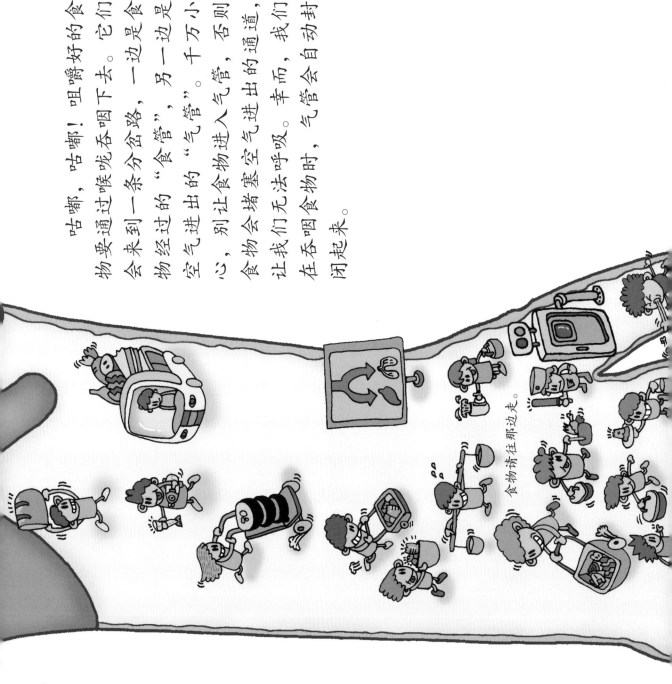

食物请往那边走。

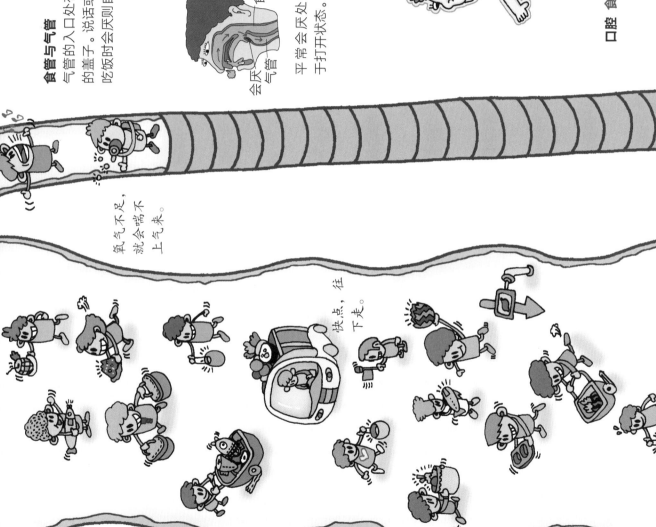

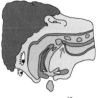
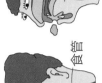

会厌　食管

食管　会厌　气管

平常会厌处于打开状态。

吞咽食物时会厌关闭。

食管与气管

气管的入口处有一个叫作"会厌"的盖子。说话或呼吸时，会厌打开，吃饭时会厌则自动关闭。

口腔　食管　胃　小肠　大肠　肛门

氧气不足，就会喘不上气来。

快点，往下走。

9

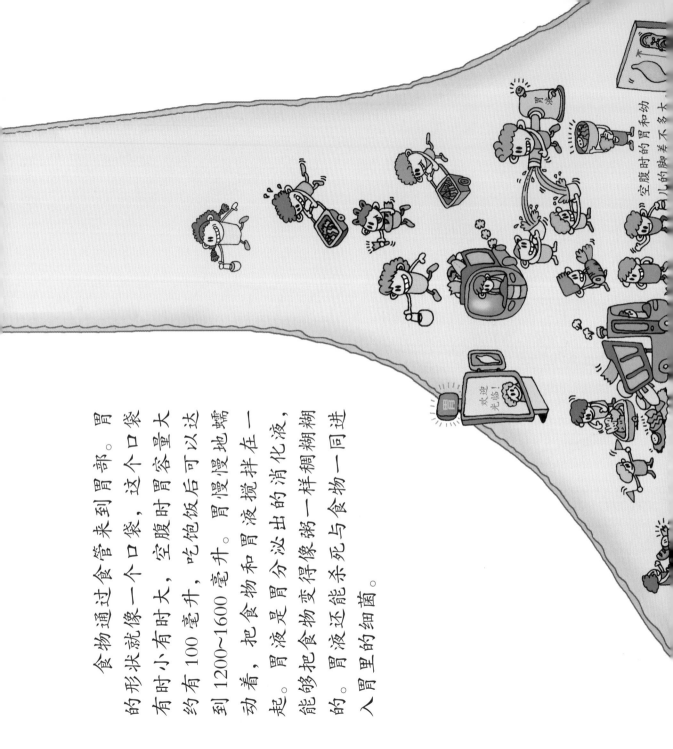

食物通过食管来到胃部。胃的形状就像一个口袋，这个口袋有时小有时大，空腹时胃容量大约有100毫升，吃饱饭后可以达到1200~1600毫升。胃慢慢地蠕动着，把食物和胃液搅拌在一起。胃液是胃分泌出的消化液，能够把食物变得像粥一样稠糊的。胃液还能杀死与食物一同进入胃里的细菌。

"空腹时的胃和幼儿的胃差不多大

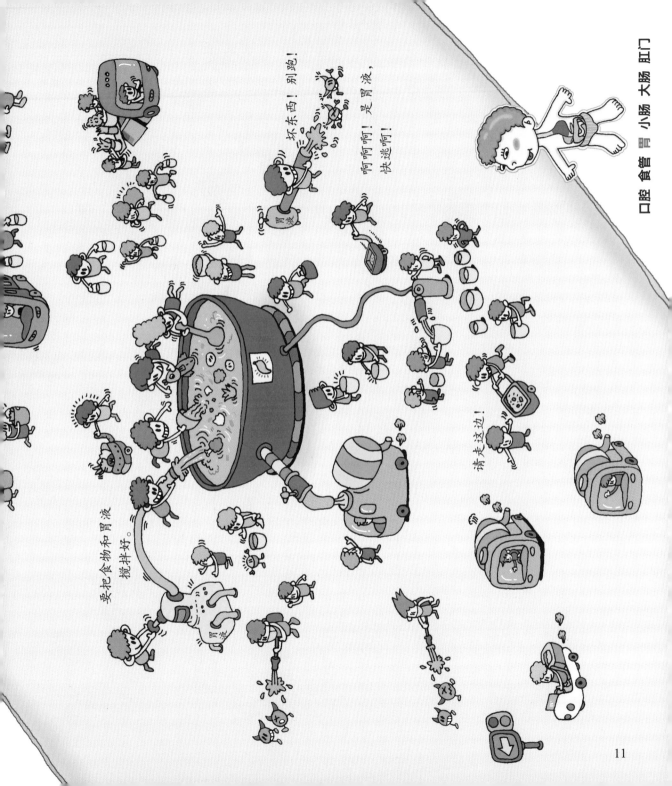

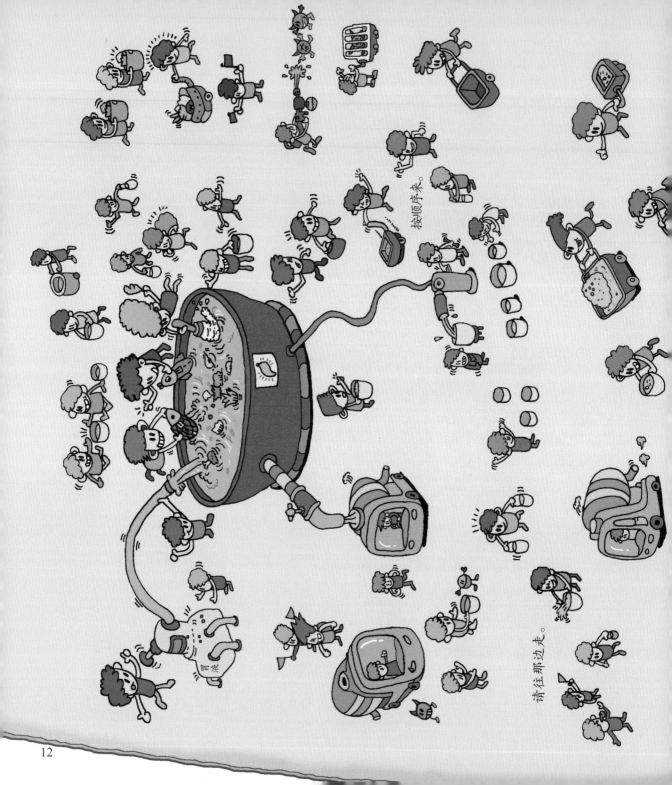

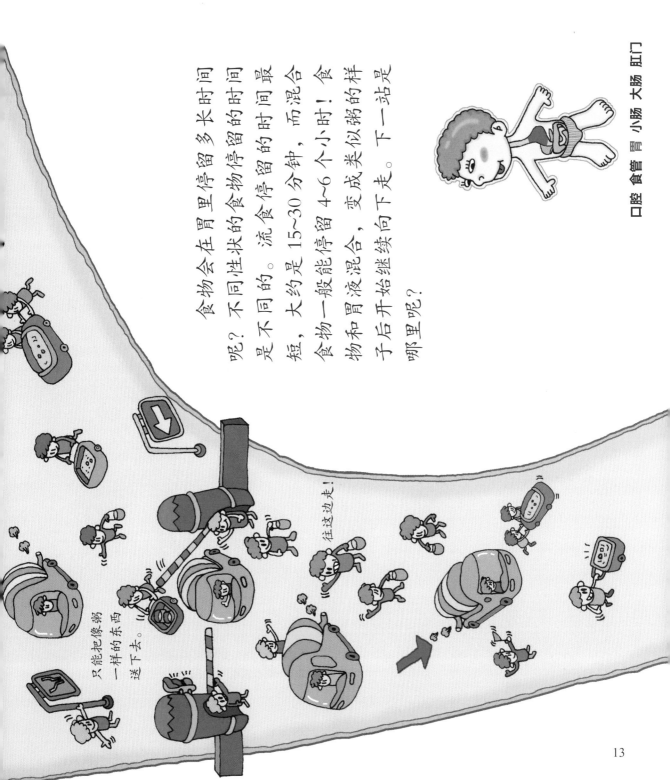

食物会在胃里停留多长时间呢？不同性状的食物停留的时间是不同的。流食停留的时间最短，大约是 15~30 分钟，而混合食物一般能停留 4~6 个小时！食物和胃液混合，变成类似粥的样子后开始继续向下走。下一站是哪里呢？

只能把像粥一样的东西送下去。

往这边走！

口腔 食管 胃 小肠 大肠 肛门

13

我们的身体从吃下的食物中获取营养。营养转化为我们身体里的血和肉，为我们提供生命活动所需的能量。要想获得营养，就必须对食物进行精密地分解，分解食物的这个过程叫作"消化"。消化需要有消化液才能进行，唾液和胃液属于消化液。肝脏和胰脏也能制造消化液。

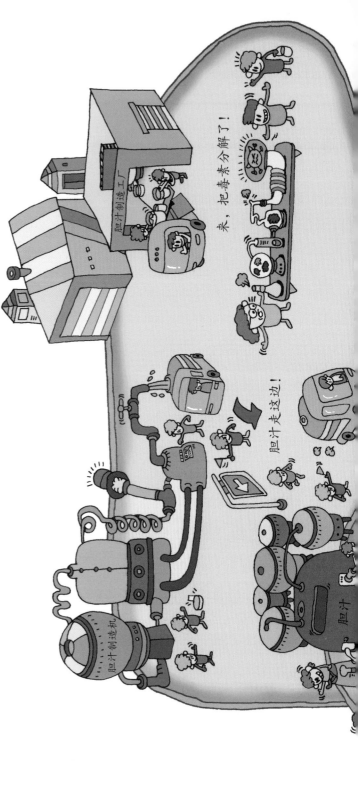

肝脏
肝脏制造能够溶解脂肪的胆汁，还能分解体内的毒素。

来，把毒素分解了！

胆汁走这边！

胆汁制造工厂

胆汁制造机

胆汁

14

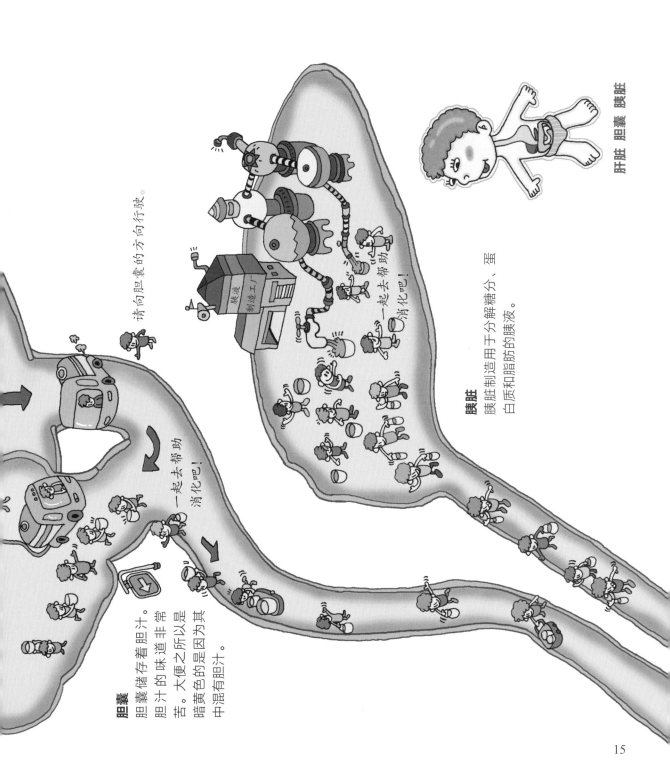

请向胆囊的方向行驶。

一起去帮助
消化吧！

一起去帮助
消化吧！

胰脏
胰脏制造用于分解糖分、蛋白质和脂肪的胰液。

肝脏 胆囊 胰脏

胆囊
胆囊储存着胆汁。胆汁的味道非常苦。大便之所以是暗黄色的是因为其中混有胆汁。

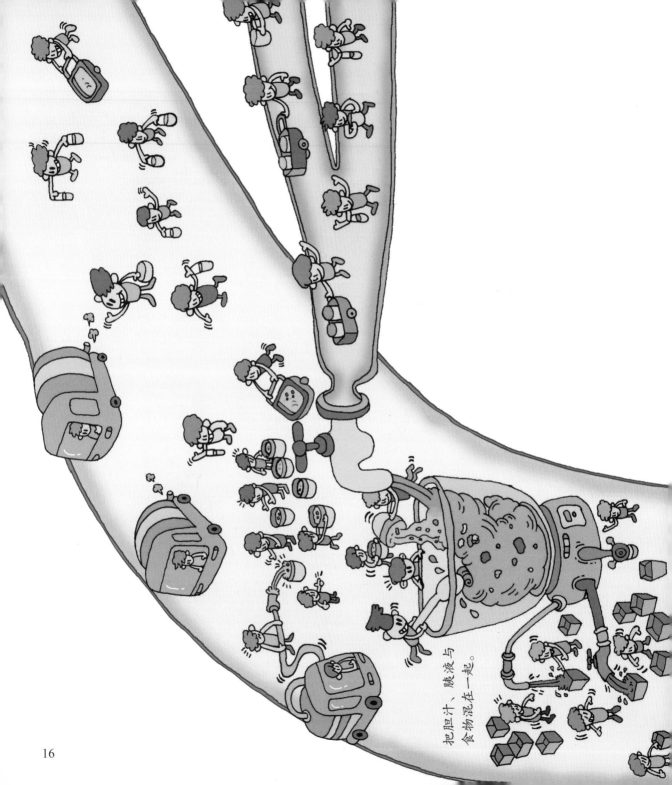

把胆汁、胰液与
食物混在一起。

现在来到小肠。小肠最上端弯曲的形状很像英文字母C，这一部分被称为十二指肠。胃液、胆汁和胰液进入十二指肠，对食物进行进一步分解。

变得黏稠又软乎乎的食物

口腔 食管 胃 小肠 大肠 肛门

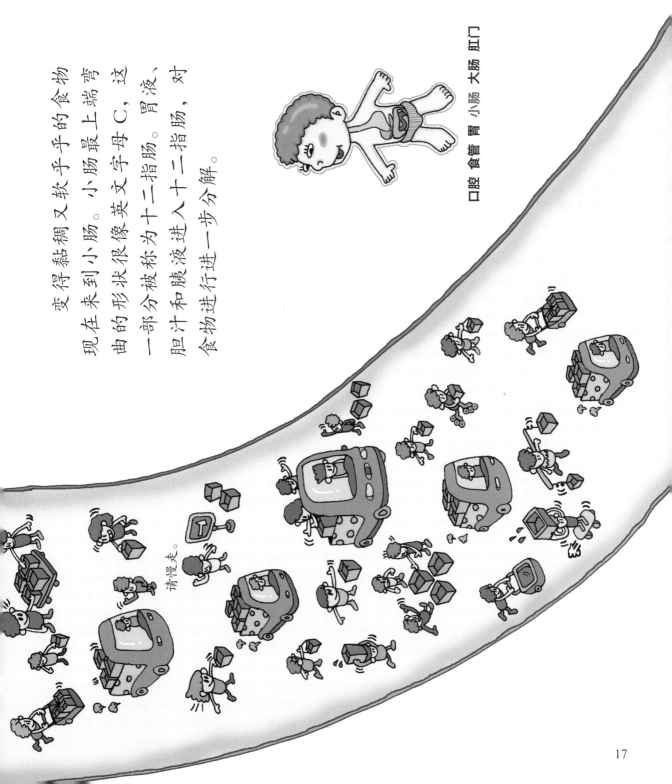

请慢走。

17

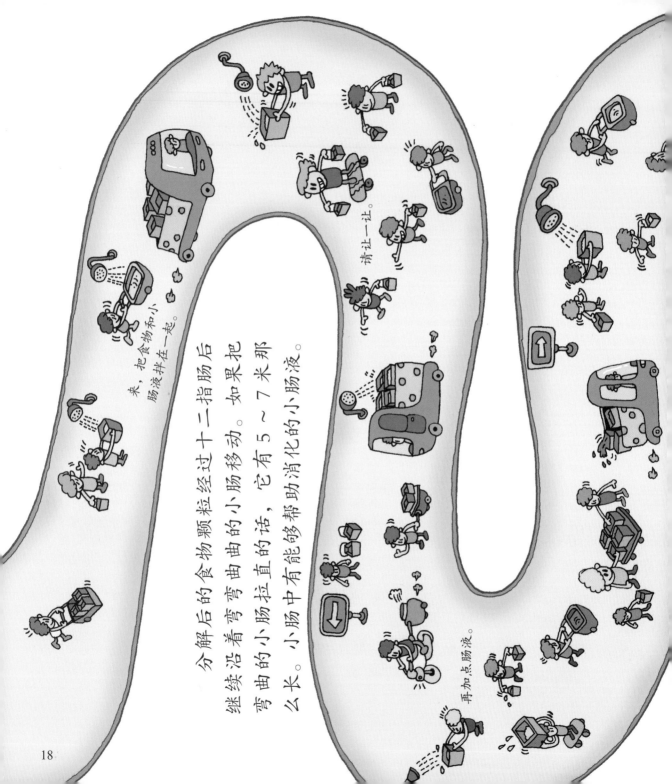

来，把食物和小肠液拌在一起。

请让一让。

再加点肠液。

分解后的食物颗粒经过十二指肠后继续沿着弯曲的小肠移动。如果把弯曲的小肠拉直的话，它有5～7米那么长。小肠中有能够帮助消化的小肠液。

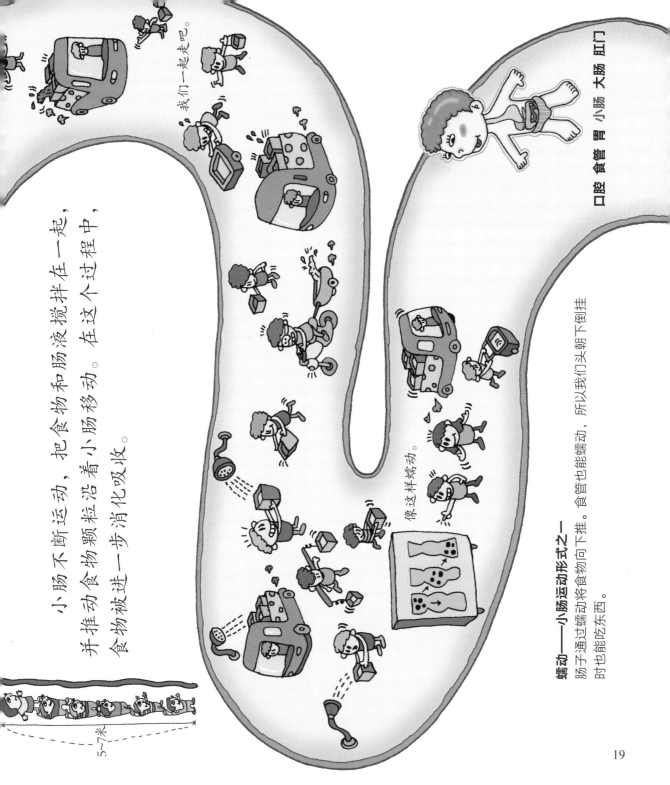

小肠不断运动，把食物和肠液搅拌在一起，并推动食物颗粒沿着小肠移动。在这个过程中，食物被进一步消化吸收。

我们一起走吧。

像这样蠕动。

口腔 食管 胃 小肠 大肠 肛门

所以我们头朝下倒挂

蠕动——小肠运动形式之一
肠子通过蠕动将食物向下推。食管也能蠕动。食管也能蠕动，时也能吃东西。

5~7米

19

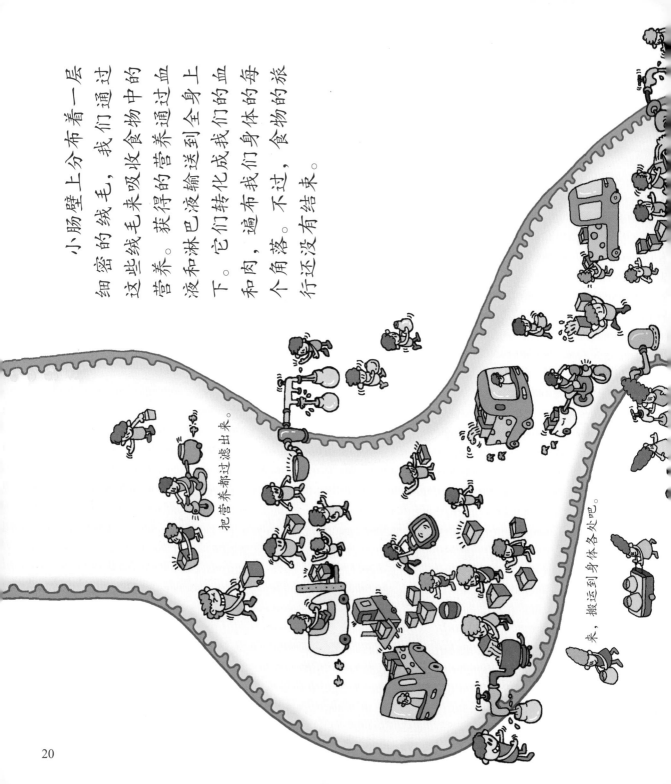

小肠壁上分布着一层细密的绒毛，我们通过这些绒毛来吸收食物中的营养。获得的营养通过血液和淋巴液输送到全身上下。它们转化成我们的血和肉，遍布我们身体的每个角落。不过，食物的旅行还没有结束。

把营养都过滤出来。

来，搬运到身体各处吧。

20

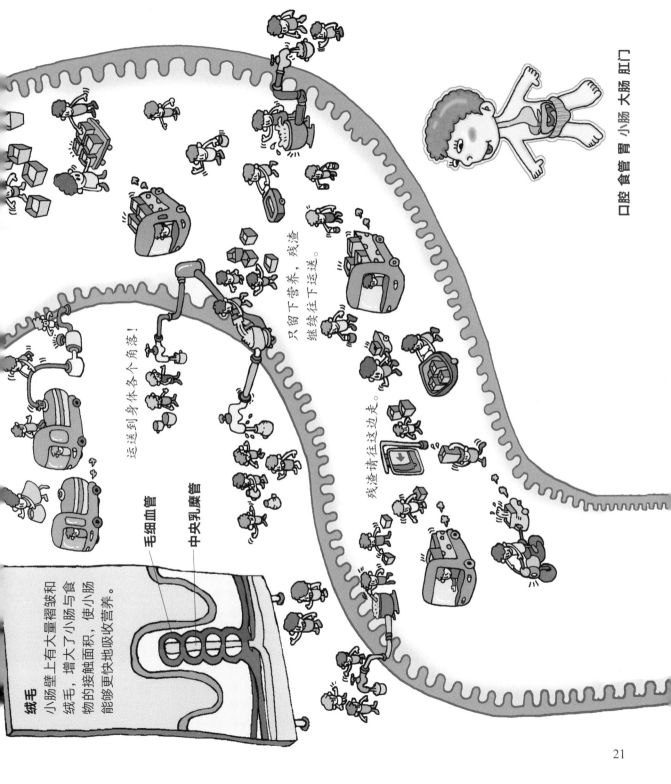

口腔 食管 胃 小肠 大肠 肛门

运送到身体各个角落！

只留下营养，残渣
继续往下运送。

残渣请往这边走。

绒毛
小肠壁上有大量褶皱和绒毛，增大了小肠与食物的接触面积，使小肠能够更快地吸收营养。

毛细血管

中央乳糜管

21

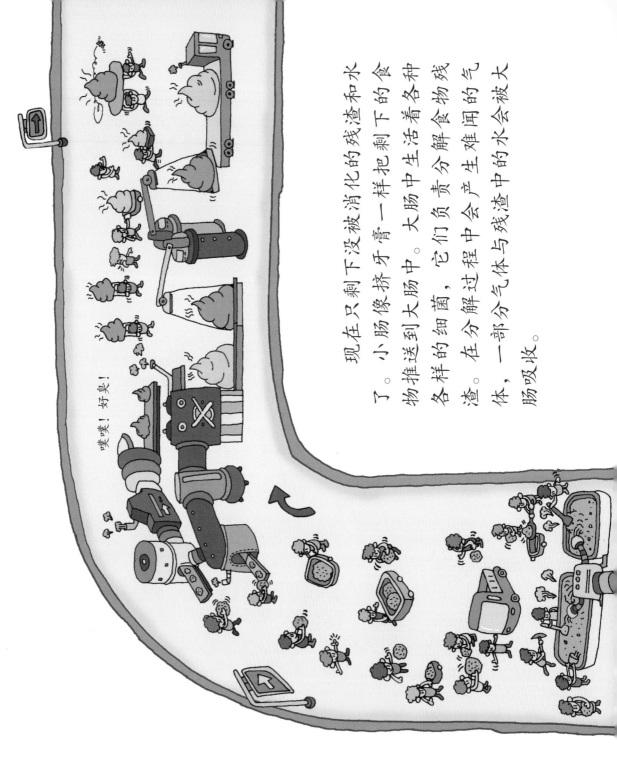

现在只剩下没被消化的残渣和水了。小肠像挤牙膏一样把剩下的食物推送到大肠中。大肠中生活着各种各样的细菌，它们负责分解食物残渣。在分解过程中会产生难闻的气体，一部分气体与残渣中的水会被大肠吸收。

噗噗！好臭！

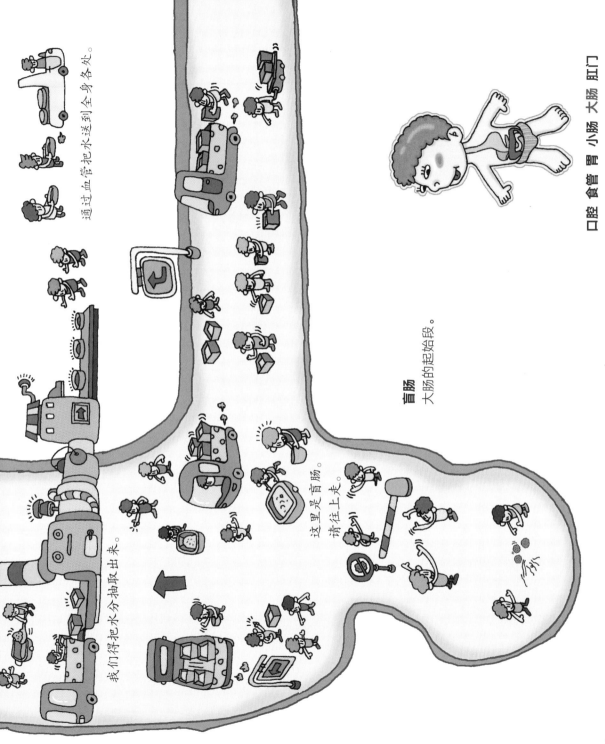

通过血管把水送到全身各处。

我们得把水分抽取出来。

这里是盲肠。
请往上走。

盲肠
大肠的起始段。

口腔 食管 胃 小肠 大肠 肛门

现在只剩下残渣了，脱水后的食物残渣变成了大便。得把大便从身体里排出去。屁声不断，肚子也开始疼，赶快跑去卫生间！

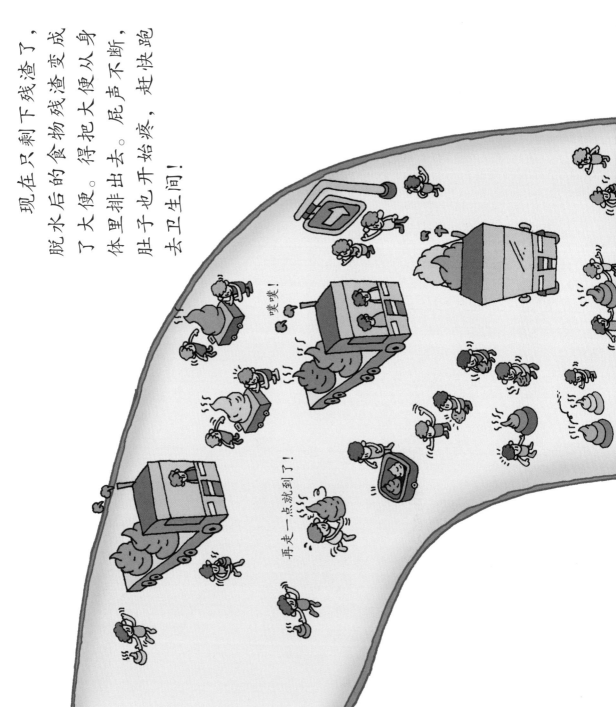

噗噗！

再走一点就到了！

口腔 食管 胃 小肠 大肠 肛门

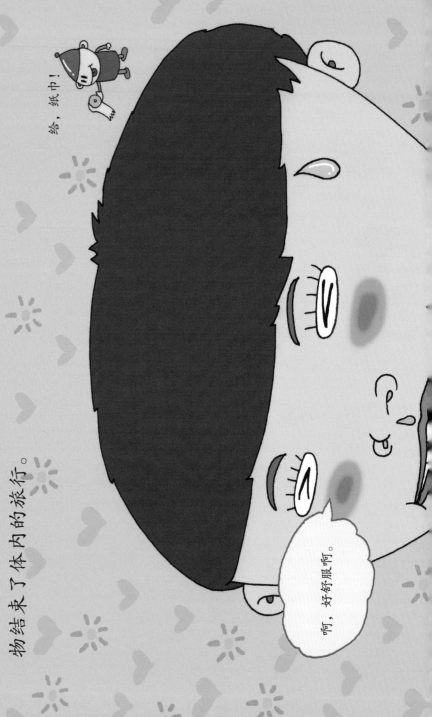

给，纸巾！

啊，好舒服啊。

噗噗！放了一连串臭屁，扑通一声，臭臭的黄色大便从身体里排了出来。就这样，食物结束了体内的旅行。

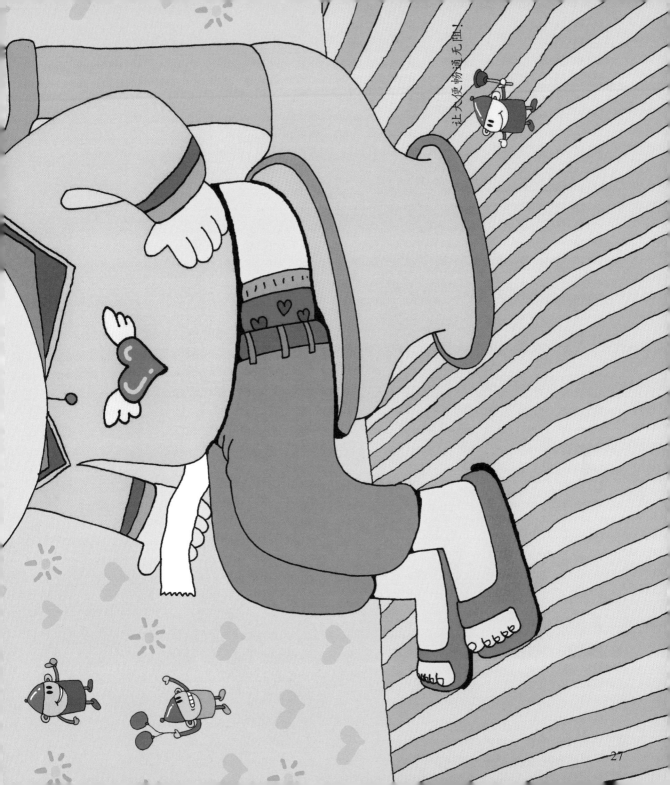

让大便畅通无阻!

27

食物与消化

下面，让我们了解一下摄取食物的必要性，认识我们体内有哪些消化器官，它们各自都发挥着什么作用吧。

• 脑力大比拼 1

我们需要什么来维持生命活动？

比较下面两幅图，了解什么是维持生命活动所必需的。

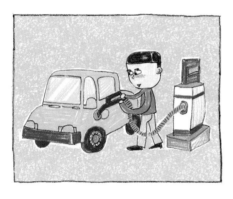
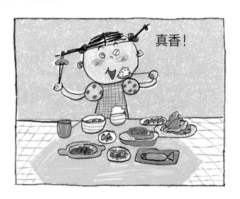

真香！

① 汽车若没有汽油，（可以 不可以）行驶。人若不吃饭，（没有 有）力气。

② 汽车行驶和人活动都需要能量。汽车从（汽油 食物）中获得能量，人通过摄取（汽油 食物）获得能量。

③ 汽车仅在行驶时需要汽油，而人为了生存需要定期摄入（汽油 食物）。

> 为了维持生命或进行活动，人必须摄取食物。人从食物中获得人体所需的营养。

答案：①不可以，没有 ②汽油，食物 ③食物食物是怎样被消化的呢？

将我们吃下的食物粉碎、分解，直至食物中的营养被身体吸收的过程被称为"消化"。看下图，了解食物的消化过程以及体内的消化器官。

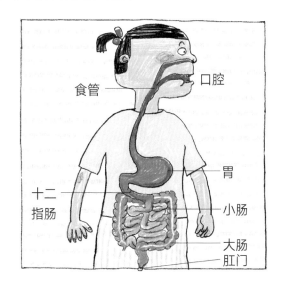

① 食物先后经过口腔→食管→（　　）→十二指肠→小肠→（　　）→肛门等人体部位。

② 消化器官是从口腔到（　　）的一条通道。

③ 口腔、食管、胃、十二指肠、小肠、大肠是（　　）。

　　消化器官有口腔、食管、胃、十二指肠、小肠、大肠，辅助消化的器官有肝脏、胆囊、胰脏等。这些器官帮助我们分解食物并吸收其中的营养。

答案：①胃，大肠 ②肛门 ③消化器官

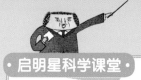

● **科学实验室**

消化食物需要多长时间？

我们吃下的食物经由身体的各个消化器官被消化。消化过程大约持续多长时间呢？看下图，再次观察食物的消化过程，计算消化所需要的时间。

第 1 步 下图描绘的是小明吃下饼干后，饼干消化的过程。观察饼干的消化过程以及在每个器官停留的时间。

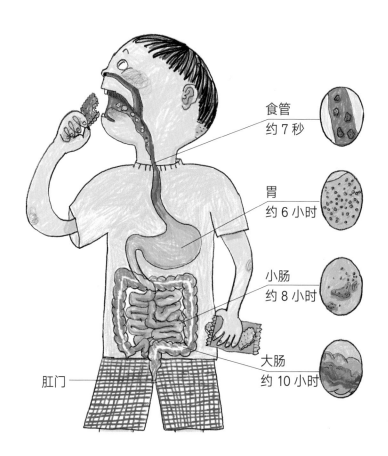

食管
约 7 秒

胃
约 6 小时

小肠
约 8 小时

大肠
约 10 小时

肛门

第2步 查找饼干在各个器官消化时所用的时间并填写下表。

口腔	食管	胃	小肠	大肠	肛门
	约 7 秒		约 8 小时		

第3步 接下来，请把消化的时间加在一起，计算总时间。

口腔	食管	胃	小肠	大肠	肛门
	约 6 小时 7 秒				
	约（ ）小时 7 秒				
	约（ ）小时 7 秒				

结论

我们吃下的饼干从进入口腔到通过大肠大约
需要（   ）小时。

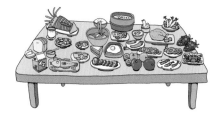

小博士告诉你

　　饼干进入口腔后，首先通过管状的食管，这个过程需要 7 秒左右。此后，饼干会来到胃。胃用约 6 小时将饼干粉碎，并把它们和帮助消化的液体搅拌在一起，变成黏稠的粥状。之后饼干来到弯弯曲曲的小肠，通过小肠需要约 8 小时。然后还没有被消化的饼干残渣将来到大肠，并在这里停留约 10 小时。我们吃下的饼干从进入口腔到通过大肠大概需要 24 小时。

实验答案：2. 约 6 小时，约 10 小时 3.14，24 / 结论答案：24

消化是怎样进行的?

消化对于生物而言是十分重要的生命活动。接下来，让我们一起来了解一下，在我们体内十分活跃的消化活动以及各种消化器官。

消化：获取身体必需的营养

想要我们的身体活动起来，想要体内的各个器官正常运作，就需要能量与骨骼、肌肉、内脏、血液等构成身体的物质密切协作。我们从食物中获取身体所必需的营养物质。要使食物中的营养物质为身体所用，必须对其进行分解并吸收，这个过程就是消化。

消化器官：从口腔到肛门

我们体内负责消化作用的器官大致有口腔、胃、小肠和大肠。口腔通过食管与胃相连，胃通过小肠与大肠相连，肛门在大肠的尽头。因此，可以说消化器官是一条从口腔到肛门的长长的通道。

辅助消化的器官

辅助消化的器官有唾液腺、胃腺、肝脏、胰脏、肠腺等。

唾液腺共有舌下腺、颌下腺、腮腺三处，能够分泌唾液。胃腺位于胃壁上，能够分泌胃液。肝脏分泌胆汁并储存在胆囊中，胆囊将胆汁送往十二指肠。胰脏分泌的胰液也输往十二指肠。此外，位于肠壁上的肠腺分泌出肠液，输往小肠。

①口腔
牙齿将食物嚼碎，舌头将食物与唾液混在一起。唾液中有能够消化碳水化合物的成分。

②食管
在口腔中被嚼碎的食物顺着食管向下移动。食管仅负责输送食物，它通过收缩肌肉将食物向下推。

③胃
食物在胃中被进一步粉碎，变成粥状物。胃液中包含消化液，有强酸性，能够帮助杀灭病菌。

④肝脏与胆汁
肝脏能够制造用于消化脂肪的胆汁。肝脏还可以分解对身体有害的物质。

葡萄糖是很多生物的主要供能物质。米饭、面条、面包等食物经过消化会转化成葡萄糖，葡萄糖随着血液运往身体各处。若长时间没有进食，血液中的葡萄糖不足，大脑会发出饥饿的信号。

⑤胰脏

胰脏能够产生用于消化蛋白质、脂肪、碳水化合物的消化酶。

⑥十二指肠

十二指肠位于小肠最前端，长度仅有25～30厘米，约合十二根手指的宽度，因此得名。胰脏和肝脏中制造的消化液会被运往十二指肠。

⑦小肠

小肠上有大量褶皱，褶皱中有凹凹凸凸的绒毛，这些都极大地增加了小肠的表面积。表面积大就意味着能够更加充分地吸收食物中的营养。

⑧大肠

小肠吸收营养后，剩余的食物残渣被运往大肠。大肠从中吸收水分，剩余的残渣会变为排泄物——大便。

⑨直肠与肛门

直肠位于大肠最末端，长度为15厘米左右。大便累积在直肠中，通过肛门排出体外。

我们身体所需要的营养成分大致可以分为六种。首先，碳水化合物（糖类）为大脑和身体活动提供能量。正处于成长阶段的小朋友们身体各处的细胞活动都非常活跃，摄入充足的碳水化合物是十分必要的。

蛋白质是构成人体细胞的基本物质。在我们身体中发挥着各种作用的激素和酶也是由蛋白质构成的。油脂存储着身体使用后剩余的能量，保护身体不受寒冷的侵袭。碳水化合物不足时，身体会燃烧脂肪获取能量。

维生素调节身体的各项机能。维生素不足时身体会出现各种异常症状。比如，维生素A不足，就可能患夜盲症；维生素D不足，脊椎就会弯曲，患上佝偻病。无机盐是指钙、铁、铜等物质。尽管人体需要的无机盐很少，但它们作用非常大，能够帮助各个器官健康地运作。

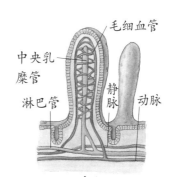

绒毛

33

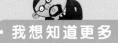
为什么饭后会犯困？

为了消化进入胃中的食物，胃会进行运动。运动需要消耗氧气，所以运送氧气的血液向胃部聚集，以大脑为代表的其他器官就会出现供血不足的情况，身体因此变得乏力犯困。

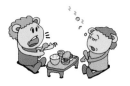

为什么肚子饿的时候会咕咕响？

胃在没有食物时也会不断地进行运动。胃壁上有许多褶皱，在运动过程中会挤压残余在大小肠中的空气，使之发出声音。空空的下腹里空气较多，发出的声音就会比较大。

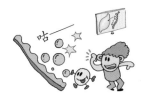

进食不对就会呕吐

我们在吃了带有病菌或毒性的食物以及过量饮酒后经常会呕吐，吃得过饱也会呕吐。这是身体在通过将食物吐出体外来进行自我保护。所以，在想吐的时候千万不要忍着，赶紧吐出来是最好的。呕吐后应该漱口并休息，通过饮淡盐水来补充水分。如果不停呕吐，或呕吐物中混有血液，就应立即前往医院就医。

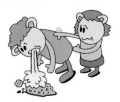

呛咳：把错入气管的食物排出去

呛咳是身体对进错位置的食物的拒绝反应。气管与食管是并列的。气管上方有会厌，能够防止食物进入气管。然而，有时食物仍然会错误地进入气管，为了将它们排出体外必须要用力地咳嗽，这种现象被称为呛咳。

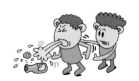

打嗝：排出胃里的空气

打嗝是胃中积累的空气通过口腔排出的现象。这些空气是在吃饭时随同食物一并进入胃中的。空气在快速排出体外时会发出声音。喝可乐或者苏打水等碳酸饮料时也会打嗝，这是因为溶解在饮料中的二氧化碳在以气体的形态排出体外。

酸水为什么会上涌？

呕吐或者打嗝时，有时会有酸酸的液体从食管中向上涌，这种液体被称为"酸水"。酸水自然是酸味的，这种酸味来自胃中的胃液。食物进入胃部后，胃壁上会分泌含有消化液的胃液。胃液有强酸性，也发挥着消灭病菌的作用。在打嗝或呕吐时，胃液会混在呕吐物或空气中一起上涌。酸水频繁上涌，胸口和喉咙会觉得火辣辣地疼，这是因为强烈的胃酸会腐蚀食管。吃过于油腻的食物或方便食品，以及抽烟饮酒，都会让酸水上涌的症状变得严重。

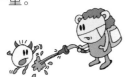

帮助消化的细菌

大肠里生活着数百万个细菌，它们被称为大肠杆菌。大肠杆菌可以帮助分解食物残渣，它在大肠里没有任何危害，但一进入身体的其他部位就会引发疾病。大肠杆菌有可能附着在手上四处扩散，所以要时刻保持手的清洁。大肠杆菌害怕高温，因此在细菌容易繁殖的夏季，一定要把食物煮熟后再食用。

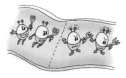

大肠

大肠：放屁工厂

大肠杆菌在分解食物残渣时会产生气体，气体聚集后，一起穿过肛门排出体外的过程就是放屁。

尽管会有个体差异，但大体上每个成年人每天会放三四次屁，每次排出的气体量大约能装满一个中等大小的牛奶盒。屁的气味根据食物的不同而不同，吃肉类食物后的味道最有刺激性。

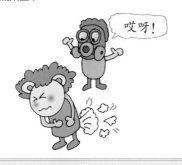

哎呀！

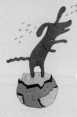

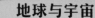

启明星科学馆

第一辑

生命科学

植物
- 池塘生物真聪明
- 小豆子长成记
- 植物吃什么长大？
- 花儿为什么这么美？
- 植物过冬有妙招
- 小种子去旅行

动物
- 动物过冬有妙招
- 动物也爱捉迷藏
- 集合！热带草原探险队
- 动物交流靠什么？
- 上天入地的昆虫
- 哇，是恐龙耶！

人体
- 小身体，大秘密
- 不可思议的呼吸
- 人体细胞大作战
- 我们身体的保护膜
- 奇妙的五感
- 我们的身体指挥官
- 食物的旅行
- 扑通扑通，心脏跳个不停

第二辑

地球与宇宙

环境
- 咳咳，喘不过气啦！
- 垃圾去哪儿了？
- 脏水变干净啦
- 濒临灭绝的动植物

地球
- 天气是个淘气鬼
- 小石头去哪儿了？
- 火山生气啦！
- 河流的力量
- 大海！我来啦
- 轰隆隆，地震了！
- 地球成长日记

宇宙
- 地球和月亮的圆圈舞
- 太阳哥哥和行星小弟
- 坐着飞船游太空

生命科学

生物
- 机器人是生物吗？
- 谁被吃了？

物质科学

能量
- 寻找丢失的能量

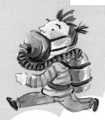
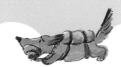

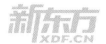

人体细胞大作战

韩国好书工作室 / 著　　洪梅　南燕 / 译

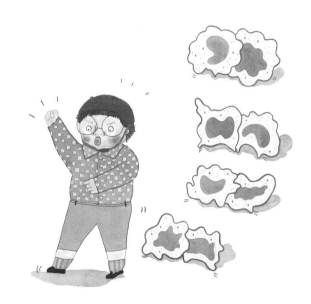

浙江教育出版社 · 杭州

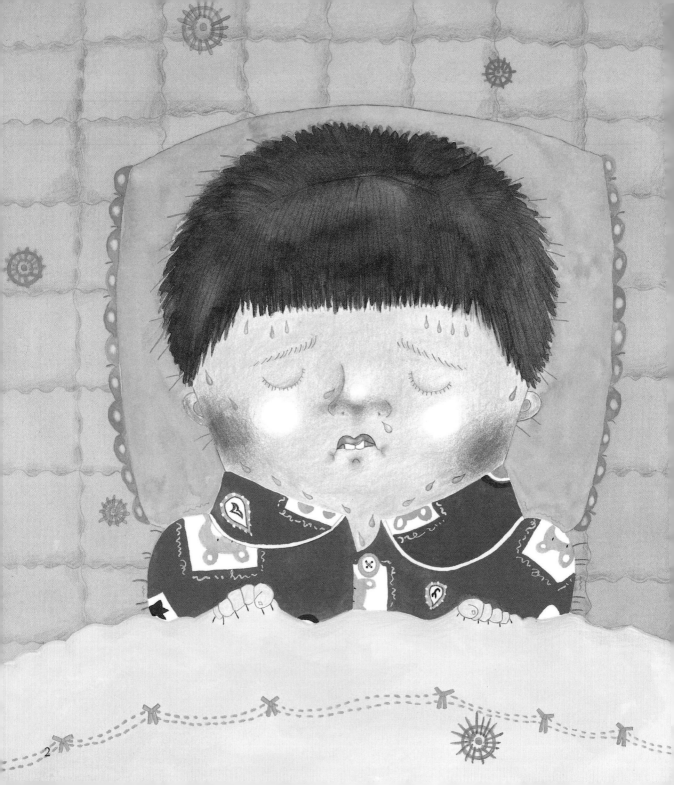

再过几天，就能去滑雪啦！可就在聪聪万分期待的时候，他生病了。

　　脑袋晕晕乎乎。身体一会儿瑟瑟发抖，一会儿又全身滚烫。呼出的气就像热风一样，黏糊糊的鼻涕不停地流。

　　唉——浑身没力气，饭也吃不下。

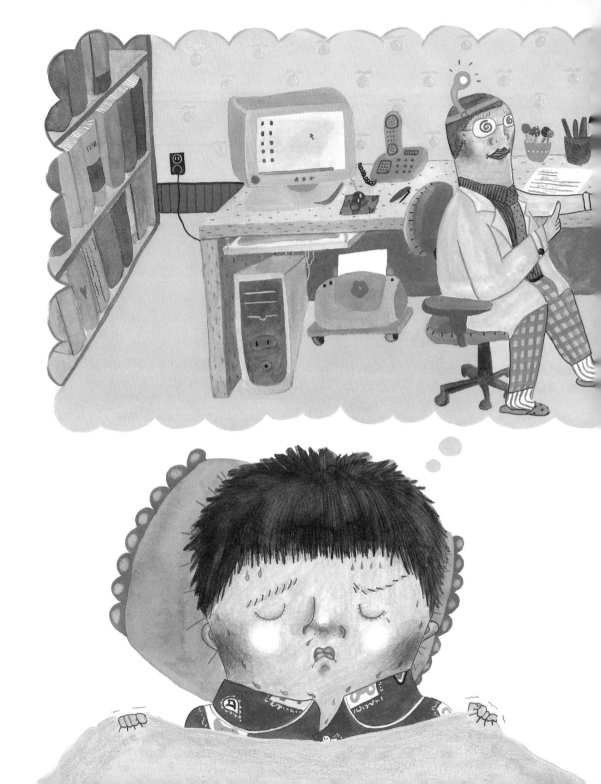

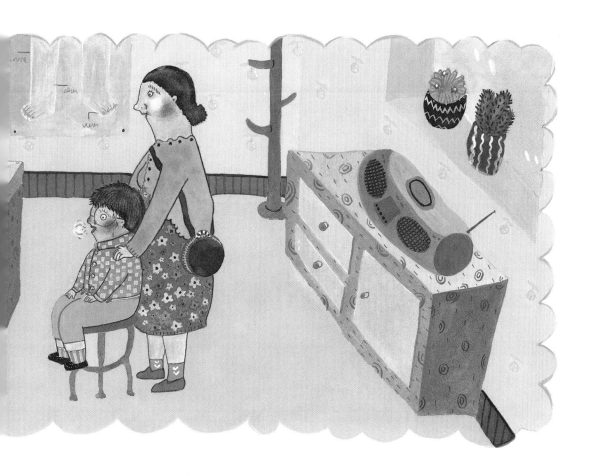

　　聪聪得了流感！

　　妈妈特别后悔没有提前带聪聪去打流感疫苗。而让聪聪最难过的，是他没法去滑雪了。

　　医生告诉聪聪："只要回家之后好好休息、好好吃饭，身体很快就能好起来。"

　　那么，聪聪为什么会得流感呢？

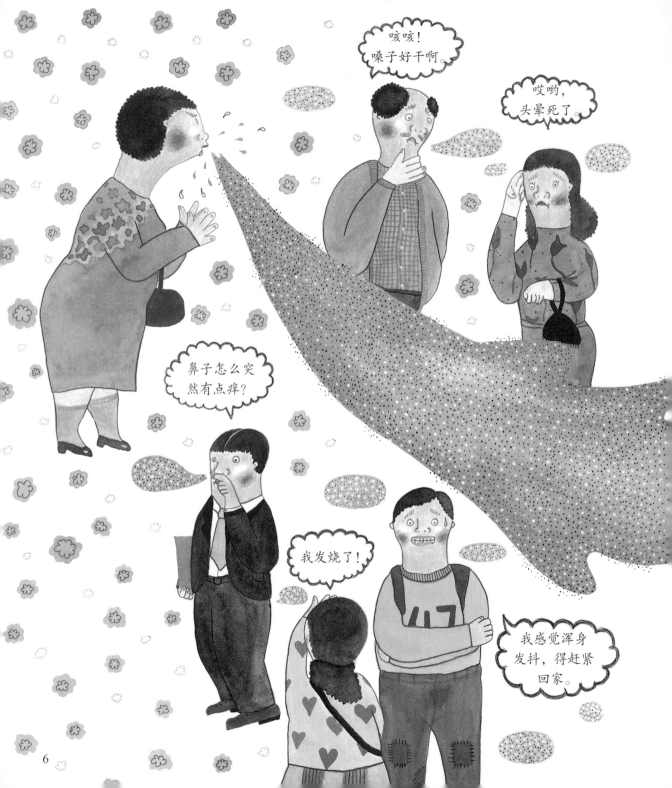

流感是由流感病毒引起的急性上呼吸道感染，能通过空气快速传播。

　　因此，在流感高发的季节，尽量不要到人多的地方去。外出时要戴好口罩，回家后要认真漱口、洗手。打喷嚏或咳嗽的时候，不要对着别人。

　　做好这些，就能够有效地预防流感了。

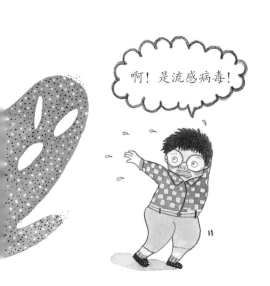

啊！是流感病毒！

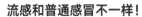

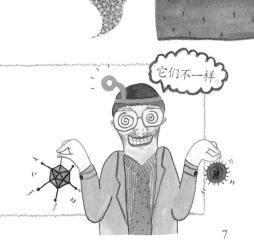

它们不一样。

流感和普通感冒不一样！
很多人以为流感就是症状较为严重的感冒。实际上，引起流感的病毒与引起普通感冒的病毒完全不同，而且流感有明显的季节性和周期性。
除此之外，流感是可以通过注射疫苗来预防的，而普通感冒只能对症治疗，并没有特效的抗病毒药物。

注射了流感疫苗，就不会得流感了吗？

流感疫苗中含有毒性被减弱或完全被灭活的流感病毒，我们称之为抗原。

疫苗中的抗原被注射进人体后，就会刺激抗体的生成。一般情况下，这个过程不会让我们的身体感到不适。

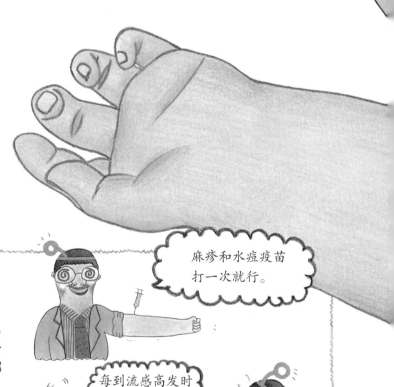

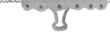

有些疫苗接种一次就能终身免疫。
有些疾病如麻疹、水痘、百日咳等，只要得过一次或者注射过疫苗，身体就会产生免疫力，相当于一生都不会再得这种疾病。
但是流感病毒的种类太多，去年得过流感的人，今年可能还会再得。所以，流感疫苗需要年年注射。

麻疹和水痘疫苗打一次就行。

每到流感高发时都要打疫苗……

不要！不要！

流感疫苗中的抗原进入人体后，我们的身体就会把它们识别成"坏家伙"，然后开始制造对抗它们的物质——抗体。

抗体一旦产生，疫苗中的抗原就能被轻松击退。

人体的这种对抗病原菌或病毒的生理性保护功能，就叫作免疫。

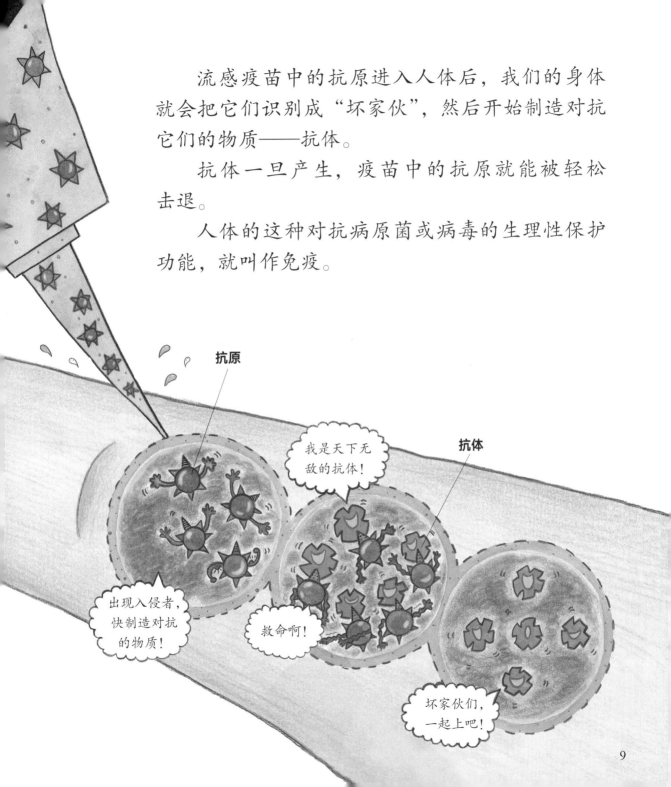

抗原

抗体

我是天下无敌的抗体！

出现入侵者，快制造对抗的物质！

救命啊！

坏家伙们，一起上吧！

一般来说，人体生病的原因主要有两种。

一个是病毒，比如流感、感冒、狂犬病等病毒。

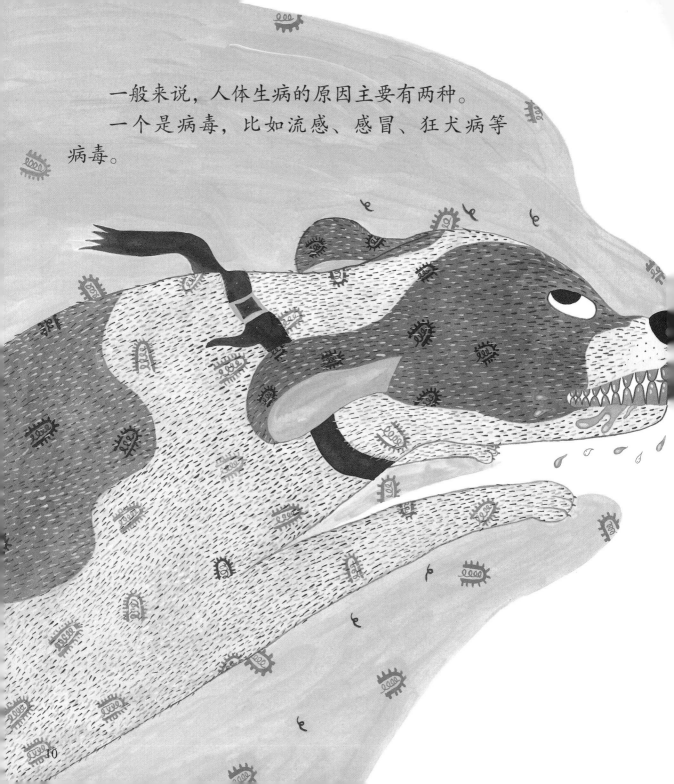

病毒无法独立生长和复制，只有侵入活着的细胞才能生存下去。被病毒感染的细胞就好像被催眠了一样，会按照病毒的"指令"行动。

除了人体，病毒也会依附在其他动物、植物，甚至细菌上。

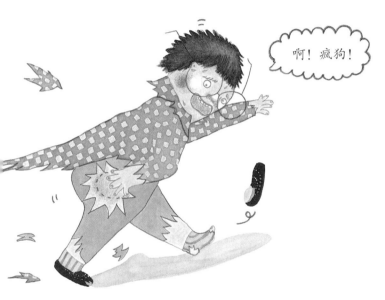

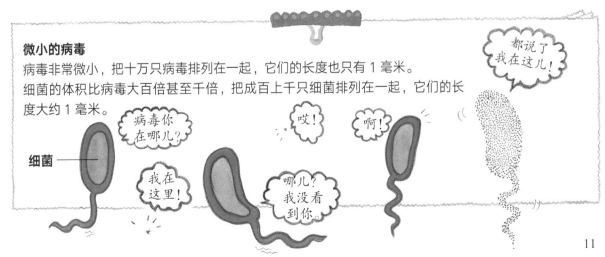

微小的病毒

病毒非常微小，把十万只病毒排列在一起，它们的长度也只有 1 毫米。

细菌的体积比病毒大百倍甚至千倍，把成百上千只细菌排列在一起，它们的长度大约 1 毫米。

细菌 ——

另一个引起疾病的元凶，是细菌。

虫牙、眼病、耳病、食物中毒等疾病都是由细菌引起的。但并非所有的细菌都是"坏家伙"：生活在我们肠道里的乳酸菌、大肠杆菌、双叉乳杆菌，以及分解生物尸体或垃圾的真菌，都是有益的细菌。

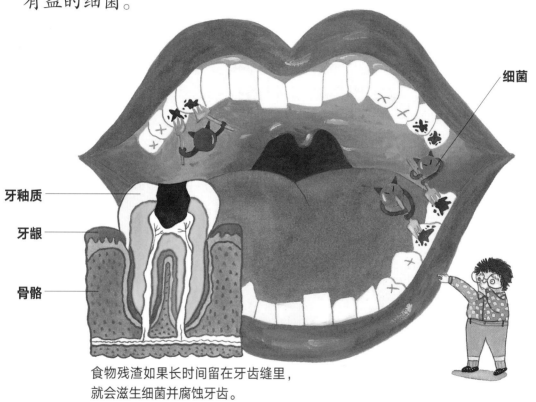

细菌

牙釉质

牙龈

骨骼

食物残渣如果长时间留在牙齿缝里，
就会滋生细菌并腐蚀牙齿。

病毒和有害细菌在进入人体前并不危险，一旦通过人与人的接触或饮食进入体内，就极有可能引发疾病。

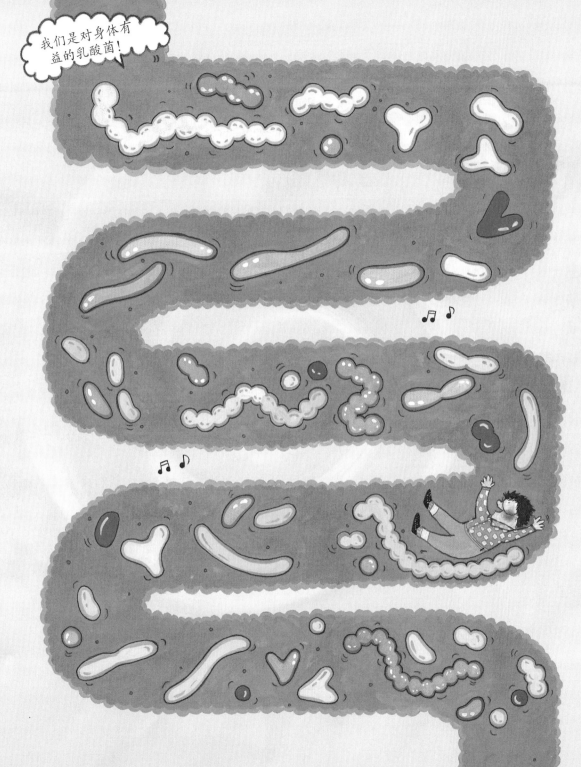

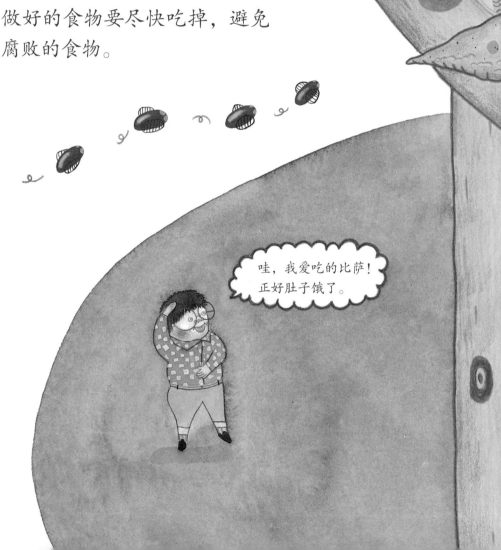

　　引发食物中毒的细菌都喜欢不干净的
地方。因此，保持个人和环境卫生、经常
对餐具进行消毒是十分必要的。

　　另外，做好的食物要尽快吃掉，避免
食用过期、腐败的食物。

哇，我爱吃的比萨！
正好肚子饿了。

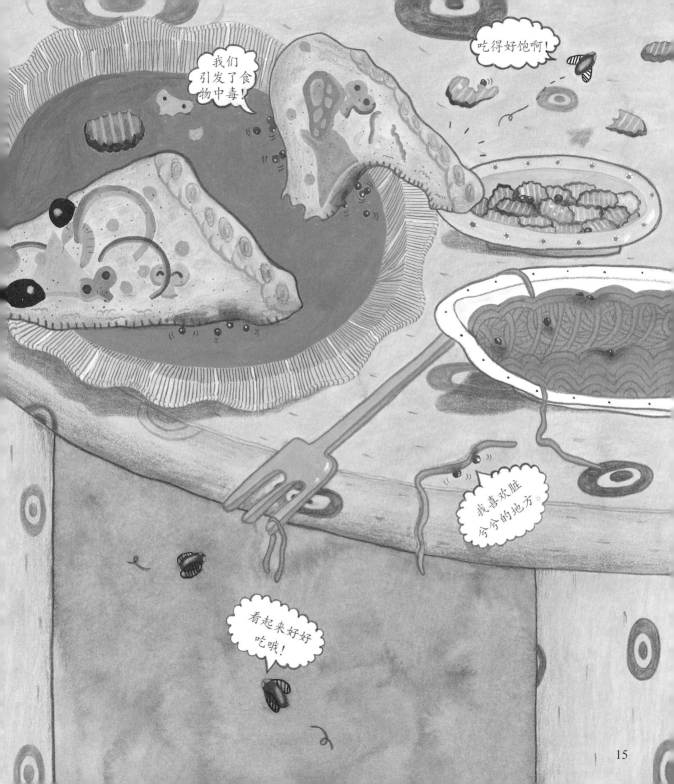

15

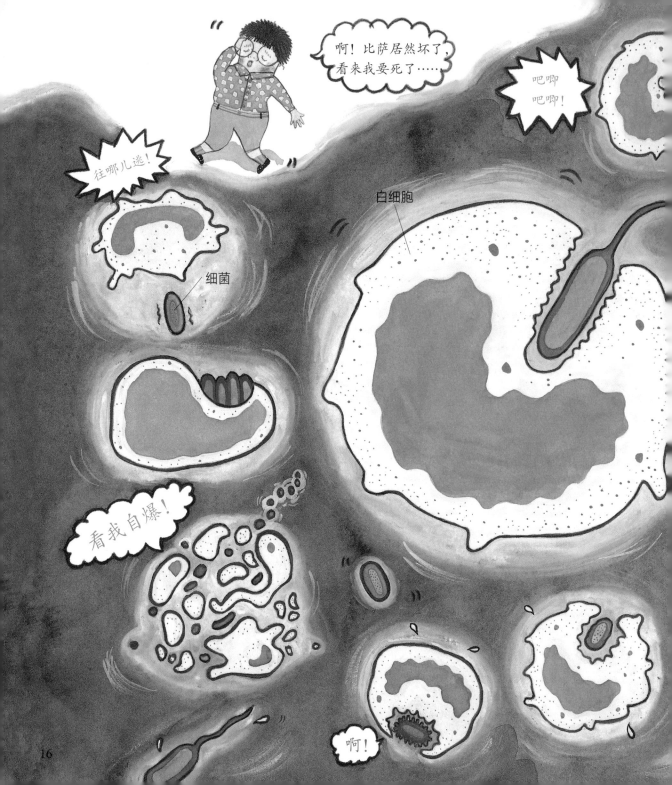

实际上，有时即使少量的细菌和病毒进入了身体，我们也不会生病。

这是因为人体内有与抗原斗争的"卫士"——白细胞。白细胞是身体的"守护天使"，它们随着血液和淋巴液在体内游走，吞噬入侵的细菌或病毒。

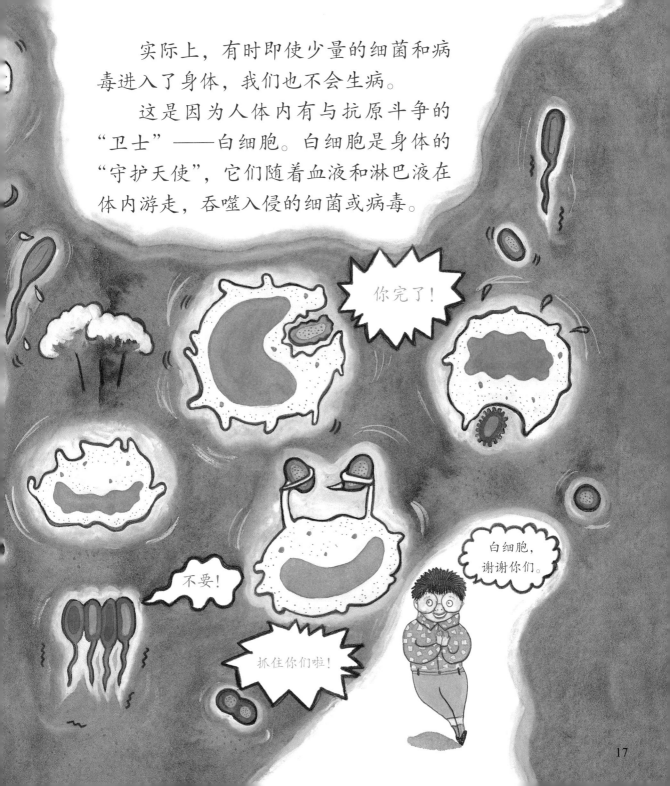

你完了！

不要！

抓住你们啦！

白细胞，谢谢你们。

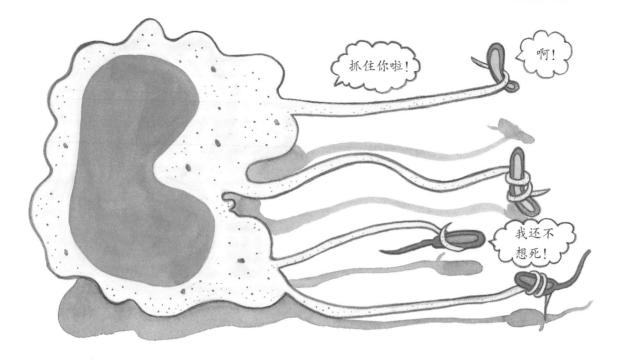

白细胞又叫白血球，通常也被称为免疫细胞。白细胞既可以吞噬侵入人体的病菌，也可以分解衰老、损伤的细胞。

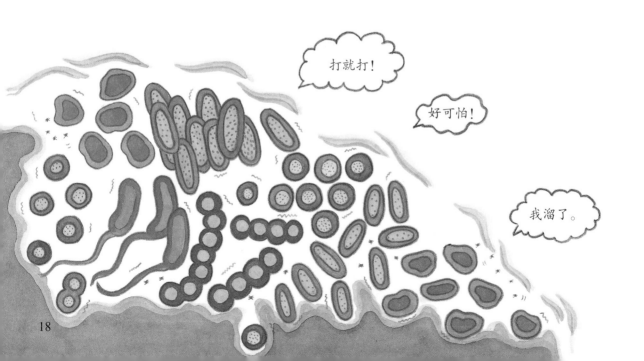

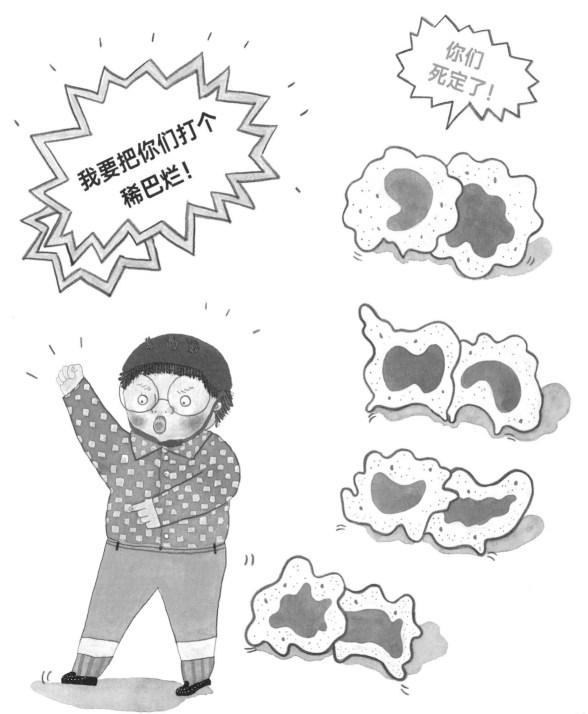

19

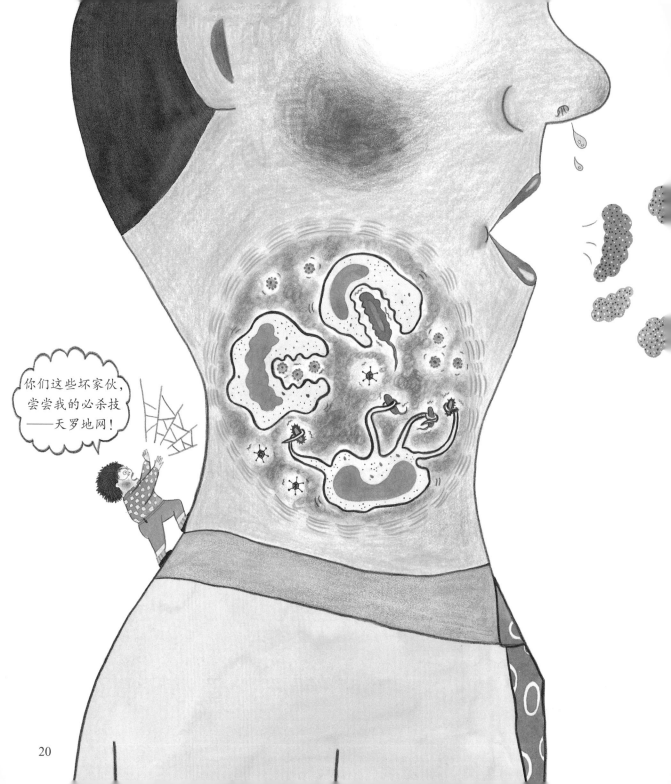

如果你因为喉咙痛到医院看病，医生一般会告诉你是扁桃体肿了。扁桃体位于消化道和呼吸道的交会处，是能够产生免疫细胞和抗体的免疫器官。

　　人体中还有一种非常重要的免疫器官，那就是遍布我们全身的淋巴结。淋巴结位于淋巴管的行进途中。淋巴管里流动着透明的淋巴液，淋巴液中有大量的白细胞。白细胞与病毒奋力作战的时候，扁桃体就会变肿。

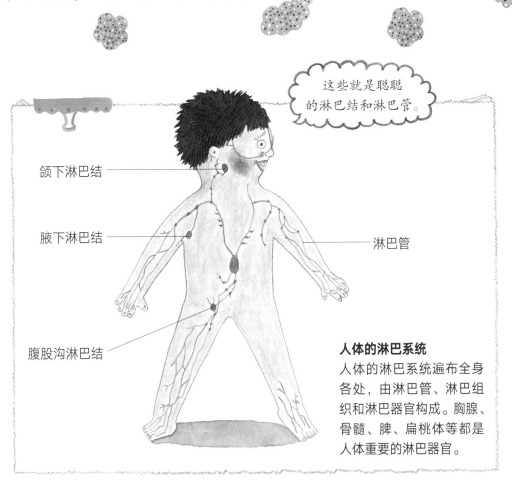

这些就是聪聪的淋巴结和淋巴管。

颌下淋巴结

腋下淋巴结

腹股沟淋巴结

淋巴管

人体的淋巴系统

人体的淋巴系统遍布全身各处，由淋巴管、淋巴组织和淋巴器官构成。胸腺、骨髓、脾、扁桃体等都是人体重要的淋巴器官。

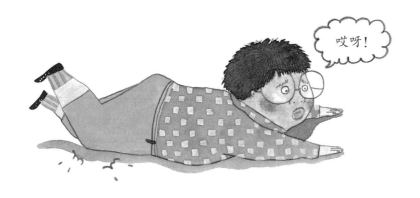

如果走路时不小心摔倒，皮肤被擦伤，伤口处就会伴随火辣辣的痛感。这是因为血液中的白细胞正在与细菌作战。

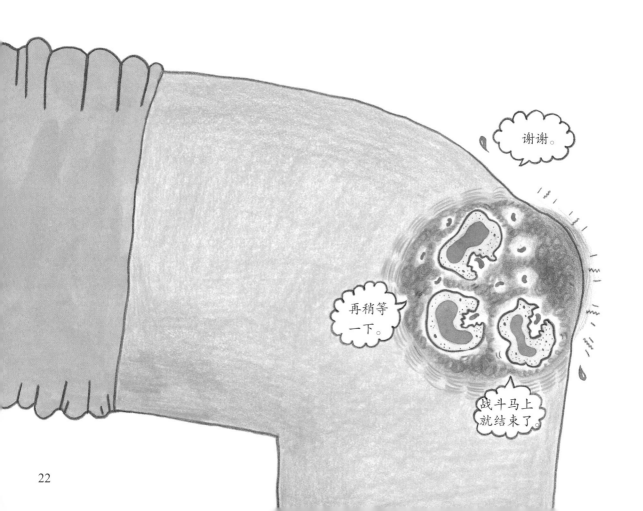

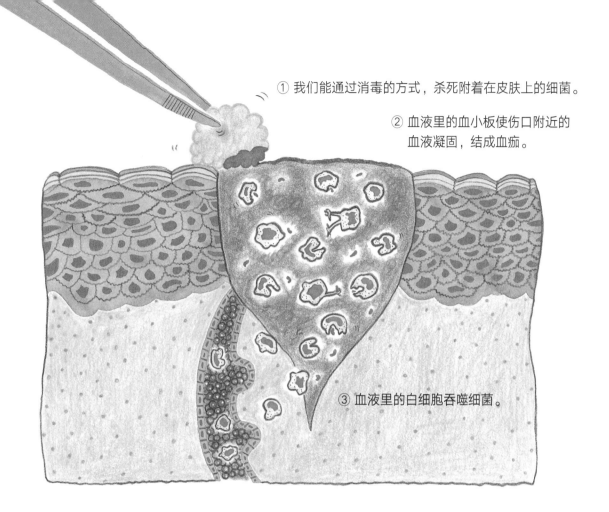

① 我们能通过消毒的方式，杀死附着在皮肤上的细菌。

② 血液里的血小板使伤口附近的血液凝固，结成血痂。

③ 血液里的白细胞吞噬细菌。

　　伤口流血了要及时消毒，这是为了杀死附着在皮肤上的细菌。如果伤口不大，消毒后很快就能止血，这是因为血液里的血小板在发挥作用。血小板能使血液凝固，结出血痂，对伤口进行保护。血痂会在伤口愈合后自行脱落。

　　如果在伤口愈合过程中抠掉血痂，细菌就会乘虚而入，引发新的感染。

我们的身体时刻暴露在细菌和病毒当中。幸运的是我们有可靠的守护者，它们能够打败大部分"入侵者"。

然而，正所谓"双拳难敌四手"，如果同时面临太多病原菌的入侵，我们的免疫系统也可能会招架不住。

因此，养成健康的生活习惯非常重要。如果你也有啃手指或咬指甲的坏习惯，可一定要改正哦！

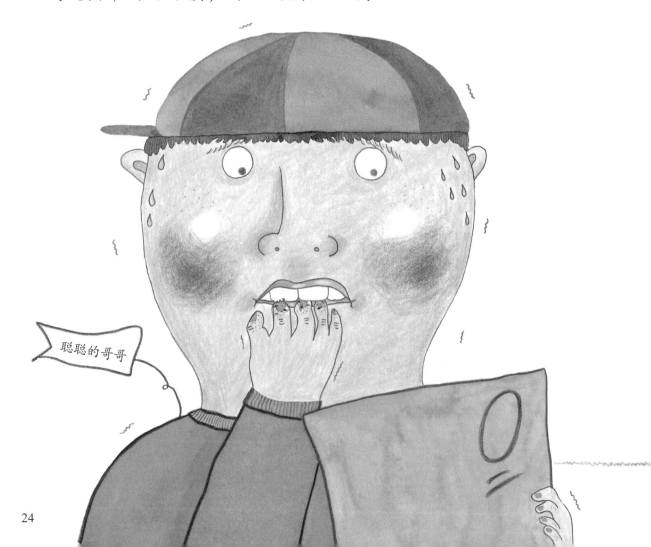

聪聪的哥哥

我们身体的防御军

我们的身体里有三支防御小队哦！

第一防御小队能够阻挡一部分细菌和病毒进入身体，成员有眼泪、汗水、唾液、鼻涕、皮肤等。即使细菌、病毒攻破了第一梯队的防线，也不必太过担心。我们还有第二防御小队——白细胞。白细胞无法处理的细菌和病毒，则由第三防御小队——能引起抗原抗体反应的特异性免疫——负责消灭。

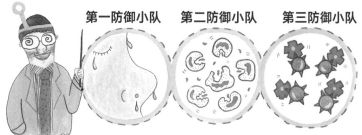

第一防御小队　　第二防御小队　　第三防御小队

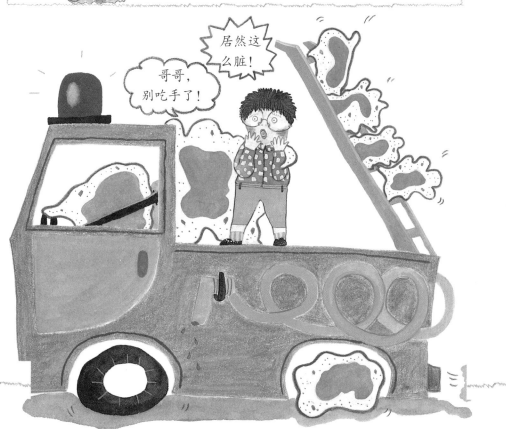

居然这么脏！

哥哥，别吃手了！

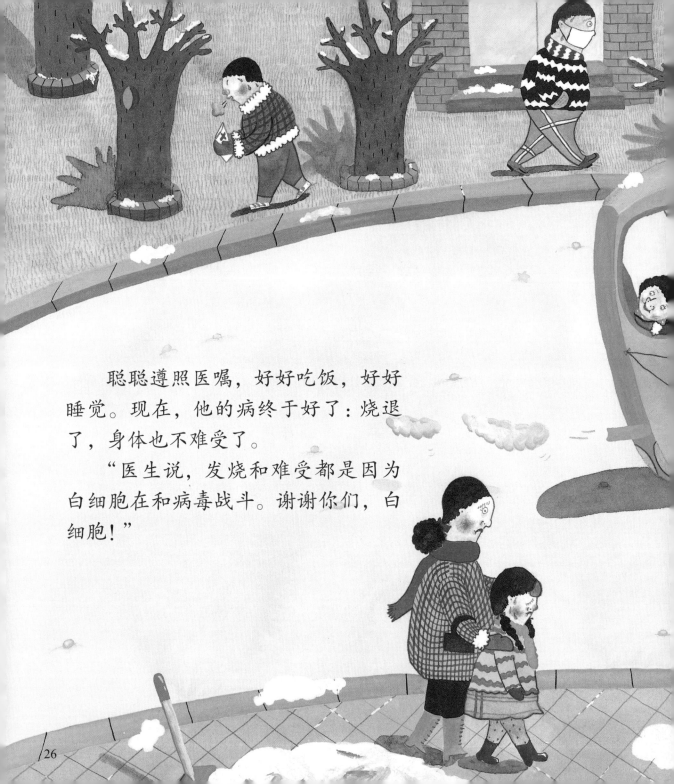

　　聪聪遵照医嘱，好好吃饭，好好
睡觉。现在，他的病终于好了：烧退
了，身体也不难受了。

　　"医生说，发烧和难受都是因为
白细胞在和病毒战斗。谢谢你们，白
细胞！"

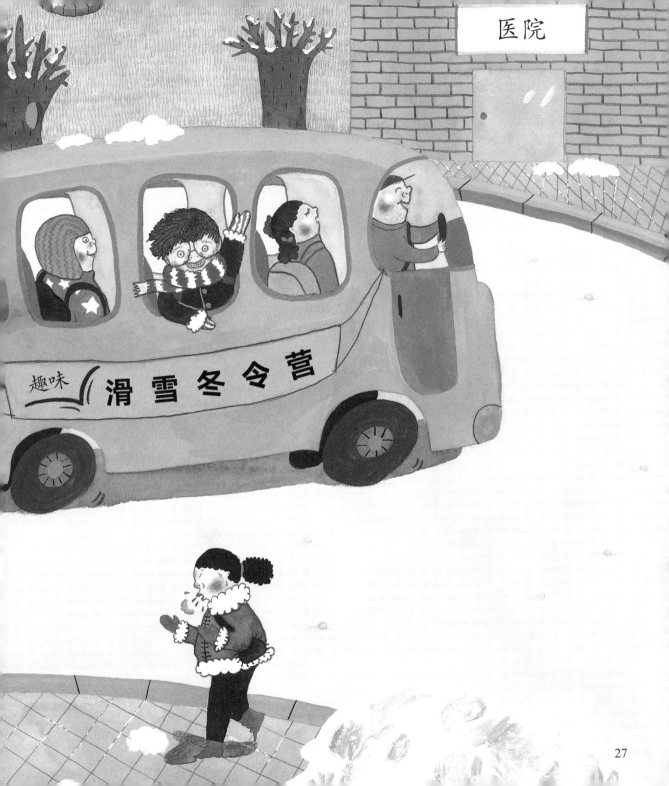

医院

趣味 滑雪冬令营

27

我们身体的守护者

让我们来了解一下什么是病毒，以及白细胞是如何起到免疫作用的吧。

● 脑力大比拼 1

病毒是什么？

下面是一段描述人体病毒与电脑病毒的文字。读一读，了解人体病毒与电脑病毒的相同点和不同点。

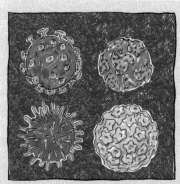
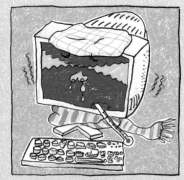

人体病毒   **电脑病毒**

人体病毒会入侵我们的身体，引发疾病；电脑病毒会入侵电脑，毁坏资料或软件，使电脑系统无法正常运行。

人体病毒四处移动、不断复制。电脑病毒感染电脑硬盘后，也会不断地自我复制，并可能传染给其他电脑。

人体病毒和电脑病毒在上述方面有相似之处。不过，人体病毒是在活着的细胞里进行生命活动的生命体，而电脑病毒是一种无生命活动的程序。

① 人体病毒是侵入（身体　电脑）的病毒。

② 电脑病毒是侵入（身体　电脑）的病毒。

③ 人体病毒（固定位置　四处移动）引起疾病。

④ 电脑病毒（固定位置　四处移动）使电脑无法运作。

⑤ 人体病毒的数量是（固定的　变化的）。

⑥ 电脑病毒的数量是（固定的　变化的）。

⑦ 人体病毒只能在（活着的　死亡的）细胞中进行生命活动。

⑧ 电脑病毒是一种（生物的　非生物的）程序。

⑨ 病毒四处移动引起疾病，这个过程叫作（　　　　）。

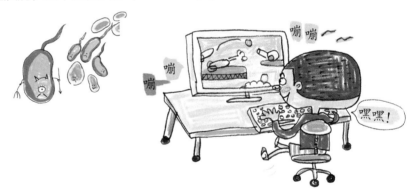

　　除了人体以外，病毒还能依附在其他动物、植物上，甚至能在细菌中生存。想要战胜病毒，就要提升自身的免疫力。免疫力的降低会大幅增加患病概率。艾滋病之所以可怕，就是因为艾滋病病毒能破坏人体的免疫系统，令感染者逐渐丧失对各种疾病的抵抗能力，最后导致死亡。

答案：①身体 ②电脑 ③四处移动 ④四处移动 ⑤变化的
⑥变化的 ⑦活着的 ⑧非生物的 ⑨传染

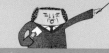

• 脑力大比拼 2

白细胞在我们体内发挥着怎样的作用？

① 感冒（　　　　）正在入侵小磊的身体。

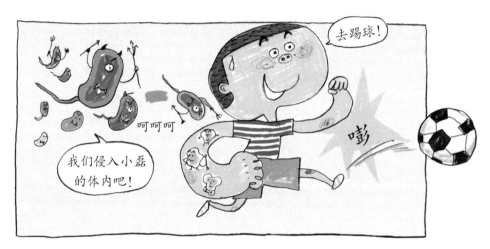

② 小磊得了（　　　　），躺在床上动弹不得。

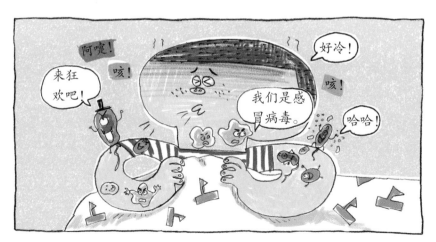

答案：①病毒 ②感冒

❸ 小磊体内的（　　　　　）吞噬侵入的感冒病毒。此时，消灭敌人的（　　　　　）的数量会急剧增加。

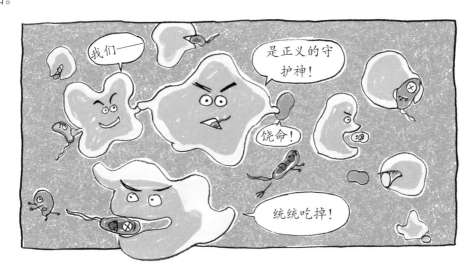

❹ 多亏了体内的（　　　　　），小磊的病全好了。

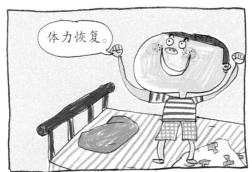

　　白细胞是人体免疫系统的一部分，能够帮助我们的身体抵抗传染病以及外来的病原。白细胞一般具有活跃的移动能力，能在血管内和血管外组织之间自由迁移。因此，白细胞还存在于淋巴系统、脾及身体的其他组织中。

答案：❸白细胞，白细胞 ❹白细胞

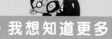
阻挡病菌的免疫系统

　　让我们来了解一下哪些微生物是有害的，以及抗体是如何阻止这些病菌的。

引起疾病的微生物

　　微生物是指肉眼难以看清，需要借助光学显微镜或电子显微镜才能观察到的一切微小生物的总称，其数量庞大、种类繁多。微生物一旦进入人体，就很有可能引发疾病。

　　病毒比细菌小很多，无法用光学显微镜观察，只有用电子显微镜才能一睹真容。病毒要么依附其他生物的细胞生存，要么进入细菌生存。

　　病毒的种类十分丰富，形状也千奇百怪，仅感冒病毒就有 200 多种。每种病毒喜欢依附的细胞都是固定的。病毒引起的常见疾病有感冒、肝炎、流行性乙型脑炎（乙脑）、流行性出血热、狂犬病、麻疹等。

各种各样的病毒

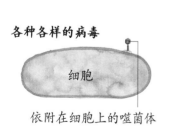

细胞

依附在细胞上的噬菌体

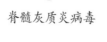

脊髓灰质炎病毒

艾滋病毒

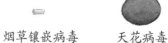

烟草镶嵌病毒

天花病毒

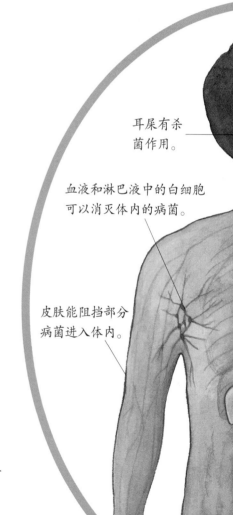

耳屎有杀菌作用。

血液和淋巴液中的白细胞可以消灭体内的病菌。

皮肤能阻挡部分病菌进入体内。

我们的身体能够击败部分致病微生物，这种能力叫免疫。白细胞在这个免疫过程中发挥了至关重要的作用。病原菌侵入体内后，白细胞数量会急剧增加，体温随即升高，出现发烧的症状。白细胞按其形态、功能和来源部位，可分为单核细胞、粒细胞和淋巴细胞。

单核细胞和粒细胞负责吞噬分解病原体。

阻挡细菌和有害物质的防御军

眼泪中有杀菌物质。

鼻腔中的鼻毛能够过滤异物，黏液可以杀菌。

胃液具有强酸性，能够杀菌。

单核细胞
单核细胞是血液中最大的细胞，能吞噬、消除受伤、衰老的细胞及其碎片。

病原体

抗体

T 细胞 在病原体进入身体后，命令 B 细胞制造抗体。

B 细胞 制造出大量的抗体，附着在病原体上。

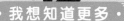
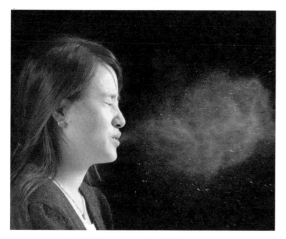

打喷嚏 打喷嚏时，口中会喷出大量唾液，因此可能会将疾病传染给别人。

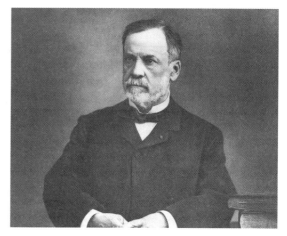

巴斯德 法国微生物学家，证明了细菌能够引起疾病，接种疫苗能够预防传染病。

病毒和细菌引起的传染病

病毒和细菌在生物与生物之间转移的过程叫作传染。传染病的扩散，会使很多人同时生病，甚至会导致死亡。

流感是最常见的传染病，病毒通过空气传播，肺结核和麻疹的传染形式也是如此；肠伤寒和食物中毒是通过变质的食物或水进行传播的；乙脑和流行性出血热则是因蚊子、田鼠等动物体内的病毒进入人体而引起的。

最早通过科学实验来证明细菌会在我们体内引起疾病的人，是法国微生物学家巴斯德（1822~1895）。

在巴斯德生活的年代，人们普遍相信疾病是由弥漫在空中的邪恶气息所导致的。当巴斯德提出细菌致病的说法时，根本没有人愿意相信他。

巴斯德用炭疽（jū）杆菌进行了试验。他将绵羊分为甲、乙两组，向甲组绵羊注射毒性被削弱的炭疽病病原菌（它们感染后没有发病），乙组没有注射。10 天后，他对甲、乙组同时注射毒性较强的炭疽病病原菌。经过一段时间，甲组的绵羊没有患炭疽病，乙组的全部患炭疽病。这就证明了细菌是引发疾病的原因，以及疫苗能够预防疫病。除了炭疽疫苗外，巴斯德还研制出了狂犬病疫苗。

被人类消灭的天花病毒

在科学欠发达的过去，传染病一旦爆发，就会使很多人丧生。其中，天花是最为恐怖的传染病之一。感染天花后人的体温会急剧上升，皮肤上长出脓疮。大部分感染者会因此死亡，幸存者的脸上则会留下坑坑洼洼的痘痕。1796年，英国医生琴纳发明了天花疫苗，使预防天花成为可能。1977年以后，世界上就再也没有出现过感染天花的病例。1980年，世界卫生组织宣布天花病毒已经完全消失。

使免疫系统失效的疾病

免疫细胞也会出现异常，白血病就是这类异常导致的疾病。人体骨髓中的干细胞每天可以制造成千上万的红细胞和白细胞。而在白血病患者的骨髓中，造血组织无法正常工作，过量生产不成熟的白细胞，使得骨髓生产其他血细胞的功能降低，从而引发贫血等疾病。

在过去，白血病是不治之症，现在被治愈的病例很多。治疗方法有放射治疗和药物治疗等，最好的方法是给患者移植健康人体的骨髓。

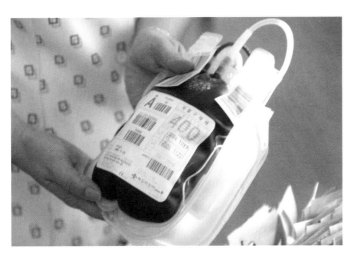

输血 血液捐赠者和接收者的血型必须相容，否则接收者血液内的抗体（凝集素）将攻击捐赠者的血细胞。O型血的人被称为全能捐赠者，因为他们的血能捐给任何人，然而他们只能接受O型血。

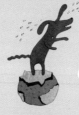

启明星科学馆

第一辑

生命科学

植物

池塘生物真聪明

小豆子长成记

植物吃什么长大?

花儿为什么这么美?

植物过冬有妙招

小种子去旅行

动物

动物过冬有妙招

动物也爱捉迷藏

集合! 热带草原探险队

动物交流靠什么?

上天入地的昆虫

哇, 是恐龙耶!

人体

小身体, 大秘密

不可思议的呼吸

人体细胞大作战

我们身体的保护膜

奇妙的五感

我们的身体指挥官

食物的旅行

扑通扑通, 心脏跳个不停

第二辑

地球与宇宙

环境

咳咳, 喘不过气啦!

垃圾去哪儿了?

脏水变干净啦

濒临灭绝的动植物

地球

天气是个淘气鬼

小石头去哪儿了?

火山生气啦!

河流的力量

大海! 我来啦

轰隆隆, 地震了!

地球成长日记

宇宙

地球和月亮的圆圈舞

太阳哥哥和行星小弟

坐着飞船游太空

生命科学

生物

机器人是生物吗?

谁被吃了?

物质科学

能量

寻找丢失的能量

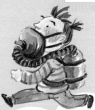

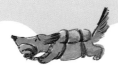

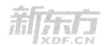

哇，是恐龙耶！

韩国好书工作室 / 著　　洪梅　南燕 / 译

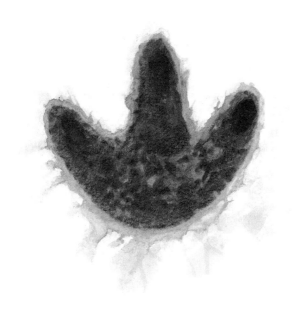

浙江教育出版社·杭州

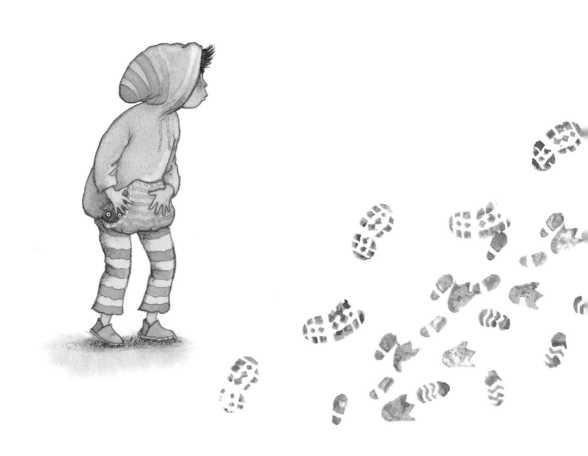

"大家都到哪儿去了？"

地上留下了好多人和动物的脚印。仔细一观察，就能够知道谁来过这里，又去了哪里。甚至连跑着还是走着，都能看出来。

他们到底去哪里了呢？让我们跟随脚印找一找吧。

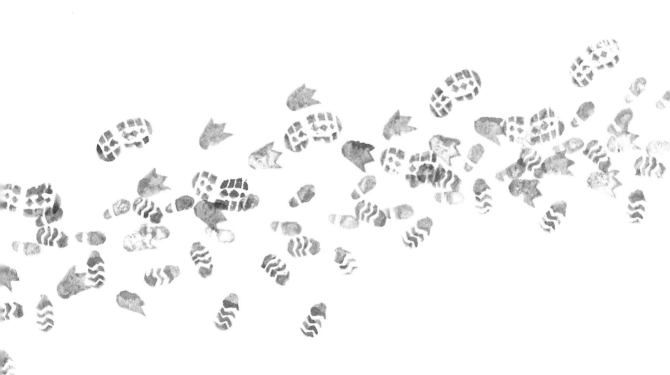

原来大家都到恐龙博物馆去了。

对了，你们见过恐龙吗？

恐龙并不是人类想象出来的动物。在几千万年前，它们真的在地球上生活过。

可是后来，所有恐龙突然都消失了。

当时的地球上还没有人类呢！

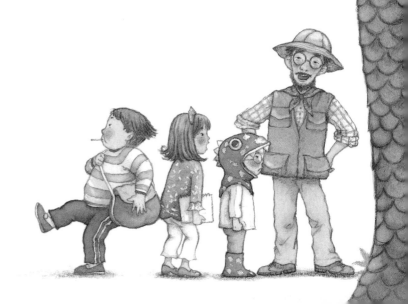

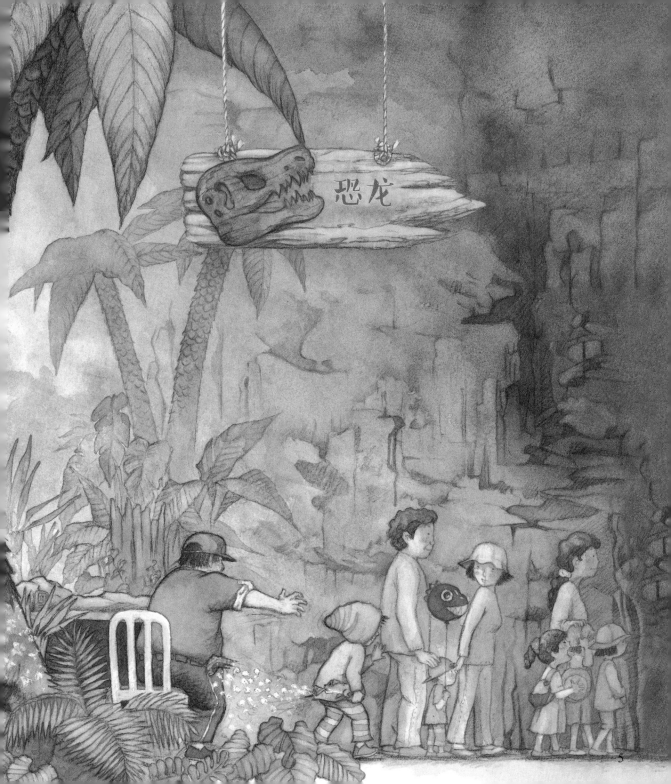

恐龙

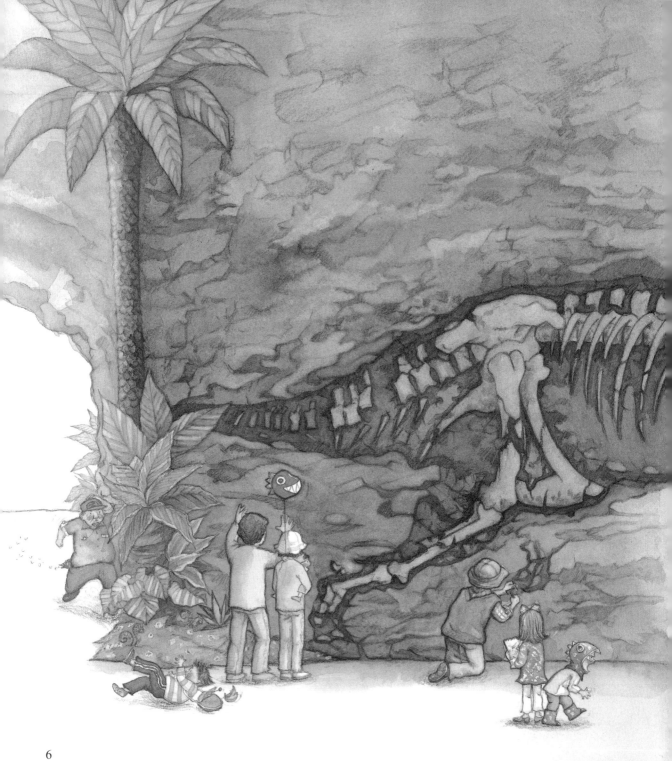

恐龙虽然已经消失了，但是留下了许多痕迹，有脚印、骨骼，还有牙齿、蛋和巢穴等。这些痕迹都以化石的形式存在着。

随着恐龙化石不断地被发掘出来，人类对恐龙的了解也越来越多。

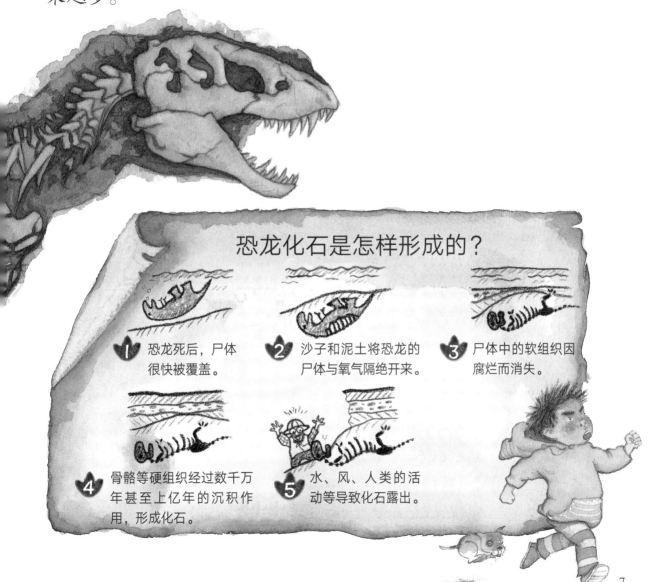

恐龙化石是怎样形成的？

1 恐龙死后，尸体很快被覆盖。

2 沙子和泥土将恐龙的尸体与氧气隔绝开来。

3 尸体中的软组织因腐烂而消失。

4 骨骼等硬组织经过数千万年甚至上亿年的沉积作用，形成化石。

5 水、风、人类的活动等导致化石露出。

把恐龙化石各部位对应，像拼图一样拼起来，就能复原恐龙的模样了。

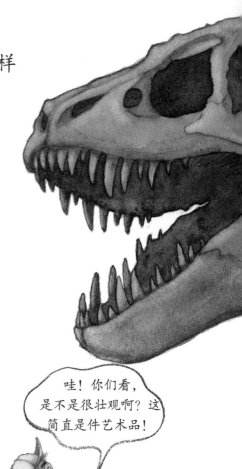

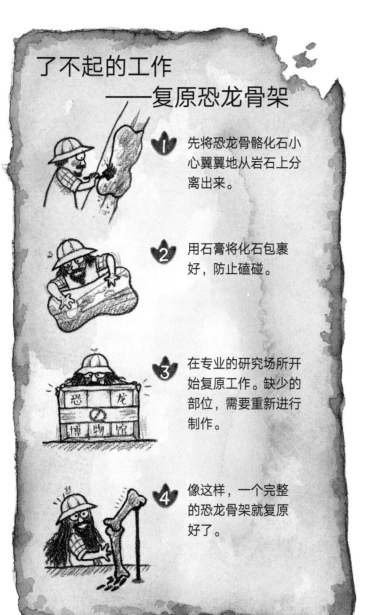

了不起的工作
——复原恐龙骨架

1. 先将恐龙骨骼化石小心翼翼地从岩石上分离出来。

2. 用石膏将化石包裹好，防止磕碰。

3. 在专业的研究场所开始复原工作。缺少的部位，需要重新进行制作。

4. 像这样，一个完整的恐龙骨架就复原好了。

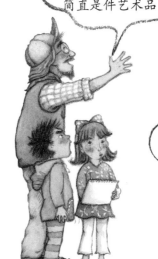

哇！你们看，是不是很壮观啊？这简直是件艺术品！

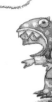

我是霸王龙，都给我躲起来！

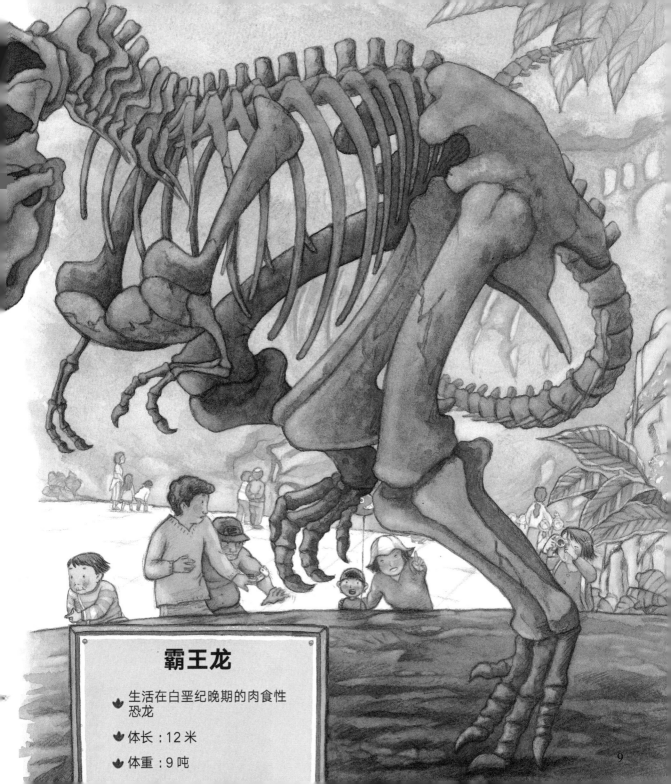

霸王龙

🌿 生活在白垩纪晚期的肉食性
恐龙

🌿 体长：12米

🌿 体重：9吨

9

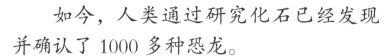

如今，人类通过研究化石已经发现并确认了 1000 多种恐龙。

恐龙的种类有这么多，于是人们又按照恐龙臀部骨骼的形状，将恐龙划分为蜥臀目和鸟臀目。

兽脚亚目恐龙拥有尖锐的爪子和牙齿，是非常可怕的肉食性恐龙。生活在侏罗纪时期的异特龙和生活在白垩纪时期的霸王龙都属于兽脚亚目。

霸王龙

恐龙
├─ 鸟臀目　蜥臀目
└─ 兽脚亚目　蜥脚亚目

恐龙臀部的骨骼由坐骨、髂(qià)骨和耻骨组成。

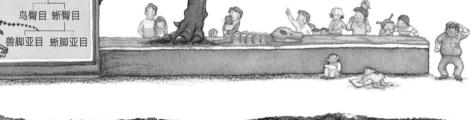

蜥臀目的耻骨是向前延伸的，与坐骨形成了三角形。

鸟臀目的耻骨是向后延伸的，与坐骨平行。

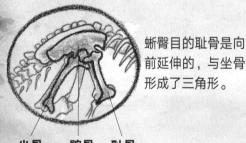

坐骨　髂骨　耻骨

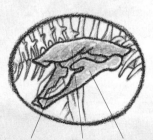

坐骨　髂骨　耻骨

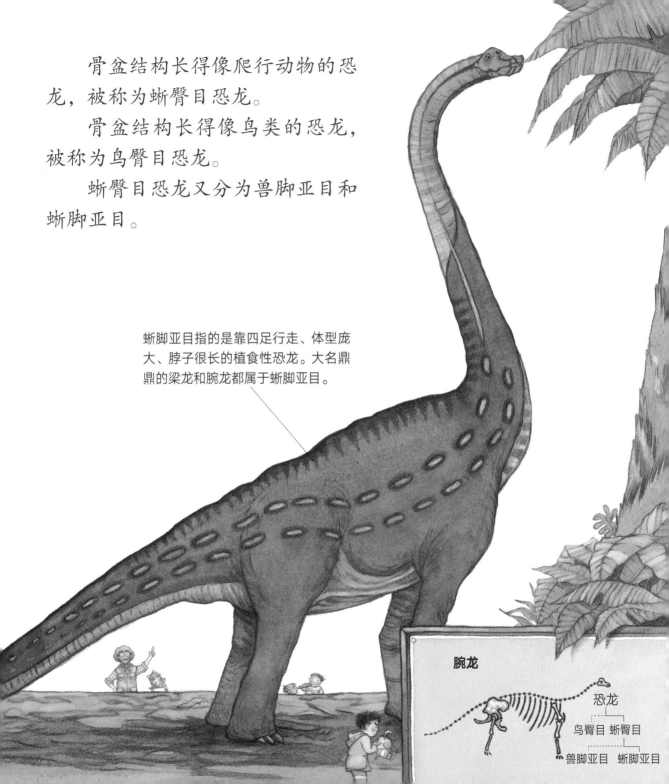

骨盆结构长得像爬行动物的恐龙，被称为蜥臀目恐龙。

骨盆结构长得像鸟类的恐龙，被称为鸟臀目恐龙。

蜥臀目恐龙又分为兽脚亚目和蜥脚亚目。

蜥脚亚目指的是靠四足行走、体型庞大、脖子很长的植食性恐龙。大名鼎鼎的梁龙和腕龙都属于蜥脚亚目。

腕龙

恐龙

鸟臀目　蜥臀目

兽脚亚目　蜥脚亚目

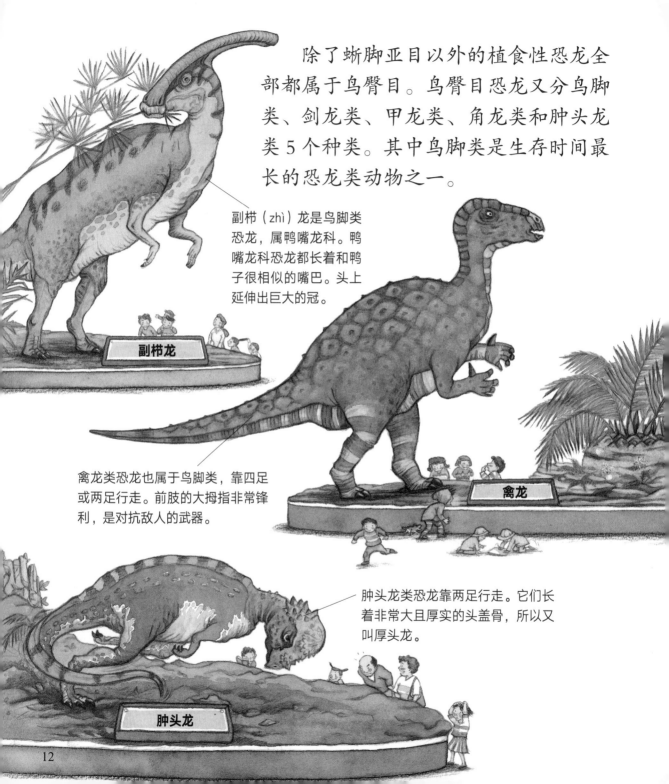

除了蜥脚亚目以外的植食性恐龙全部都属于鸟臀目。鸟臀目恐龙又分鸟脚类、剑龙类、甲龙类、角龙类和肿头龙类5个种类。其中鸟脚类是生存时间最长的恐龙类动物之一。

副栉（zhì）龙是鸟脚类恐龙，属鸭嘴龙科。鸭嘴龙科恐龙都长着和鸭子很相似的嘴巴。头上延伸出巨大的冠。

副栉龙

禽龙类恐龙也属于鸟脚类，靠四足或两足行走。前肢的大拇指非常锋利，是对抗敌人的武器。

禽龙

肿头龙类恐龙靠两足行走。它们长着非常大且厚实的头盖骨，所以又叫厚头龙。

肿头龙

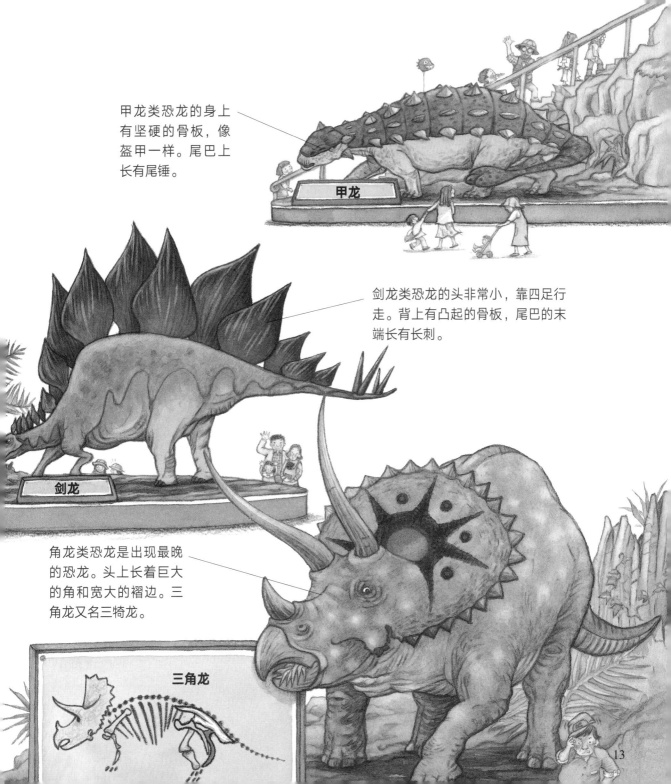

甲龙类恐龙的身上有坚硬的骨板，像盔甲一样。尾巴上长有尾锤。

甲龙

剑龙类恐龙的头非常小，靠四足行走。背上有凸起的骨板，尾巴的末端长有长刺。

剑龙

角龙类恐龙是出现最晚的恐龙。头上长着巨大的角和宽大的褶边。三角龙又名三犄龙。

三角龙

13

要想分辨一只恐龙是肉食性还是植食性，只要观察恐龙的牙齿就能做到。

牙齿边缘平坦的是植食性恐龙。

因为植食性恐龙需要咀嚼植物，所以它们通常都长有粗大平坦的牙齿。

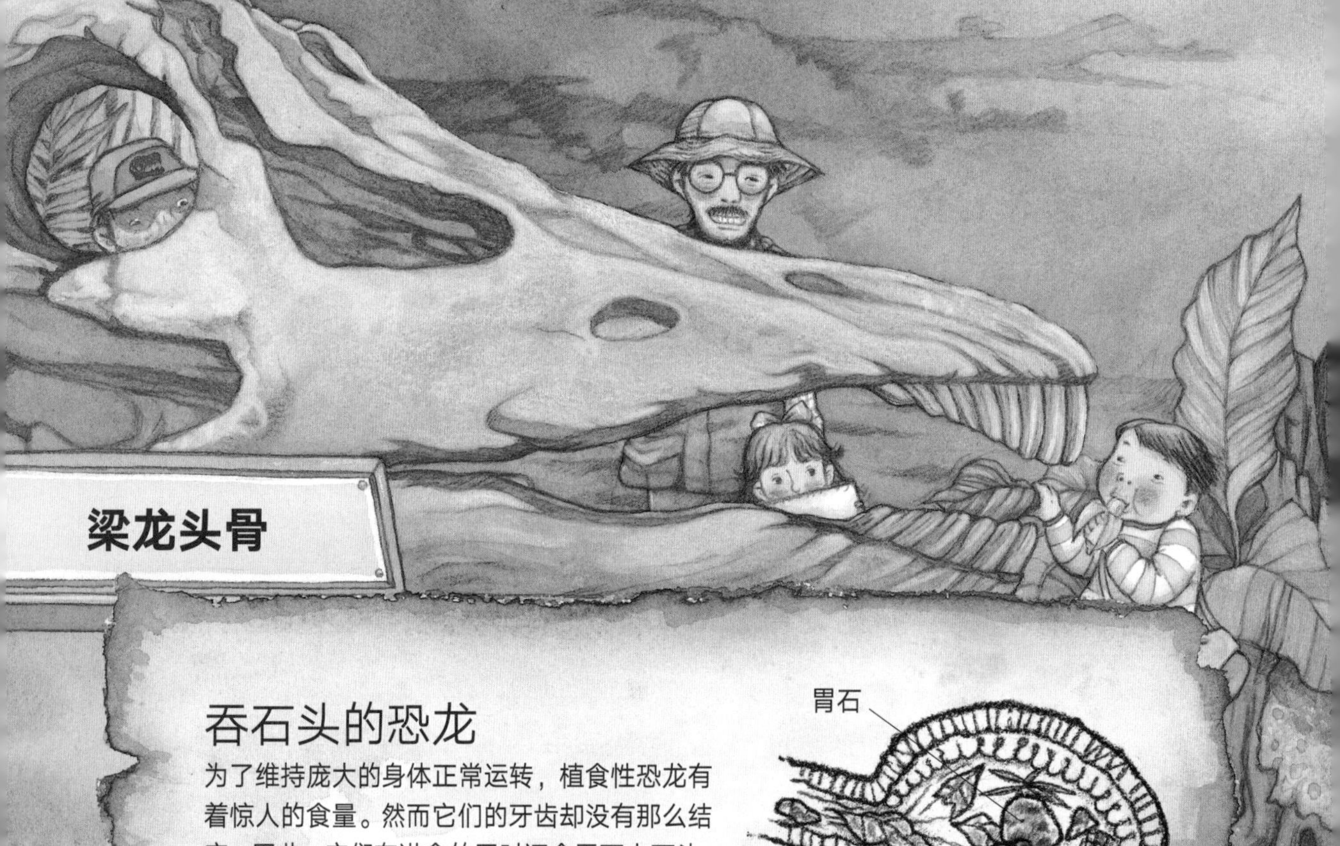

梁龙头骨

吞石头的恐龙

为了维持庞大的身体正常运转，植食性恐龙有着惊人的食量。然而它们的牙齿却没有那么结实，因此，它们在进食的同时还会吞下小石头。这些石头的作用是帮助恐龙磨碎胃里的食物，因此也叫"胃石"。等胃石磨损殆尽，恐龙就会再吞下新的石头。

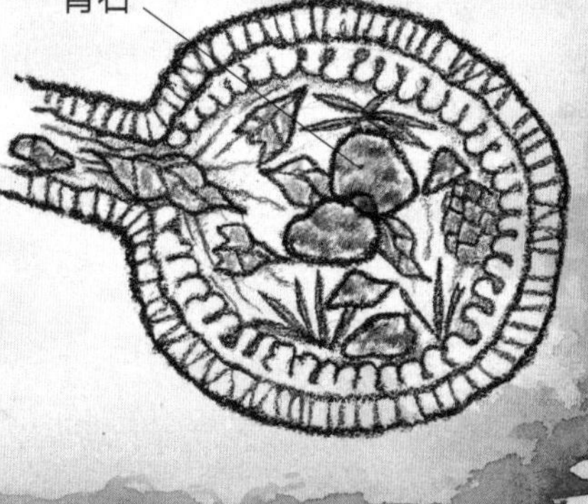

胃石

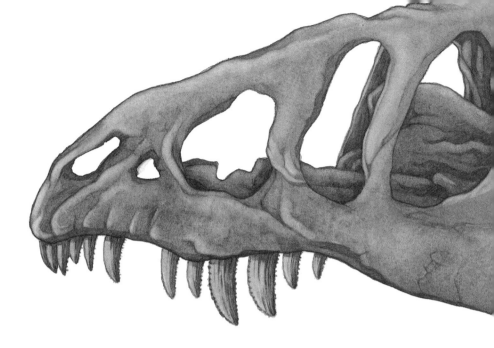

牙齿又尖又锋利的是肉食性恐龙。

肉食性恐龙的牙齿边缘长有锯齿，能轻松地把肉撕碎。异特龙就长着 70 颗这样可怕的牙齿。

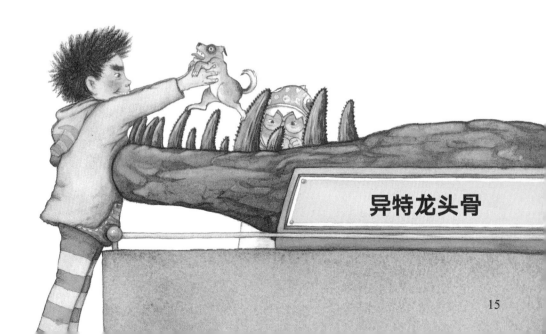

异特龙头骨

看到粪便，大家会怎么做？一定会捂住鼻子跑得远远的！

但是考古学家如果看到恐龙的粪便化石，会像找到宝藏一样开心呢。

恐龙的粪便化石又叫粪化石。粪化石里有尚未消化的食物残渣，通过分析这些残渣，考古学家可以知道恐龙吃什么。

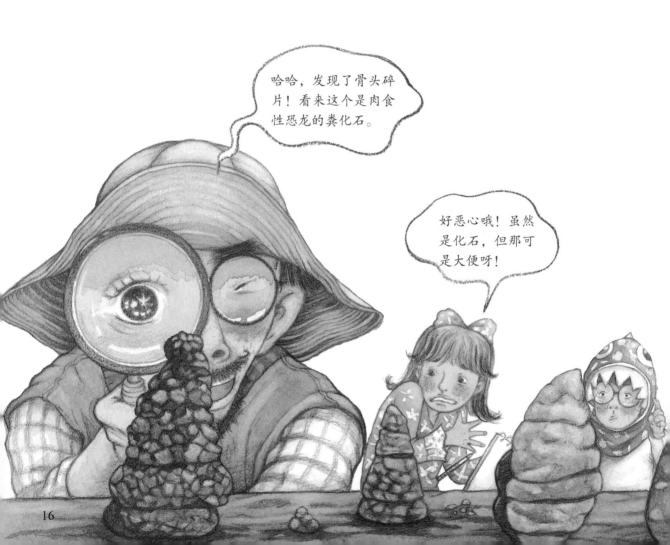

哈哈，发现了骨头碎片！看来这个是肉食性恐龙的粪化石。

好恶心哦！虽然是化石，但那可是大便呀！

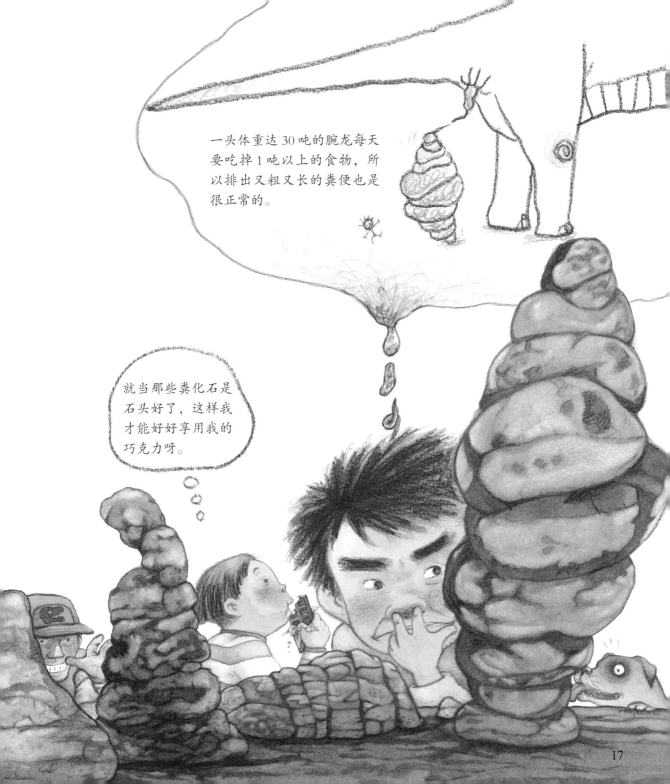

一头体重达 30 吨的腕龙每天要吃掉 1 吨以上的食物, 所以排出又粗又长的粪便也是很正常的。

就当那些粪化石是石头好了, 这样我才能好好享用我的巧克力呀。

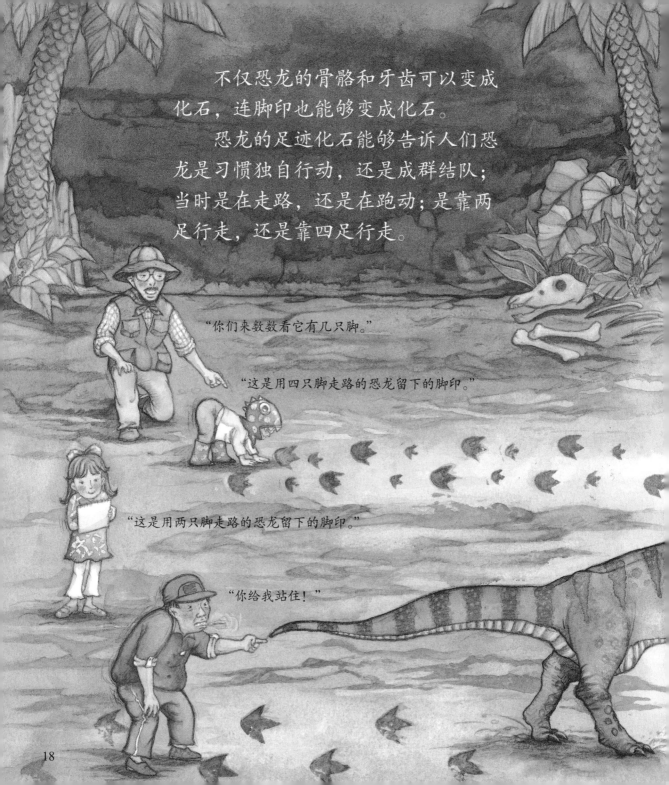

不仅恐龙的骨骼和牙齿可以变成化石，连脚印也能够变成化石。

恐龙的足迹化石能够告诉人们恐龙是习惯独自行动，还是成群结队；当时是在走路，还是在跑动；是靠两足行走，还是靠四足行走。

"你们来数数看它有几只脚。"

"这是用四只脚走路的恐龙留下的脚印。"

"这是用两只脚走路的恐龙留下的脚印。"

"你给我站住！"

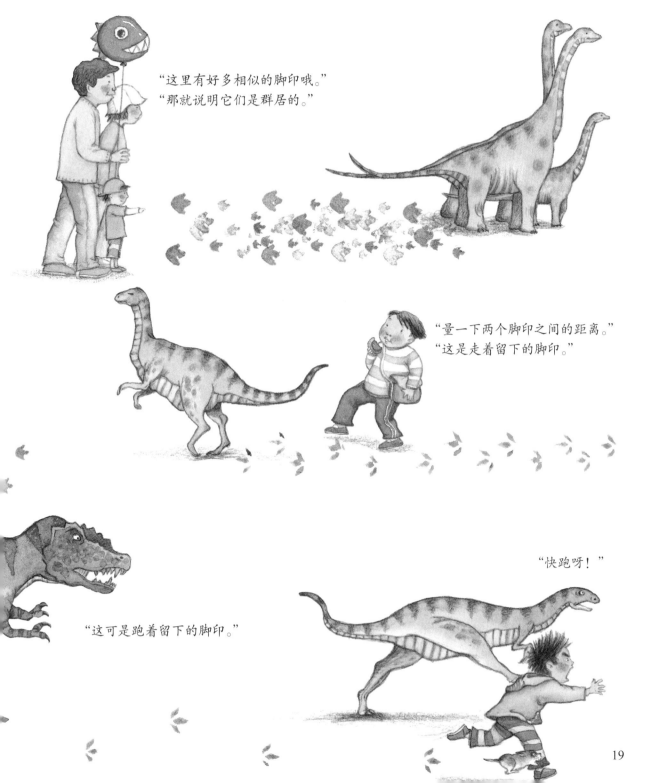

"这里有好多相似的脚印哦。"
"那就说明它们是群居的。"

"量一下两个脚印之间的距离。"
"这是走着留下的脚印。"

"快跑呀！"

"这可是跑着留下的脚印。"

19

中国是全世界发现恐龙数量最多的国家。
到目前为止，中国已有20个省区发现过恐龙
化石。从侏罗纪早期到白垩纪晚期，中国的恐龙
化石几乎涵盖了恐龙发展的每一个时期。

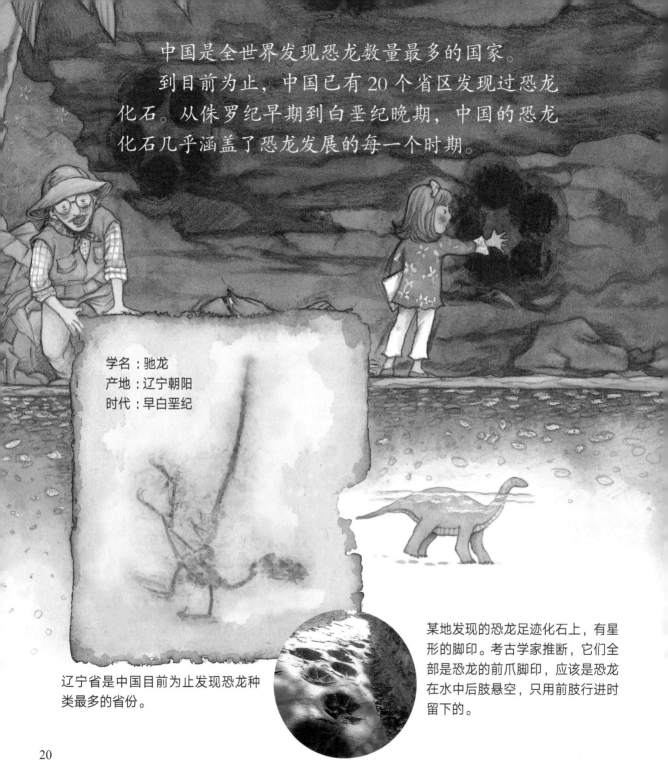

学名：驰龙
产地：辽宁朝阳
时代：早白垩纪

辽宁省是中国目前为止发现恐龙种
类最多的省份。

某地发现的恐龙足迹化石上，有星
形的脚印。考古学家推断，它们全
部是恐龙的前爪脚印，应该是恐龙
在水中后肢悬空，只用前肢行进时
留下的。

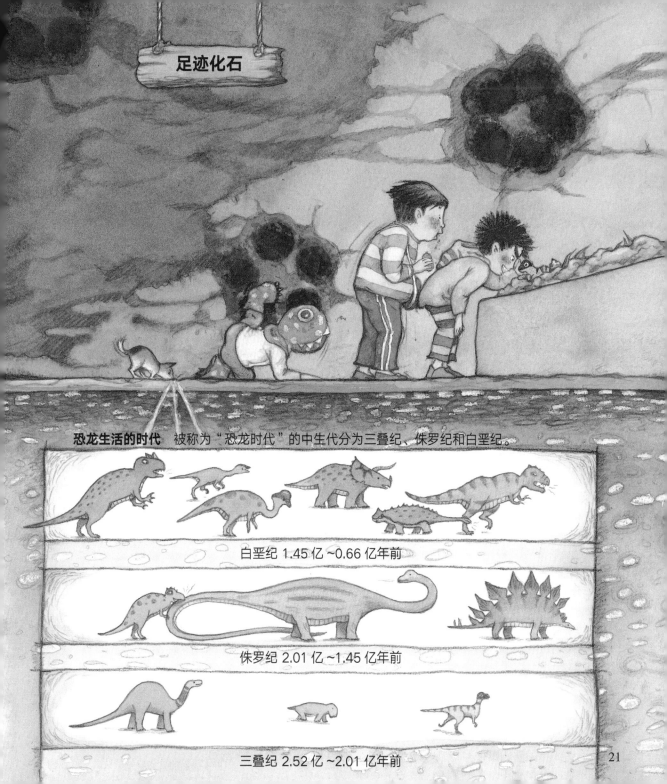

足迹化石

恐龙生活的时代 被称为"恐龙时代"的中生代分为三叠纪、侏罗纪和白垩纪。

白垩纪 1.45 亿 ~0.66 亿年前

侏罗纪 2.01 亿 ~1.45 亿年前

三叠纪 2.52 亿 ~2.01 亿年前

21

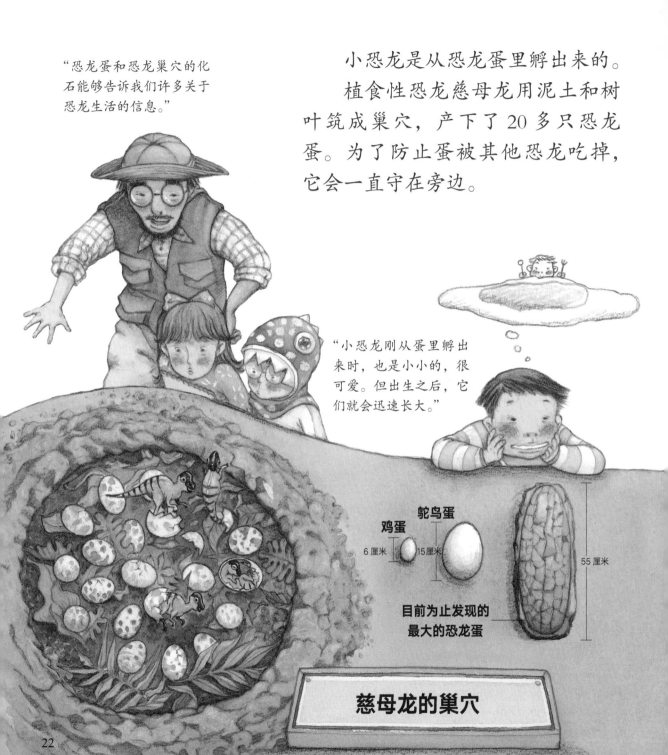

"恐龙蛋和恐龙巢穴的化石能够告诉我们许多关于恐龙生活的信息。"

小恐龙是从恐龙蛋里孵出来的。

植食性恐龙慈母龙用泥土和树叶筑成巢穴，产下了20多只恐龙蛋。为了防止蛋被其他恐龙吃掉，它会一直守在旁边。

"小恐龙刚从蛋里孵出来时，也是小小的，很可爱。但出生之后，它们就会迅速长大。"

鸡蛋

鸵鸟蛋

6厘米   15厘米

55厘米

目前为止发现的最大的恐龙蛋

慈母龙的巢穴

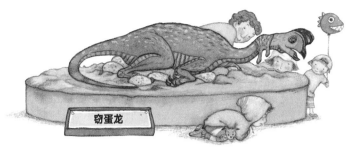

窃蛋龙

跟恐龙蛋化石一起被发现的，还有一种至今仍被冤枉的恐龙——窃蛋龙。

1923年，考古学家在蒙古的戈壁中发现了一群原角龙的化石，同时还发现了一窝恐龙蛋化石，而在恐龙蛋上方蜷卧着一只小小的恐龙。当时，一些考古学家认为，这只恐龙想要偷吃原角龙的蛋，所以将它命名为"窃蛋龙"。

直到近百年之后，人们才发现那些恐龙蛋其实是它自己的。然而，根据国际动物命名法的规定，窃蛋龙的名字已经无法更改，只能继续使用。

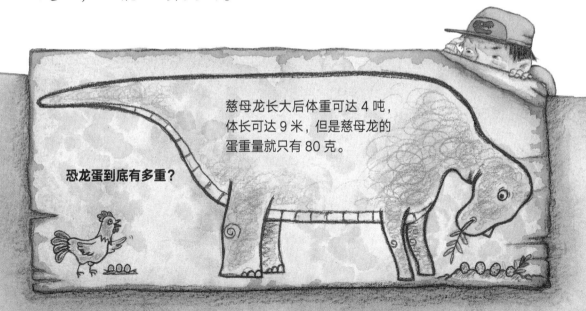

慈母龙长大后体重可达4吨，体长可达9米，但是慈母龙的蛋重量就只有80克。

恐龙蛋到底有多重？

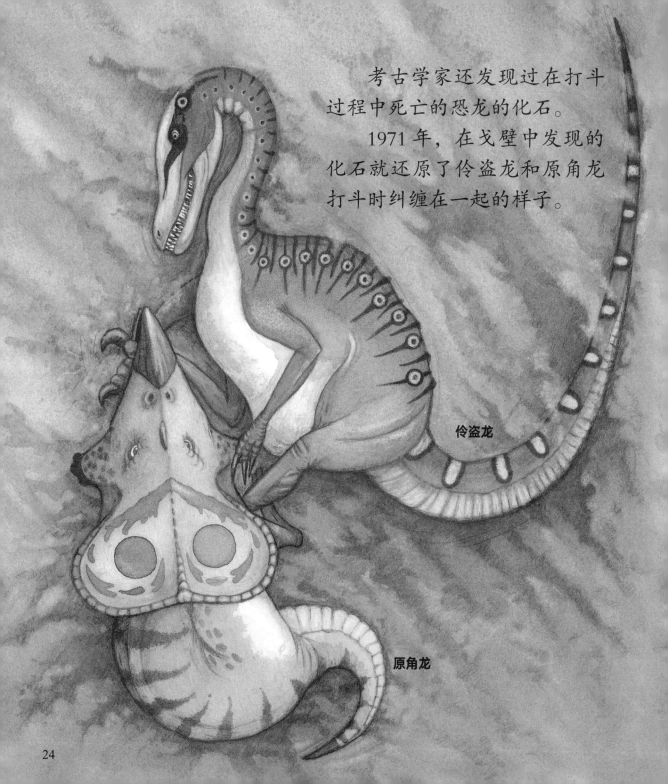

考古学家还发现过在打斗过程中死亡的恐龙的化石。

1971年，在戈壁中发现的化石就还原了伶盗龙和原角龙打斗时纠缠在一起的样子。

伶盗龙

原角龙

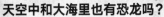

天空中和大海里也有恐龙吗？
中生代时期，天空中和大海里也生活着许多爬行动物。不过，生活在空中的翼龙和生活在海里的鱼龙都不算是恐龙。只有生活在地面上，能够直立行走的爬行动物才可以被称为恐龙。

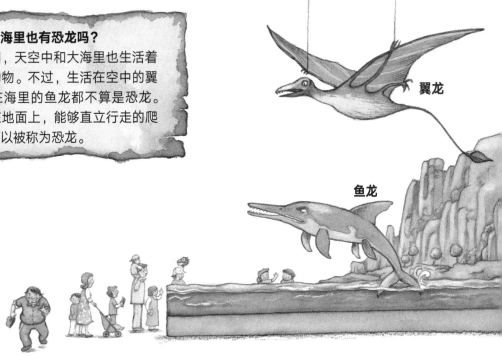

翼龙

鱼龙

伶盗龙用前爪抓住原角龙头上用来防御的骨板，并挥舞着锋利的爪子。而原角龙则用尖尖的喙咬住了伶盗龙的下肢。两只几乎同时死去的恐龙变成了化石，在几千万年后才被人类发现。

真厉害啊！

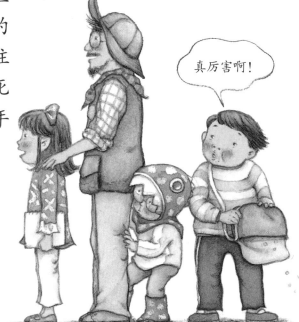

"哎哟！"

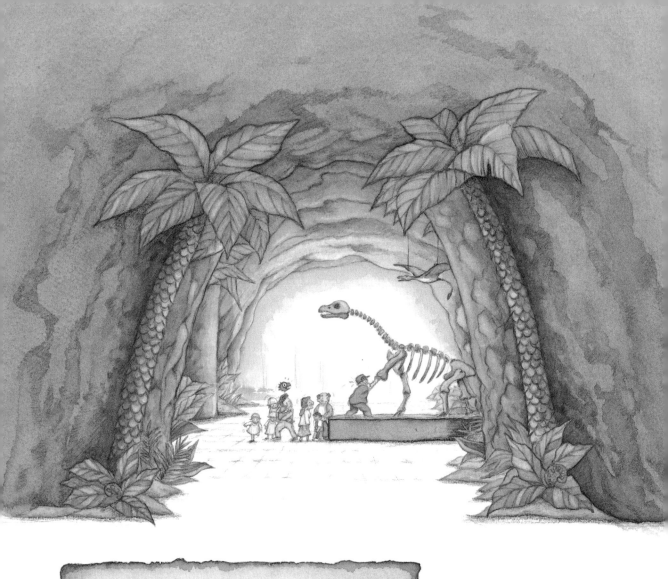

博物馆里的恐龙

博物馆里展示的恐龙骨架并不是真正的恐龙化石。它们是用恐龙骨骼做出模型之后，再用塑料或玻璃纤维复制的仿造品。复制出来的骨架因为是中空的，所以非常轻。有了这些仿造品，我们才能在不同的博物馆里看到同一只恐龙的化石样貌。

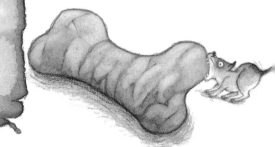

这些在世界各地发现的恐龙化石，让我们对生活在很久很久以前的恐龙有了很多的了解。不过，还有许多关于恐龙的谜题没有被解开。而现在我们认为对的结论，将来也可能会因为新化石的出土而被推翻。

研究恐龙是一件非常了不起的事情，因为它能够解开一个又一个关于恐龙的秘密。

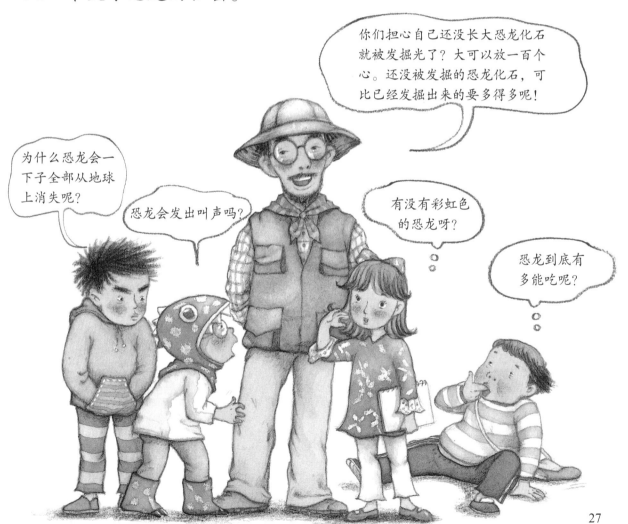

认识恐龙

通过在地层与岩石中发现的各种化石，我们可以推测出过去的环境以及曾经出现过的生物。下面我们就通过化石来了解关于恐龙的知识吧。

• 脑力大比拼1

恐龙究竟有多大？

观察恐龙与人类的比较图片，推测恐龙的大小。

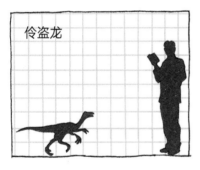

伶盗龙

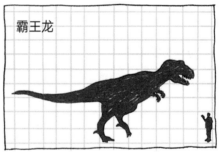

霸王龙

① 霸王龙的体形比人类的（大　小）。

② 伶盗龙的体形比人类的（大　小）。

③ 所有的恐龙体形都比人类的大。（是　不是）

　　按照化石的形状排列恐龙的骨骼，然后按照身体部位加上肌肉，就能够看出恐龙的大小了。通常人们会认为恐龙都比人类大得多，但事实并非如此。恐龙家族中既有像四层楼那么高大的恐龙，也有像猫一样娇小的恐龙。

答案：①大　②小　③不是

恐龙吃什么？

观察恐龙的牙齿，想一想它们是肉食性恐龙还是植食性恐龙。

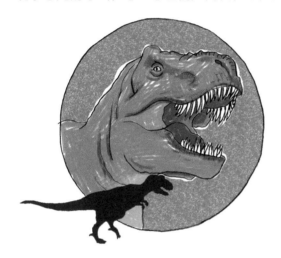

霸王龙　　　　　　　　　　　　　　　腕龙

① 以捕食其他动物为食的狮子和老虎，长着（锋利的　平坦的）牙齿，方便撕开肉类。

② 以吃植物为生的长颈鹿和梅花鹿，长着（锋利的　平坦的）牙齿，方便嚼碎草秆。

③ 由此可知，牙齿（锋利的　平坦的）恐龙属于肉食性恐龙，牙齿（锋利的　平坦的）恐龙属于植食性恐龙。

　　通过恐龙牙齿化石可以分辨出恐龙的食性。和其他动物一样，恐龙牙齿的形状由食物的种类决定。肉食性恐龙像其他食肉动物一样，长着便于撕碎肉类的锋利的牙齿；而植食性恐龙则长着便于嚼碎草或树叶的粗大平坦的牙齿。

答案：①锋利的　②平坦的　③锋利的，平坦的

29

● **科学实验室**

恐龙化石需要经过哪些处理，才能够在博物馆展出？

我们来了解一下恐龙化石从被发掘到重组骨架，再到最后展示的过程吧。

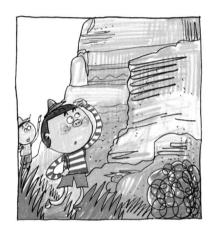

① 寻找地层。

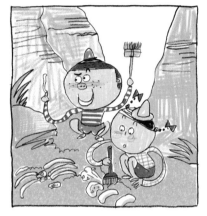

② 挖掘恐龙化石。

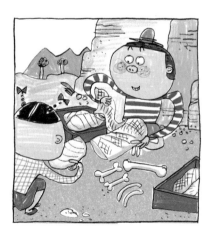

③ 用石膏包裹起来。

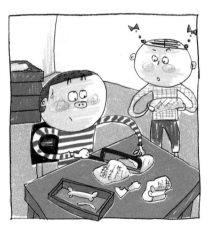

④ 运回来，取下石膏。

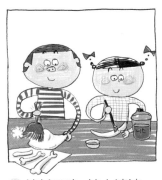

⑤ 擦拭干净，抹上清漆。

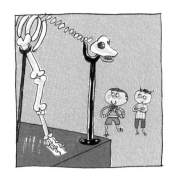

⑥ 将恐龙化石拼装起来。

·思考·

① 恐龙化石可以在恐龙生活的时期形成的（　　　　）中找到。

② 把恐龙化石挖掘出来之后，用石膏包裹起来为的是（保护化石　使化石更坚硬）。

③ 按照恐龙的身体部位顺序，用金属或塑料等（坚硬的　脆弱的）物质将恐龙化石固定。

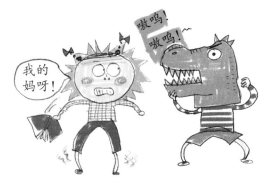

小博士告诉你

　　通常博物馆里展示的恐龙模型，并不是真正的恐龙化石，大部分都是按照恐龙化石的质感制作的仿制品。

答案：①地层　②保护化石　③坚硬的

我们的巨无霸朋友——恐龙

虽然恐龙已经从地球上消失了，但恐龙化石为我们研究地球的历史，特别是生物与环境提供了非常重要的资料。

为什么叫恐龙？

1841 年，英国古生物学家理查德·欧文在研究像蜥蜴骨头的化石时，创造了"dinosaur"这个名词，意思是"恐怖的蜥蜴"，并宣布这些巨型化石的主人是人类此前完全不知道的一种全新动物。当时欧文所知的恐龙一共有三种，而且体形都非常庞大。

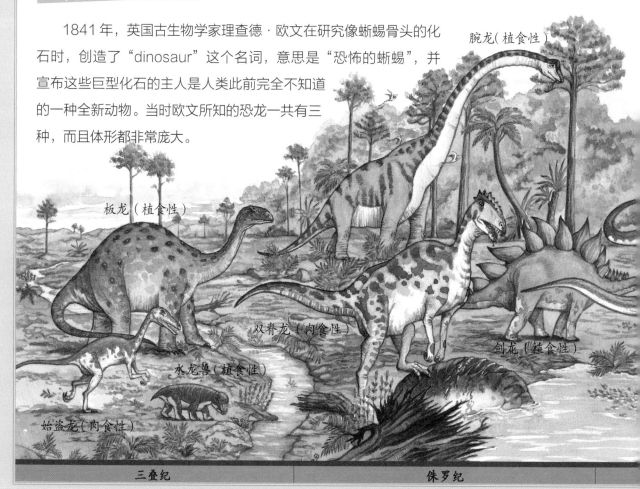

腕龙（植食性）

板龙（植食性）

双脊龙（肉食性）

水龙兽（植食性）

始盗龙（肉食性）

剑龙（植食性）

三叠纪	侏罗纪

· 恐龙究竟有多大？

　　生活在侏罗纪时期的蜥臀目恐龙，体形都非常庞大。腕龙的身高有四层楼高，体重可以达到 30 吨。地震龙脖子长 15 米，尾巴长 22 米，体重可达 40 吨。还有梁龙和迷惑龙等，都是拥有长脖子、四脚行走的植食性恐龙。然而，并不是所有的恐龙体形都如此庞大。美颌龙的个头跟一只鸡差不多。

· 恐龙为什么消失了？

　　关于恐龙灭绝的原因，学者们提出了几种假说。第一种假说认为，巨大的陨石与地球发生碰撞，溅起的尘埃云覆盖了整个地球，遮挡了阳光，导致地球温度下降，恐龙最终因为饥寒交迫而灭绝。第二种假说认为，火山持续爆发释放出的有毒气体污染了空气，在撞击发生前就已经对生态系统造成了破坏。第三种假说认为，白垩纪末期天气突然变冷，导致恐龙灭绝。

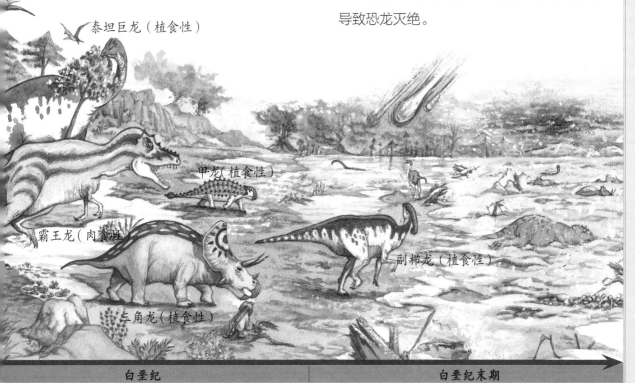

泰坦巨龙（植食性）

甲龙（植食性）

霸王龙（肉食性）

副栉龙（植食性）

三角龙（植食性）

白垩纪　　　　　　　　　　　　　　白垩纪末期

· 不同时期的恐龙

目前人类已经发现了 1000 余种恐龙。出土的三叠纪恐龙化石多为蜥臀目恐龙，其中以原始蜥脚亚目与兽脚亚目恐龙居多。鸟臀目恐龙直到侏罗纪时期才开始出现，但侏罗纪时期依然是蜥臀目恐龙居多。体形庞大、四足行走的植食性恐龙主要从侏罗纪开始出现，直到白垩纪都存在。除此以外，大部分恐龙的生存时期都集中在白垩纪后期。

双脊龙
侏罗纪早期，肉食性，身长约为 6 米。

三叠纪
三叠纪晚期开始进入恐龙时代。这个时期出土的主要是蜥臀目恐龙，其中以原始蜥脚亚目与兽脚亚目恐龙居多。

地震龙
侏罗纪晚期，植食性，身长约为 35 米。

腔骨龙
三叠纪晚期，肉食性，身长约为 2.7 米。

侏罗纪
出现了大量的肉食性恐龙与植食性恐龙。这个时期是蜥脚亚目恐龙的天下，其数量之庞大超乎人的想象。

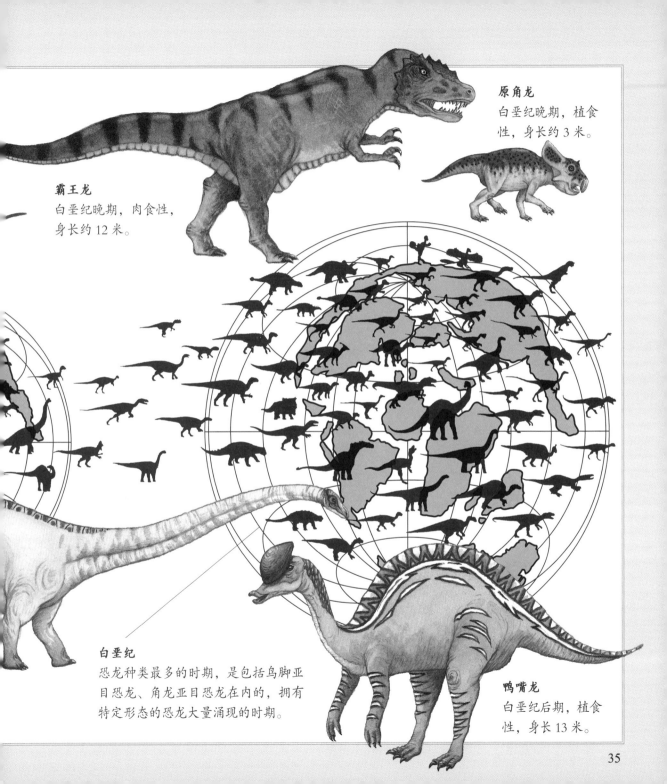

原角龙
白垩纪晚期，植食性，身长约 3 米。

霸王龙
白垩纪晚期，肉食性，身长约 12 米。

白垩纪
恐龙种类最多的时期，是包括鸟脚亚目恐龙、角龙亚目恐龙在内的，拥有特定形态的恐龙大量涌现的时期。

鸭嘴龙
白垩纪后期，植食性，身长 13 米。

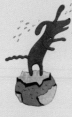

启明星科学馆

第一辑

生命科学

植物
- 池塘生物真聪明
- 小豆子长成记
- 植物吃什么长大？
- 花儿为什么这么美？
- 植物过冬有妙招
- 小种子去旅行

动物
- 动物过冬有妙招
- 动物也爱捉迷藏
- 集合！热带草原探险队
- 动物交流靠什么？
- 上天入地的昆虫
- 哇，是恐龙耶！

人体
- 小身体，大秘密
- 不可思议的呼吸
- 人体细胞大作战
- 我们身体的保护膜
- 奇妙的五感
- 我们的身体指挥官
- 食物的旅行
- 扑通扑通，心脏跳个不停

第二辑

地球与宇宙

环境
- 咳咳，喘不过气啦！
- 垃圾去哪儿了？
- 脏水变干净啦
- 濒临灭绝的动植物

地球
- 天气是个淘气鬼
- 小石头去哪儿了？
- 火山生气啦！
- 河流的力量
- 大海！我来啦
- 轰隆隆，地震了！
- 地球成长日记

宇宙
- 地球和月亮的圆圈舞
- 太阳哥哥和行星小弟
- 坐着飞船游太空

生命科学

生物
- 机器人是生物吗？
- 谁被吃了？

物质科学

能量
- 寻找丢失的能量

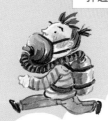

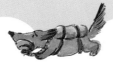

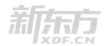

奇妙的五感

韩国好书工作室 / 著　　洪梅　南燕 / 译

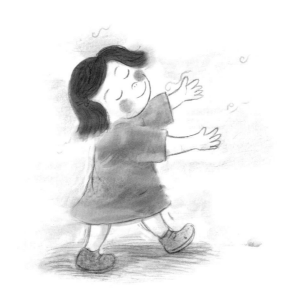

浙江教育出版社·杭州

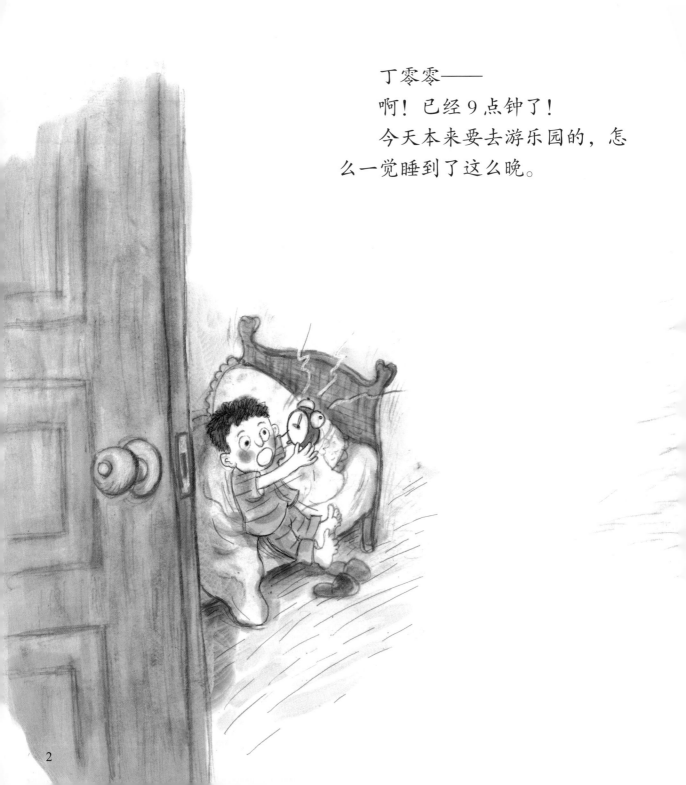

丁零零——

啊！已经 9 点钟了！

今天本来要去游乐园的，怎么一觉睡到了这么晚。

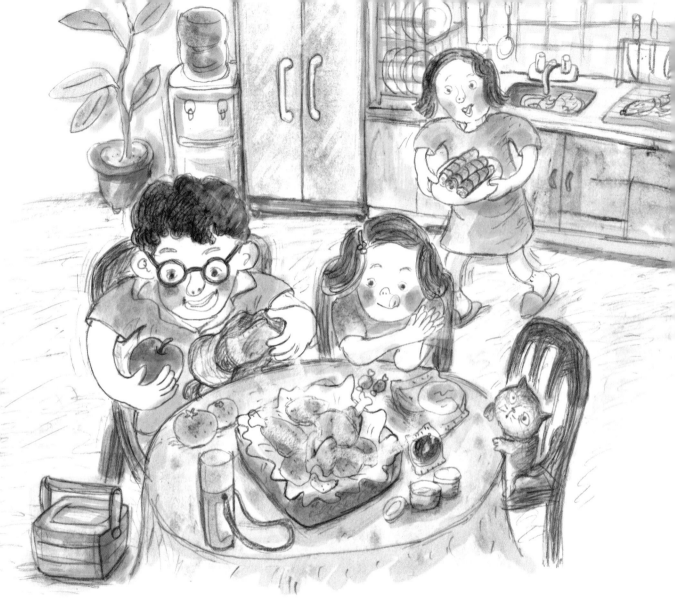

匆匆忙忙地起床，气喘吁吁地冲进客厅。

爸爸正哼着小曲收拾东西。

妈妈在准备早餐。炸鸡的阵阵香味一个劲儿地往鼻子里钻，还有妈妈牌紫菜包饭。哎呀，真好吃！

终于到游乐园了。
售票处排着长长的队伍。
虽然要等上好久，但我们还是超级兴奋。

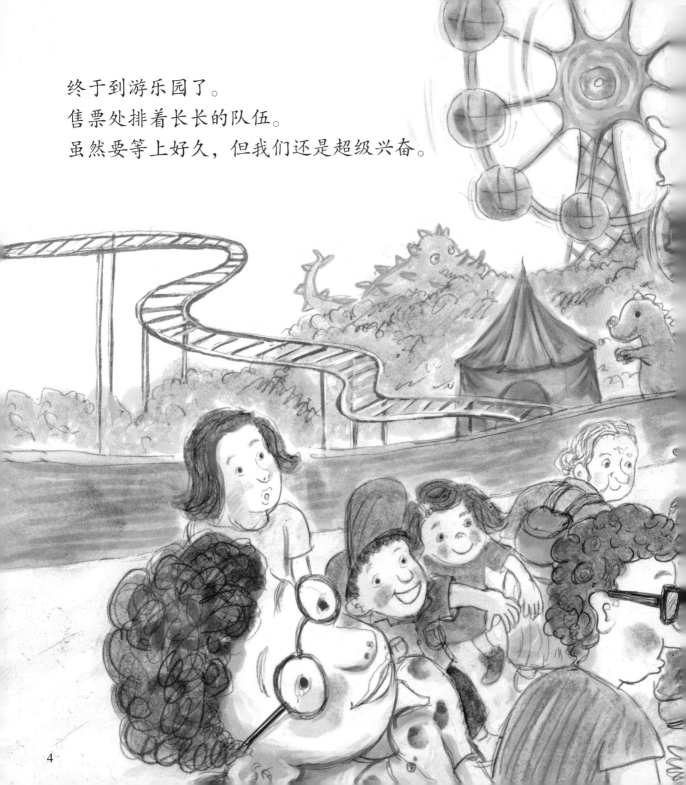

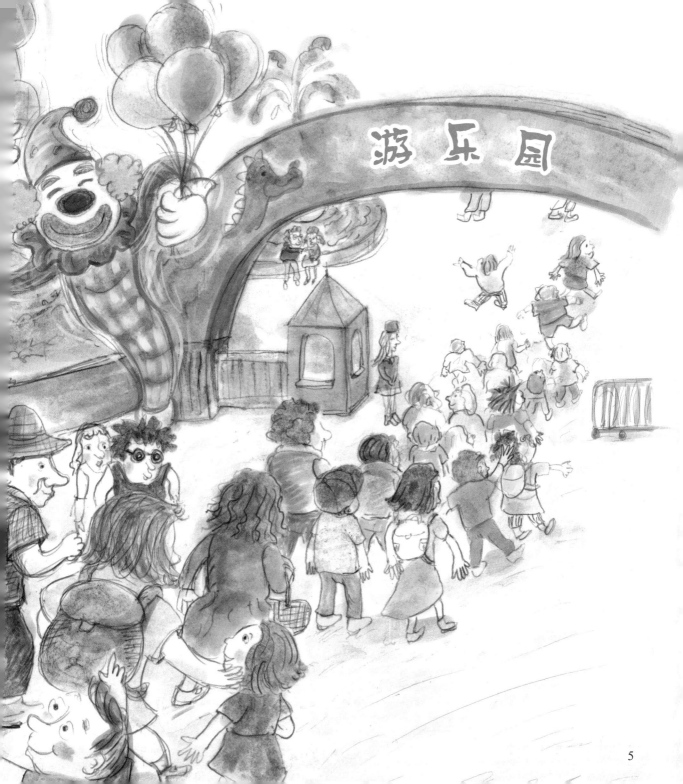

游乐园

5

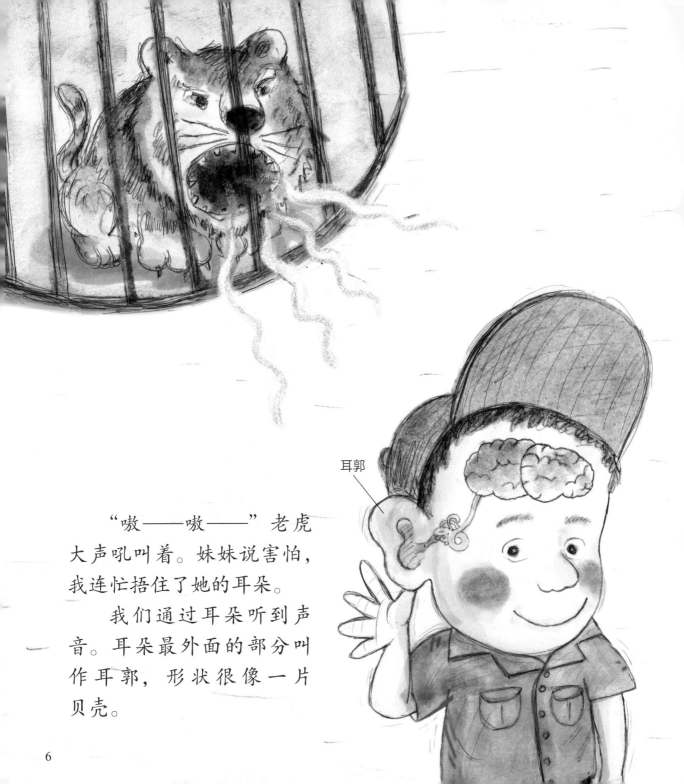

耳郭

"嗷——嗷——"老虎大声吼叫着。妹妹说害怕，我连忙捂住了她的耳朵。

我们通过耳朵听到声音。耳朵最外面的部分叫作耳郭，形状很像一片贝壳。

6

耳郭是用来收集声音的，所以耳郭越大，听到的声音越清晰。

兔子的耳朵又大又长，像个漏斗，所以一丁点细小的声音，它都能听到。

把手掌聚拢在耳郭旁再去听声音，声音就会变得又响亮又清晰。

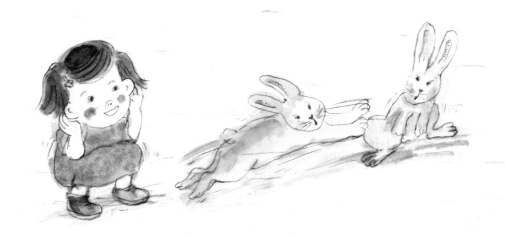

 耳朵的另一个作用：调节体温

大象和兔子的耳朵还可以在天气炎热时起到调节体温的作用。这是因为它们的耳朵上分布着大量血管，耳朵像扇子一样摇起来时，耳朵里面血液的温度就会降下来。降温后的血液流遍全身，自然可以将体温降下来。在炎热地区生活的非洲象的耳朵就比印度象的耳朵大。

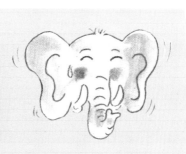

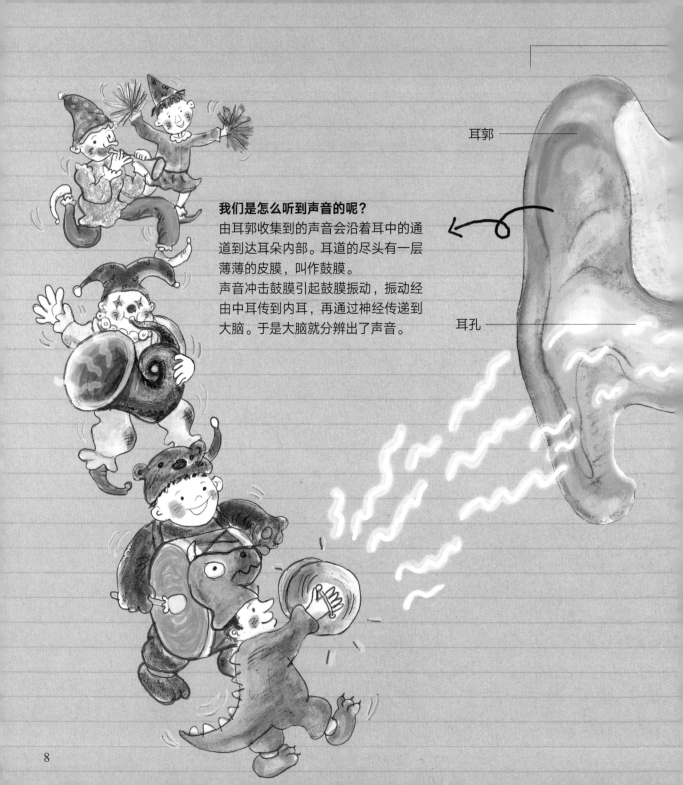

我们是怎么听到声音的呢？

由耳郭收集到的声音会沿着耳中的通道到达耳朵内部。耳道的尽头有一层薄薄的皮膜，叫作鼓膜。

声音冲击鼓膜引起鼓膜振动，振动经由中耳传到内耳，再通过神经传递到大脑。于是大脑就分辨出了声音。

耳郭 —————

耳孔 —————

外耳　　　　　　　　　　中耳　　　　　　　　内耳

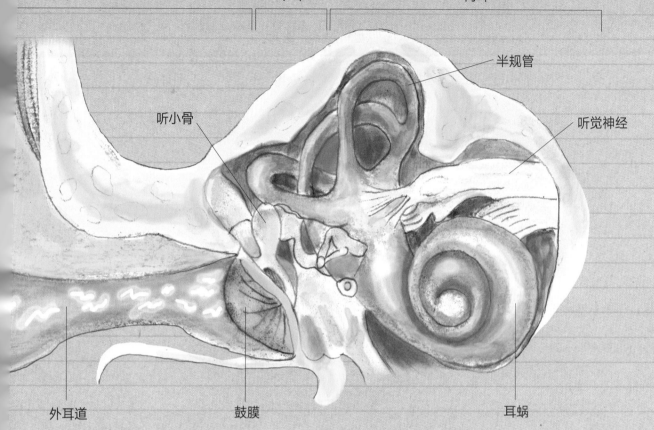

半规管

听小骨

听觉神经

外耳道　　　　　　鼓膜　　　　　　　　耳蜗

耳垢是什么?

耳垢是由外耳道里的耵（dīng）聍（níng）腺分泌出来的蜡状物质。耳垢能使外耳道保持湿润，并阻挡细菌、灰尘和昆虫进入。耳垢不会进入鼓膜，而是会自己排泄到耳孔之外，所以不必刻意去挖耳垢。

我们的双眼是用来看东西的。

眼睛的中间有黑色的眼珠，它的学名叫作"瞳孔"。瞳孔是光线进入眼睛的通道。

瞳孔的大小并不总是一样的。眼睛通过调节瞳孔的大小来保证接收到的光线是适度的。

瞳孔的大小

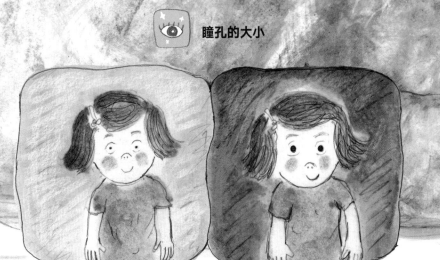

在明亮的地方，瞳孔会缩小。　　在黑暗的地方，瞳孔会扩大。

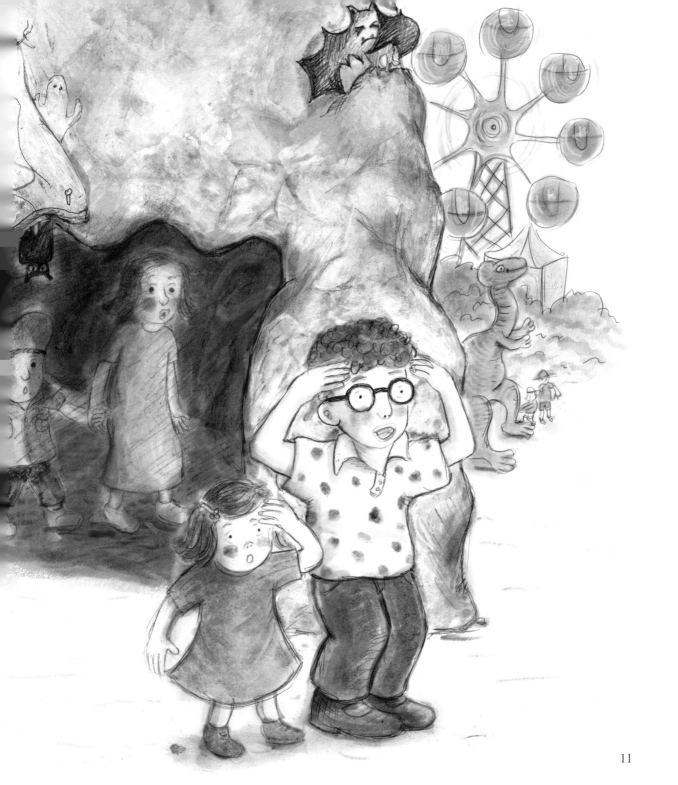

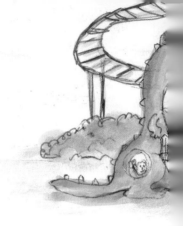

在明亮的白天，一切都能看得清清楚楚，到了漆黑的夜里就几乎什么都看不见了。

我们是如何看见物体的呢？以一朵花为例。花朵反射的光线通过瞳孔进入眼中，落在一层叫作"视网膜"的薄膜上形成倒立的物像。倒立的物像经由神经传到大脑，大脑自动将它翻转过来，我们就看见了花。

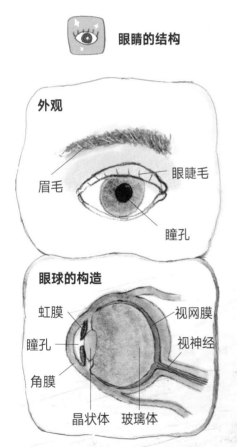

眼睛的结构

外观

眉毛
眼睫毛
瞳孔

眼球的构造

虹膜
瞳孔
角膜
视网膜
视神经
晶状体　玻璃体

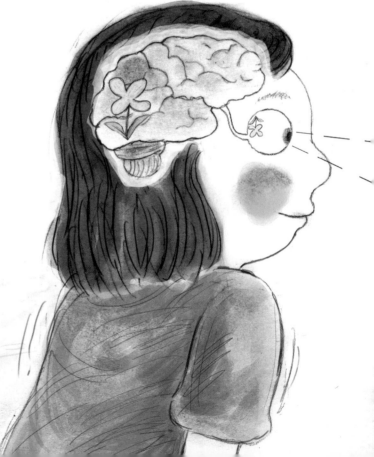

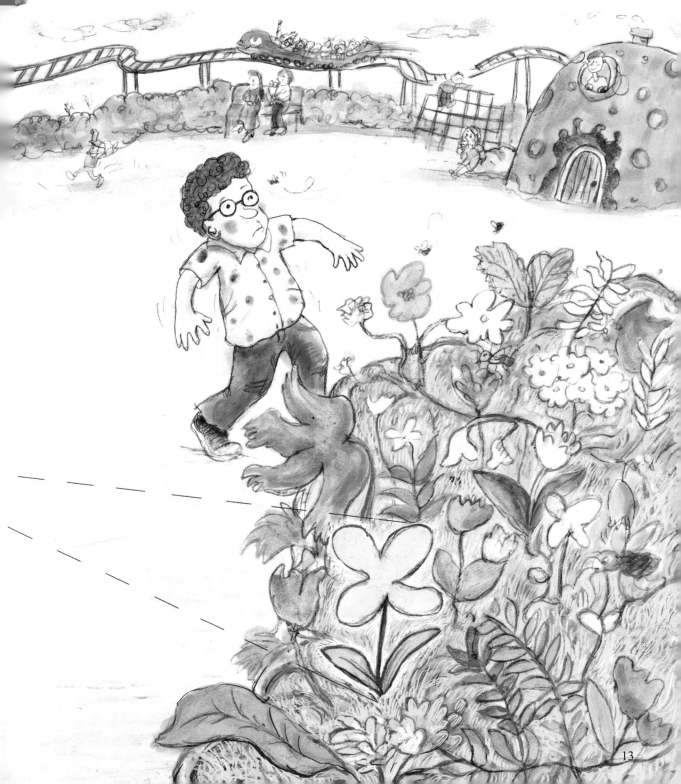

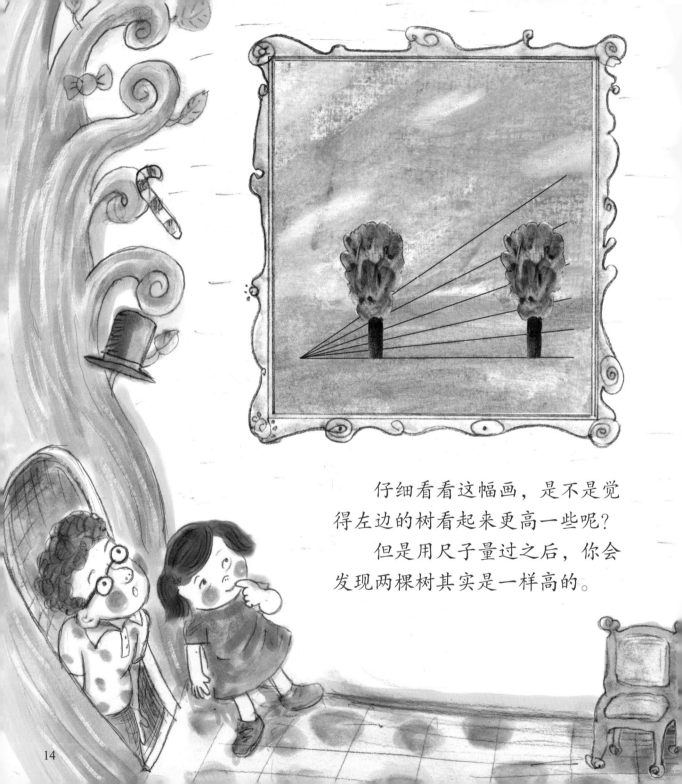

　　仔细看看这幅画，是不是觉得左边的树看起来更高一些呢？
　　但是用尺子量过之后，你会发现两棵树其实是一样高的。

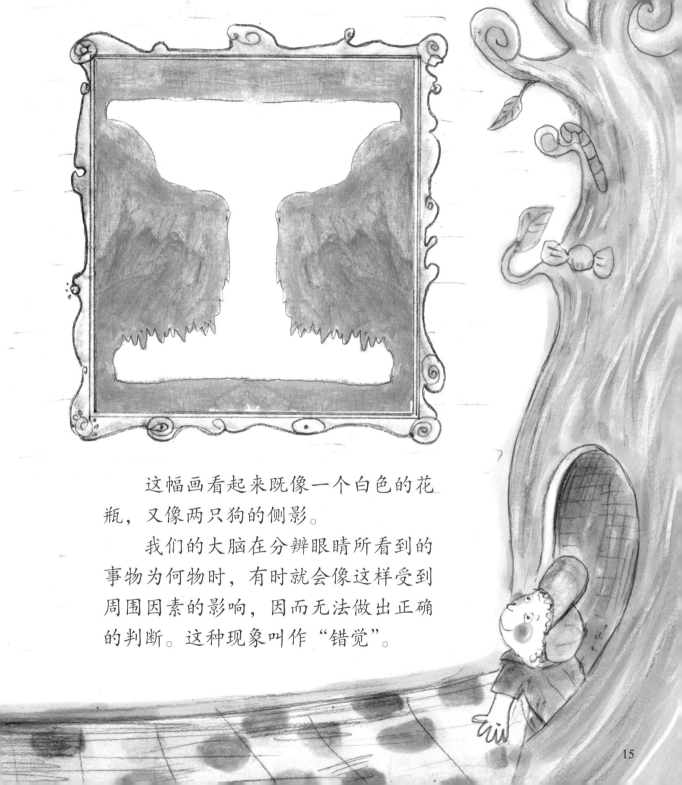

这幅画看起来既像一个白色的花瓶，又像两只狗的侧影。

我们的大脑在分辨眼睛所看到的事物为何物时，有时就会像这样受到周围因素的影响，因而无法做出正确的判断。这种现象叫作"错觉"。

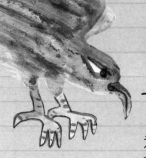

动物的眼睛都是什么样的呢?

为了能够捕捉到猎物，在高空翱翔的鸟类视力尤其好。老鹰可以看到 3 千米之外的野兔。

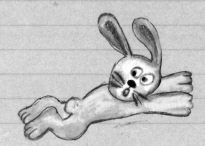

狗虽然有着惊人的嗅觉和听力，但视力却不太好。不仅近视，看到的颜色也远不及人类丰富，就像人类中的红绿色盲患者一样。

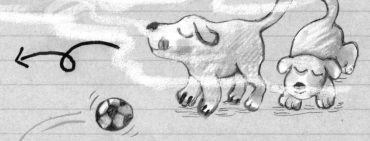

什么动物长着大眼睛呢? 蓝鲸的眼睛直径约 23cm，差不多有足球那么大。眼睛最大的动物是大王乌贼，眼睛直径有 30~40cm。

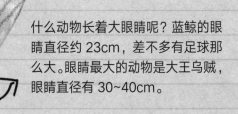

蛇的视力很差，只能看到距离非常近的物体。不过带有热量的物体都会散发出红外线，蛇鼻子的上部有热感器官，可以感受到人眼看不到的红外线。即使眼睛看不见，蛇也可以通过红外线确定猎物的方位。

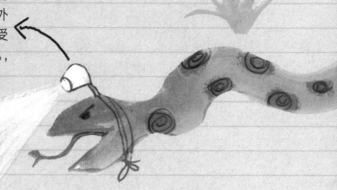

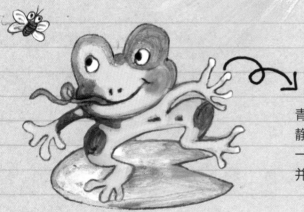

青蛙的眼睛很奇特，它无法看到静止不动的物体。但苍蝇等猎物一旦移动，青蛙就能立刻察觉到并将其捕食。

猫的视网膜后面有一层像镜子一样的反射膜，可以将光线反射回视网膜。因此，猫的眼睛可以在黑暗中发光。

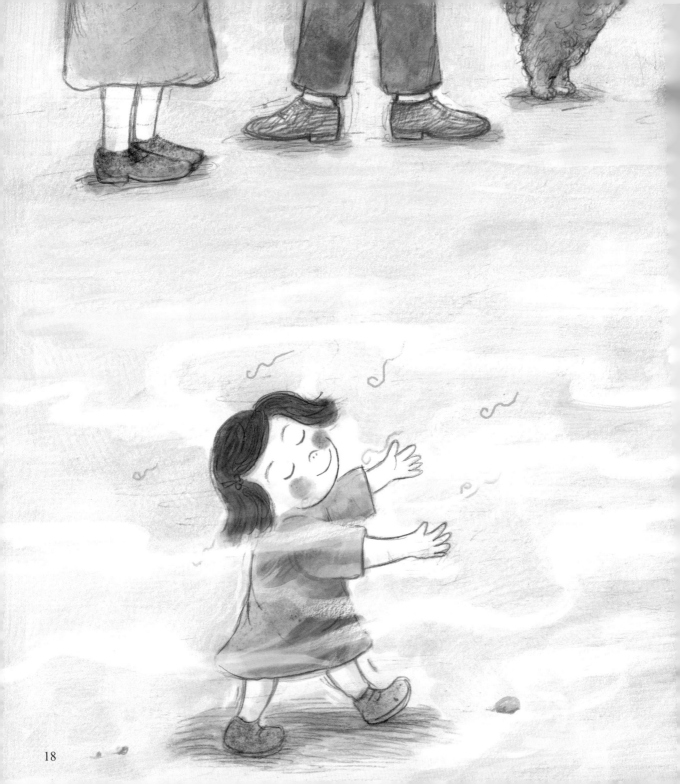

好香啊！是黄油烤鱿鱼的气味！
虽然看不到哪里在烤鱿鱼，但循着香味就能够找到。
那么，我们是怎么闻到气味的呢？

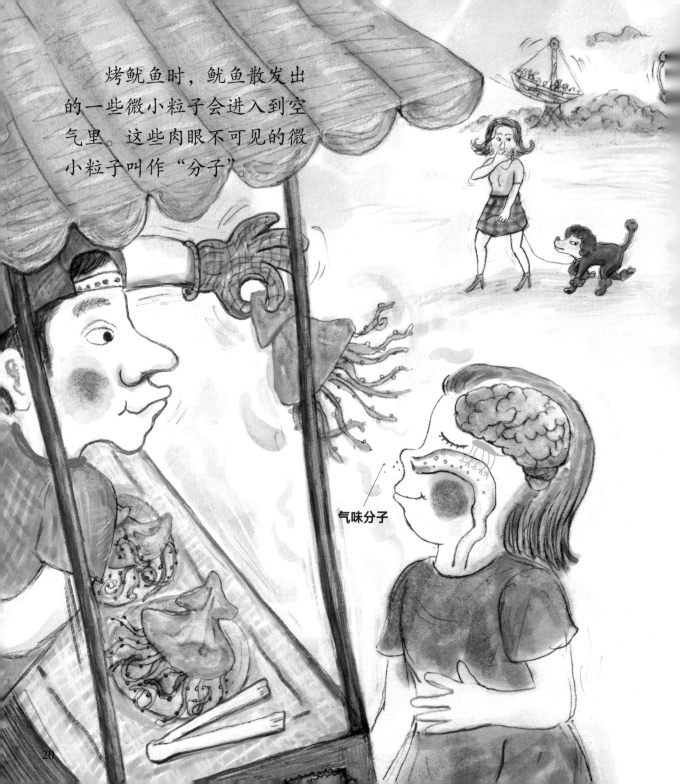

烤鱿鱼时，鱿鱼散发出的一些微小粒子会进入到空气里。这些肉眼不可见的微小粒子叫作"分子"。

气味分子

20

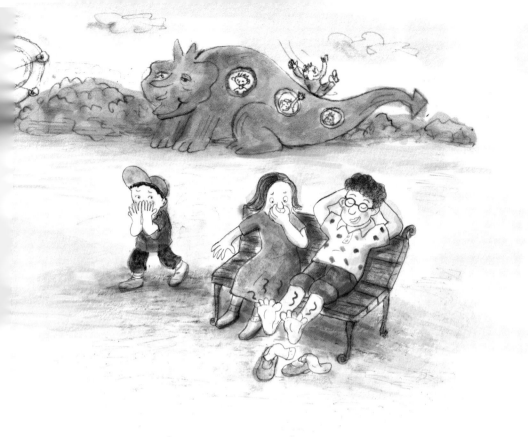

　　我们一呼吸，空气中鱿鱼的气味分子就会进入到我们的鼻子里，刺激鼻子中闻气味的部分。这种刺激经由神经传到大脑，最后大脑对气味做出分辨。

　　不同物质的分子各不相同。因此我们可以通过闻味道来分辨许多物质。

尝一尝烤鱿鱼，是什么味
道呢？

既有甜味，又有咸味。

人体里可以感觉食物味道的
部位是舌头。

舌头的表面看起来凹凸不平，很粗糙。
这是因为舌头表面布满了舌乳头。

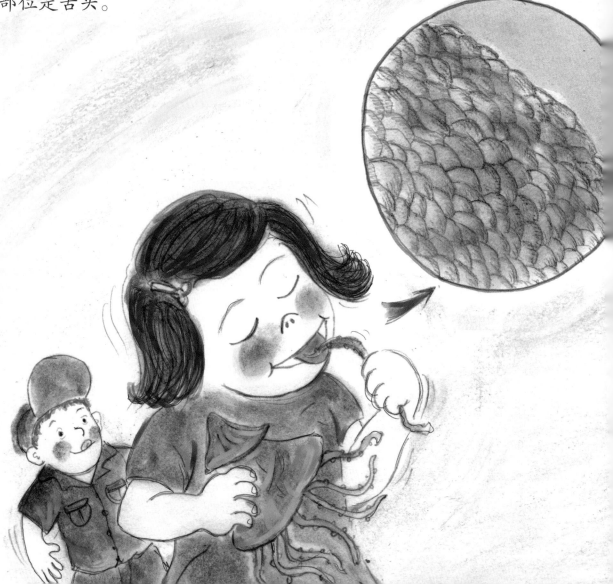

让食物产生味道的物质融于唾液并进入到味孔，味道刺激细胞并经由神经传到大脑。

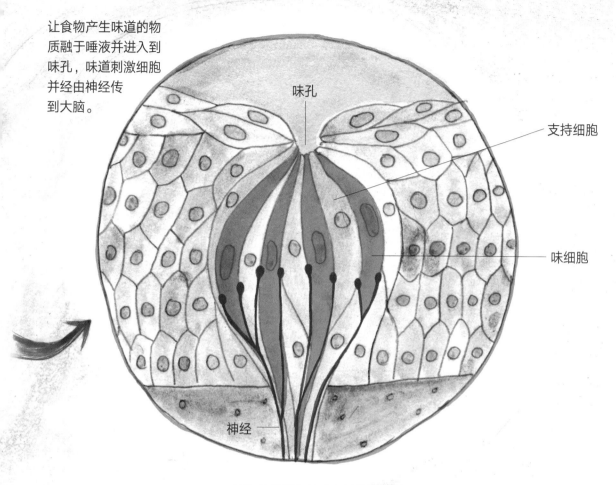

味孔

支持细胞

味细胞

神经

味蕾（显微镜下观察到的样子）

　　舌头表面有许多淡红色的小突起，这就是舌乳头。部分舌乳头下面有能够感知味道的味蕾。

　　味蕾捕捉到的味道通过神经传到大脑，我们就能尝出味道了。

也许你也听过这种说法：

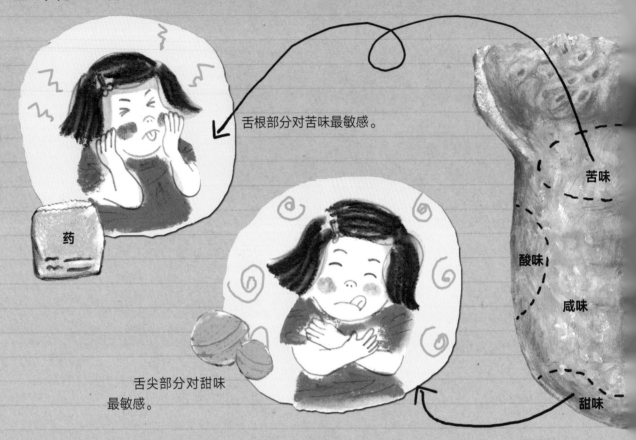

舌根部分对苦味最敏感。

苦味

酸味

咸味

甜味

舌尖部分对甜味最敏感。

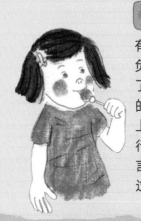

"味觉地图"的谣言

有些人认为舌头上的不同区域分别负责一种专门的味觉，并据此画出了味觉地图。其实，分辨各种味觉的细胞存在于每一个味蕾内，舌头上有味蕾的区域都能对所有味觉进行灵敏的分辨。"味觉地图"的流言来自学者对科研论文的误解，经过很长时间后人们才发现真相。

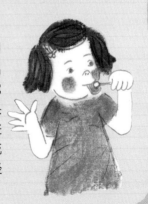

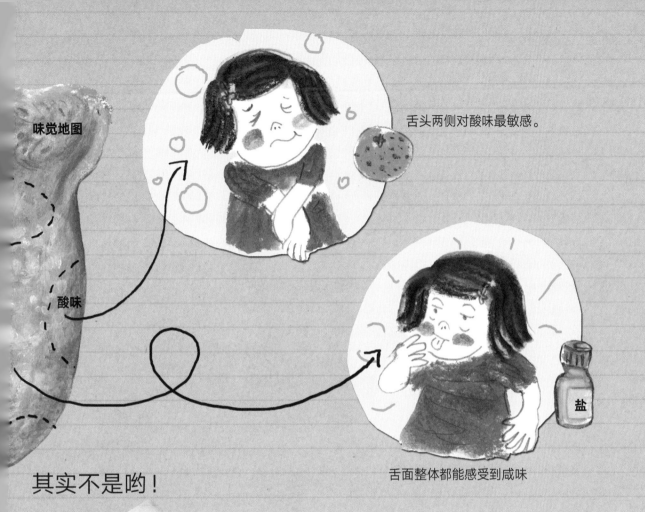

味觉地图

酸味

舌头两侧对酸味最敏感。

盐

舌面整体都能感受到咸味

其实不是哟！

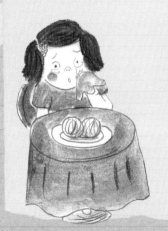

有时会"失去"味觉

感冒时，鼻黏膜充血会导致鼻塞，嗅觉下降，舌头感知味觉的功能也会减退，导致人尝不出味道。

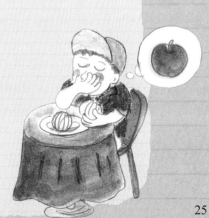

25

我们通过眼睛、鼻子、耳朵、舌头等感觉器官接受外部的刺激。除此之外，皮肤也是重要的感觉器官，能让我们感受到温暖、寒冷等。所有的刺激都经由神经传到大脑，使得我们最终感知到它们。

奇妙的五感，让我们得以准确认识和辨别周围的世界。

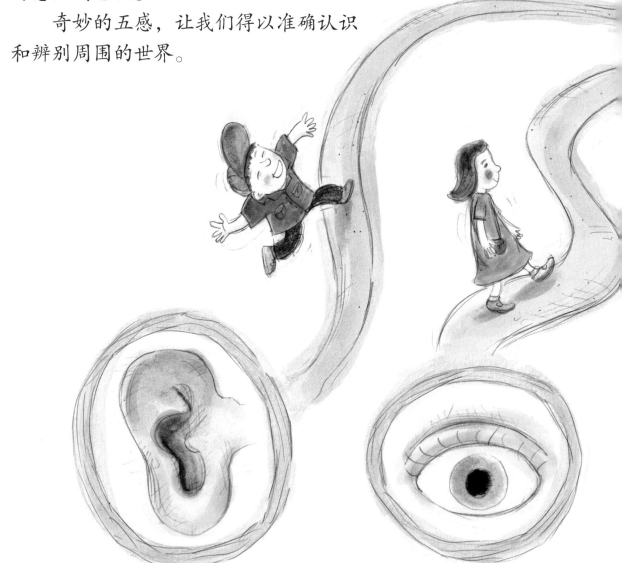

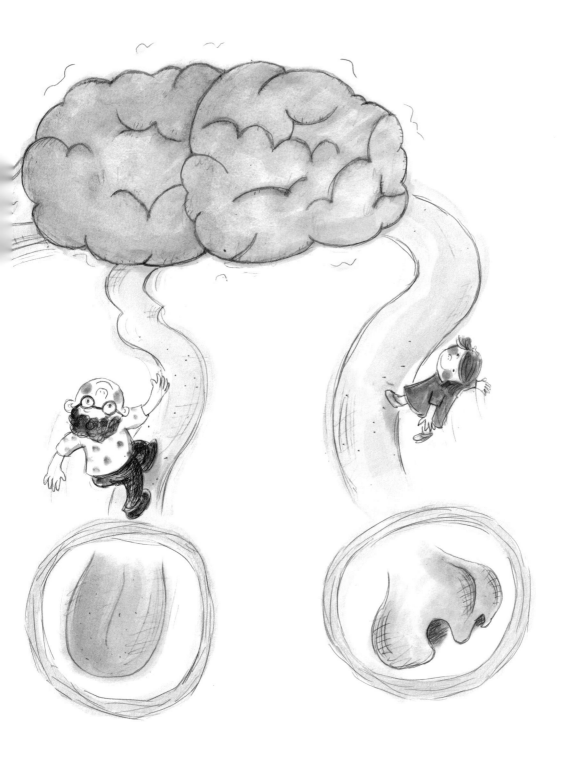

人体的感觉器官

我们一起了解一下人体的感觉器官都有哪些，以及它们分别具有什么功能吧。

脑力大比拼 1

人体的感觉器官都有什么呢？

我们是如何感知到周边事物的样子、声音、气味和味道的呢？

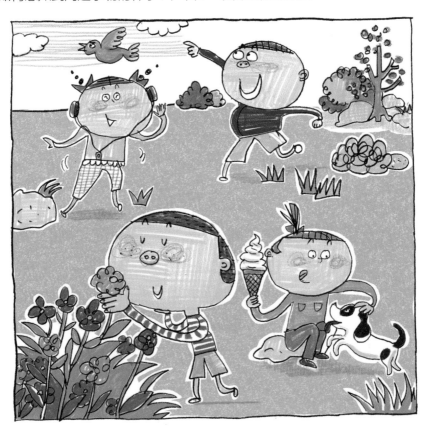

❶ 我们看到了飞鸟，是因为我们有（眼睛　耳朵　鼻子　舌头　皮肤）。

❷ 我们听到了音乐，是因为我们有（眼睛　耳朵　鼻子　舌头　皮肤）。

❸ 我们闻到了花香，是因为我们有（眼睛　耳朵　鼻子　舌头　皮肤）。

❹ 我们尝到了冰激凌甜甜的味道，是因为我们有（眼睛　耳朵　鼻子　舌头　皮肤）。

❺ 我们感觉到了狗毛的柔软，是因为我们有（眼睛　耳朵　鼻子　舌头　皮肤）。

❻ 因为我们的身体上有眼睛、（　　）、（　　）、舌头、皮肤，所以能够感受到各种刺激。

眼睛的功能是辨别物体色彩和明暗（即视觉）。

耳朵的功能是听声音（即听觉）。耳朵还有保持身体平衡的作用。

舌头的功能是尝味道（即味觉）。舌头可以品尝出甜味、咸味、苦味、酸味等。

鼻子的功能是闻气味（即嗅觉）。鼻子是感觉器官中最敏感的，所以也最容易疲劳。

皮肤触摸到凉的物体时会感受到冷，皮肤被划破时会感受到疼痛。皮肤的功能就是感受冰冷、疼痛等感觉（即触觉、痛觉、冷觉、温觉等）。

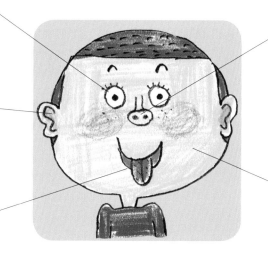

答案：①眼睛 ②耳朵 ③鼻子 ④舌头 ⑤皮肤 ⑥耳朵，鼻子

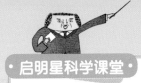

脑力大比拼 2

在感觉器官的帮助下，我们能避开危险吗？

观察下图，了解人借助哪些感觉器官躲避了危险。

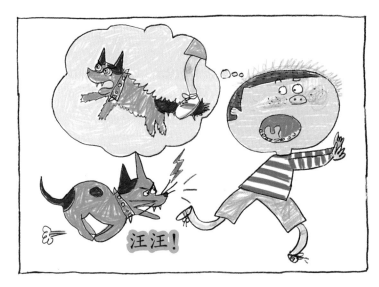

汪汪！

① 小聪通过（　　）感觉到自己踩到了狗的尾巴。

② 小聪通过（　　）听到了狗叫声。

③ 小聪通过（　　）看到狗追着自己跑，吓得赶忙溜走了。

用鼻子闻气味或者用舌头尝味道，可以知道食物是否变质。通过皮肤可以感觉到高温物体的滚烫，所以触摸时会更加小心。可见，我们可以通过感觉器官感受到各种刺激，并在感觉器官的帮助下躲避危险。

答案：①皮肤　②耳朵　③眼睛

有哪些工具可以对感觉器官起到辅助作用呢?

① 下图中的工具可以对感觉器官中的（　　）起到辅助作用。

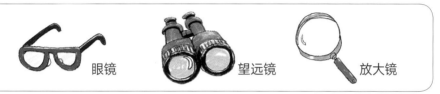

眼镜　　望远镜　　放大镜

② 下图中的工具可以对感觉器官中的（　　）起到辅助作用。

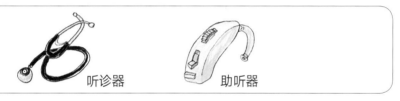

听诊器　　助听器

③ 下图中的工具可以对感觉器官中的（　　）起到辅助作用。

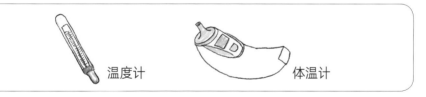

温度计　　体温计

④ 上述的多种工具都可以对人体的（　　）起到辅助作用。

　　人们利用上述多种工具来克服人体感觉器官所具有的局限性。此外还有酒精检测仪、燃气报警器等工具，可以对鼻子（嗅觉）起到辅助作用。

答案：①眼睛（视觉）　②耳朵（听觉）　③皮肤（温觉）　④感觉器官

感觉，连接我与世界

看、听、摸、尝、闻，这些感觉使我们更好地了解周边的情况。我们通过感觉器官了解并适应这个世界。

· 通往外部世界的路：感觉器官

信息以光、声音、气味、味道等刺激方式进行传递，人体的各个部位正是通过接收和感知这些刺激来获取信息，这一过程就叫作"感觉"。我们用眼睛看，用耳朵听，用鼻子闻，用舌头尝，用皮肤触摸。用来接收刺激的眼睛、耳朵、鼻子、舌头、皮肤等器官就叫作感觉器官。感觉器官接收到的刺激经由神经传到大脑，大脑再对这些刺激进行判断。如果没有感觉器官，我们对这个世界将一无所知。

眼睛 看事物

耳朵 听声音

皮肤 感觉各种触感

鼻子 闻气味

舌头 尝味道

彼此贯通的感觉器官

眼睛、耳朵、鼻子等感觉器官是互相连通的。眼睛和鼻子之间有一条叫作"鼻泪管"的管道。眼睛里会产生泪液以保证眼球湿润且能够自如地转动，这些泪液也会通过鼻泪管流入鼻腔。耳朵与鼻子之间由长约 35 毫米的耳咽管连通。口腔通往鼻腔的入口处有悬雍垂阻挡，可以防止食物进入鼻腔。

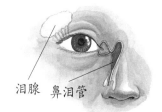

泪腺　鼻泪管

眼睛与鼻子的连接

坐飞机时耳朵为什么会嗡嗡响

飞机降落时，耳朵常会嗡嗡直响。这是因为鼓膜将我们的耳朵分为内外两部分，耳朵外部的压力发生急剧变化，而耳朵内部还来不及调整，鼓膜两边就出现了压力差。气压高的部位会压向气压低的部位，鼓膜因此充血紧绷，耳朵就会嗡嗡作响。这种时候，打哈欠、咽口水、嚼口香糖都能帮助耳咽管打开，空气进入耳朵内部，减轻症状。

耳朵带来的平衡感

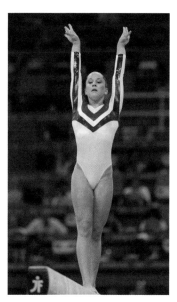

耳朵不仅可以听声音，还可以用来维持身体平衡。内耳里的前庭器官由半规管、椭圆囊、球囊组成，可以感觉到身体的倾斜。前庭的两个囊中有淋巴液和小石子状的物质，即耳石。当身体倾斜时，耳石会移动，造成刺激。大脑感知到刺激，就会命令身体自动调整找回平衡。半规管由三个半环状的管连接在一起构成。半规管中同样充满淋巴液，当人体旋转时，半规管会随之转动，并将刺激传到大脑，大脑便由此感知到身体在转动。前庭器官过于敏感的人，容易晕车、晕船。

· 眼球的卫士

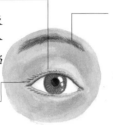

眼睑
眨眼时，使泪液均匀地遍布整个眼球，可以阻挡灰尘和细菌。

眉毛
阻挡额头上流下的汗液进入眼睛。

睫毛
阻挡灰尘进入眼睛。

· 西方人为什么有蓝色的眼睛?

有的西方人有蓝色的眼睛，不过准确地说，是蓝色的虹膜。所有人的瞳孔都是黑色的。瞳孔周围的环状薄膜是"虹膜"。西方人体内缺乏黑色素，故而虹膜呈现出蓝色。因此有的西方人的眼睛是蓝色的。

大多数西方人的鼻梁也较我们高挺，这是他们适应气候的结果。当鼻子吸入空气时，会对所吸入空气的温度和湿度进行适当的调节之后再将其传送到肺部。生活在北欧等寒冷地带的人们的鼻子相对修长高挺，就是为了让鼻子更好地发挥这一作用。相反，在较温暖的地区生活的人们鼻子则较短较小。

· 会产生错觉的眼睛

我们的眼睛所看到的并非总是真实的。同一条棍子与周围的物体相对比，可能显得更长，也可能显得更短。这种视觉效果与实物间存在偏差的现象叫作"错觉"。

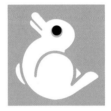

鸭子，还是兔子?

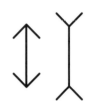

中间直线的长度一样吗?

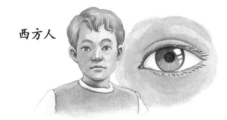

西方人

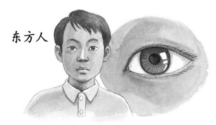

东方人

无论是西方人还是东方人，瞳孔都是黑色的。眼睛出现色差的部位是虹膜。

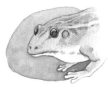

◀ 青蛙的奇特耳朵
青蛙没有耳郭，它的鼓膜裸露在外。

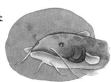

◀ 美食家鲶鱼
鲶鱼有超过 10 万个味蕾。这些味蕾主要分布在它的触须和身体上。

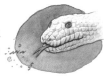

▲ 蛇惊人的舌头
蛇在游走时总是探出舌头，这是为了感受空气中的气味分子。

▶ 白兔的红眼睛
白兔的体内不含黑色素，虹膜直接映出血管的颜色，所以它的眼睛是红色的。

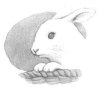

▶ 嗅觉超强的狗
狗的鼻子里分布着大量的嗅觉细胞，嗅觉十分灵敏。

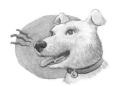

两只眼，两只耳

人类的两只眼睛相隔一段距离，所以各自看到的物像略有不同。大脑接收两只眼睛看到的信息，并将它们整合为立体的图像。人有两只耳朵，可以判断声音来自哪里。这主要是通过判断哪一边耳朵听得更清晰做到的。

感冒时为什么闻不出气味

被感冒病毒侵入后，鼻腔黏膜出现明显的充血、水肿，还会有大量炎性分泌物渗出。这时分泌物、水肿会阻隔鼻腔黏膜的嗅觉细胞与外界的联系，从而导致嗅觉失灵，鼻腔闻不到任何气味。

守护着身体的舌头

味觉的作用并非只是品尝味道。我们的舌头对于苦味非常敏感，由于有毒的物质大部分都是苦的，所以尝到苦味后，我们会本能排斥，从而避开危险。

辣味并不是"味"

辣味不属于味道，而是痛觉。用舌头沾一点辣椒粉，会感到火辣辣的。喝下清凉的水，辣味就会缓解。这是因为水可以冲刷掉产生辣味的物质，并且降低温度，使感觉变得迟钝。所以，吃冰激凌缓解辣味是个不错的办法。

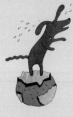
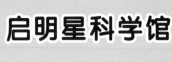

启明星科学馆

第一辑
生命科学

植 物

池塘生物真聪明

小豆子长成记

植物吃什么长大？

花儿为什么这么美？

植物过冬有妙招

小种子去旅行

动 物

动物过冬有妙招

动物也爱捉迷藏

集合！热带草原探险队

动物交流靠什么？

上天入地的昆虫

哇，是恐龙耶！

人 体

小身体，大秘密

不可思议的呼吸

人体细胞大作战

我们身体的保护膜

奇妙的五感

我们的身体指挥官

食物的旅行

扑通扑通，心脏跳个不停

第二辑
地球与宇宙

环 境

咳咳，喘不过气啦！

垃圾去哪儿了？

脏水变干净啦

濒临灭绝的动植物

地 球

天气是个淘气鬼

小石头去哪儿了？

火山生气啦！

河流的力量

大海！我来啦

轰隆隆，地震了！

地球成长日记

宇 宙

地球和月亮的圆圈舞

太阳哥哥和行星小弟

坐着飞船游太空

生命科学

生 物

机器人是生物吗？

谁被吃了？

物质科学

能 量

寻找丢失的能量

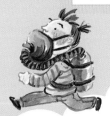
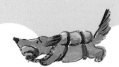

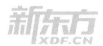

动物交流靠什么？

韩国好书工作室 / 著　　洪梅　南燕 / 译

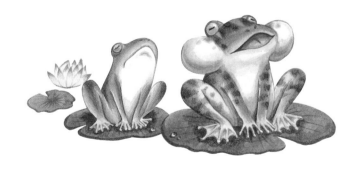

浙江教育出版社·杭州

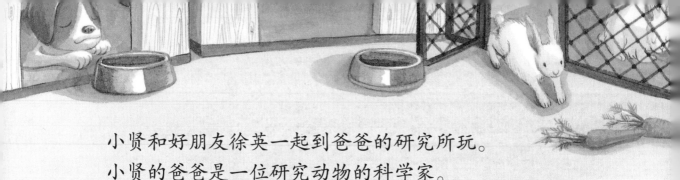

小贤和好朋友徐英一起到爸爸的研究所玩。

小贤的爸爸是一位研究动物的科学家。

研究所里住着各种各样的动物，既有个头非常小的蚂蚁，也有身材高大的黑猩猩。

小贤和徐英着迷地看着五彩斑斓的孔雀，爸爸突然问道："小贤，你知道动物是怎么说话的吗？"

小贤有点吃惊："什么？动物会说话吗？"

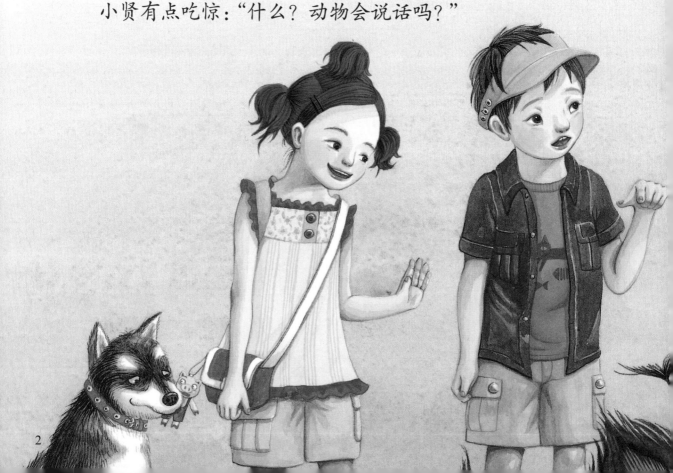

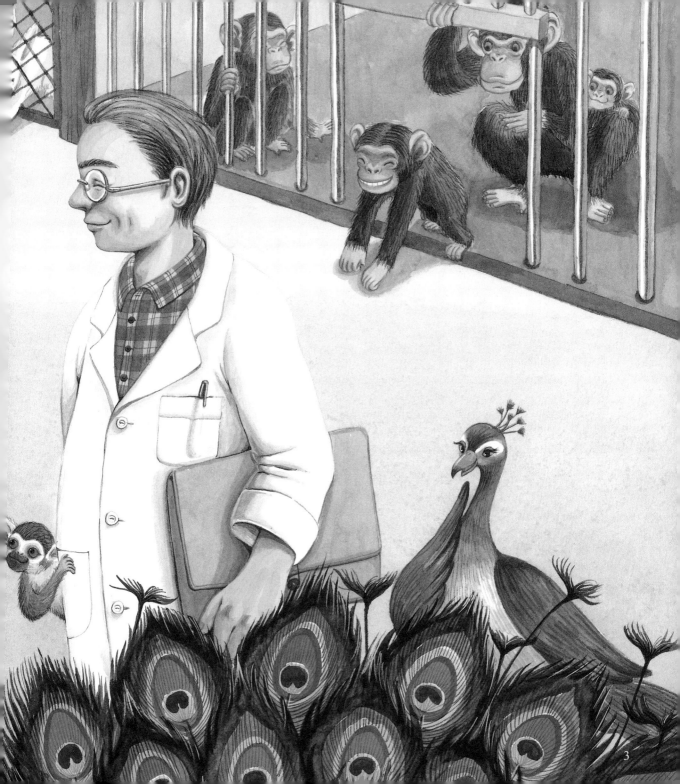

3

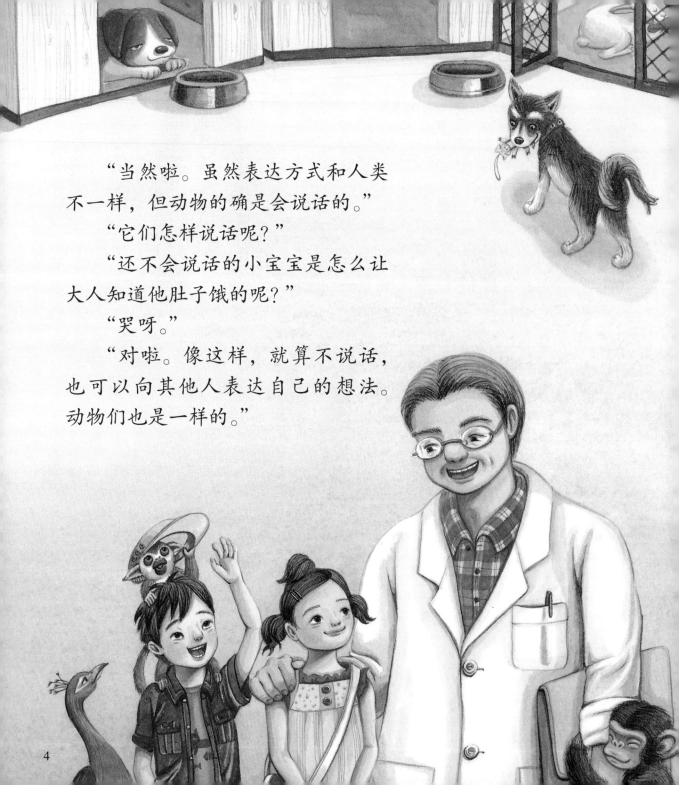

"当然啦。虽然表达方式和人类不一样，但动物的确是会说话的。"

"它们怎样说话呢？"

"还不会说话的小宝宝是怎么让大人知道他肚子饿的呢？"

"哭呀。"

"对啦。像这样，就算不说话，也可以向其他人表达自己的想法。动物们也是一样的。"

4

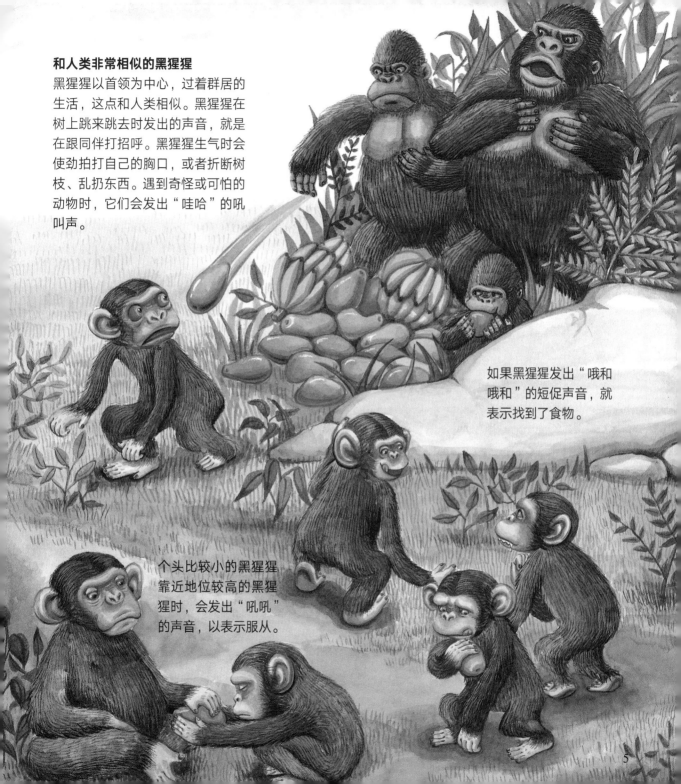

和人类非常相似的黑猩猩

黑猩猩以首领为中心，过着群居的生活，这点和人类相似。黑猩猩在树上跳来跳去时发出的声音，就是在跟同伴打招呼。黑猩猩生气时会使劲拍打自己的胸口，或者折断树枝、乱扔东西。遇到奇怪或可怕的动物时，它们会发出"哇哈"的吼叫声。

如果黑猩猩发出"哦和哦和"的短促声音，就表示找到了食物。

个头比较小的黑猩猩靠近地位较高的黑猩猩时，会发出"吼吼"的声音，以表示服从。

5

爸爸抱来了一只小猫。

"这是爸爸的朋友咪咪。咪咪，跟大家打个招呼吧。"

咪咪是一只橘色的短毛猫，它睁大水灵灵的眼睛看着小贤和徐英，似乎有话要对他们说。

"给，看这个就知道咪咪想跟你们说什么了。"

爸爸递给小贤一个猫咪脑袋形状的仪器。

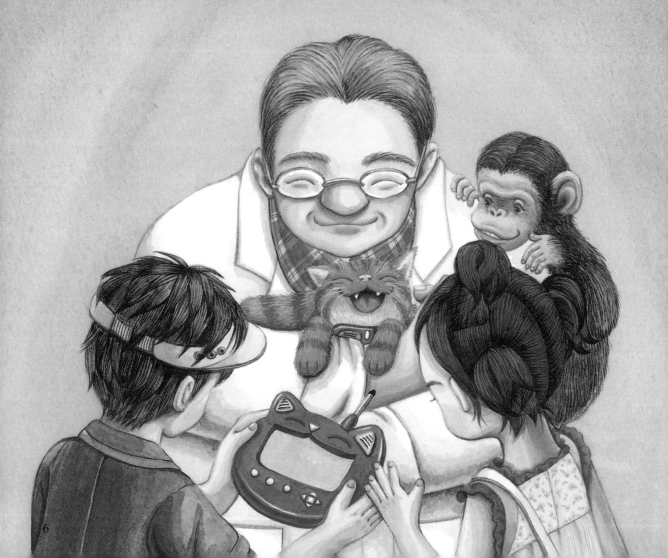

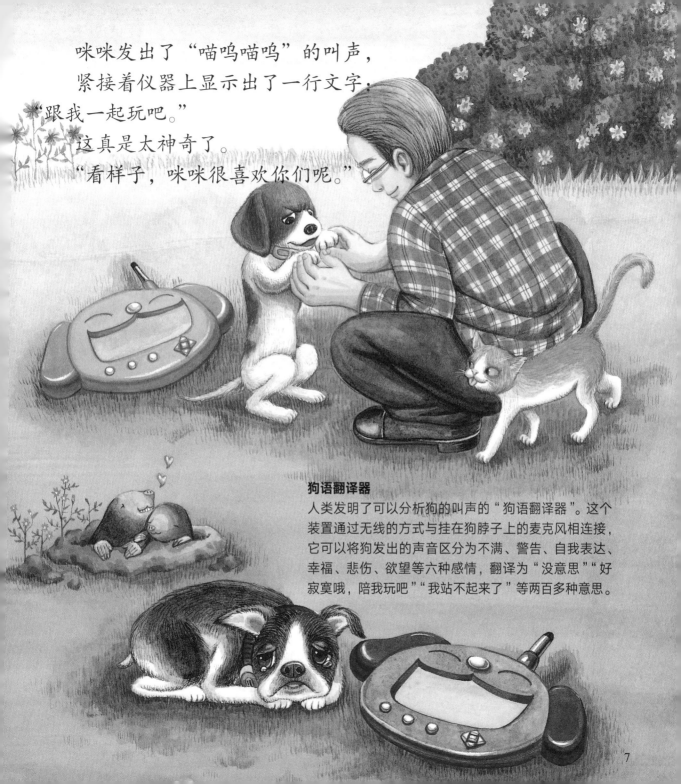

咪咪发出了"喵呜喵呜"的叫声，

紧接着仪器上显示出了一行文字：

"跟我一起玩吧。"

这真是太神奇了。

"看样子，咪咪很喜欢你们呢。"

狗语翻译器

人类发明了可以分析狗的叫声的"狗语翻译器"。这个装置通过无线的方式与挂在狗脖子上的麦克风相连接，它可以将狗发出的声音区分为不满、警告、自我表达、幸福、悲伤、欲望等六种感情，翻译为"没意思""好寂寞哦，陪我玩吧""我站不起来了"等两百多种意思。

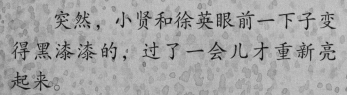

突然，小贤和徐英眼前一下子变得黑漆漆的，过了一会儿才重新亮起来。

"很高兴认识你们。"眼前竟然是咪咪在和他们打招呼呢。

小贤和徐英大吃一惊："猫，猫怎么会说话了呢？这是哪里？"

"这里是只属于我们动物的世界，在这里我们才能顺畅地交流啊。"咪咪说。

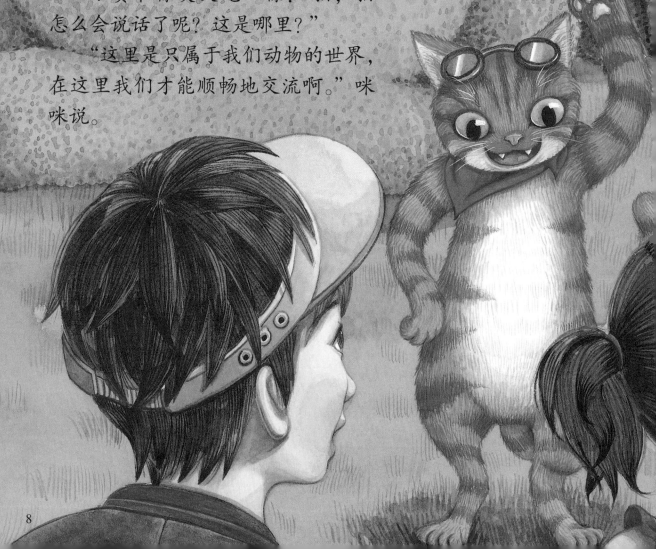

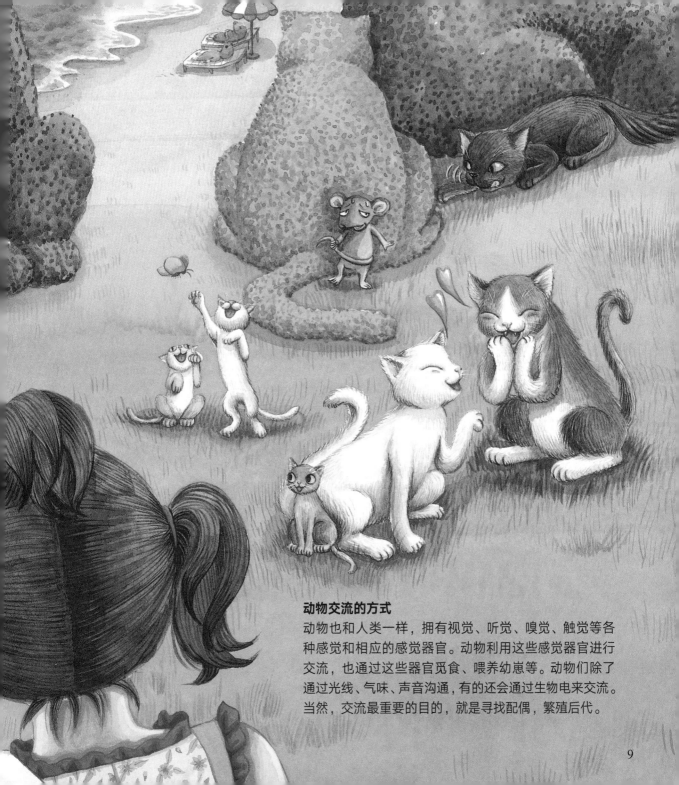

动物交流的方式

动物也和人类一样，拥有视觉、听觉、嗅觉、触觉等各种感觉和相应的感觉器官。动物利用这些感觉器官进行交流，也通过这些器官觅食、喂养幼崽等。动物们除了通过光线、气味、声音沟通，有的还会通过生物电来交流。当然，交流最重要的目的，就是寻找配偶，繁殖后代。

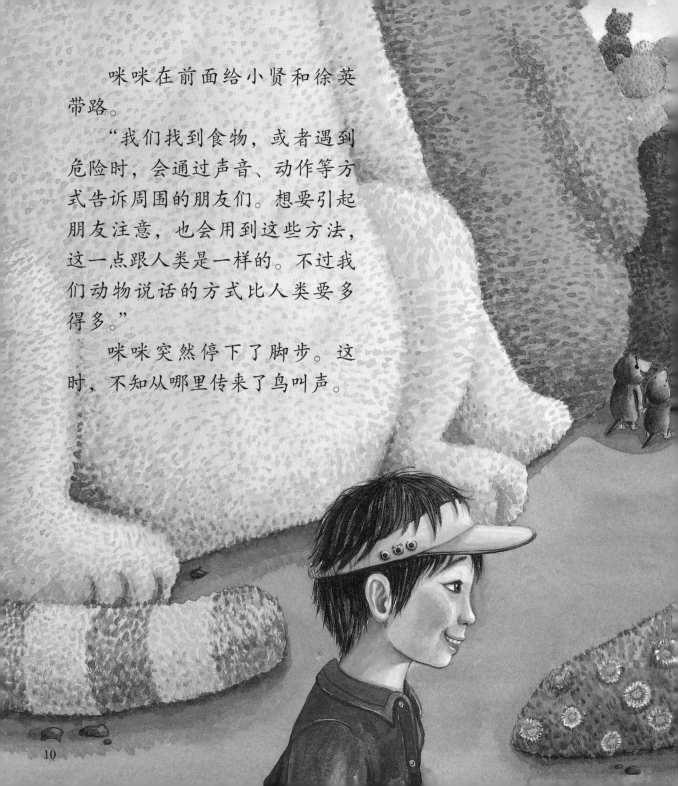

咪咪在前面给小贤和徐英带路。

"我们找到食物，或者遇到危险时，会通过声音、动作等方式告诉周围的朋友们。想要引起朋友注意，也会用到这些方法，这一点跟人类是一样的。不过我们动物说话的方式比人类要多得多。"

咪咪突然停下了脚步。这时，不知从哪里传来了鸟叫声。

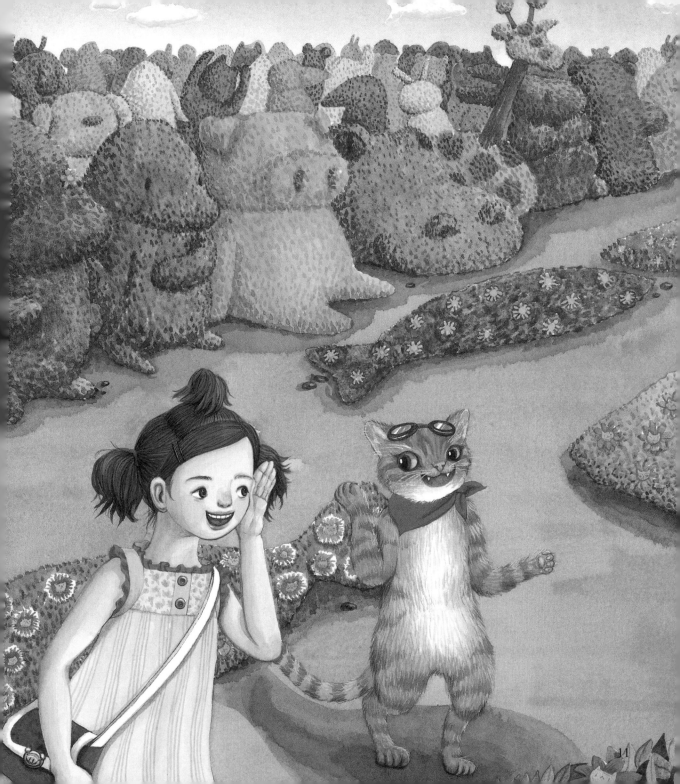

11

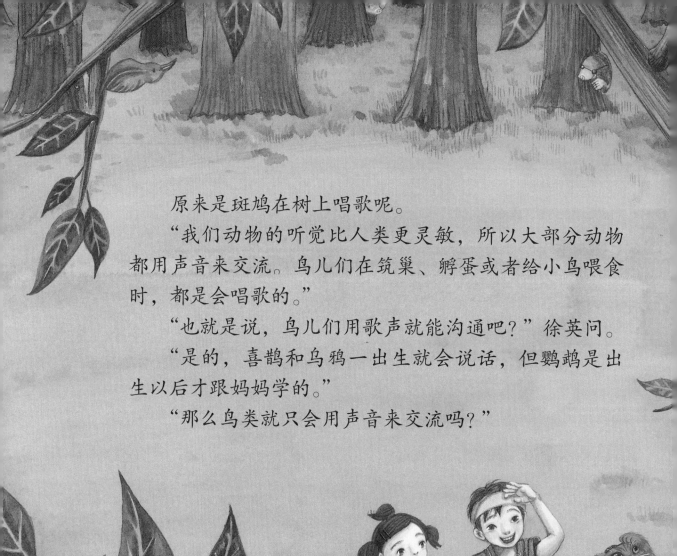

原来是斑鸠在树上唱歌呢。

"我们动物的听觉比人类更灵敏，所以大部分动物都用声音来交流。鸟儿们在筑巢、孵蛋或者给小鸟喂食时，都是会唱歌的。"

"也就是说，鸟儿们用歌声就能沟通吧？"徐英问。

"是的，喜鹊和乌鸦一出生就会说话，但鹦鹉是出生以后才跟妈妈学的。"

"那么鸟类就只会用声音来交流吗？"

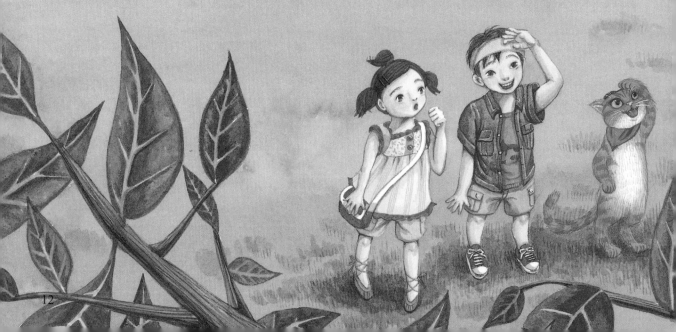

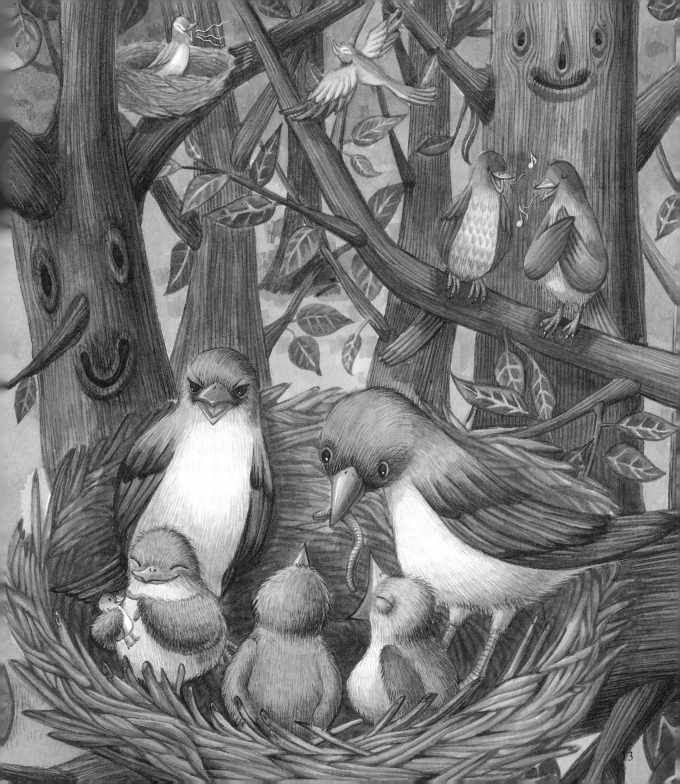

13

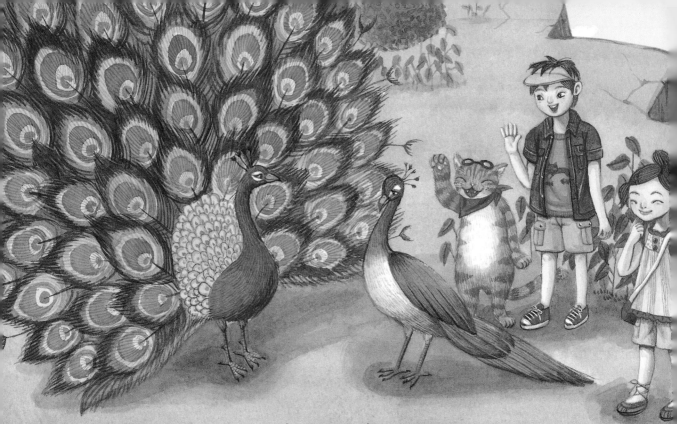

"不是的。你看它就在用颜色表达自己的想法。"
咪咪指着一只孔雀说。

"你好，孔雀先生！你的样子好英俊啊。"

"谢谢。想讨女朋友欢心，必须得有点资本呀。"

孔雀边说边"哗"地一下展开了尾屏，美丽的羽毛在阳光下熠熠生辉。

"到了交配的季节，动物们会各显神通。雄孔雀的尾羽会变得更加华丽，这样才能在雌孔雀面前展现自己。萤火虫靠身体发出亮光，告诉异性自己所在的位置。"

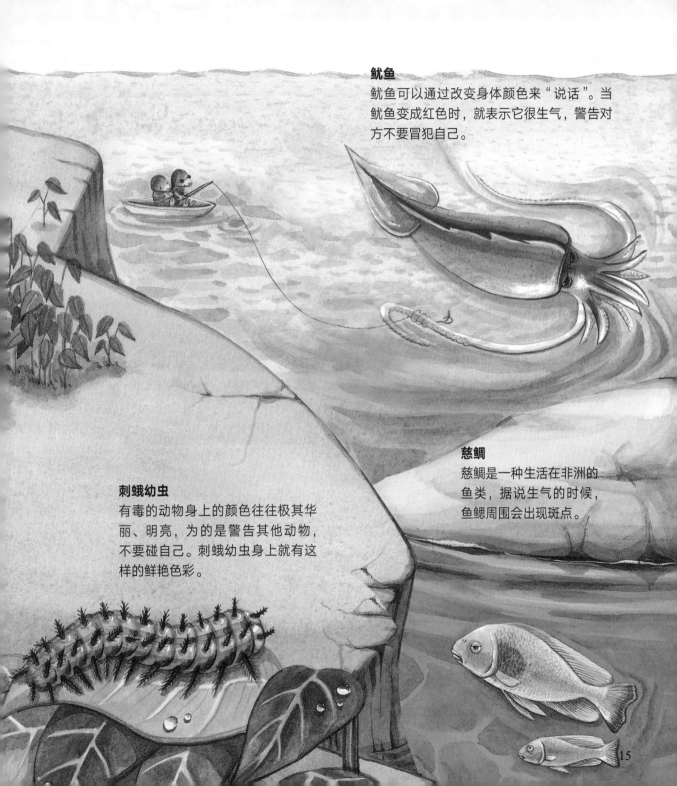

鱿鱼

鱿鱼可以通过改变身体颜色来"说话"。当鱿鱼变成红色时，就表示它很生气，警告对方不要冒犯自己。

刺蛾幼虫

有毒的动物身上的颜色往往极其华丽、明亮，为的是警告其他动物，不要碰自己。刺蛾幼虫身上就有这样的鲜艳色彩。

慈鲷

慈鲷是一种生活在非洲的鱼类，据说生气的时候，鱼鳃周围会出现斑点。

15

咪咪继续说道："不是只有鸟类才会用声音来交流。雄蟋蟀靠摩擦左右两翅发出高亢而尖锐的声音，雌蟋蟀听到这个声音就会找上门来。青蛙长有声囊，能发出很大很响亮的叫声。"

不过，其他动物可能会觉得这声音很吵。

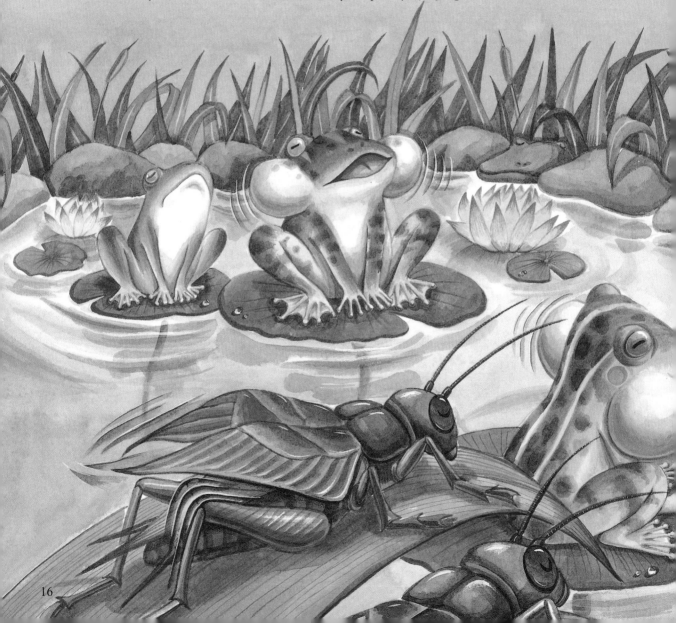

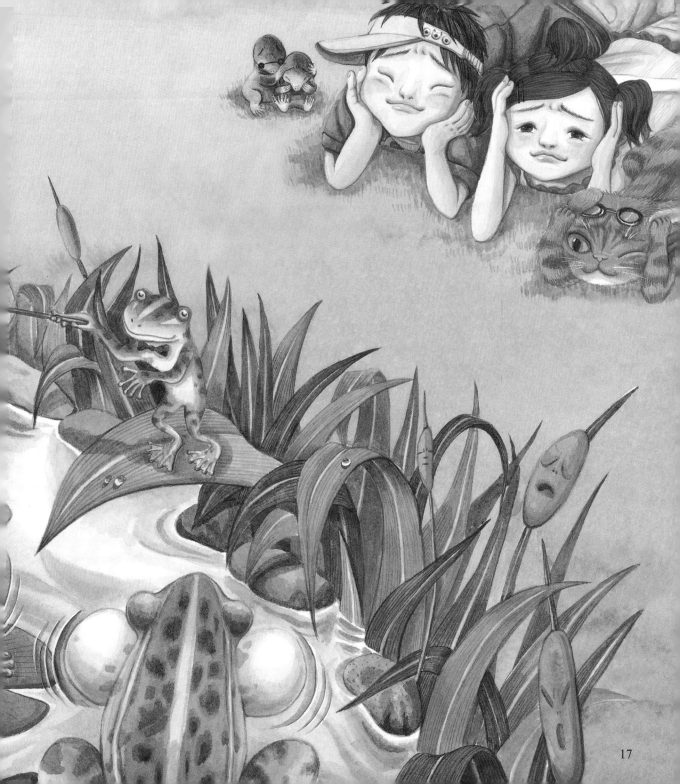

17

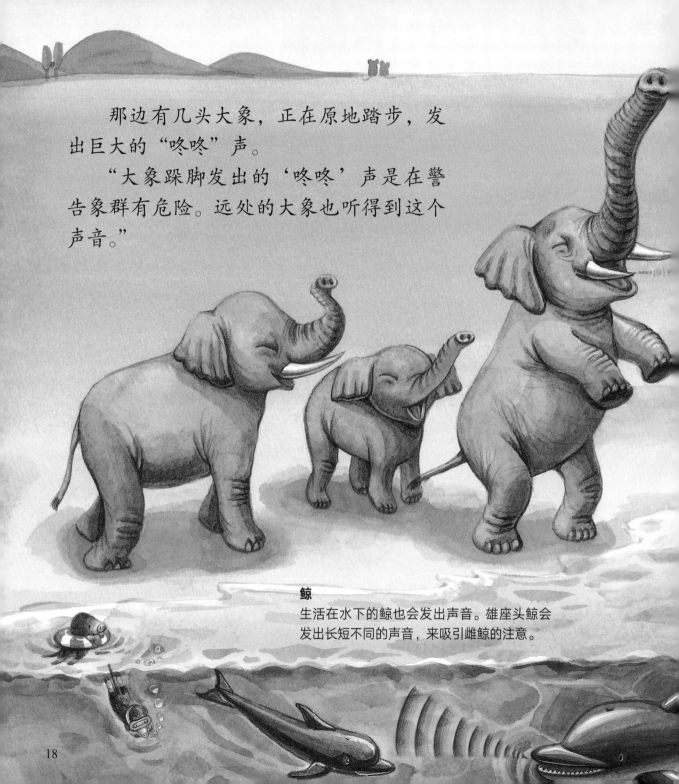

那边有几头大象，正在原地踏步，发出巨大的"咚咚"声。

"大象跺脚发出的'咚咚'声是在警告象群有危险。远处的大象也听得到这个声音。"

鲸

生活在水下的鲸也会发出声音。雄座头鲸会发出长短不同的声音，来吸引雌鲸的注意。

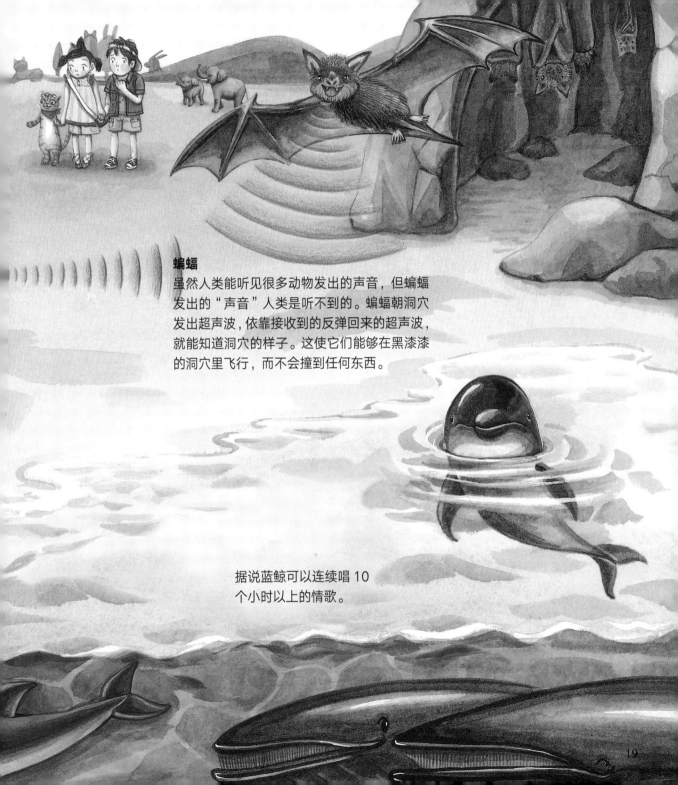

蝙蝠

虽然人类能听见很多动物发出的声音，但蝙蝠发出的"声音"人类是听不到的。蝙蝠朝洞穴发出超声波，依靠接收到的反弹回来的超声波，就能知道洞穴的样子。这使它们能够在黑漆漆的洞穴里飞行，而不会撞到任何东西。

据说蓝鲸可以连续唱 10 个小时以上的情歌。

19

一只蜜蜂正在空中跳舞呢，它好像在画"8"字一样，来回飞舞。

"看样子它找到新的食物了，蜜蜂靠跳舞来告诉其他蜜蜂食物所在的位置。"

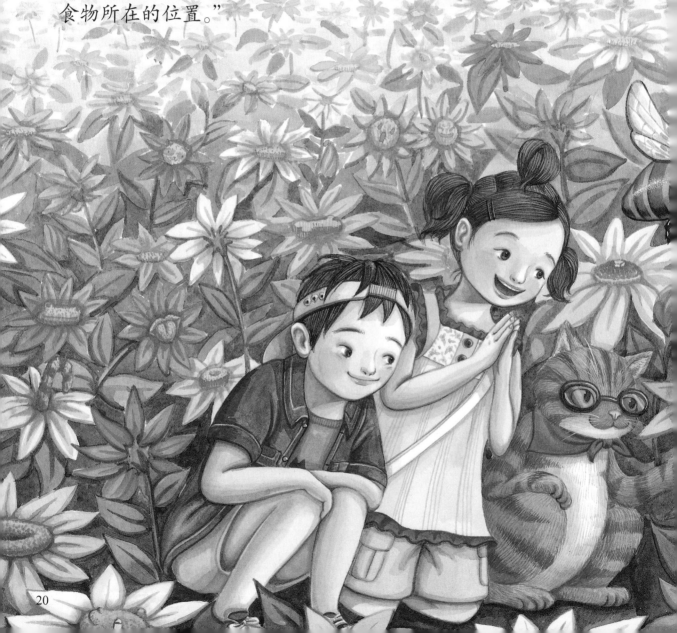

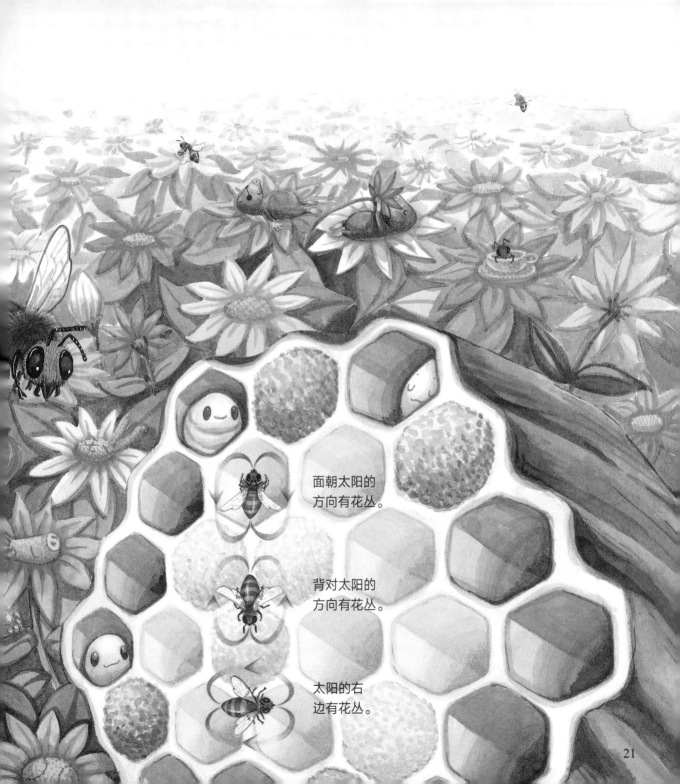

面朝太阳的
方向有花丛。

背对太阳的
方向有花丛。

太阳的右
边有花丛。

21

和蜜蜂告别后，大家向一座小山走去。

走到半山腰时，他们看见蚂蚁排成一队，在曲折的山路上来来往往，而且还散发出奇怪的气味。

"蚂蚁们依靠气味交流。你们看蚂蚁走路的时候，肚子是贴着地面的。它们在用气味画出路线，这样从食物所在地到蚂蚁窝之间就能形成一条有气味的小路。其他蚂蚁可以沿着这条路一起去搬运食物。当有陌生蚂蚁入侵的时候，蚂蚁也会用气味发出信号，提醒自己的同伴。"

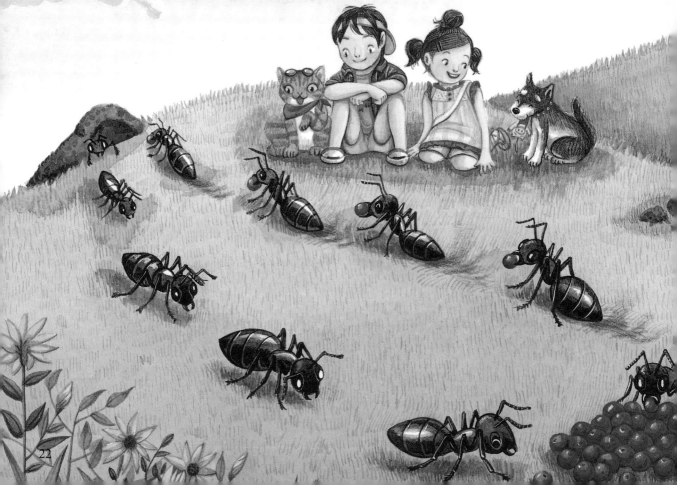

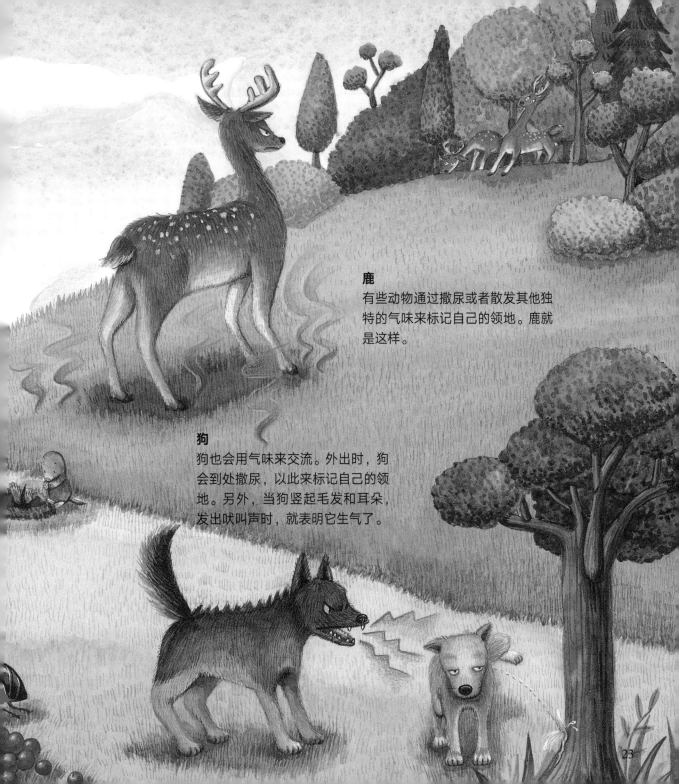

鹿

有些动物通过撒尿或者散发其他独特的气味来标记自己的领地。鹿就是这样。

狗

狗也会用气味来交流。外出时，狗会到处撒尿，以此来标记自己的领地。另外，当狗竖起毛发和耳朵，发出吠叫声时，就表明它生气了。

23

不知不觉间，大家已经爬上了山顶。
山上清风徐徐，很凉爽。

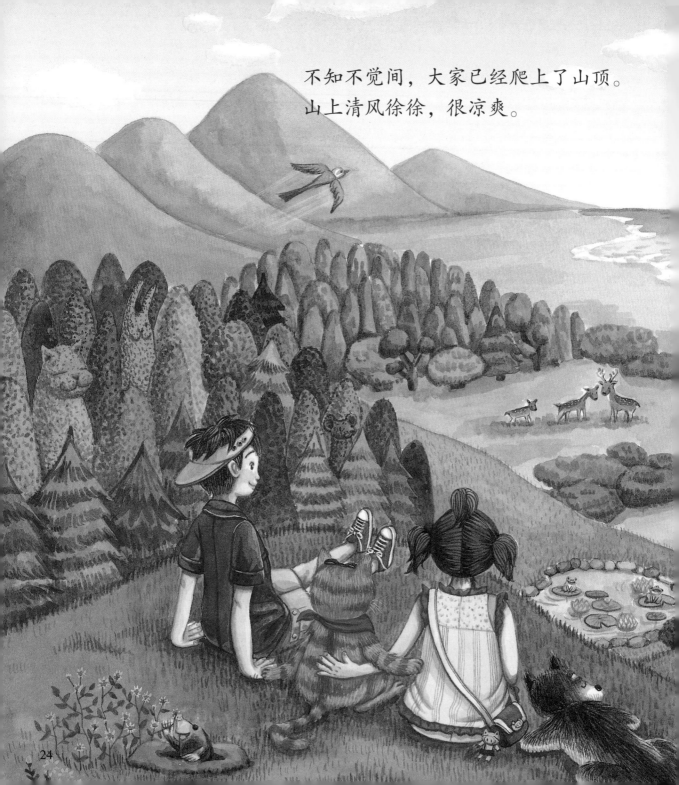

24

咪咪突然感叹道："如果其他人也像你们一样，可以跟我们对话就好了。"

　　徐英一边抚摸咪咪的背，一边说："是呀。这样人类就会更加爱护动物了。"

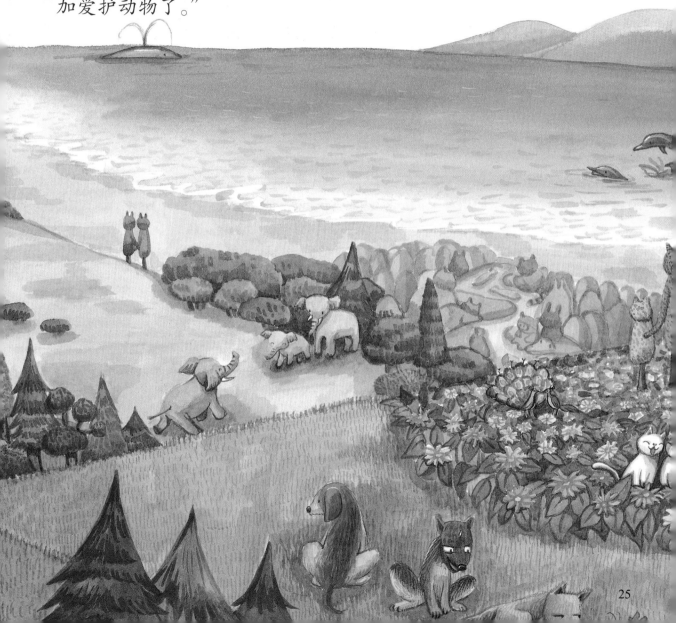

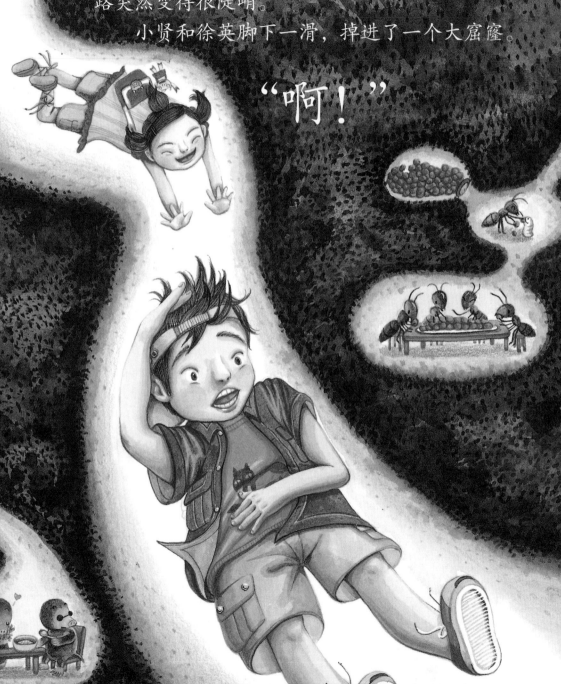

咪咪领着小贤和徐英正准备下山，不想山路突然变得很陡峭。

小贤和徐英脚下一滑，掉进了一个大窟窿。

"啊！"

回过神来时，他们又回到了小贤爸爸的研究室。

"这个就是猫语翻译器。"

爸爸还在解说那个仪器呢。

小贤看向咪咪，露出了笑容。

不用翻译，小贤现在也知道咪咪想要对他们说些什么了。

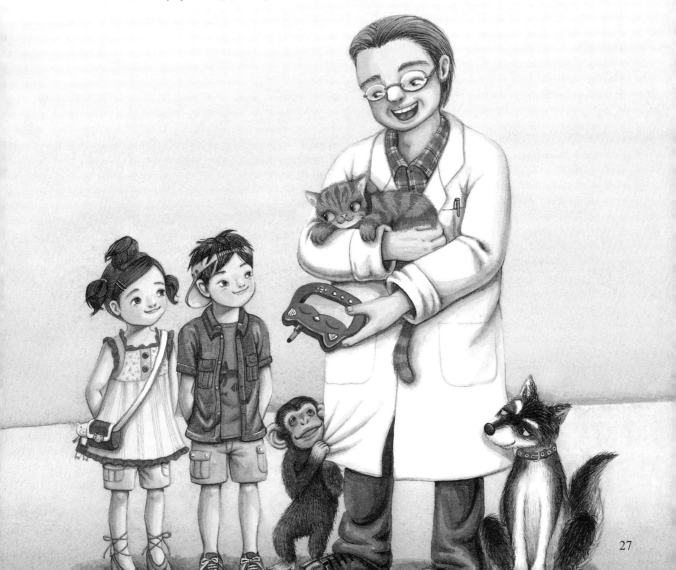

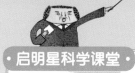
动物也会说话

下面我们就来了解一下动物如何寻找配偶，它们互相之间怎样沟通。

脑力大比拼 1

三刺鱼是如何寻找配偶的？

观察雄性三刺鱼平时的模样与寻找配偶时的模样有哪些不同。

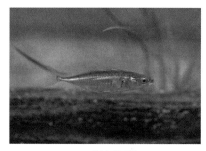

平时的模样

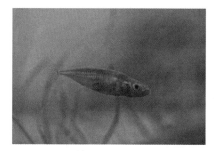

寻找配偶时的模样

① 雄性三刺鱼平时是（褐色　蓝色）的。

② 雄性三刺鱼到了繁殖期，背部会变成蓝色，腹部变成明亮的（白色　红色）。

③ 雄性三刺鱼通过改变身体的（颜色　大小），表示自己正在寻找配偶。

　　在繁殖期，雄性三刺鱼身体的颜色会变得更加艳丽，以此来吸引雌性三刺鱼的视线。像这种在繁殖期出现的身体颜色称为"婚姻色"。大多数鱼类都是雄鱼的婚姻色比较突出。生殖季节过后，婚姻色就会消失。

答案：①褐色　②红色　③颜色

大白鹭是如何寻找配偶的？

观察雄性大白鹭平时的模样与寻找配偶时的模样有哪些不同。

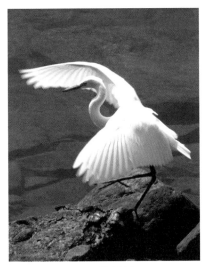

平时的模样

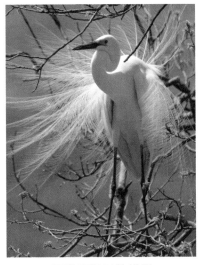

寻找配偶时的模样

① 平时的雄性大白鹭身上（没有　有）装饰羽毛。

② 寻找配偶时的雄性大白鹭身上（会长出　不会长出）装饰羽毛。

③ 雄性大白鹭展开身上的（　　　），发出自己正在寻找配偶的信号。

　　繁殖期的雄性大白鹭会展开自己的装饰羽毛，吸引雌性大白鹭的注意。动物这种为了寻找配偶而做出的行为，称为"求偶行为"。两只大白鹭彼此满意时，它们会一起拍打翅膀，或者碰触彼此的鸟喙。

答案：①没有　②会长出　③装饰羽毛

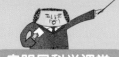
● **科学实验室**

蚂蚁如何找到回家的路？

蚂蚁无论走到多么远的地方，都能够找到回家的路。它是怎么做到的呢？下面我们就通过实验来观察一下吧。

第1步 找到一个有蚂蚁生活的蚁巢。在蚁巢旁边放一张白纸，在白纸远离蚁巢的一端放上蚂蚁喜欢的食物。

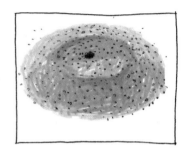

> **·思考·**
>
> ● 蚁巢具备哪些特征？
>   建造蚁巢时挖出来的土壤堆积在蚁巢（外　内）。

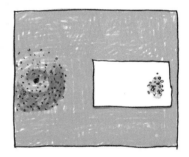

第2步 观察蚂蚁搬运食物时移动的状态。

> **·思考·**
>
> ● 蚂蚁为什么要排成一队呢？
>   因为后面的蚂蚁是靠带头的蚂蚁的（气味　声音）前进的。

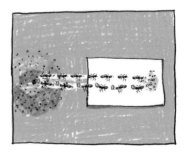

答案：1. 外 2. 气味

第**3**步　在蚂蚁移动的路线中间，用铅笔或者圆珠笔画出一条很粗的线。然后再观察蚂蚁的移动情况。

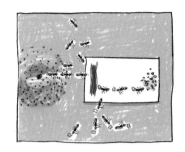

结论

① 蚂蚁闻着带头的蚂蚁的（　　　），排成一列移动。

② 在蚂蚁经过的路线上，用铅笔或者圆珠笔画出一条很粗的线，蚂蚁（能够找到　找不到）回家的路。

③ 铅笔或者圆珠笔散发出来的气味，使得蚂蚁（闻不到　闻得到）带头蚂蚁的气味，蚂蚁就找不到回家的路了。

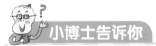小博士告诉你

　　蚂蚁依靠身体散发出的气味进行沟通。蚂蚁用气味告诉其他蚂蚁食物所在的位置，同时靠闻着彼此的气味找到回家的路。如果在蚂蚁移动的路线上，用铅笔或者圆珠笔画线，铅笔或者圆珠笔散发出来的气味就会干扰蚂蚁，使它们因闻不到彼此的气味而迷路。像蚂蚁或者蜜蜂之类的昆虫，为了进行彼此沟通而散发的气味称为"信息素"。

思考答案：3.找不到回家的路 / 结论答案：①气味 ②找不到 ③闻不到

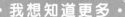

动物们是如何交流的？

动物学家研究了动物发出的声音或者做出的动作具有哪些含义。令人意想不到的是，动物们竟然拥有多种多样的沟通方式。这些研究发展出一门新的学科——动物行为学。

· 敏锐的感官

动物要想生存，就必须保护自己不受天敌伤害，同时还要获得充足的食物，因此动物的感官都非常发达，它们甚至可以预见地震之类的自然现象。1976 年，唐山大地震前，当地就有很多鱼儿行为异常，成群浮上水面。敏锐的感官也使得一些动物成了人类的助手，比如警犬。还有些狗甚至能嗅出主人的疾病，英国的一个女孩就有一只低血糖通报犬，当女孩的血糖濒临危险水平时，小狗就会提醒她。

· 各种各样的沟通方法

狗心情好的时候会摇尾巴，害怕时会把尾巴藏到两条后腿之间；如果躺在地上露出肚子，则是表示自己很放松；迷路的时候，会用吼叫声来告知同伴自己的处境。由此可知，动物们会通过声音与行为进行交流。在人类看来，蜜蜂的舞蹈、鸟类的叽喳声、鲸的歌声、蝙蝠的超声波等都是具有代表性的动物的沟通方式，但事实并没有那么简单。动物们不仅会利用视觉与听觉，还会采用复杂且有组织性的沟通手段，向同伴、敌人，乃至人类表达自己的想法。

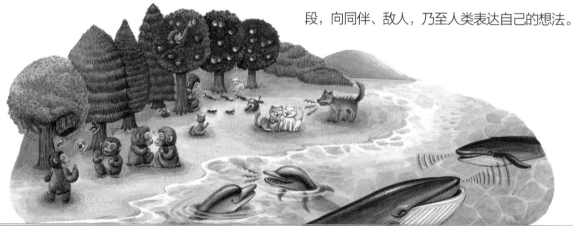

用声音和表情对话

猴子

猴子通过各种各样的面部表情和声音来进行沟通。当猴子噘起嘴巴，做出类似亲吻的表情时，就是在表示"我们是朋友"。嘴巴一噘一噘的是在表达爱意。牙齿上下碰撞发出"嗒嗒"的声音，则表示害怕。

狗和猫

狗和猫是与人类关系非常亲近的动物。如果狗或猫不停地眨眼睛，表示它们的心情不是很好；如果瞪大眼睛盯着对方看，则表示对对方不满意。狗用气味来标记自己的领地。狗做出用爪子刨地的动作，是为了刺激脚底的汗腺，好散发出气味标记领地。狗在路上撒尿的行为也是同样的道理。

 ### 用身体对话

松鸦

这种鸟是用头上的羽毛来表达心情的。心情非常糟糕或者打算攻击对方时，松鸦会把羽毛高高地竖起来。据说力气越大或者地位越高的松鸦，羽毛竖得越高。

海豚

海豚情感丰富，善于表达自己的想法。如果海豚抬起尾巴用力拍打水面，就表示它非常生气。如果它张合嘴巴发出"嗒嗒"的声音，则是在警告对方不要靠近自己；发出"啧啧"的声音，是表示附近有食物；发出"唧唧"的声音，是表示害怕。据说宽吻海豚还能够模仿人类说话的声音呢。

 ### 用超声波对话

鲸

鲸是群居动物，它们用只有彼此能够听懂的语言来对话。在海水中，声音传播得更快、更远，鲸就是用在数百米开外也能够听见的超声波来对话的。另外，据说鲸还会作曲呢，它们会根据不同的场景，改编歌曲来"演唱"，而且人类还真的发行过收录了鲸"演唱"的歌曲的专辑。

 ### 用气味对话

蚂蚁

蚂蚁是最具代表性的、利用气味对话的昆虫。蚂蚁会分泌一种名为"信息素"的化学物质，它们靠闻这种气味来进行交流与沟通。另外，蚂蚁还可以通过听觉与触觉来进行对话。

 ### 用身体的颜色对话

变色龙

变色龙变色并不完全是为了适应外界环境，大多数时候它改变体色是为了传达信息，与同类交流。以高冠变色龙为例，当它的身体是绿色时，代表它的心情比较平静；精神紧张时身体上则会出现密密麻麻的深色斑点；睡觉的时候身体会变成黄绿色。更神奇的是，我们还可以看色识"孕妇"，怀孕的雌性变色龙底色通常会变为黑灰色，上面点缀着墨绿和亮黄色的斑纹。

· 动物也有丰富的情感

悲伤、开心、害怕、愤怒、自信、幸福之类的情感是人类的专属吗？科学家们通过研究发现了一些惊人的事实。有些大象在"亲人"死去之后，会守在"亲人"旁边哭上一整晚。海豚为了让生病的子女存活下来，会不惜一切代价。大猩猩心情好的时候会唱歌，山羊会蹦来蹦去地跳舞，水牛喜欢在冰面上滑冰。而且爱情也不是只有人类才会有的情感。据说鲸在恋爱时，和人类一样，大脑中会出现许多反应。另外，还有些动物在失去配偶之后，会因为寂寞而不吃不喝，一直发呆。

· 聪明的动物们

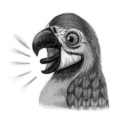

生活在非洲丛林里的非洲灰鹦鹉智商很高，被认为是世界上智商较高的动物之一。研究显示，成年非洲灰鹦鹉的智力水平与5岁的儿童相当。而且在已知的350种鹦鹉中，灰鹦鹉是最善于模仿人类语言的鹦鹉。大猩猩也很聪明，据说还有大猩猩学会了手语并传授给了幼崽。动物们到底有多聪明，你现在是不是有一些了解了呢？

享受音乐的植物与动物

植物和动物也会被音乐所触动。"绿色音乐"是为了促进植物的生长发育而制作的创意音乐，据说给植物听了这种音乐，枝干会长得更快，果实也会结得更大、更甜。饲养牛、猪、鸡等家畜或家禽时，人类也尝试了音乐饲养法，不仅提高了牛奶、鸡蛋等的产量，家畜或家禽的肉质也有明显的提高。

动物的喉咙也会哑吗？

人类在患感冒或者过度使用嗓子之后，会出现喉咙嘶哑的症状。这通常是由声带震动过度产生的浮肿，或者是声带上黏膜变得干燥导致的。猫狗的喉咙构造与人类相似，叫得太厉害了，喉咙也会哑。但鸟类没有声带，鸟叫声是从胸骨内侧发出来的，胸骨内侧不会浮肿或干燥，因此就算鸟类叫上一整天，声音也照样清脆悦耳。

研究结果显示，同一种鸟，如果栖息地存在地理差异，发出的声音也会有些许的不同。比如，生活在海边的短翅树莺与生活在内陆地区的短翅树莺，虽然是同一种鸟，但是发出来的声音是不一样的。有时，生活在山两边的同一种鸟，发出来的声音也存在一定的差异。

不止鸟儿，每个地区的鲸都有属于自己的声音，据说还有专门负责"翻译"的鲸。现实中也的确发生过两只来自不同地区的鲸，生活在同一个水族馆中时，起初都听不懂对方声音的情况。发生这种情况的原因是，它们所使用的超声波音域不同。所以，在动物的世界里也是存在方言的。

不同国家之间的同类动物，在沟通上也存在障碍。科学家观察了两只水獭在搬家前后的行为，它们之前在加拿大生活过一段时间，后来搬到了苏格兰，科

学家发现它们虽然比苏格兰当地的水獭体形更大，但是因为说话有"外国口音"，所以无法与苏格兰的同类沟通，日子过得相当艰苦。由外国人训练的动物与由本国人训练的动物之间也是无法沟通的。当然人类和动物之间也存在类似的现象。比如，外国人养的狗听不懂我们国家的人所发出的指令。

所谓沟通就是指动物与动物、动物与人类之间，听到彼此的声音，理解对方想要表达的含义的过程。因此，如果跟平时自己说的或者听到的声音不同的话，当然就听不懂啦。

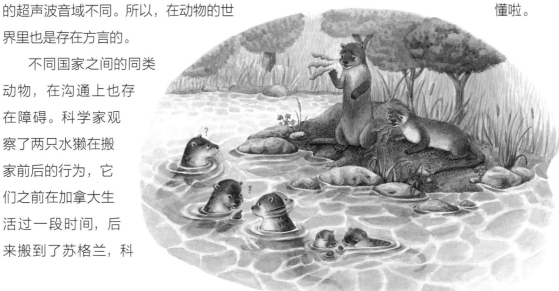

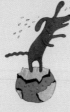

启明星科学馆

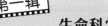
第一辑

生命科学

植 物
池塘生物真聪明

小豆子长成记

植物吃什么长大？

花儿为什么这么美？

植物过冬有妙招

小种子去旅行

动 物
动物过冬有妙招

动物也爱捉迷藏

集合！热带草原探险队

动物交流靠什么？

上天入地的昆虫

哇，是恐龙耶！

人 体
小身体，大秘密

不可思议的呼吸

人体细胞大作战

我们身体的保护膜

奇妙的五感

我们的身体指挥官

食物的旅行

扑通扑通，心脏跳个不停

第二辑

地球与宇宙

环 境
咳咳，喘不过气啦！

垃圾去哪儿了？

脏水变干净啦

濒临灭绝的动植物

地 球
天气是个淘气鬼

小石头去哪儿了？

火山生气啦！

河流的力量

大海！我来啦

轰隆隆，地震了！

地球成长日记

宇 宙
地球和月亮的圆圈舞

太阳哥哥和行星小弟

坐着飞船游太空

生命科学

生 物
机器人是生物吗？

谁被吃了？

物质科学

能 量
寻找丢失的能量

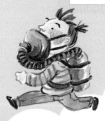

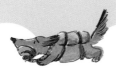

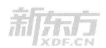

植物过冬有妙招

韩国好书工作室 / 著　　洪梅　南燕 / 译

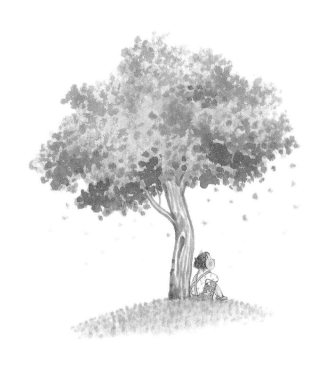

浙江教育出版社·杭州

炎热的夏天过去，凉爽的秋天到来了。

耀眼炙热的阳光变得柔和，清爽的秋风徐徐吹过。

树叶脱掉穿了一整个夏天的绿衣裳，换上了色彩斑斓的新衣裳——红色的、黄色的、橘黄色的……

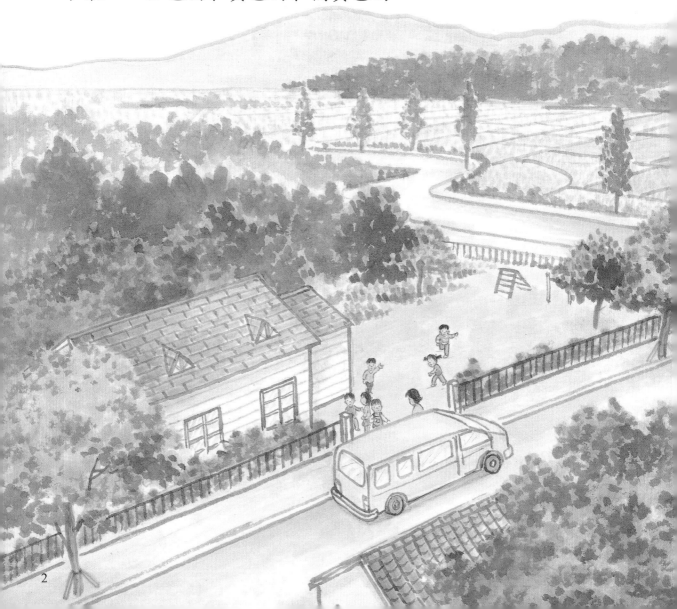

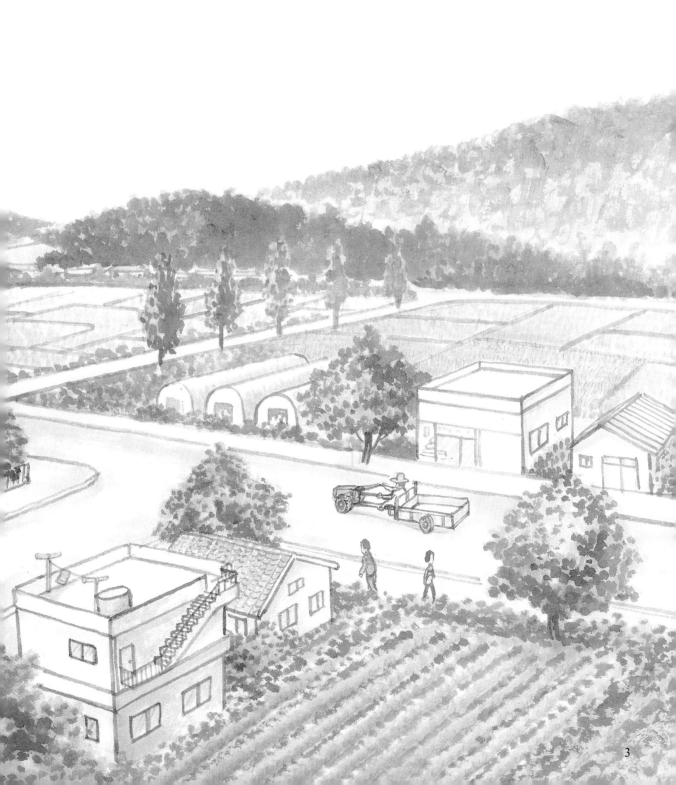

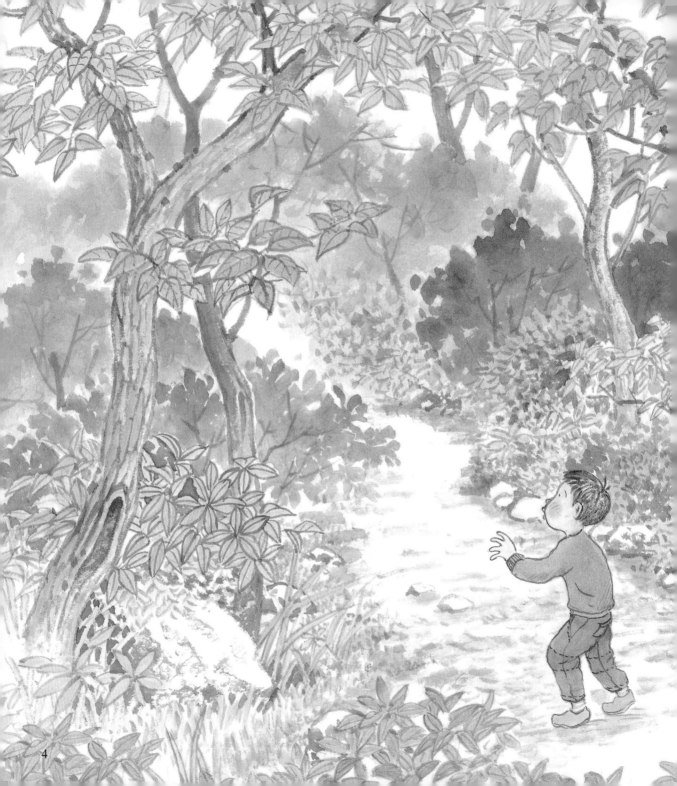

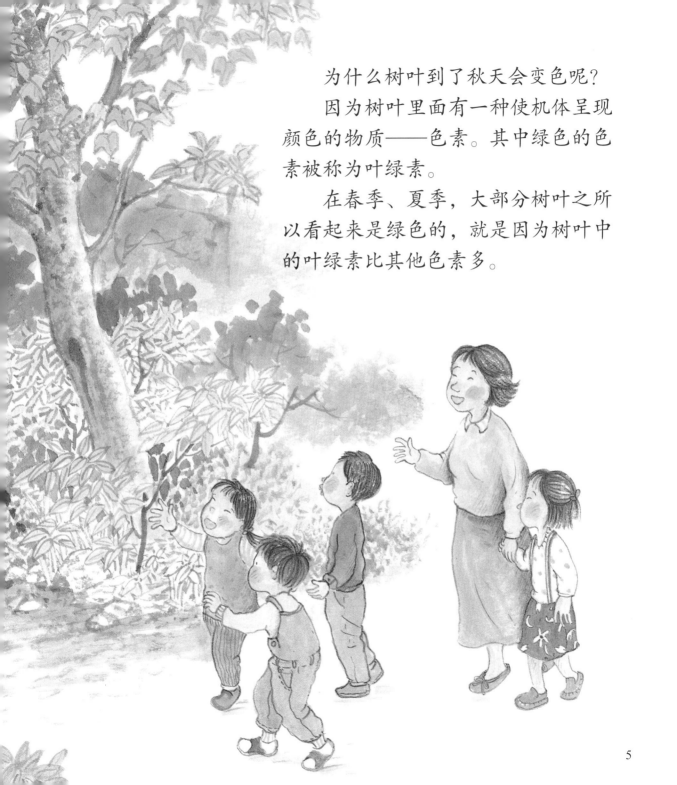

为什么树叶到了秋天会变色呢？

因为树叶里面有一种使机体呈现颜色的物质——色素。其中绿色的色素被称为叶绿素。

在春季、夏季，大部分树叶之所以看起来是绿色的，就是因为树叶中的叶绿素比其他色素多。

不过，叶绿素很不耐寒。秋天气温下降，叶绿素就会被破坏，逐渐消失，随后树叶里红色、黄色、橘黄色等色素慢慢显现出来。所以秋天我们可以看到许多不同颜色的树叶。

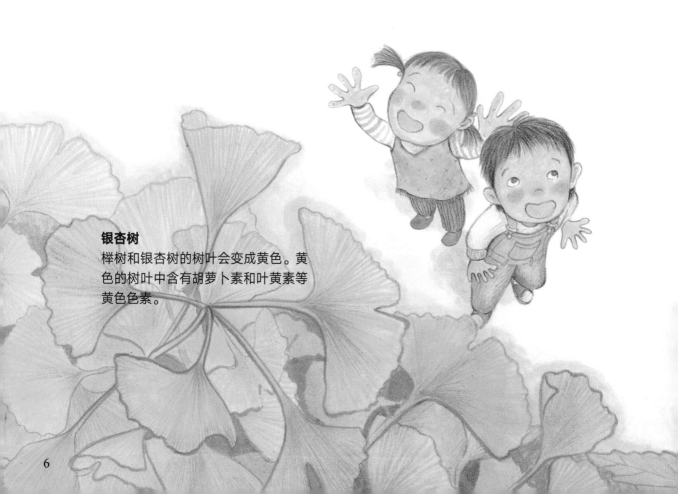

银杏树
榉树和银杏树的树叶会变成黄色。黄色的树叶中含有胡萝卜素和叶黄素等黄色色素。

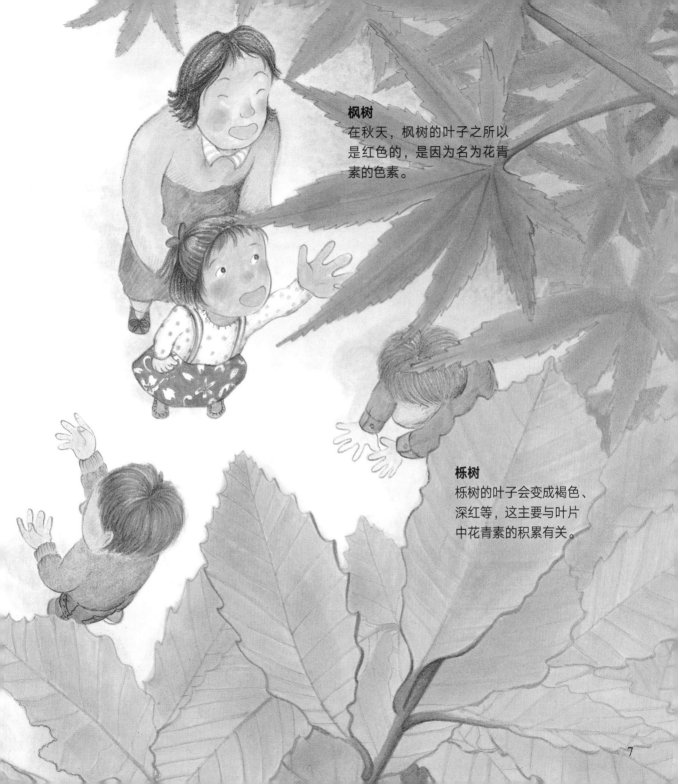

枫树
在秋天，枫树的叶子之所以是红色的，是因为名为花青素的色素。

栎树
栎树的叶子会变成褐色、深红等，这主要与叶片中花青素的积累有关。

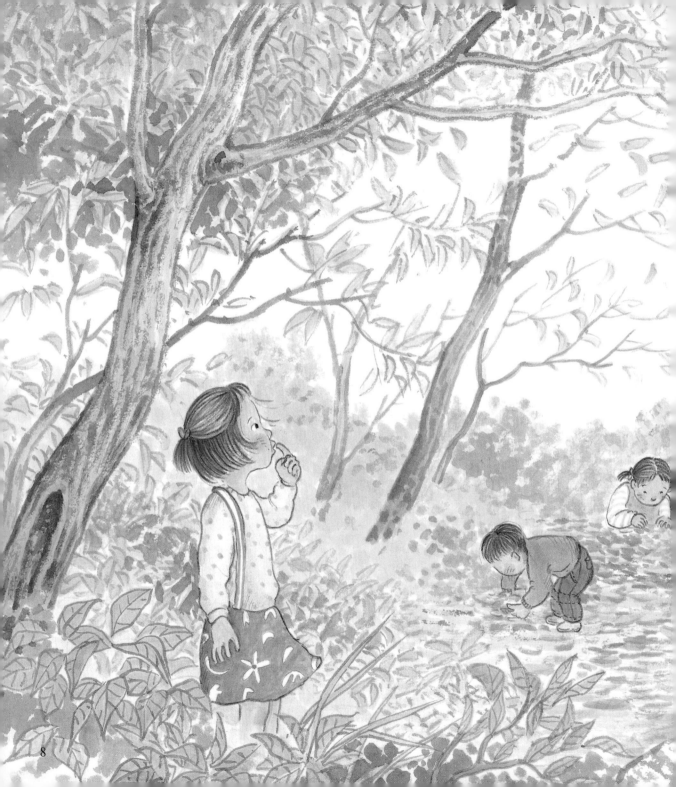

唰——唰——
秋风吹过，树叶一片片掉落下来。

呼——呼——
又起风啦，树叶哗啦啦地往下掉。
一起风，树木就会脱掉一层衣服。
可是到了冬天，天气会变得更冷。
树木为什么还要不停地脱衣服呢？

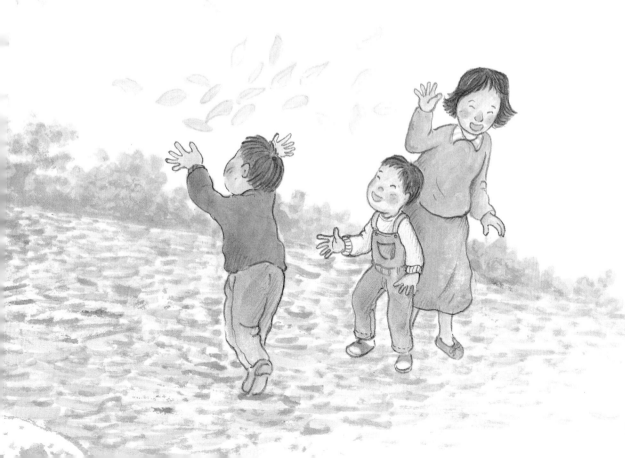

气温越来越低了。

叶绿素遭到破坏，叶子无法制造养分，变得毫无用处。另外，天气变冷，土壤会慢慢结冰，树木吸收水分变得越来越困难，留着叶片只会加速水分的流失。

所以，叶子落下有助于树木保持水分和养分，使树木平安过冬。

这么说来，落叶也是树木特有的本领呢！

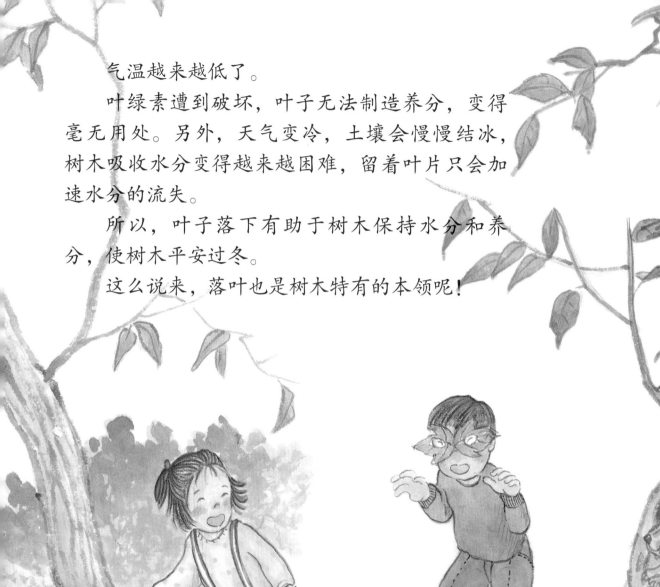

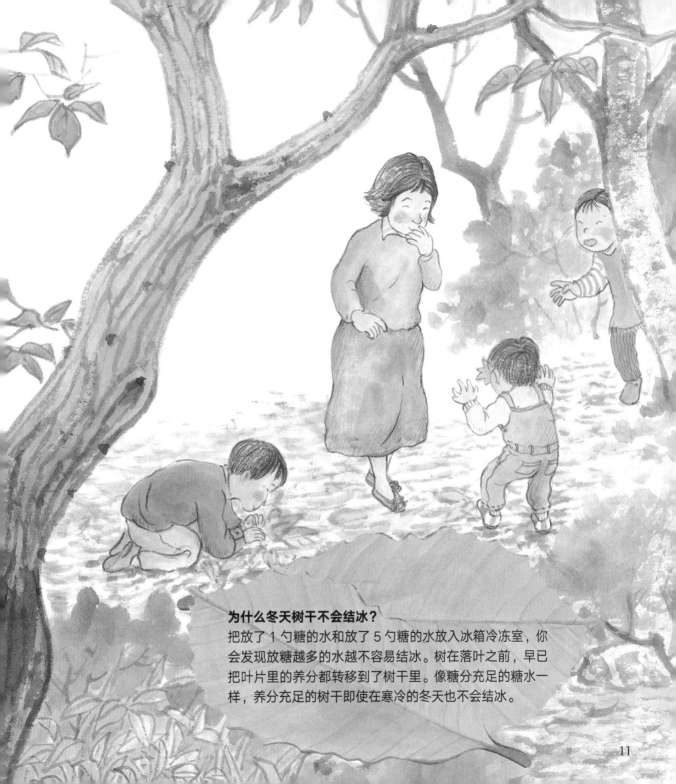

为什么冬天树干不会结冰？
把放了 1 勺糖的水和放了 5 勺糖的水放入冰箱冷冻室，你
会发现放糖越多的水越不容易结冰。树在落叶之前，早已
把叶片里的养分都转移到了树干里。像糖分充足的糖水一
样，养分充足的树干即使在寒冷的冬天也不会结冰。

11

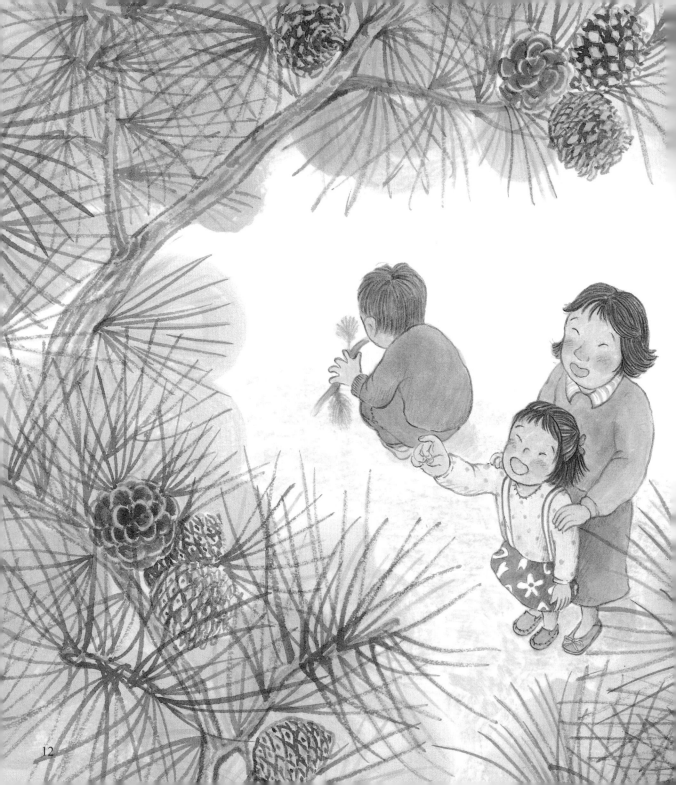

12

不过，有些树即便到了秋天，叶片也不会改变颜色。

不信你看松树，马上就要到冬天了，松树叶不但没有变色，甚至都没有掉落呢。

叶片始终保持绿色的松树与柏树被称为常青树。常青树的叶片表面有蜡质层，即使气温下降，叶绿素也不会遭到破坏。因此常青树在寒冷的冬天也可以进行光合作用。

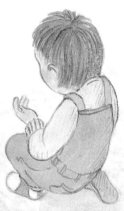

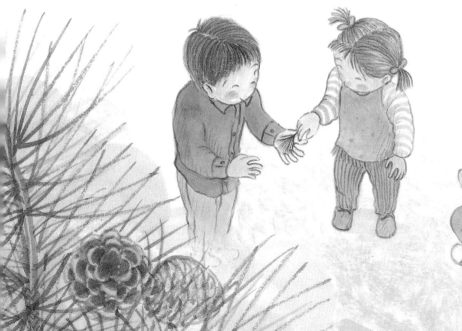

当然了，常青树的叶片并不是一成不变的，也会落下。

　　每隔两三年，它们会更新一次。因为不是一次性掉光，而是一点点更换新的叶片，所以人们感觉不到。

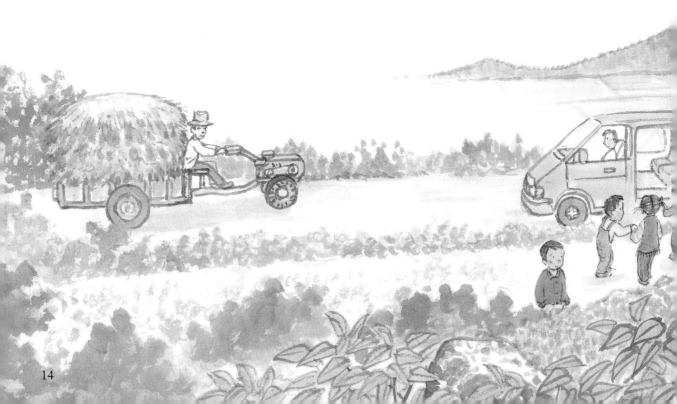

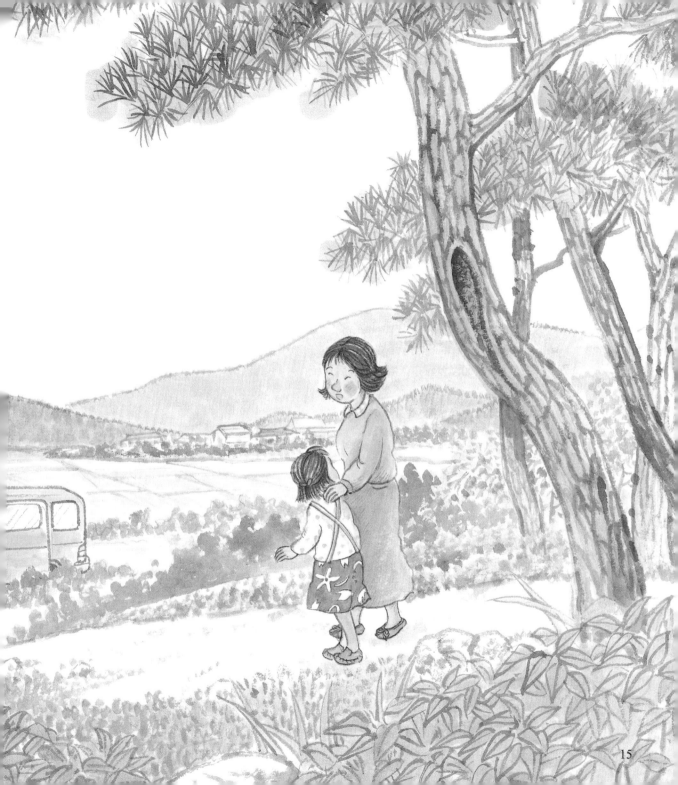

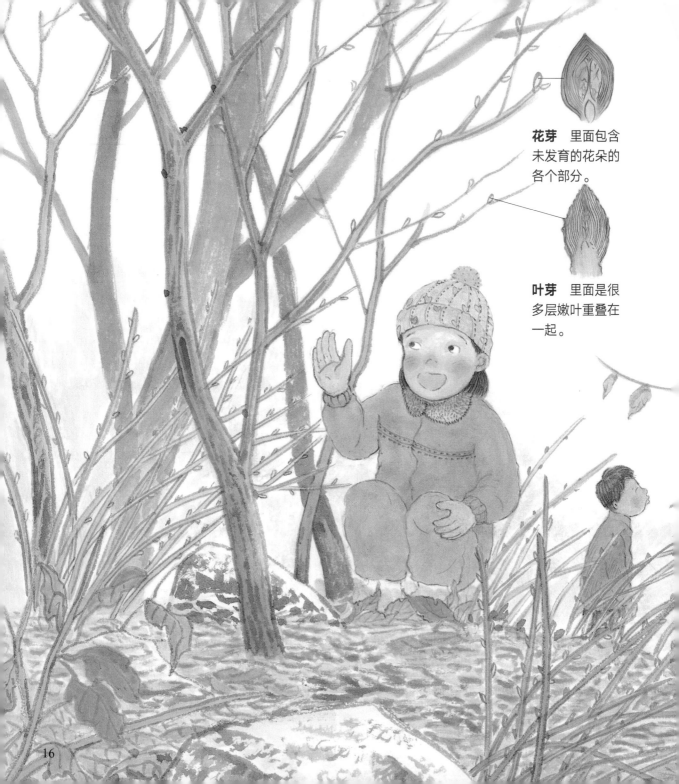

花芽 里面包含未发育的花朵的各个部分。

叶芽 里面是很多层嫩叶重叠在一起。

16

寒冷的冬天，人们都会戴上帽子，穿上厚厚的外套，戴上暖和的手套。可是，树木怎么办呢？它们如何度过寒冷的冬天呢？

　　我们来观察一下树叶全部脱落之后的枝干吧。仔细看，在树枝的顶端或者侧面长出了一些小小的凸起。这些就是植物的冬芽。冬芽里面藏着嫩叶或者花苞。等到来年春天，冬芽就会长出新叶或者开出花朵。

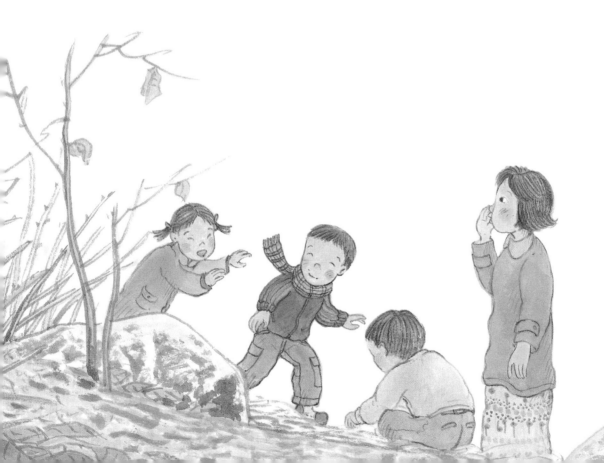

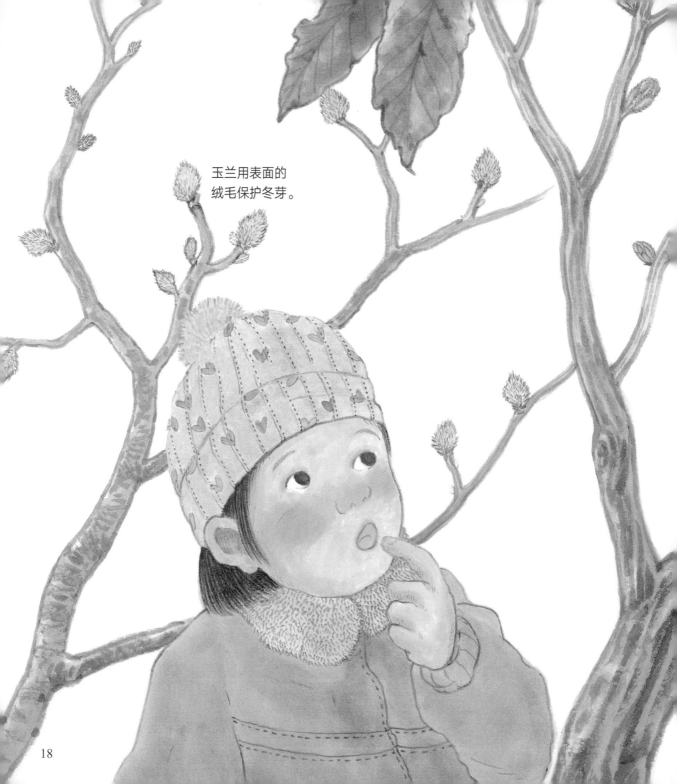

玉兰用表面的
绒毛保护冬芽。

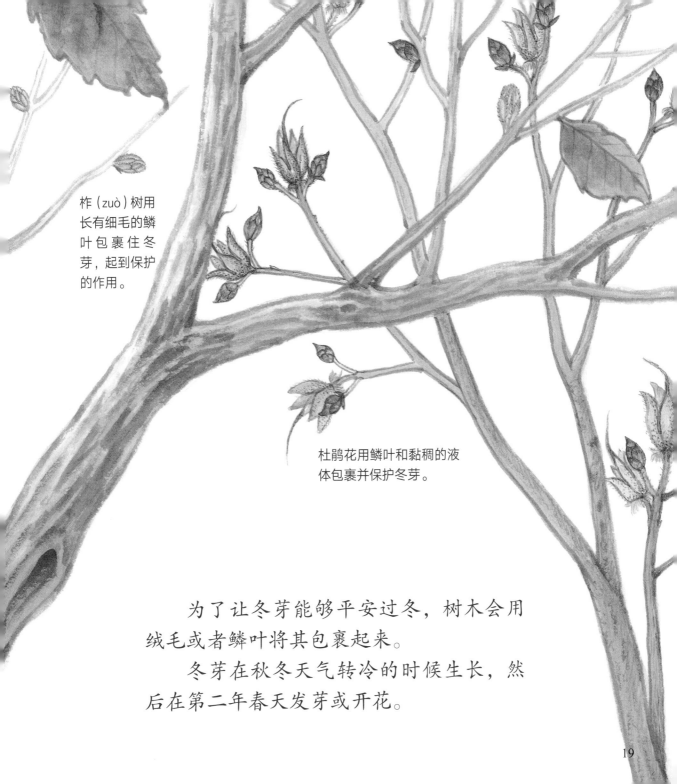

柞（zuò）树用长有细毛的鳞叶包裹住冬芽，起到保护的作用。

杜鹃花用鳞叶和黏稠的液体包裹并保护冬芽。

为了让冬芽能够平安过冬，树木会用绒毛或者鳞叶将其包裹起来。

冬芽在秋冬天气转冷的时候生长，然后在第二年春天发芽或开花。

春天开花的蒲公英又是如何过冬的呢？

冬天，蒲公英被冻死的只是地上裸露着的枝叶，它的根能够抵抗零下20摄氏度左右的气温，一般是不会被冻死的。只要根部还在，来年春天的时候它就依然能够继续长出新的茎叶。

郁金香的茎和叶到冬天全都枯死了，只剩下球根过冬。

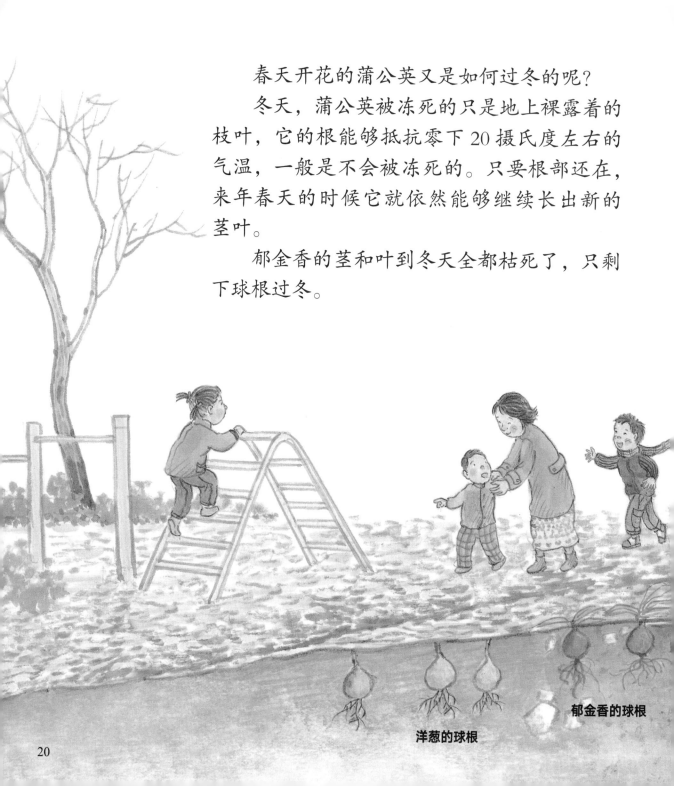

洋葱的球根

郁金香的球根

20

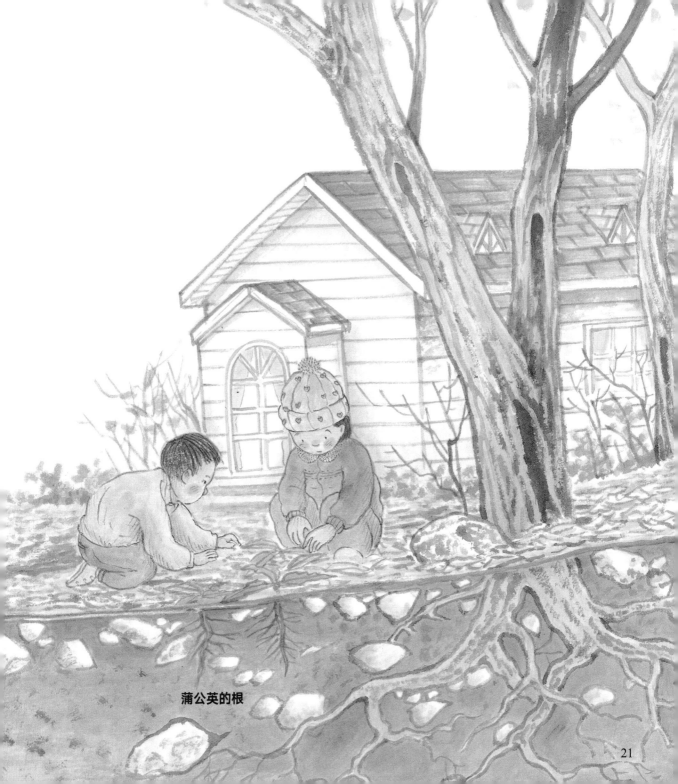

蒲公英的根

21

凤仙花和牵牛花是一年生植物。到了寒冷的冬天，连根都会全部枯死。但是在那之前，它们已经播下了可以平安过冬的种子。

种子在温暖的土壤中度过冬天，到了春天再长出新的植株。

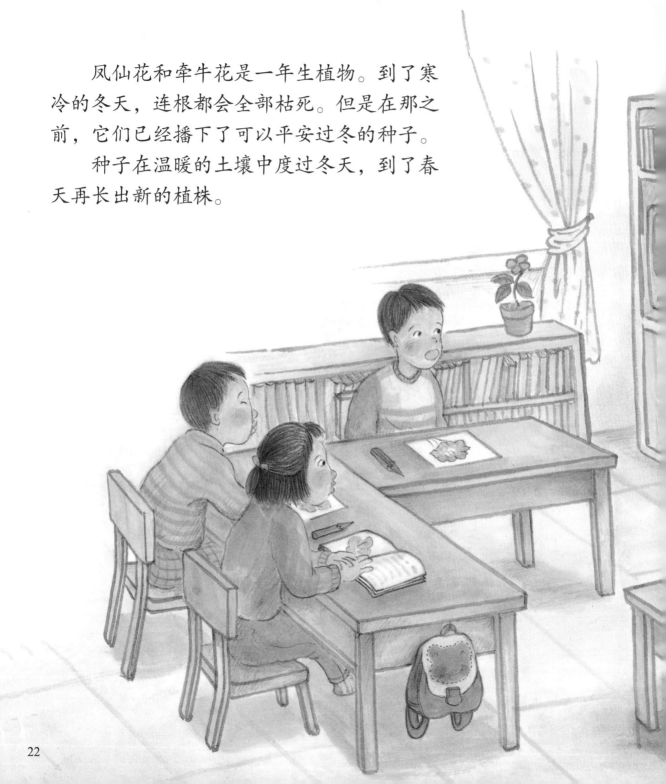

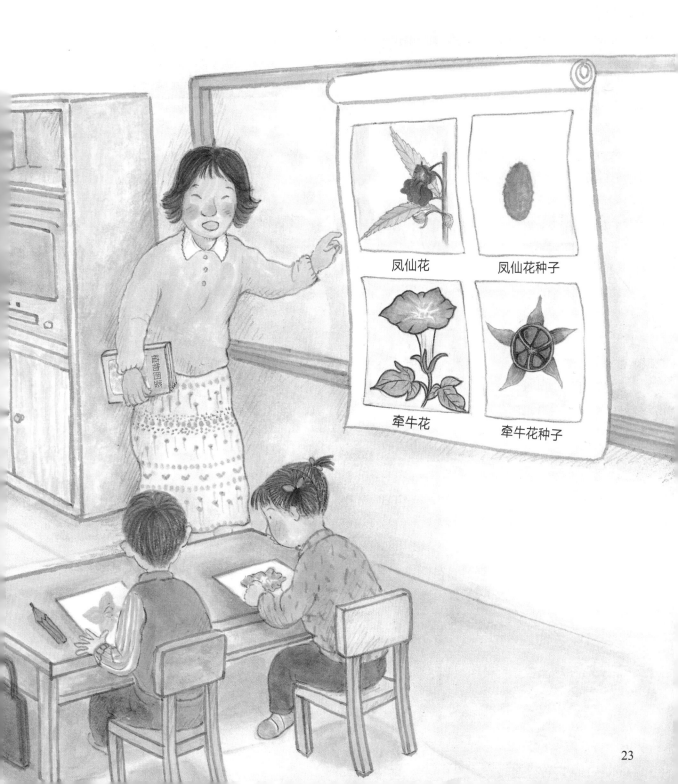

凤仙花　　凤仙花种子

牵牛花　　牵牛花种子

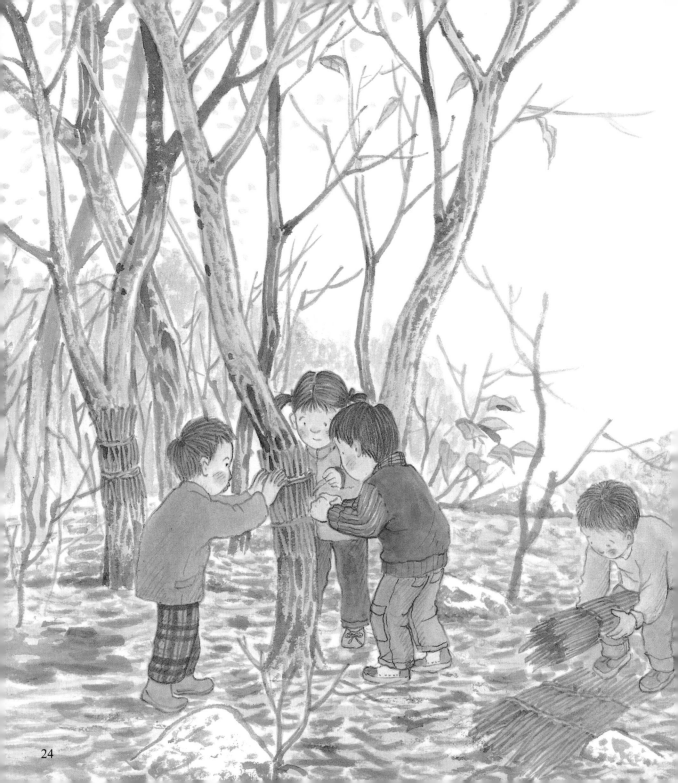

我们可以帮助植物平安过冬。大家都见过冬天被稻草包裹起来的树吧。稻草可以保护不耐寒的树木不被冻坏。

　　另外，稻草还有吸引害虫的作用。春天只要把稻草收集起来处理掉，就可以轻松杀灭害虫了。

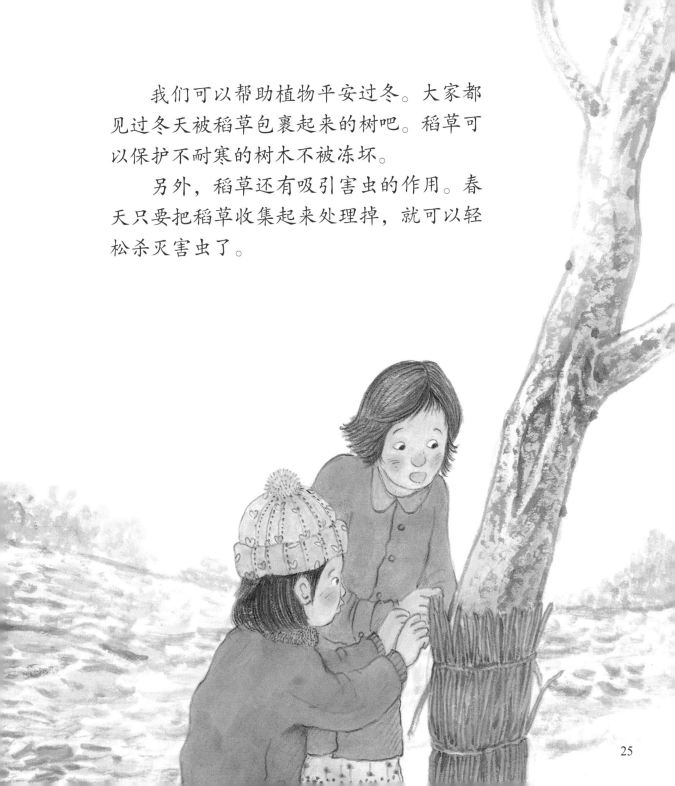

皑皑白雪覆盖了整个世界，四处一片宁静。树木看上去似乎都枯死了。但是你走近仔细观察的话，仿佛能够听到它们呼吸的声音呢！

　　被白雪掩盖的土壤里，植物的种子和根正在坚强地度过寒冬，一心等待春天的到来。

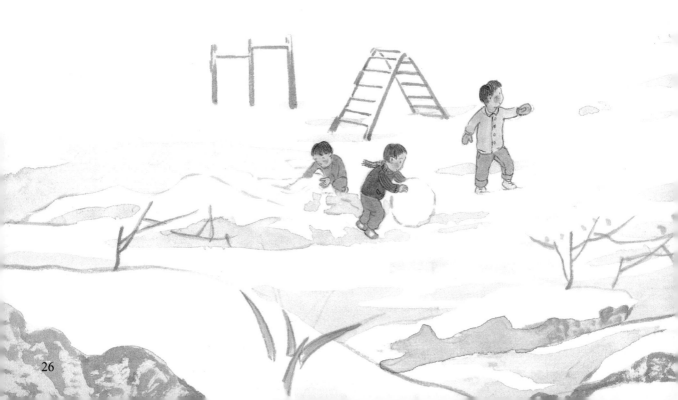

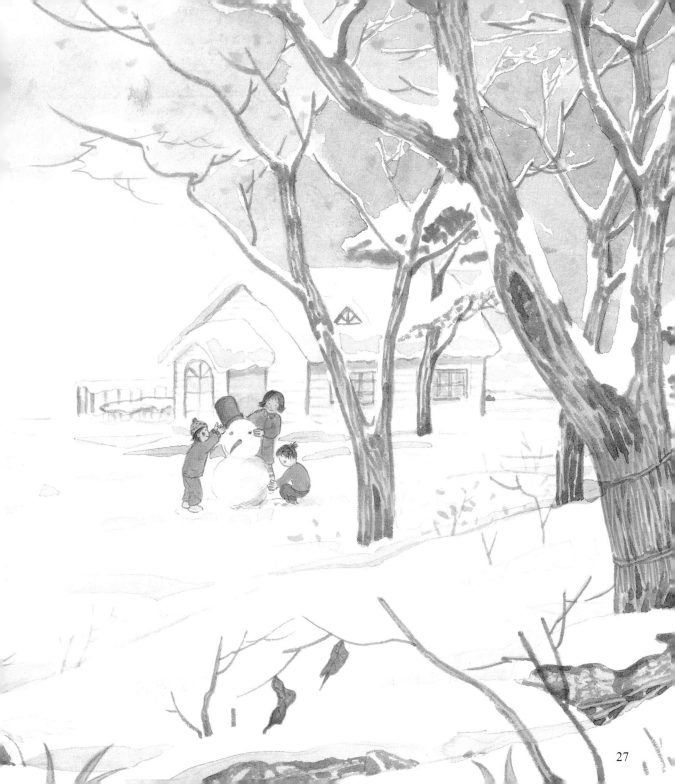

27

寒冬里的植物

下面我们来了解一下植物过冬的方法，以及植物的冬芽。

脑力大比拼 1

为什么有些树冬天不会落叶呢？

观察樱花树、松树在冬天的样子，看一看它们有哪些不同之处。

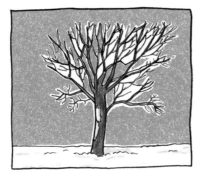

樱花树

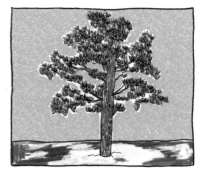

松树

① 樱花树到了冬天，树叶（不会掉落　全部掉光）。

② 松树到了冬天，树叶（不会掉落　全部掉光）。

③ 叶子呈针状的树木，到了冬天大部分的叶片（不会掉落　全部掉光）。

大多数树木冬天落叶，但是针叶树的叶子细长坚实，能够减少水分的流失，同时针叶在冬天也可以照常进行光合作用，因此针叶树冬天也不落叶。

答案：①全部掉光　②不会掉落　③不会掉落

草本植物是如何过冬的?

观察向日葵与蒲公英越冬的样子，了解草本植物是如何过冬的。

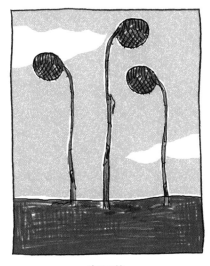

向日葵

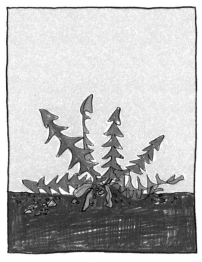

蒲公英

① 向日葵到了冬天，连根也（存活　枯萎）。

② 蒲公英到了冬天，根会（存活　枯萎）。

③ 大部分草本植物到了冬天都会枯死，以（种子　根）的形态度过冬天，但也有部分
草本植物的根能够存活。

　　一年生草本植物一般到了冬天就彻底枯死了。譬如向日葵、大豆等，但它们结
出的种子没那么怕冷，来年春天种子会再发芽，长出新的植株。而蒲公英、大蓟这
样的植物却能活着过冬，叫作多年生草本植物。

答案：① 枯萎　② 存活　③ 种子

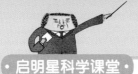

● **科学实验室**

什么是冬芽?

树木为了过冬,会使所有叶片脱离植株,长出冬芽。观察各种植物的冬芽,了解冬芽的特征。

第1步

观察玉兰与连翘的冬芽。

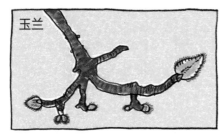

玉兰

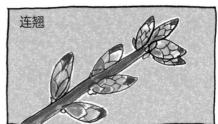

连翘

思考

● 植物枝头凸起的绒毛或鳞叶里包裹着什么东西? （   ）

第2步

纵向切开玉兰的冬芽,观察其内部结构。

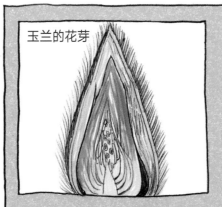

玉兰的花芽

花芽的外侧长有绒毛,里面可看到多片花瓣和重叠的雄蕊、雌蕊。

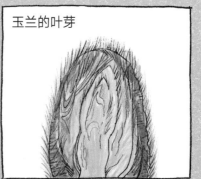

玉兰的叶芽

叶芽个头比花芽小,外侧也长有许多绒毛,里面是多张重叠的叶片。

答案:冬芽

第**3**步

纵向切开连翘的冬芽，观察它的内部结构。

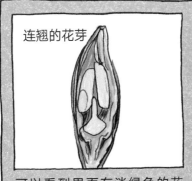

连翘的花芽

可以看到里面有淡绿色的花瓣，还有米粒状的雄蕊和雌蕊。

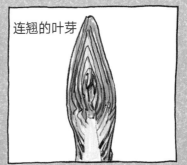

连翘的叶芽

个头比花芽小，里面是多张重叠的叶片。

思考

● 连翘的叶芽长大之后会变成什么？（　　　　　）

结论

① 植物的冬芽通常会像玉兰一样被（绒毛　鳞叶）或者像连翘一样被很多层（绒毛　鳞叶）包裹着。

② 花芽和（花　叶）一样含有花瓣、雌蕊、雄蕊等部位。花芽长大之后就变成了花朵。

③ 叶芽里是多张重叠的（花　叶）片。叶芽长大之后就变成了叶子。

小博士告诉你

　　冬芽长在树枝的顶端或侧面。通常花芽更大更饱满，叶芽较小且细长。花芽和叶芽到了春天分别长成花朵和叶子。冬芽通常被鳞叶层层包裹，或者长有绒毛，或有黏液覆盖。这些方式都可以帮助冬芽抵御寒冷，并且能够阻断水分的流失，使冬芽平安度过寒冬。

思考答案：3. 叶 / 结论答案：①绒毛，鳞叶 ②花 ③叶

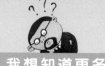

植物简单有效的越冬方式

在滴水成冰的寒冬,植物或它们的叶子不见了踪影。可是,一到春天,它们就重新变得郁郁葱葱起来,这真是太神奇了!原来植物们都很聪明,懂得精打细算,为了顺利过冬,它们选择抛弃不需要的部分。

为什么天气变冷,树就会落叶?

天气变冷,细胞活动变得迟缓,植物的根无法正常地从土壤中吸收足够多的水分。通过叶子蒸发掉的水分多于根吸收进来的水分,再加上冬天叶子的光合作用也无法正常进行。因此,冬天即将到来时,树叶就会掉落。

树叶脱落的过程

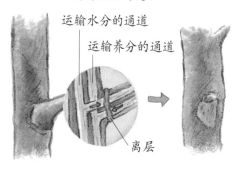

运输水分的通道
运输养分的通道
离层

秋天,叶子和树干的连接处,即叶柄末端形成离层,阻断了水分、养分的运输,使得叶子干枯掉落。

长冬芽的树木

树木的叶与花形态各不相同,植物的冬芽也是形态各异。樱花树的冬芽被好几层鳞叶包裹着,而柳树的冬芽外只有一层厚实坚硬的鳞叶。玉兰与细柱柳的冬芽被绒毛包裹着,松树之类的针叶树的冬芽则被黏稠的液体包裹着。

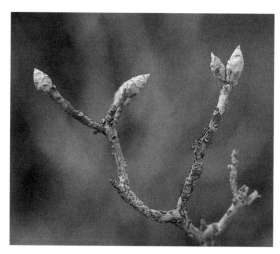

杜鹃花的冬芽被鳞叶包裹着。

丹麦植物学家劳恩凯尔根据植物冬芽生长的位置，将植物分为：

① **高位芽植物** ② **地上芽植物** ③ **地面芽植物** ④ **地下芽植物** ⑤ **一年生植物**

冬芽距地面 25 厘米以上　距地面 20~30 厘米　　位于地表　　　位于地下　　　依靠播种

紧贴在地面上越冬的莲座状地面芽植物

某些植物的越冬叶靠近根部，紧簇在一起，好似莲花座。荠菜就长着这样的叶子。这种形态的叶片可以接受更多的阳光，同时还能吸收来自地下的热气，能帮助植物越冬。

留下种子越冬的一年生植物

一年生植物会留下种子过冬。相比寒风凛冽的地面，地下更加温暖，而且种子都有坚硬的种皮包裹着，含水量少，不用担心会被冻伤。

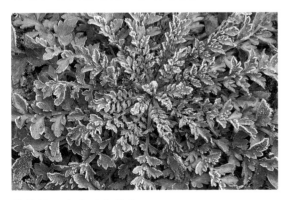

荠菜紧贴在地面上越冬。

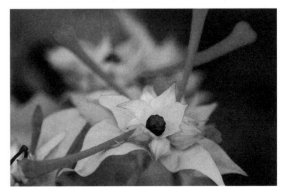

紫茉莉靠种子越冬。

33

• 四季常青的针叶树

红松、圆柏等针叶树，即使在冬天也长着绿色的叶子。但也有像八角金盆、山茶树这样是阔叶树，同时也是常青树的植物。常青树叶肉细胞中的细胞液浓度较高，所以不容易结冰。这和糖水结冰的温度比清水低得多是一样的道理。另外，常青树叶片的表面还有厚实的蜡质层，也可以抵挡严寒。

虽说是常青树，但并不代表叶片永远都不会脱落。年纪大的叶子也会脱落，同时新叶萌发。

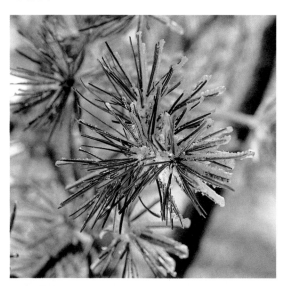

四季常青的松树

• 度过寒冬才会开花的植物

冬天对大部分植物而言都是考验，但对有些植物而言，寒冬是成长必需的条件之一。

大麦、郁金香、风信子等植物，必须在秋天播种，经历一段时间的低温，才能产生开花所需的物质。如果不在秋天而是在春天播种大麦的话，植株是不会开花的，当然更不会结出果实。也有大麦是在春天播种的，和秋天播种的大麦是不同的品种。

种植郁金香的花农，会在花朵生长到一定程度时故意调低温度，好让郁金香开花。

如果梨树和桃树冬天一直待在温暖的地方，来年也是无法结出果实的。

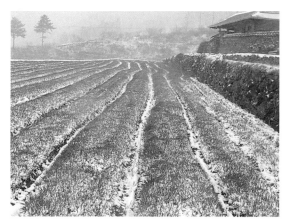

大麦田　大麦在秋天播种，长出嫩叶过冬。

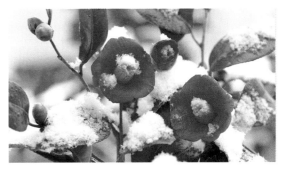

在白雪中盛开的花朵

冬天，大部分植物都会减少代谢，进入休眠期，似乎只有松柏不怕寒冬，其实并非如此。

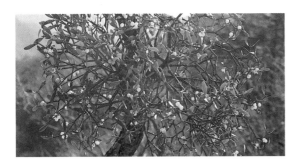

槲寄生 槲寄生是依附在橡树等树上生长的半寄生植物。养分可以通过光合作用自行生产，但是水分需要从其他植物那里吸取。在橡树枝繁叶茂的夏季，它在静静生长，等到寄主树叶全部凋落，它依然长着翠绿的叶子。槲寄生每年4~5月开出黄色小花，入冬时长出圆形果实。

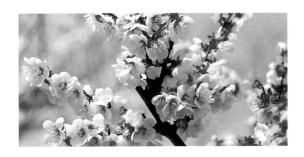

梅花 梅花在冬天结束之前就会开花，象征着不屈的气节，受到文人书生的青睐。

山茶树 山茶花在1~4月开花。白雪皑皑中盛开的红色山茶花令人过目不忘。冬天没有昆虫，山茶花依靠暗绿绣眼鸟授粉。暗绿绣眼鸟以山茶花的花蜜为食，在不同的花上飞来飞去吸取花蜜时，自然而然地就将身上粘到的花粉传给了其他花。

在严寒中守护植物的白雪被子

冬天，我们经常会看到植物被皑皑白雪覆盖的景象，看起来似乎是冻住了，但其实白雪反倒像被子一样能够帮植物抵挡严寒。无论外界气温多低，雪层下面的温度都不会低于零度。堆积的白雪在春天又融化为水，供应给植物生长。

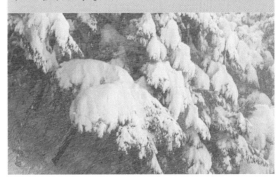

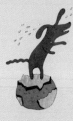

启明星科学馆

第一辑

生命科学

植物

池塘生物真聪明

小豆子长成记

植物吃什么长大？

花儿为什么这么美？

植物过冬有妙招

小种子去旅行

动物

动物过冬有妙招

动物也爱捉迷藏

集合！热带草原探险队

动物交流靠什么？

上天入地的昆虫

哇，是恐龙耶！

人体

小身体，大秘密

不可思议的呼吸

人体细胞大作战

我们身体的保护膜

奇妙的五感

我们的身体指挥官

食物的旅行

扑通扑通，心脏跳个不停

第二辑

地球与宇宙

环境

咳咳，喘不过气啦！

垃圾去哪儿了？

脏水变干净啦

濒临灭绝的动植物

地球

天气是个淘气鬼

小石头去哪儿了？

火山生气啦！

河流的力量

大海！我来啦

轰隆隆，地震了！

地球成长日记

宇宙

地球和月亮的圆圈舞

太阳哥哥和行星小弟

坐着飞船游太空

生命科学

生物

机器人是生物吗？

谁被吃了？

物质科学

能量

寻找丢失的能量

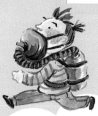
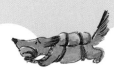

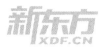

上天入地的昆虫

韩国好书工作室 / 著　　洪梅　南燕 / 译

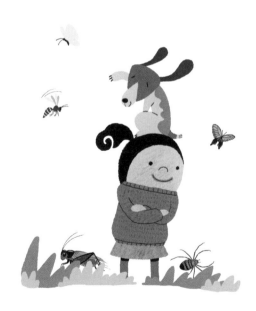

浙江教育出版社 · 杭州

扫码听音频

今天的天气真好，正适合我带着狗狗去郊游。

美丽的蝴蝶在空中翩翩起舞，七星瓢虫和蝈蝈则从草丛里探出了小脑袋。脚下的蚂蚁为了寻找食物，正在忙碌地奔走着。一只蜜蜂嗡嗡嗡地朝我飞了过来。

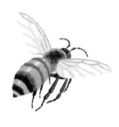

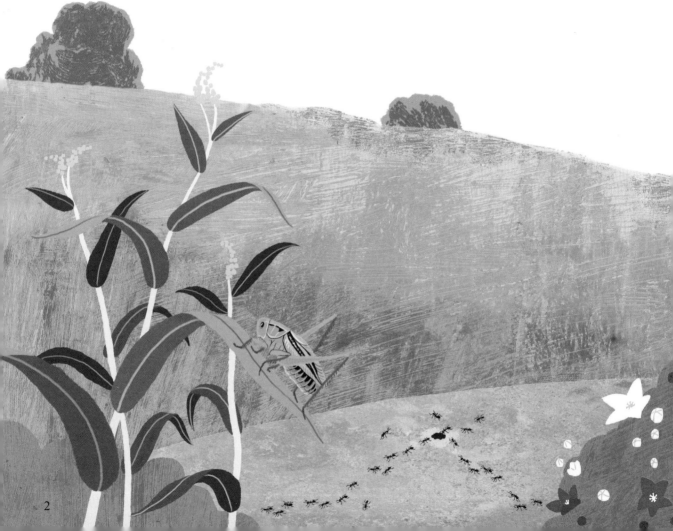

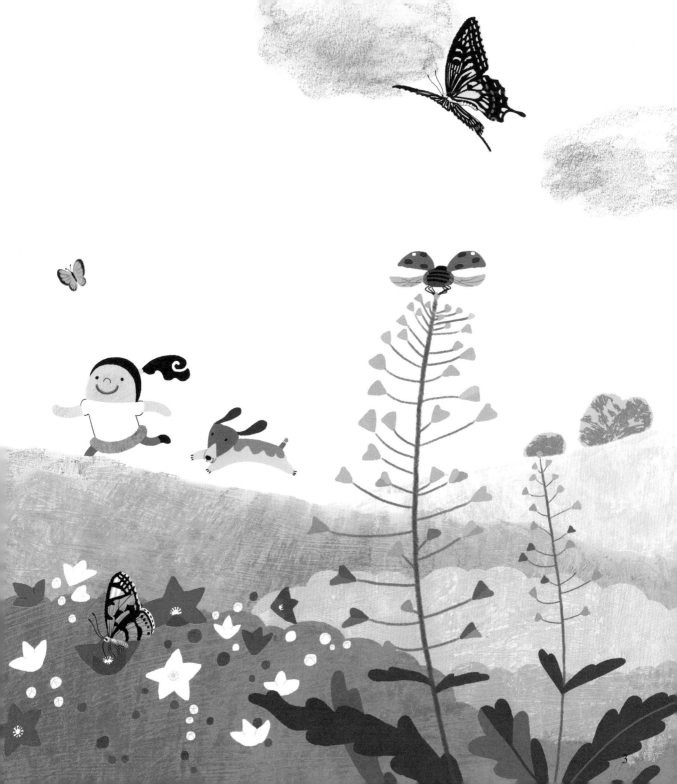

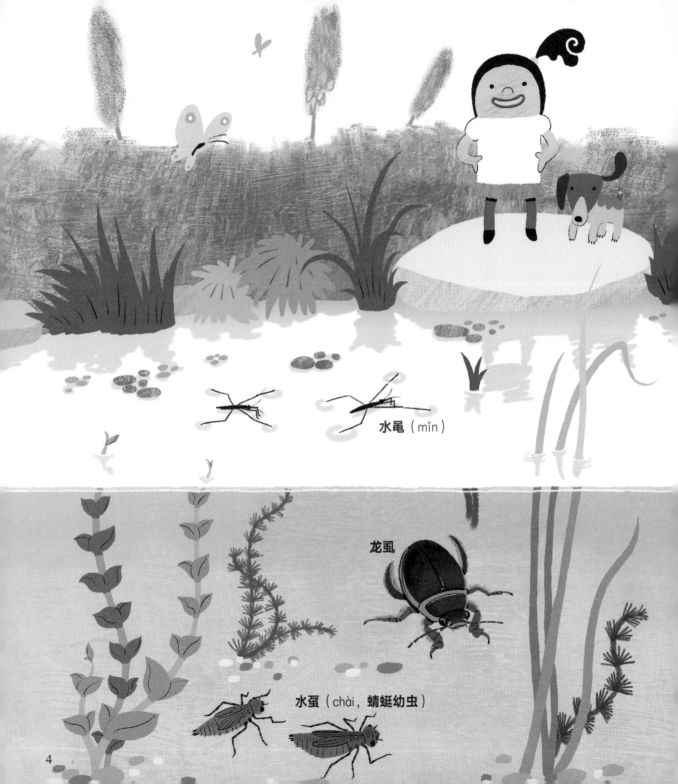

水黾（mǐn）

龙虱

水虿（chài，蜻蜓幼虫）

4

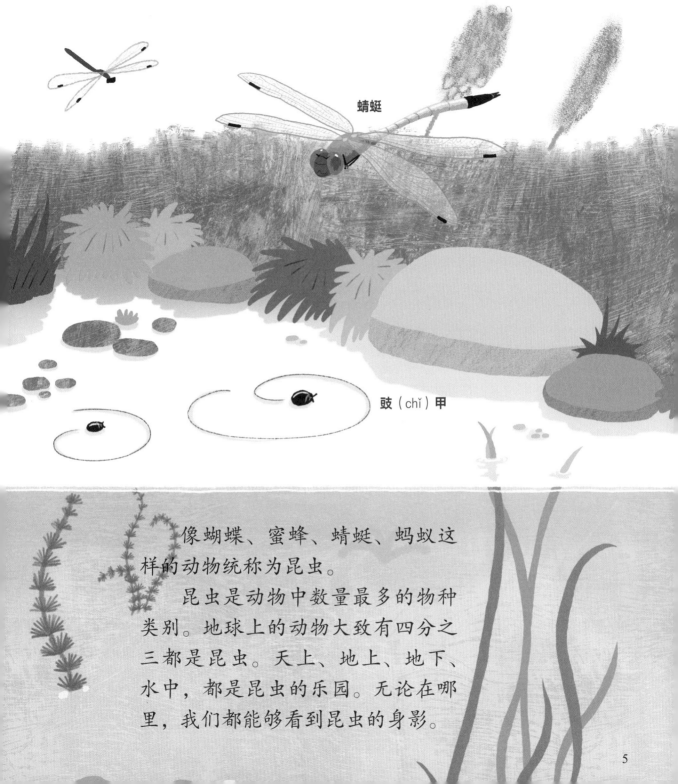

蜻蜓

豉（chǐ）甲

　　像蝴蝶、蜜蜂、蜻蜓、蚂蚁这样的动物统称为昆虫。

　　昆虫是动物中数量最多的物种类别。地球上的动物大致有四分之三都是昆虫。天上、地上、地下、水中，都是昆虫的乐园。无论在哪里，我们都能够看到昆虫的身影。

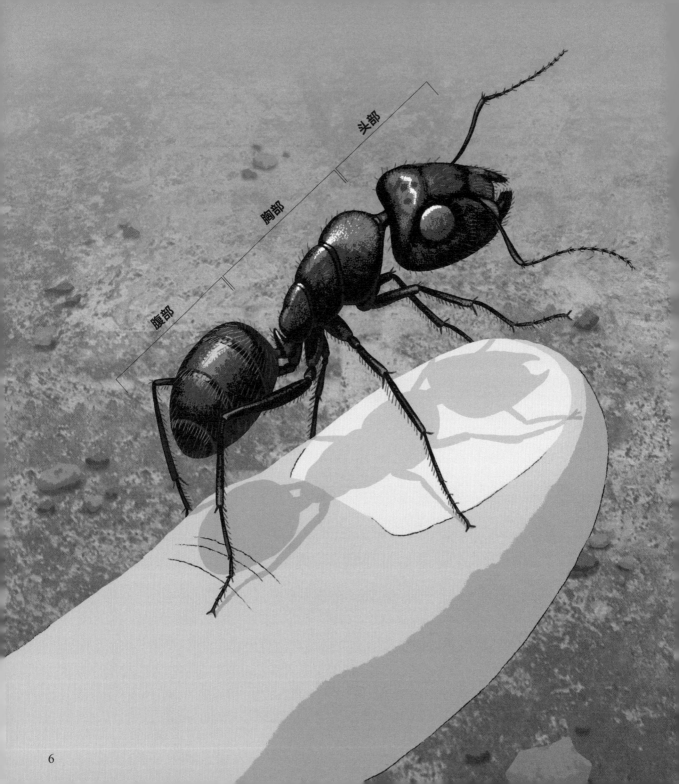

头部

胸部

腹部

6

要想知道一种动物是否属于昆虫，只需仔细观察它的身体结构。一般情况下，身体明显分为头部、胸部和腹部三个部分的就属于昆虫。

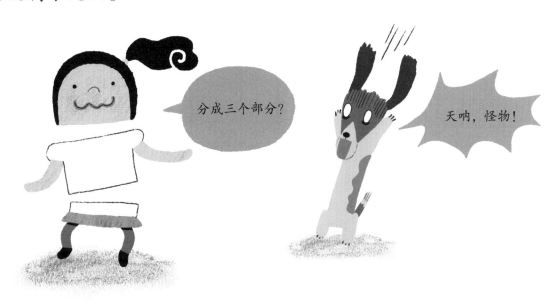

分成三个部分？

天呐，怪物！

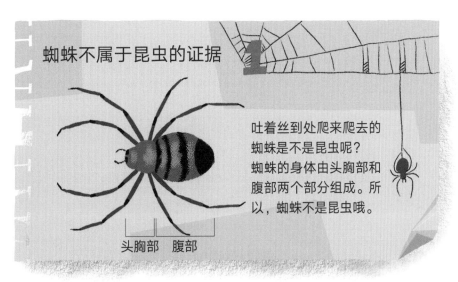

蜘蛛不属于昆虫的证据

吐着丝到处爬来爬去的蜘蛛是不是昆虫呢？蜘蛛的身体由头胸部和腹部两个部分组成。所以，蜘蛛不是昆虫哦。

头胸部　腹部

昆虫的头部长有触角、眼睛和口器
（昆虫的嘴巴）。
触角是昆虫的重要器官。

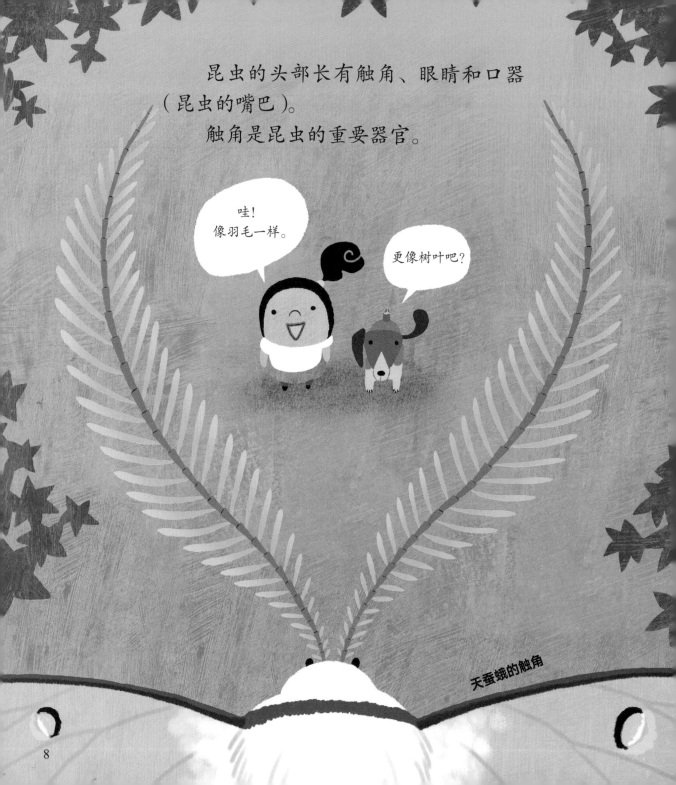

哇！
像羽毛一样。

更像树叶吧？

天蚕蛾的触角

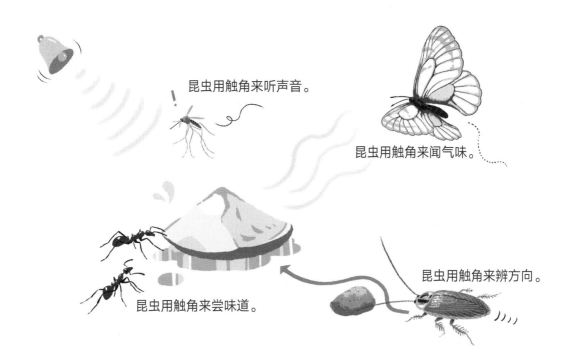

昆虫用触角来听声音。

昆虫用触角来闻气味。

昆虫用触角来尝味道。

昆虫用触角来辨方向。

人类是用鼻子来闻气味的，而昆虫靠的是触角。它们依靠触角来寻找食物或自己的同伴。

昆虫的触角还可以用来听声音、感受温度、辨别方向等。蚂蚁找到食物之后，还会用触角来尝味道。

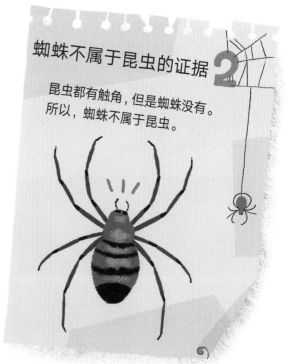

蜘蛛不属于昆虫的证据 2

昆虫都有触角，但是蜘蛛没有。所以，蜘蛛不属于昆虫。

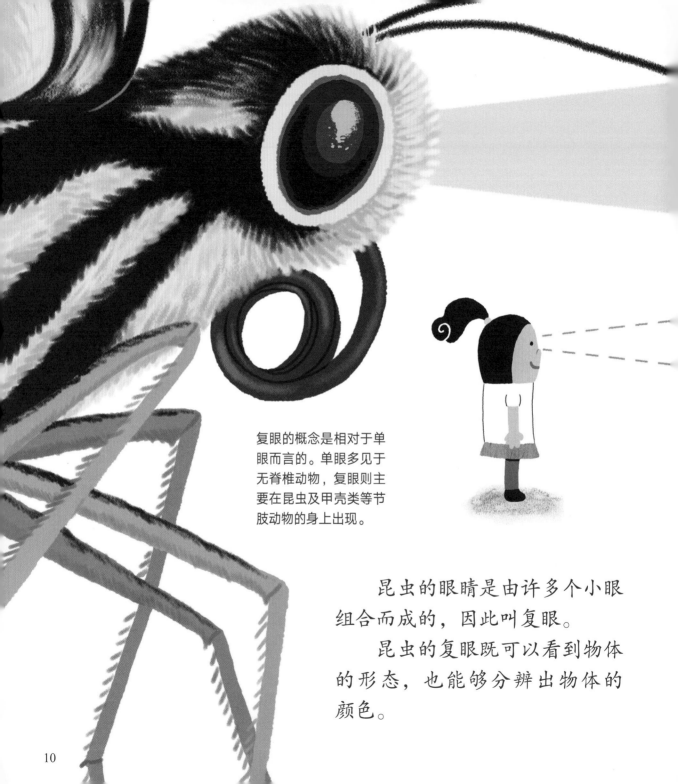

复眼的概念是相对于单眼而言的。单眼多见于无脊椎动物，复眼则主要在昆虫及甲壳类等节肢动物的身上出现。

　　昆虫的眼睛是由许多个小眼组合而成的，因此叫复眼。
　　昆虫的复眼既可以看到物体的形态，也能够分辨出物体的颜色。

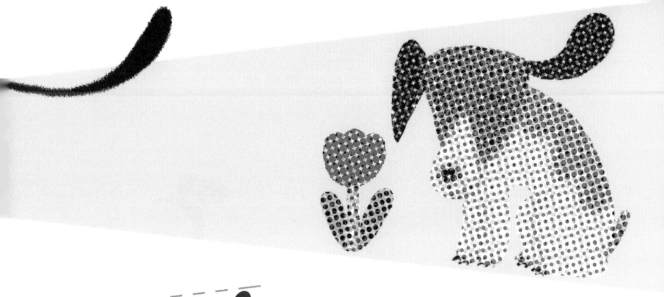

用复眼看到的物体轮廓

但是用复眼看到的图像与实物是存在很大差距的。

因为小眼都是独立成像，所以用复眼看到的物体轮廓不够清晰，像经过"马赛克"处理一样。

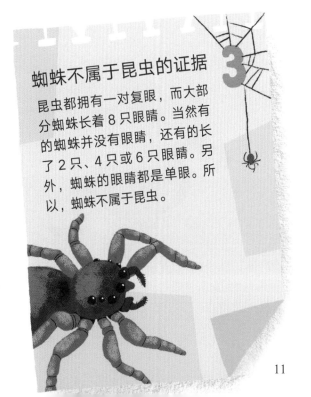

蜘蛛不属于昆虫的证据 3

昆虫都拥有一对复眼，而大部分蜘蛛长着 8 只眼睛。当然有的蜘蛛并没有眼睛，还有的长了 2 只、4 只或 6 只眼睛。另外，蜘蛛的眼睛都是单眼。所以，蜘蛛不属于昆虫。

11

但是复眼对移动中的物体非常敏感，即使是很小的动作也不会错过。

我们挥着苍蝇拍打苍蝇时，之所以总是失手，就是因为苍蝇有复眼。

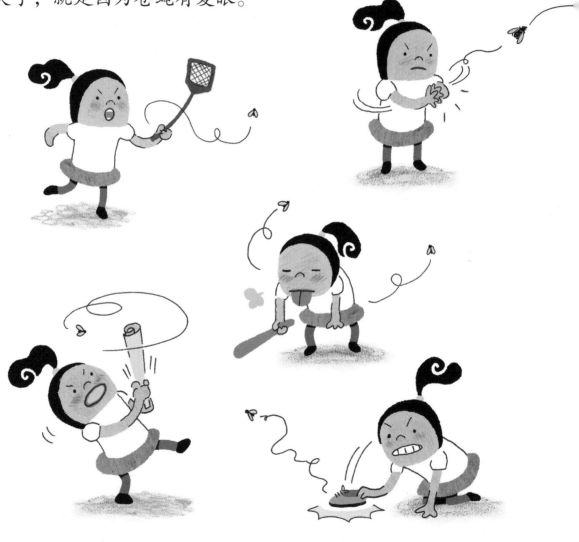

还有的昆虫在两只复眼之间另外长有单眼，这种单眼通常有三只。

不过这些单眼看不到物体的形状，只能感觉光的强弱。

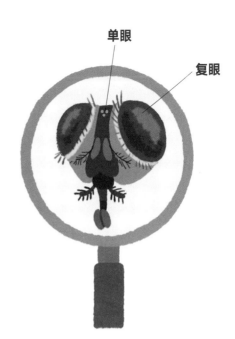

单眼

复眼

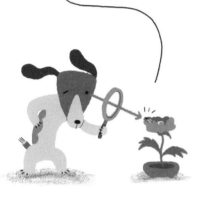

蜜蜂有一对复眼和三只单眼。科学家们经过多次实验，发现蜜蜂是能够区分颜色的。据说蜜蜂能够分辨出黄色、青色、蓝色、和紫色，但是分辨不出红色，不过它们能够看到人眼看不到的紫外线。

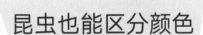

昆虫也能区分颜色

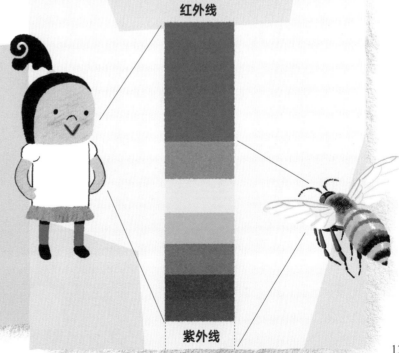

红外线

紫外线

13

昆虫有各种各样的取食方式和口器。

蝉贴在树干上，靠吸食树木的汁液为生。蚊子则靠吸食动物的血液或植物的汁液为生。

所以蝉和蚊子的口器长得像针一样，可以轻松地穿透厚实的树皮或者人类的皮肤。

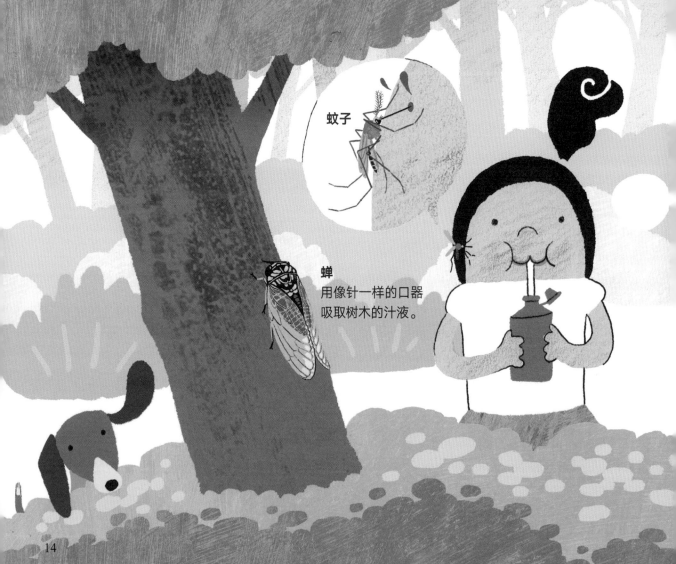

蚊子

蝉
用像针一样的口器吸取树木的汁液。

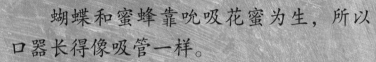

蝴蝶和蜜蜂靠吮吸花蜜为生，所以口器长得像吸管一样。

它们的口器平时是卷起的，吸花蜜时就会舒展开。

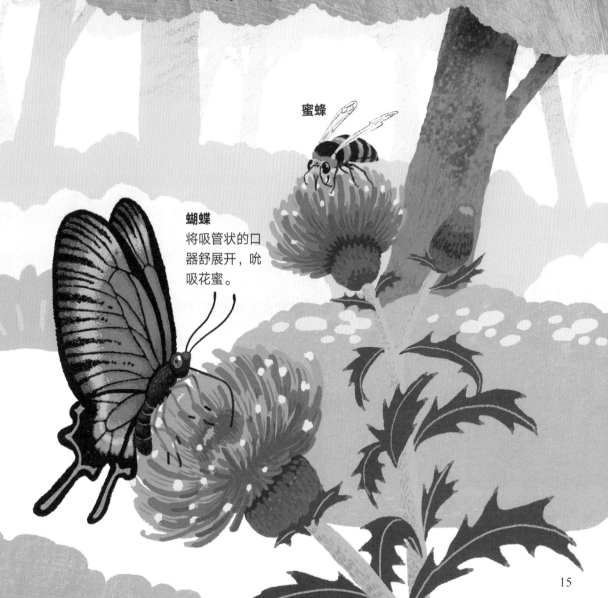

蜜蜂

蝴蝶
将吸管状的口器舒展开，吮吸花蜜。

蜻蜓以蚊子、苍蝇等小昆虫为食，蝗虫和螽（zhōng）斯（俗称蝈蝈）则是以咀嚼草叶为生。

这类昆虫长着便于咀嚼食物的口器。

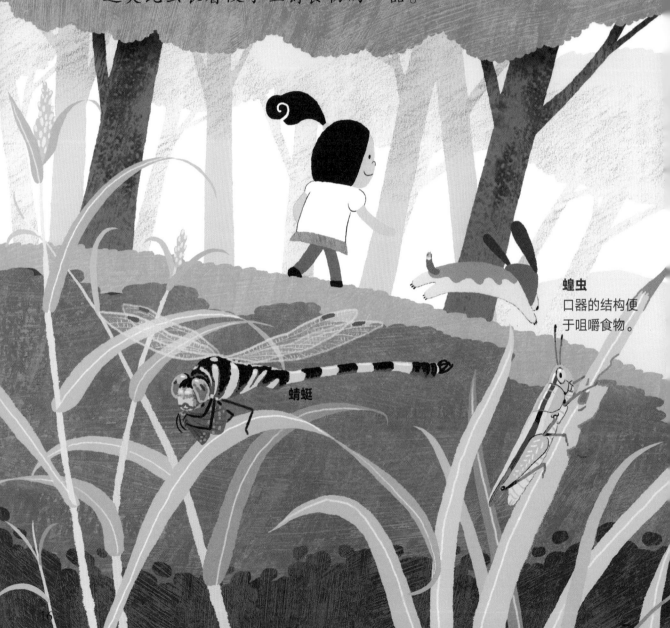

蝗虫
口器的结构便于咀嚼食物。

蜻蜓

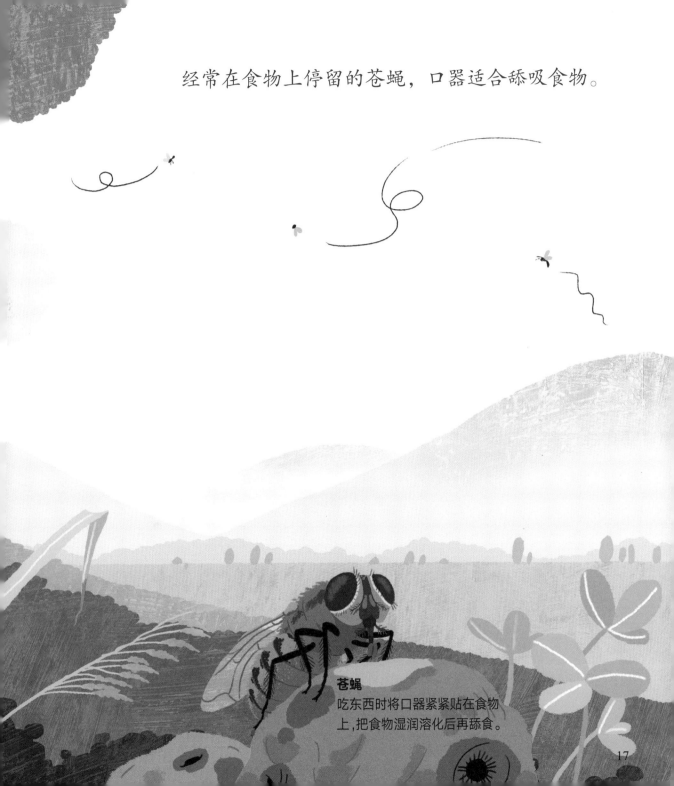

经常在食物上停留的苍蝇，口器适合舔吸食物。

苍蝇
吃东西时将口器紧紧贴在食物上，把食物湿润溶化后再舔食。

17

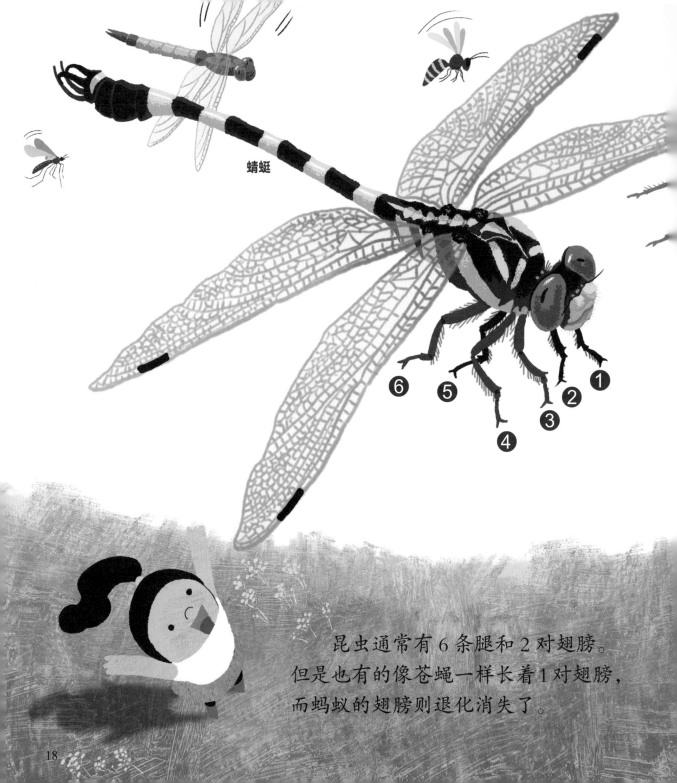

蜻蜓

① ② ③ ④ ⑤ ⑥

昆虫通常有 6 条腿和 2 对翅膀。
但是也有的像苍蝇一样长着 1 对翅膀，
而蚂蚁的翅膀则退化消失了。

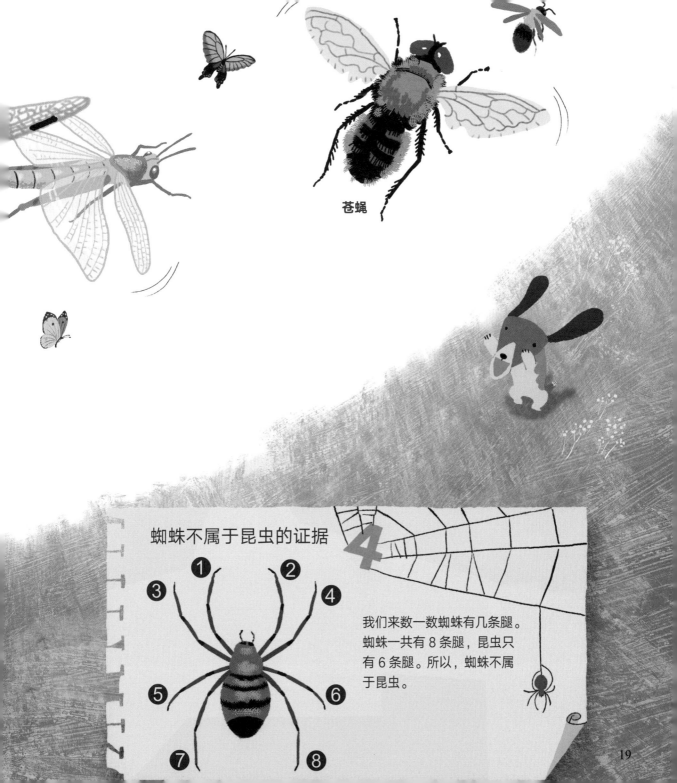

苍蝇

蜘蛛不属于昆虫的证据

4

我们来数一数蜘蛛有几条腿。蜘蛛一共有 8 条腿，昆虫只有 6 条腿。所以，蜘蛛不属于昆虫。

① ② ③ ④ ⑤ ⑥ ⑦ ⑧

19

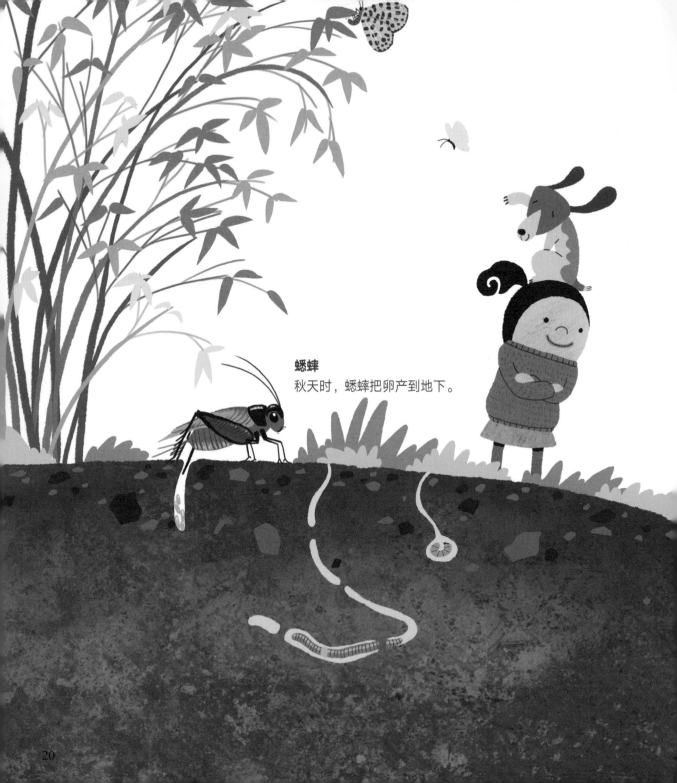

蟋蟀
秋天时，蟋蟀把卵产到地下。

20

昆虫是靠产卵来繁殖后代的，但是不同种类的昆虫产卵的地点也各不相同。

比如，蝴蝶会在叶子上或者植物组织内部产卵，蟋蟀在地下产卵，蜻蜓则在水下产卵。

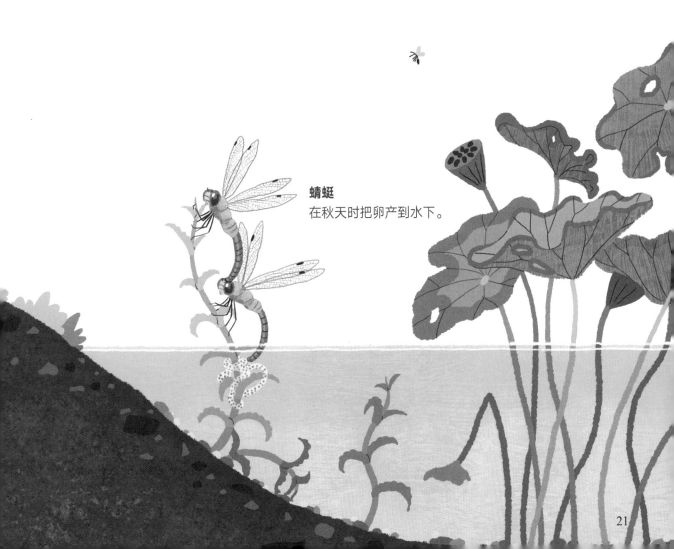

蜻蜓
在秋天时把卵产到水下。

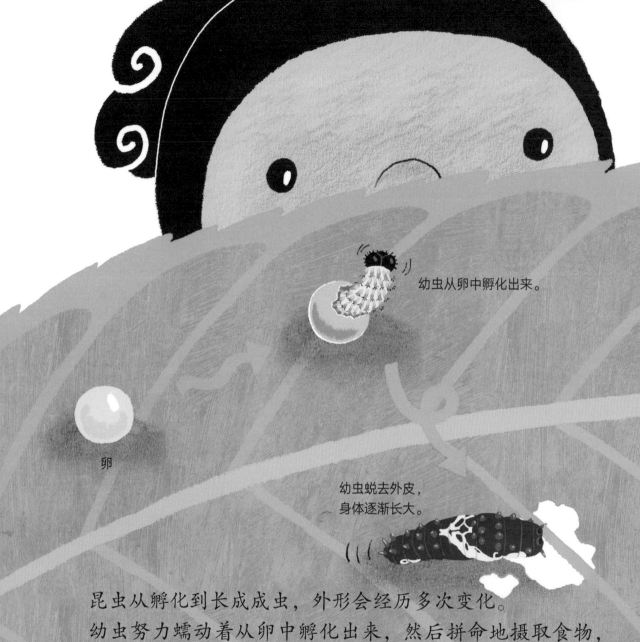

幼虫从卵中孵化出来。

卵

幼虫蜕去外皮，
身体逐渐长大。

昆虫从孵化到长成成虫，外形会经历多次变化。

幼虫努力蠕动着从卵中孵化出来，然后拼命地摄取食物，体形逐渐变大。不过，幼虫的身体是被坚硬的外壳包裹住的。它如果要继续长大，就必须蜕去这层外壳。

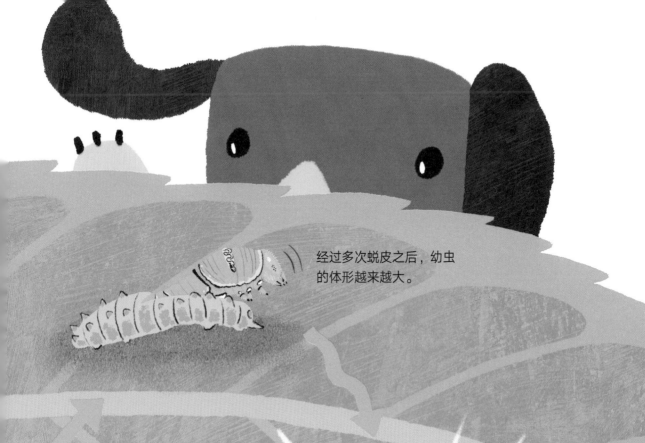

经过多次蜕皮之后，幼虫的体形越来越大。

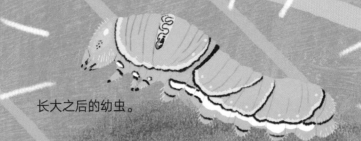

长大之后的幼虫。

幼虫在成长过程中，会经历很多次蜕皮。这个蜕皮过程，跟小朋友们长大后衣服变小、要换大一些的衣服是一样的道理。

完成蜕皮的幼虫悬挂在树枝上结茧，变成了蛹。

幼虫从结茧开始就不吃不喝，变成蛹后干脆一动不动了。

接下来，只要再等一段时间，成虫就会破茧而出啦！

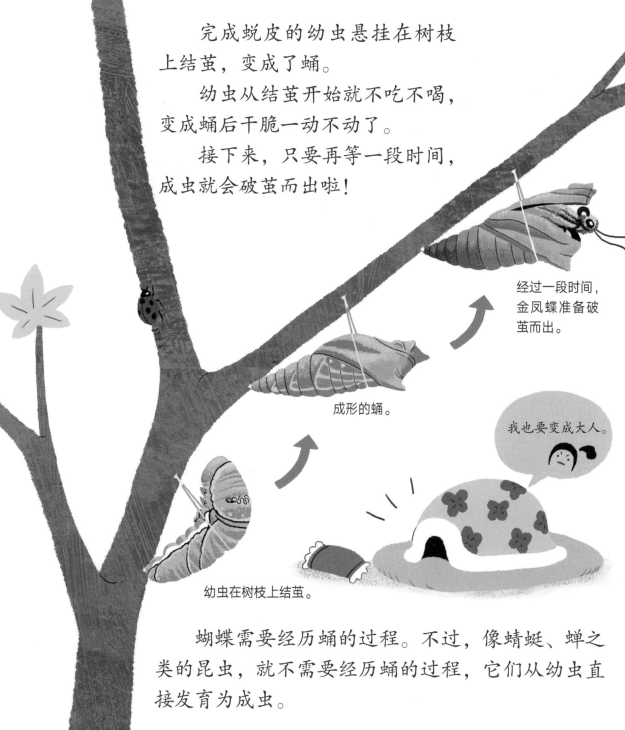

经过一段时间，金凤蝶准备破茧而出。

成形的蛹。

我也要变成大人。

幼虫在树枝上结茧。

蝴蝶需要经历蛹的过程。不过，像蜻蜓、蝉之类的昆虫，就不需要经历蛹的过程，它们从幼虫直接发育为成虫。

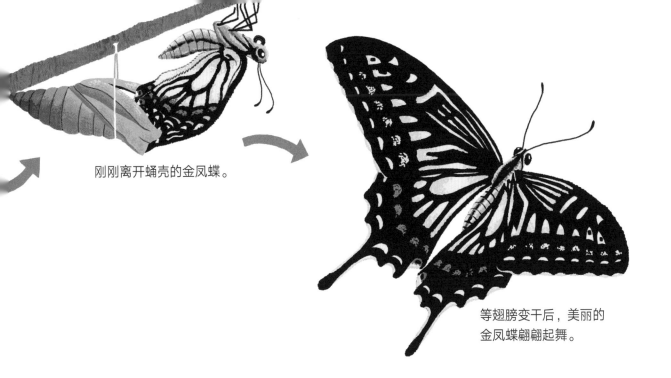

刚刚离开蛹壳的金凤蝶。

等翅膀变干后，美丽的
金凤蝶翩翩起舞。

完全变态与不完全变态

昆虫在发育过程中，外形和生活习性会发生很大的改变，这种情况称
为变态。变态又分为两种：如需要经历蛹的过程，称为完全变态；如
不需要经历蛹的过程，则称为不完全变态。完全变态的昆虫有蝴蝶、
蜜蜂、苍蝇、甲虫等。不完全变态的昆虫有蜻蜓、蚂蚱、蝉、螳螂等。

螳螂的不完全变态过程

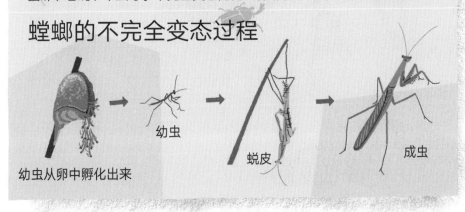

幼虫从卵中孵化出来   幼虫   蜕皮   成虫

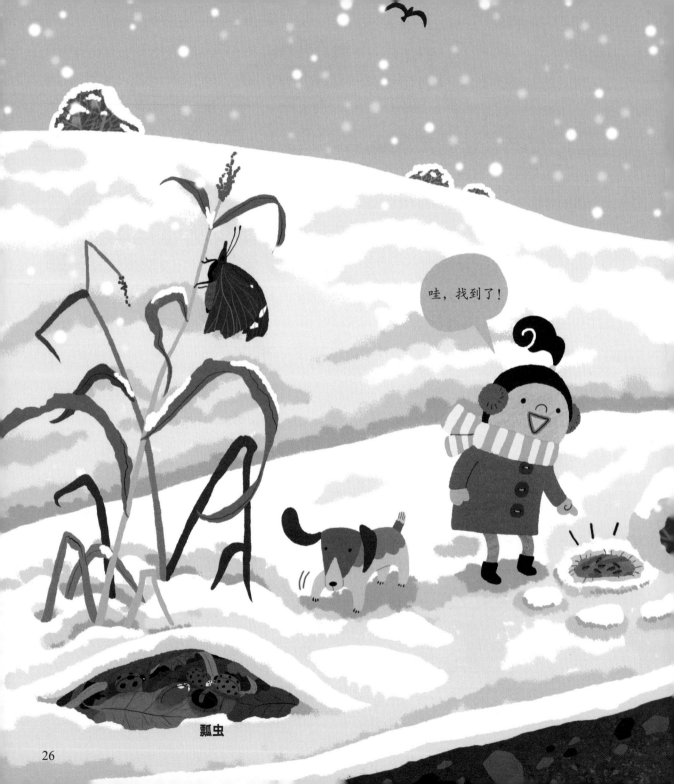

瓢虫

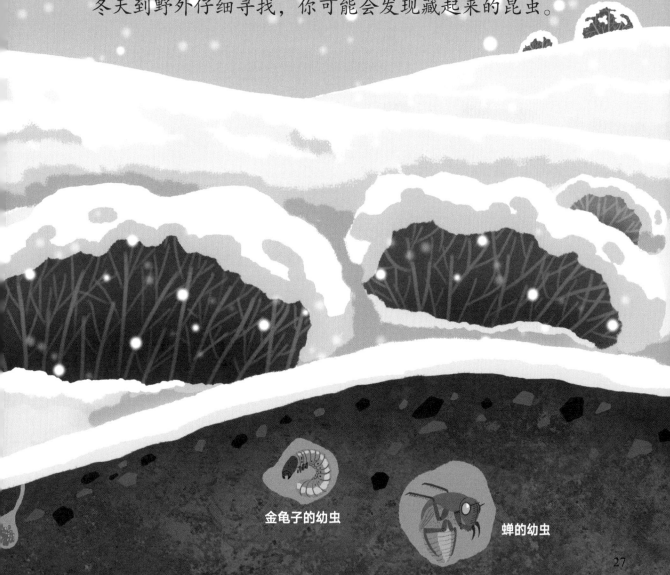

天气变冷之后，就很难再看到昆虫的踪影了。它们都到哪儿去了呢？

当夜晚变长，昆虫就知道冬天来了，于是开始寻找过冬的地方。土壤、树叶、石头等被它们当作被子，用来御寒。

冬天到野外仔细寻找，你可能会发现藏起来的昆虫。

金龟子的幼虫

蝉的幼虫

27

昆虫的特征

通过观察果蝇和蜘蛛，了解昆虫的特征以及昆虫的一生。

脑力大比拼1

果蝇具有哪些特征？

仔细观察果蝇的外形，看它们都具备哪些特征。

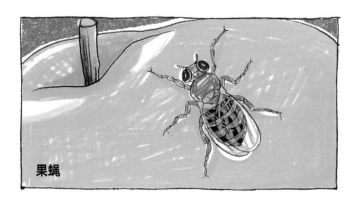

果蝇

① 果蝇有（　　　）对翅。

② 果蝇有（　　　）条腿。

③ 果蝇的身体分为头部、（　　　）、腹部三个部分。

④ 具备和果蝇相同特征的动物称为（　　　）。

　　昆虫的成虫通常长有2对翅膀、6条腿，翅膀和腿都长在胸部。不过，有的昆虫翅膀退化成了1对或干脆消失了。

答案：① 1　② 6　③ 胸部　④ 昆虫

蜘蛛属于昆虫吗？

仔细观察蜘蛛的外形，看蜘蛛都具有哪些特征。

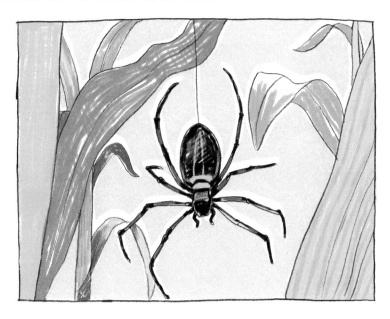

① 蜘蛛长有（　　　　　）条腿。

② 蜘蛛的身体分为（　　　　　）和腹部两个部分。

③ 蜘蛛（属于昆虫　不属于昆虫）。

　　昆虫通常有6条腿，且身体清楚地分为头部、胸部、腹部三个部分。但是蜘蛛却有8条腿，身体仅分为头胸部和腹部两个部分，所以蜘蛛不属于昆虫。外形上与昆虫相似、但不属于昆虫的还有蝎子、蜱等。

答案：①8 ②头胸部 ③不属于昆虫

· 科学实验室

昆虫的一生经历了哪些过程？

观察菜粉蝶与螳螂的成长过程，了解昆虫的一生需要经历哪些阶段。

第 **1** 步　观察菜粉蝶与螳螂的成长过程。

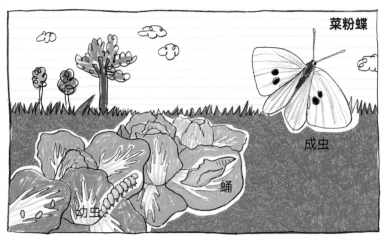

菜粉蝶

成虫

蛹

幼虫

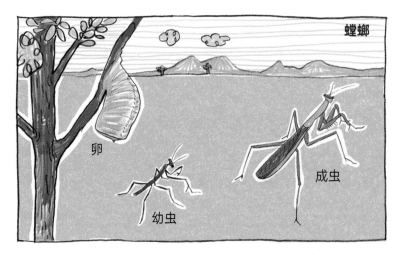

螳螂

卵

幼虫

成虫

第2步 菜粉蝶产卵之后，从虫卵里孵化出（幼虫 蛹）。

第3步 菜粉蝶的幼虫长大之后，停留在某处，一动不动地变成了（卵 蛹），然后从蛹中羽化出了（幼虫 菜粉蝶）。

第4步 螳螂产卵之后，从虫卵里孵化出（幼虫 蛹）。

第5步 螳螂的幼虫长大之后，直接变成了（蛹 螳螂）。

思考

● 螳螂的成长过程与菜粉蝶的不同，请问缺少了哪个过程？

结论

① 菜粉蝶经历了卵→幼虫→（　　　　）→成虫的过程。
② 螳螂经历了卵→幼虫→（　　　　）的过程。
③ 螳螂没有经历（卵 蛹）的过程。

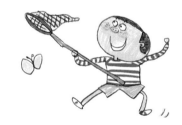

小博士告诉你

一生会经历"卵→幼虫→蛹→成虫"这四个时期的发育叫作完全变态，代表昆虫有菜粉蝶、苍蝇、瓢虫、蚊子等。相反，螳螂、蜻蜓等昆虫不会经历蛹的过程，一生只有"卵→幼虫→成虫"三个阶段，这种发育叫作不完全变态。

实验答案：2.幼虫 3.蛹，菜粉蝶 4.幼虫 5.螳螂
结论答案：① 蛹 ② 成虫 ③ 蛹

神秘的昆虫世界

地球上的动物中，昆虫约占了 3/4。下面我们来深入了解一下这种有趣的生物吧。

• 根据身体部位了解昆虫的外观

身体分节、附肢也分节的动物称为节肢动物。在节肢动物中，身体可以分为头部、胸部、腹部三个部分的是昆虫。

眼睛　昆虫长有1对复眼。有的昆虫还会长3只单眼，但也有的昆虫没有。昆虫用复眼看东西，用单眼辨别明暗。

皮肤　昆虫的身体被坚硬的皮肤包裹着，幼虫每长大到一定程度就需要蜕一次皮。

翅膀　昆虫通常长有2对翅，但也有像苍蝇一样只长1对，或者像跳蚤、蚂蚁那样没有翅膀的。

触角　昆虫用来闻气味、尝味道、听声音的感觉器官。

口器　根据食性，昆虫口器的形状和结构各不相同。蝗虫的上颚坚硬、下颚发达，适合咀嚼。

气孔　昆虫靠胸部和腹部的气孔进行呼吸。

腿　昆虫胸部长有6条腿。蝗虫的后腿又大又结实，所以很擅长跳跃。

"我可不是昆虫哦！"

一般来讲，要想判断一种动物是否属于昆虫，最简单的方法就是数一数它有几条腿：有6条腿的是昆虫，除此以外的都不是昆虫。

蜘蛛是最常被误认为是昆虫的动物。但其实蜘蛛有8条腿，而且身体仅分为头胸部和腹部两个部分，因此并不属于昆虫。

身体上长满脚的蜈蚣、散发难闻气味的马陆等腿太多的都不属于昆虫。而像蚯蚓、水蛭（俗称蚂蟥）以及蜗牛这样没有腿的动物，当然也不属于昆虫。

昆虫如何寻找配偶

完成蜕变之后，昆虫就要开始它们作为成虫最重要的任务了，那就是繁衍后代。昆虫为了吸引异性各出奇招。

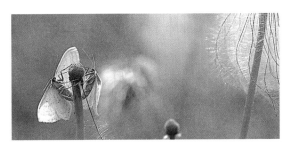

气味 雌性飞蛾会分泌出信息素，雄性飞蛾则用触角闻着信息素的气味找到配偶。

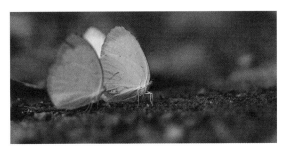

颜色与纹理 蝴蝶与蜻蜓的视力比较好，可以通过分辨颜色与翅膀上的纹理来寻找配偶。

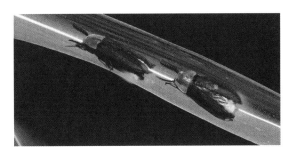

亮光 雄性萤火虫一边飞翔一边发出亮光，躲在草丛中的雌虫看到心仪的对象，就会用亮光予以回应。

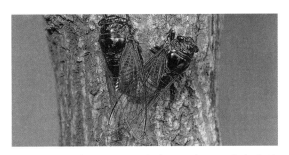

声音 我们在夏天能听到蝉的叫声，那其实是雄性蝉在呼唤异性。螽斯、蟋蟀等昆虫也是用声音来吸引异性的。

相似昆虫的大聚会

　　昆虫首先可以分成有翅膀的和没有翅膀的两种大类。没有翅膀的昆虫是没有进化完全的。而蚂蚁、跳蚤、虱子等原本有翅膀，但后来翅膀退化消失了，所以也属于有翅膀的昆虫。

　　有翅膀的昆虫又可以分为不完全变态与完全变态两种类型。

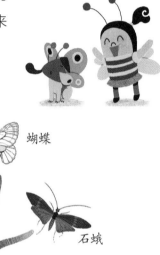

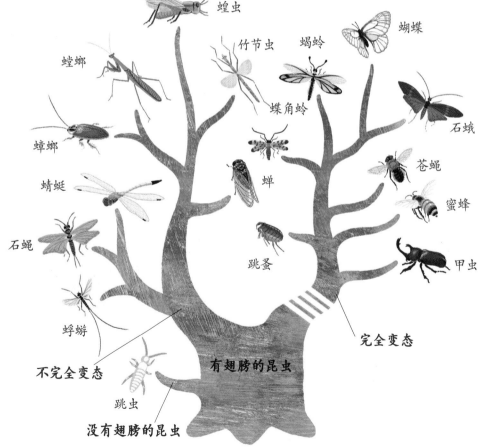

蝗虫

蝴蝶

竹节虫　蝎蛉

螳螂

蝶角蛉

石蛾

蟑螂

苍蝇

蜻蜓

蝉

蜜蜂

石蝇

跳蚤

甲虫

蜉蝣

完全变态

不完全变态

有翅膀的昆虫

跳虫

没有翅膀的昆虫

昆虫的体形很小，力气自然不如其他动物的大，而且跳跃的高度和飞行的速度也都很不起眼。可是，根据昆虫的体形，对它们的力量和速度加以换算的话，结果会让你惊掉下巴。

跳高冠军——跳蚤

跳蚤一口气可以跳到 3 米的高度。这个高度是跳蚤身高的 130 倍左右。这相当于一个成年男人跳出了一座摩天大楼的高度。

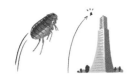

大力水手——双叉犀金龟（俗称独角仙）

双叉犀金龟可以抬起自身体重 850 倍的重量，相当于一个成年男人抬起 40 辆小轿车。

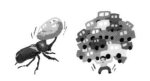

跳远健将——蝗虫

蝗虫可以跳出自己身长 20 倍的距离，相当于一个成年男人跳过 3 辆排成一列的公交车。

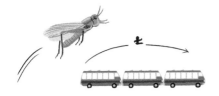

蜉蝣一般只能存活几个小时，偶尔也有能够存活几天的。但这指的是蜉蝣在羽化（由蛹变成成虫的过程）之后的寿命。如果从幼虫时期开始计算的话，蜉蝣的寿命是 1~3 年。它作为幼虫生活的时间远比成虫的时间要长。

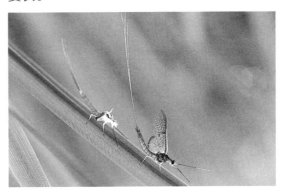

蜉蝣

地球上的任何一个角落——千年冰封的喜马拉雅山、黑漆漆的深邃洞穴、干旱少雨的沙漠，就连人类建造的水泥建筑物——都能够成为昆虫的家。地球上最寒冷的南北极也生活着约 40 种昆虫，甚至还有的昆虫生活在盐或者石油里。

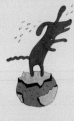

启明星科学馆

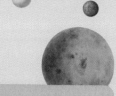

第一辑

生命科学

植物

池塘生物真聪明

小豆子长成记

植物吃什么长大？

花儿为什么这么美？

植物过冬有妙招

小种子去旅行

动物

动物过冬有妙招

动物也爱捉迷藏

集合！热带草原探险队

动物交流靠什么？

上天入地的昆虫

哇，是恐龙耶！

人体

小身体，大秘密

不可思议的呼吸

人体细胞大作战

我们身体的保护膜

奇妙的五感

我们的身体指挥官

食物的旅行

扑通扑通，心脏跳个不停

第二辑

地球与宇宙

环境

咳咳，喘不过气啦！

垃圾去哪儿了？

脏水变干净啦

濒临灭绝的动植物

地球

天气是个淘气鬼

小石头去哪儿了？

火山生气啦！

河流的力量

大海！我来啦

轰隆隆，地震了！

地球成长日记

宇宙

地球和月亮的圆圈舞

太阳哥哥和行星小弟

坐着飞船游太空

生命科学

生物

机器人是生物吗？

谁被吃了？

物质科学

能量

寻找丢失的能量

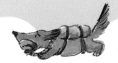

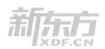

扑通扑通，心脏跳个不停

韩国好书工作室 / 著 　　 洪梅 　南燕 / 译

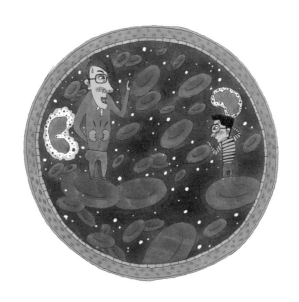

浙江教育出版社·杭州

扫码听音频

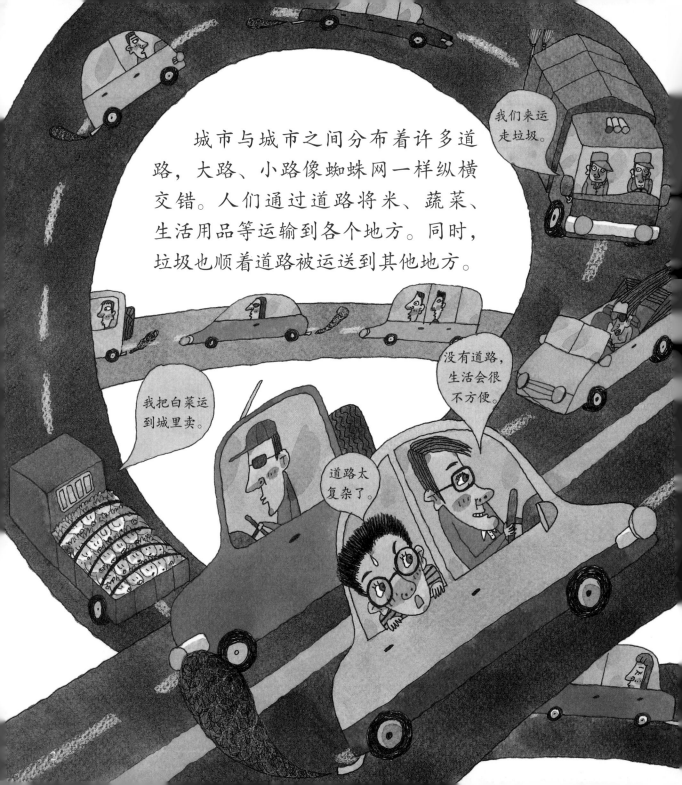

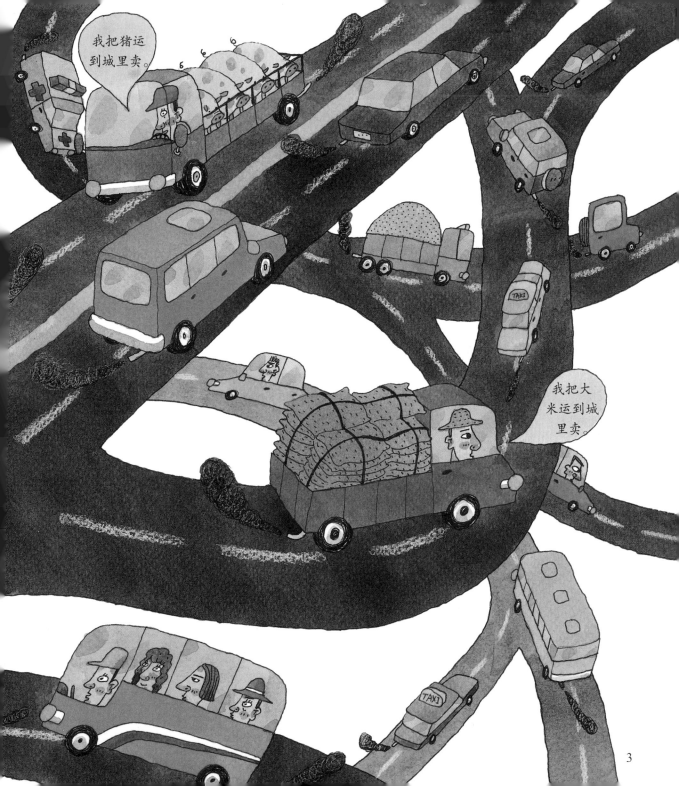

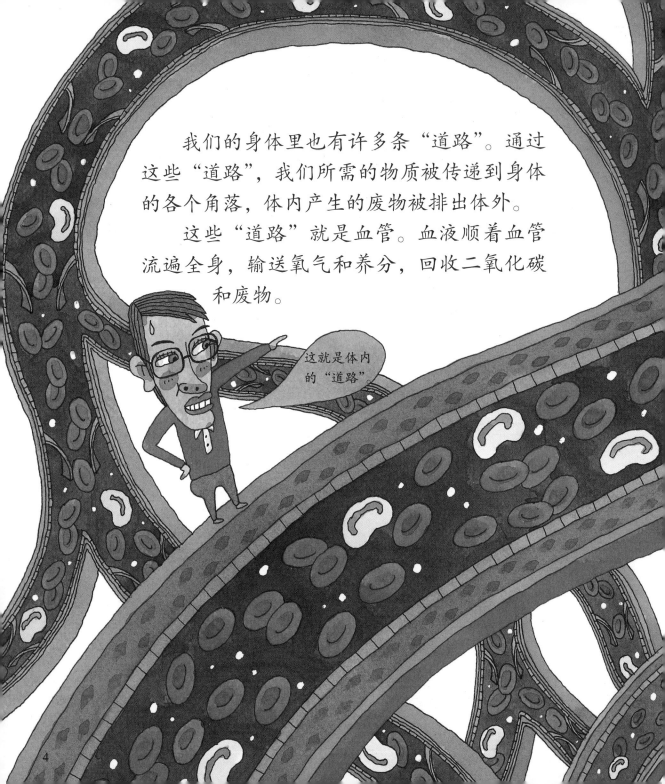

我们的身体里也有许多条"道路"。通过这些"道路"，我们所需的物质被传递到身体的各个角落，体内产生的废物被排出体外。

这些"道路"就是血管。血液顺着血管流遍全身，输送氧气和养分，回收二氧化碳和废物。

这就是体内的"道路"。

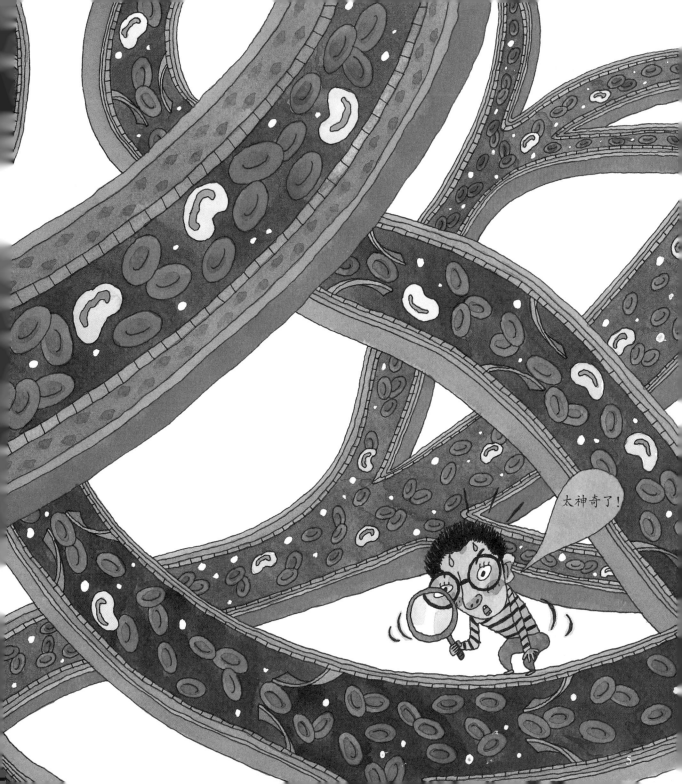

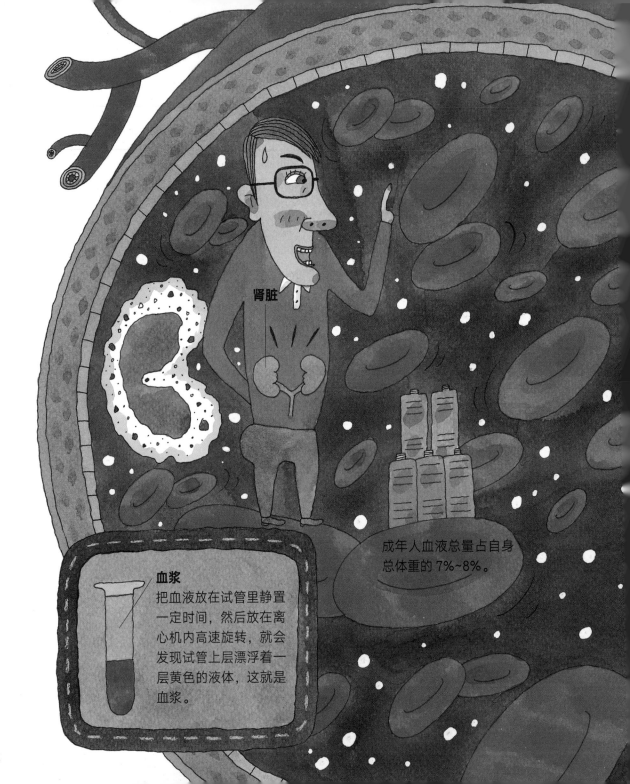

肾脏

血浆
把血液放在试管里静置一定时间，然后放在离心机内高速旋转，就会发现试管上层漂浮着一层黄色的液体，这就是血浆。

成年人血液总量占自身总体重的 7%~8%。

虽然血液看起来是红色的，但其实其中有大量的淡黄色液体，这种液体叫作血浆。血浆把从食物里获取的营养物质输送到全身的细胞中去，同时将废物收集起来搬运到肾脏。肾脏将体内产生的废物——也就是尿，排出体外。

体重为 20 千克的儿童，其总血量约为 1.5 千克。

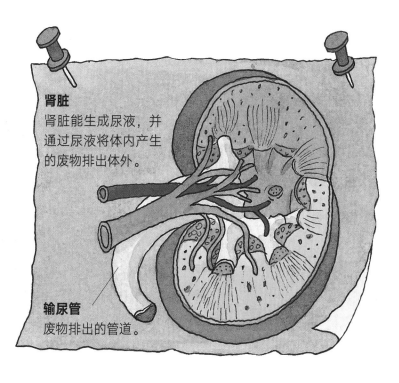

肾脏
肾脏能生成尿液，并通过尿液将体内产生的废物排出体外。

输尿管
废物排出的管道。

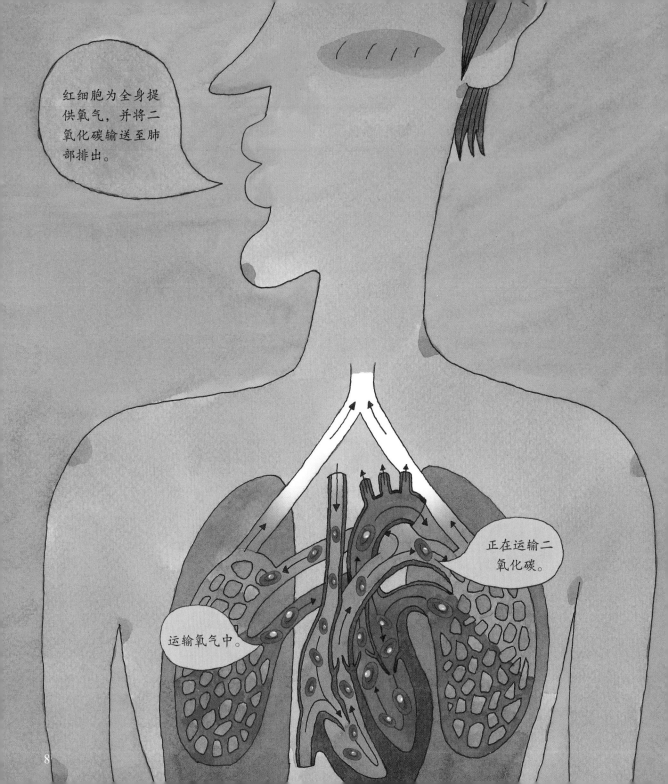

血液中除了血浆，还有血细胞，包括红细胞、白细胞和血小板。红细胞输送氧气，并把从细胞里回收到的二氧化碳运至肺部排出。红细胞中的"血红蛋白"使得血液呈现红色。

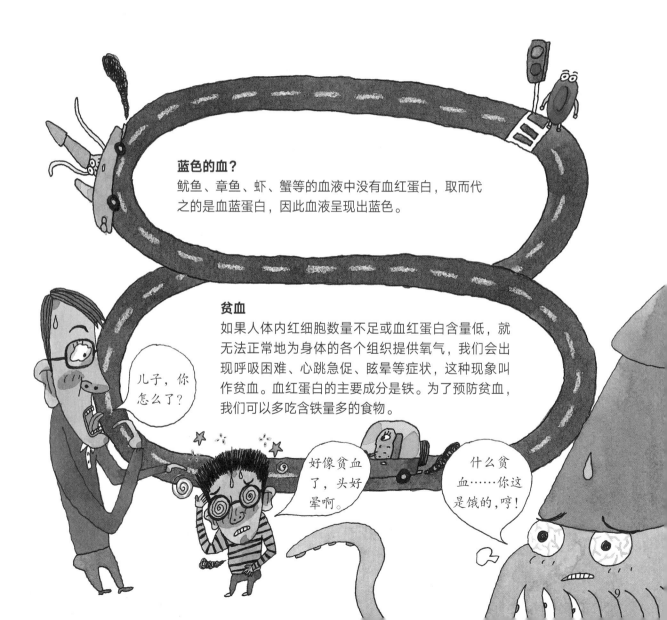

蓝色的血？
鱿鱼、章鱼、虾、蟹等的血液中没有血红蛋白，取而代之的是血蓝蛋白，因此血液呈现出蓝色。

贫血
如果人体内红细胞数量不足或血红蛋白含量低，就无法正常地为身体的各个组织提供氧气，我们会出现呼吸困难、心跳急促、眩晕等症状，这种现象叫作贫血。血红蛋白的主要成分是铁。为了预防贫血，我们可以多吃含铁量多的食物。

儿子，你怎么了？

好像贫血了，头好晕啊。

什么贫血……你这是饿的，哼！

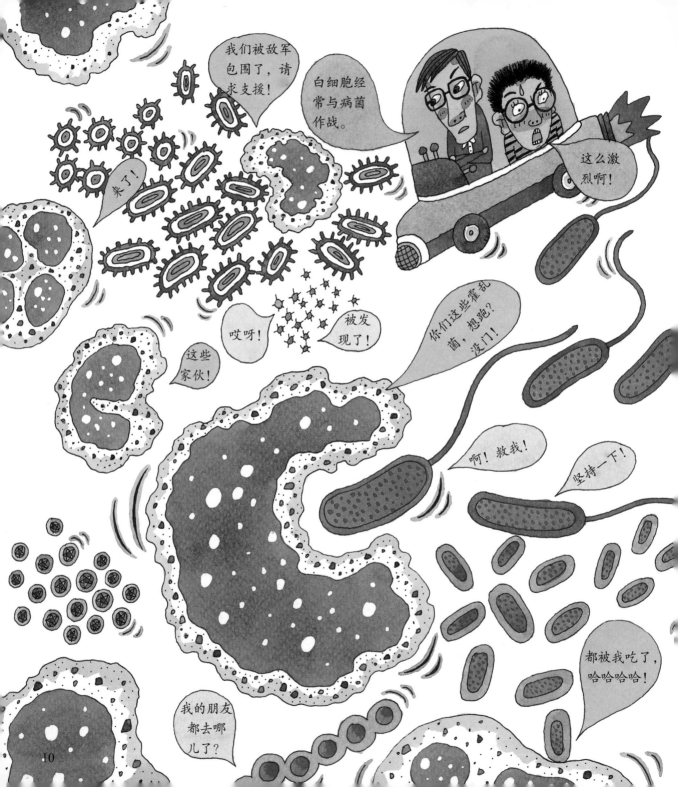

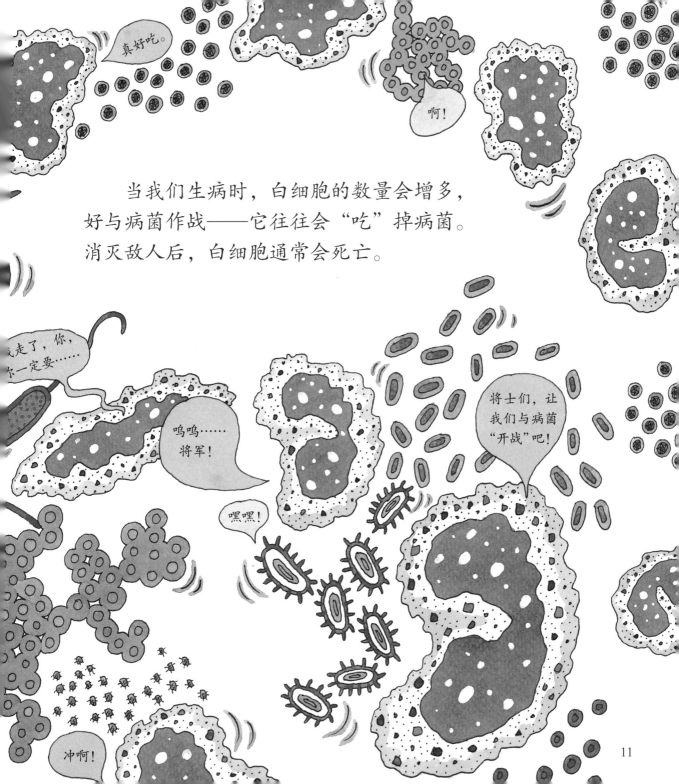

当我们生病时，白细胞的数量会增多，好与病菌作战——它往往会"吃"掉病菌。消灭敌人后，白细胞通常会死亡。

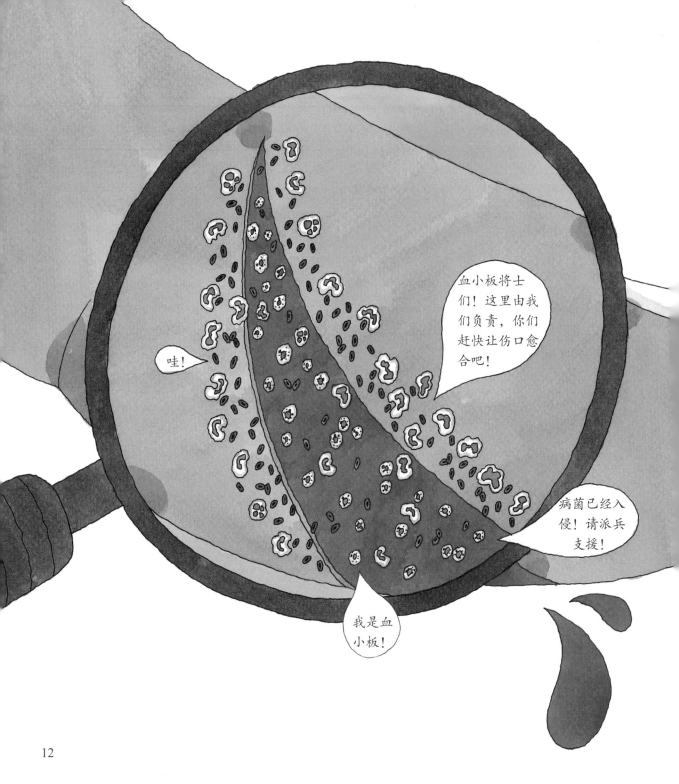

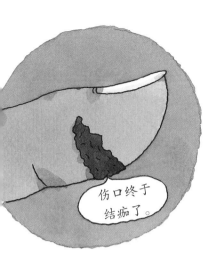

皮肤被割破时就会流血。如果伤口不深，血很快就会止住，伤口处会形成一层薄薄的痂，这都是血小板的功劳，它可以让血液凝固，这样细菌就无法从伤口进入身体了。所以千万不要随便把伤口上的痂抠掉哦。

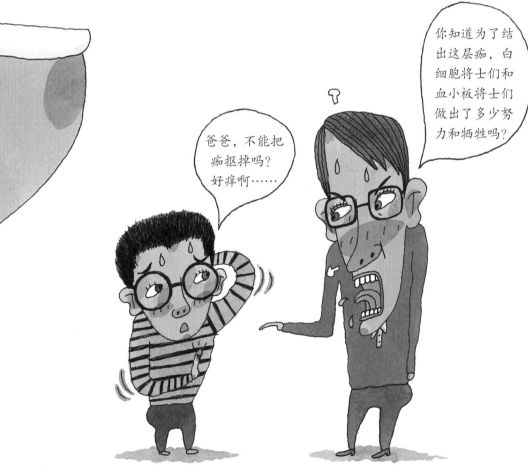

伤口终于结痂了。

爸爸，不能把痂抠掉吗？好痒啊……

你知道为了结出这层痂，白细胞将士们和血小板将士们做出了多少努力和牺牲吗？

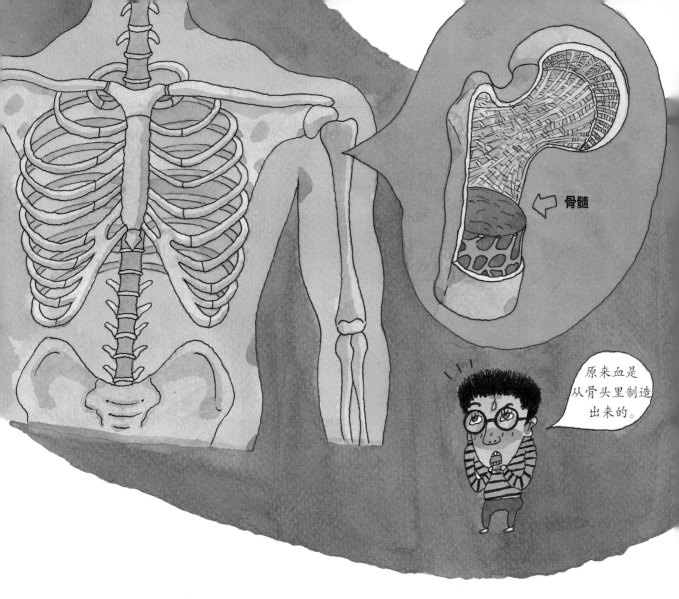

骨髓

原来血是从骨头里制造出来的。

　　红细胞、白细胞和血小板的寿命都很短暂。红细胞的寿命是 4 个月左右。血小板只能存活 7~14 天。白细胞大多是在与病菌的战斗中死去，不战斗时大约能存活 7~14 天。不过不用担心它们不够用，因为骨头里的骨髓可以不断地制造出新的血细胞。

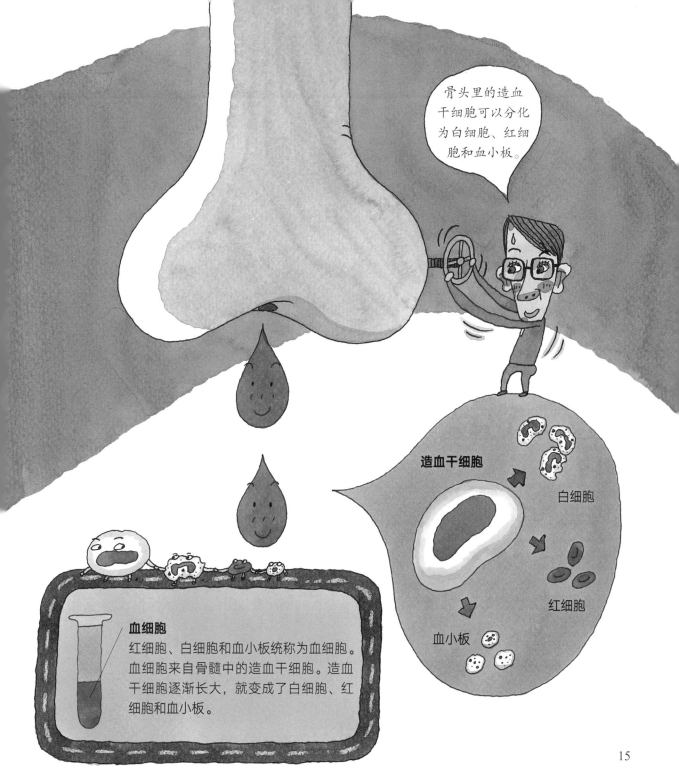

要想将血液运输到全身，只有“道路”还不行，还需要“发动机”。血液的“发动机”就是心脏，心脏通过收缩和舒张让血液不停地流动，就像我们握住水枪的手柄喷水一样。由于心脏需要一刻不停地跳动，所以心脏的肌肉十分厚实、发达。

接招！
哈哈哈！

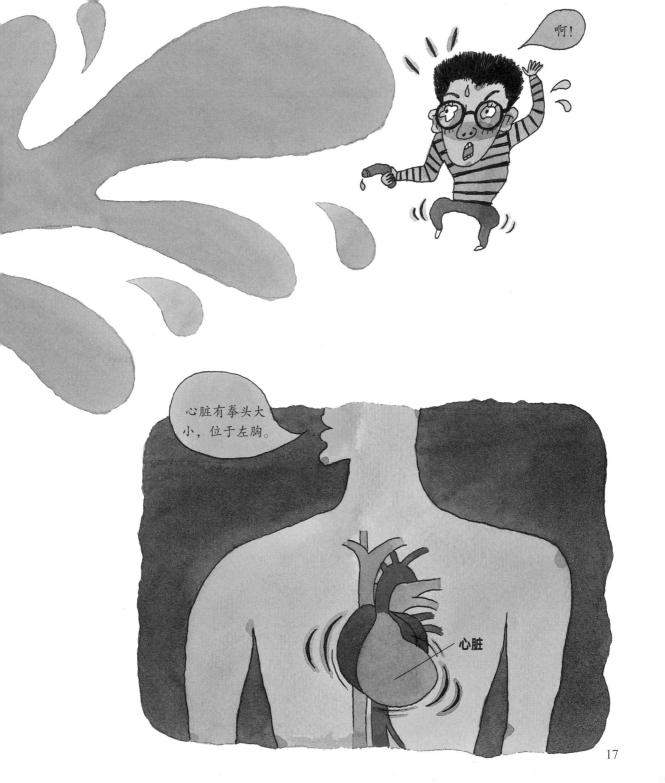

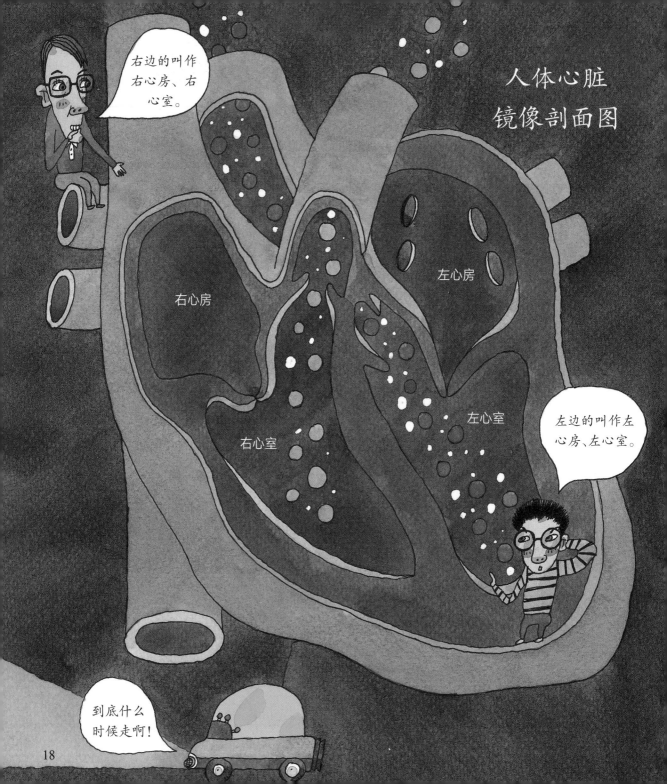

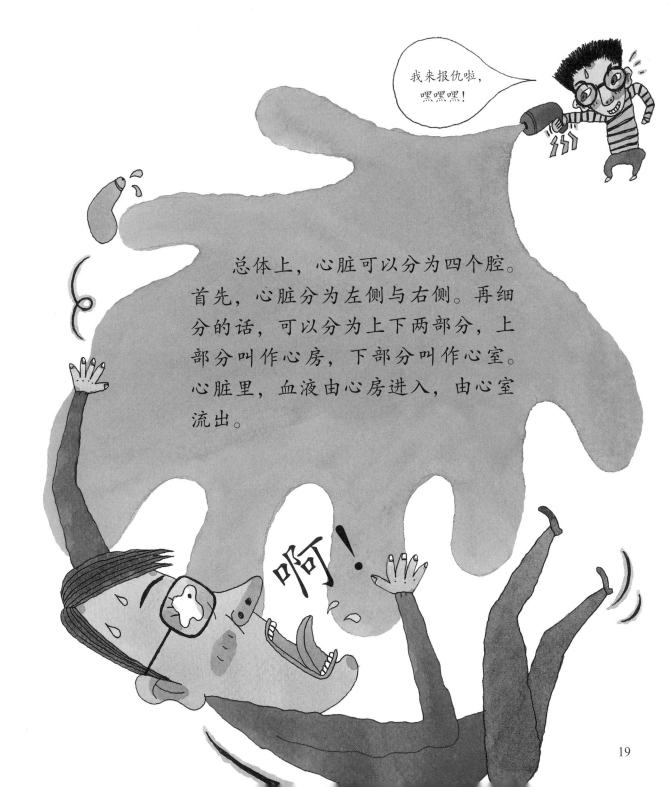

总体上，心脏可以分为四个腔。首先，心脏分为左侧与右侧。再细分的话，可以分为上下两部分，上部分叫作心房，下部分叫作心室。心脏里，血液由心房进入，由心室流出。

19

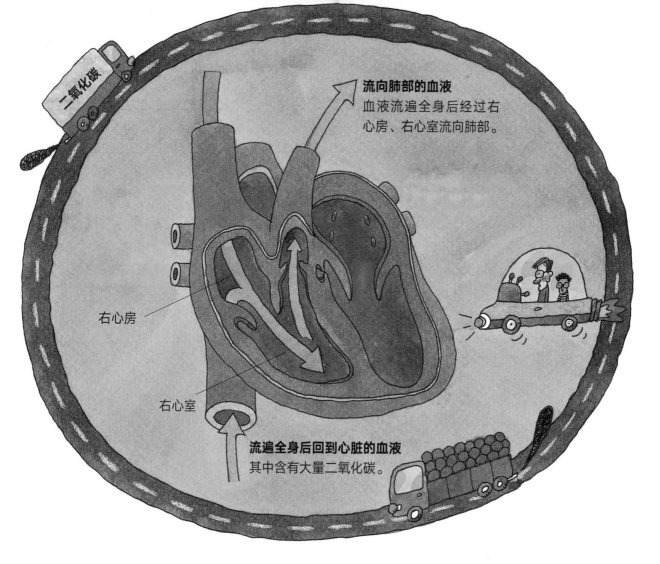

流向肺部的血液
血液流遍全身后经过右心房、右心室流向肺部。

右心房

右心室

流遍全身后回到心脏的血液
其中含有大量二氧化碳。

二氧化碳

　　我们一起去看看心脏跳动时血液是怎样流遍全身的吧。血液经过全身（除了肺部）旅行后，带着大量的二氧化碳从右心房流进心脏。当右心房的血液流向右心室时，心脏就会收缩，使血液流出心脏，流向肺部。

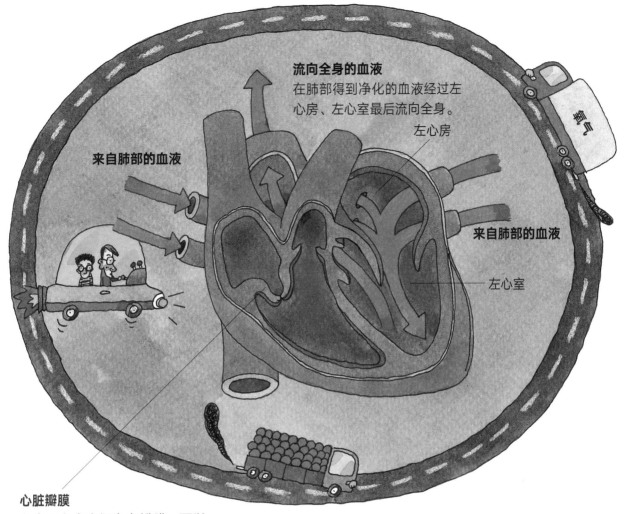

流向全身的血液
在肺部得到净化的血液经过左心房、左心室最后流向全身。

来自肺部的血液

左心房

来自肺部的血液

左心室

心脏瓣膜
心房和心室之间存在瓣膜，可以阻止血液倒流。

　　血液在肺部放出二氧化碳，摄取氧气，然后进入左心房。随着左心房的收缩，血液流进左心室。左心室猛烈收缩，将血液挤出心脏。在心脏收缩的压力下，血液流遍全身，将氧气输送到身体各个角落，最后重新回到右心房。血液之所以能在我们身体内不停地流动，都要归功于心脏。

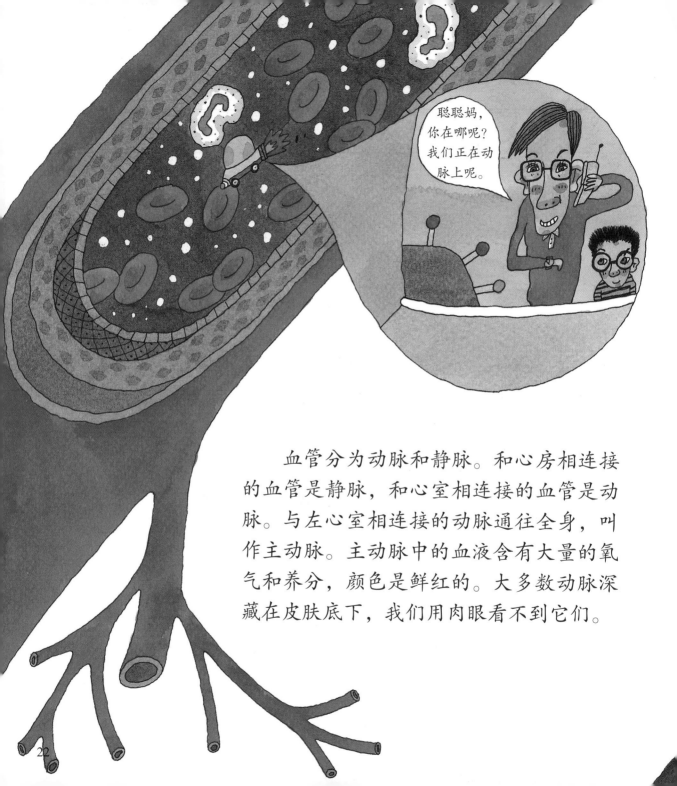

聪聪妈，你在哪呢？我们正在动脉上呢。

　　血管分为动脉和静脉。和心房相连接的血管是静脉，和心室相连接的血管是动脉。与左心室相连接的动脉通往全身，叫作主动脉。主动脉中的血液含有大量的氧气和养分，颜色是鲜红的。大多数动脉深藏在皮肤底下，我们用肉眼看不到它们。

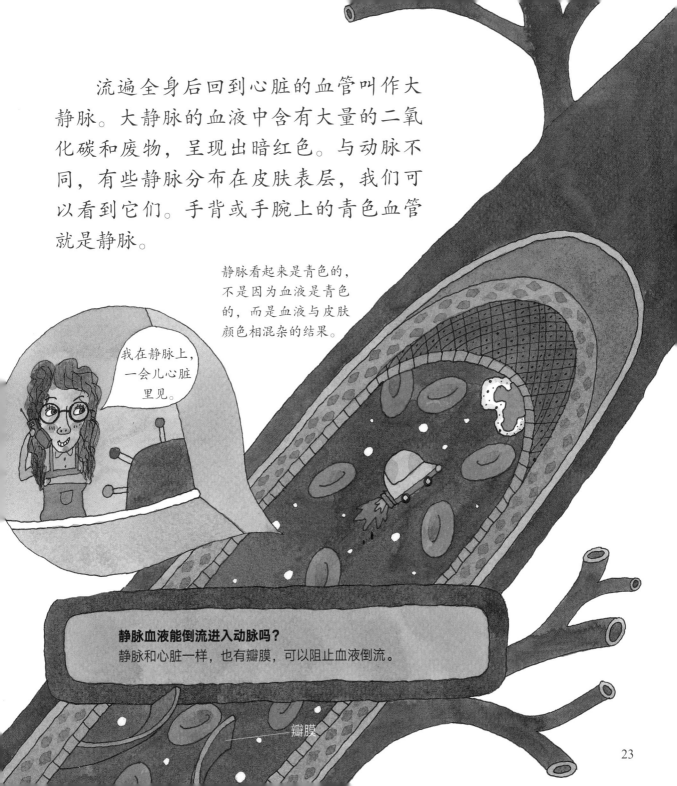

流遍全身后回到心脏的血管叫作大静脉。大静脉的血液中含有大量的二氧化碳和废物，呈现出暗红色。与动脉不同，有些静脉分布在皮肤表层，我们可以看到它们。手背或手腕上的青色血管就是静脉。

静脉看起来是青色的，不是因为血液是青色的，而是血液与皮肤颜色相混杂的结果。

我在静脉上，一会儿心脏里见。

静脉血液能倒流进入动脉吗？
静脉和心脏一样，也有瓣膜，可以阻止血液倒流。

瓣膜

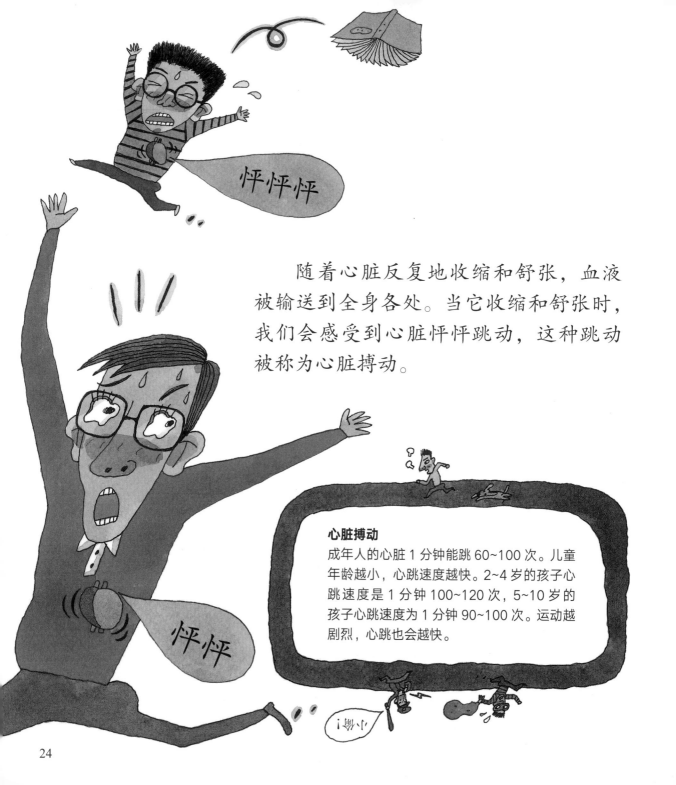

随着心脏反复地收缩和舒张，血液被输送到全身各处。当它收缩和舒张时，我们会感受到心脏怦怦跳动，这种跳动被称为心脏搏动。

心脏搏动

成年人的心脏 1 分钟能跳 60~100 次。儿童年龄越小，心跳速度越快。2~4 岁的孩子心跳速度是 1 分钟 100~120 次，5~10 岁的孩子心跳速度为 1 分钟 90~100 次。运动越剧烈，心跳也会越快。

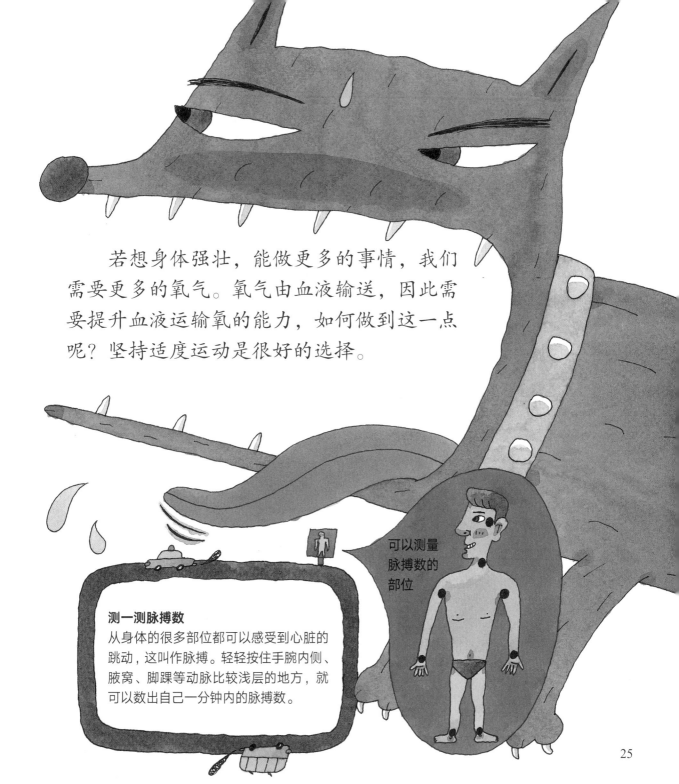

若想身体强壮，能做更多的事情，我们需要更多的氧气。氧气由血液输送，因此需要提升血液运输氧的能力，如何做到这一点呢？坚持适度运动是很好的选择。

可以测量脉搏数的部位

测一测脉搏数
从身体的很多部位都可以感受到心脏的跳动，这叫作脉搏。轻轻按住手腕内侧、腋窝、脚踝等动脉比较浅层的地方，就可以数出自己一分钟内的脉搏数。

心脏怦怦跳，就证明它在努力工作，同时也意味着血液正在流向全身。

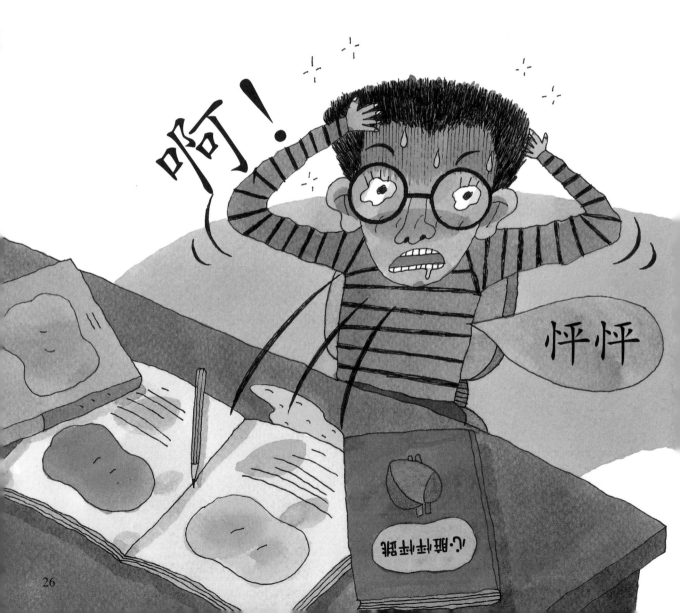

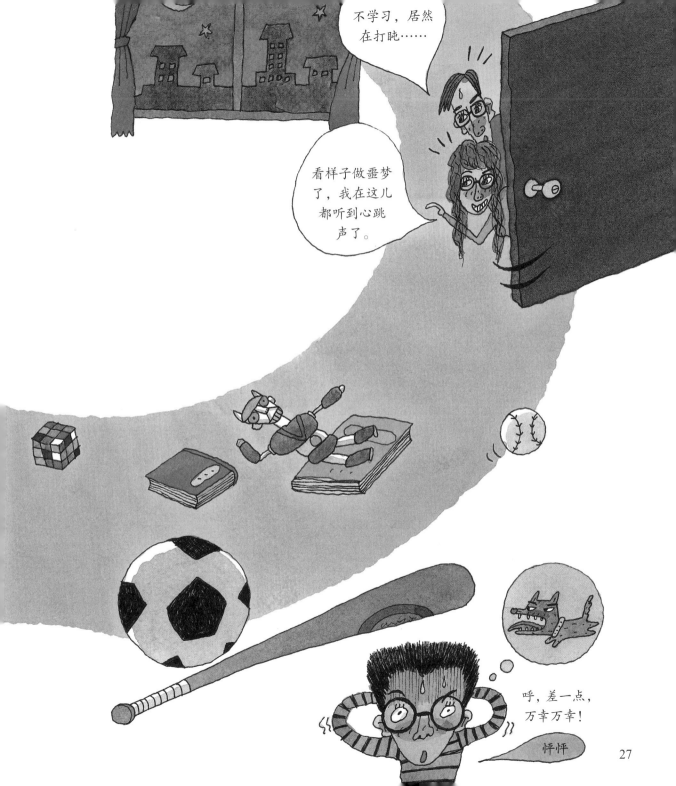

27

心脏的功能

让我们来观察一下运动前后心脏搏动次数的变化，了解心脏的构造和血液循环的过程。

• 脑力大比拼1

运动前后心脏搏动的次数会发生怎样的变化？

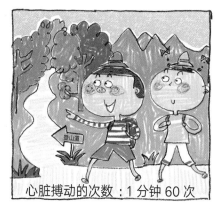

心脏搏动的次数：1分钟60次

运动前

心脏搏动的次数：1分钟90次

运动后

❶ 运动前心脏搏动的次数是1分钟（　　　）次。

❷ 运动后心脏搏动的次数是1分钟（　　　）次。

❸ 心脏在运动后比运动前跳得更（快　慢）。

　　运动时身体会需要更多的氧气和养分，这些氧气和养分都在血液里。为了更快地输送血液，心脏就会剧烈地搏动。

答案：①60 ②90 ③快

28

心脏的构造是什么样的呢？

观察下图，了解一下心脏的构造。

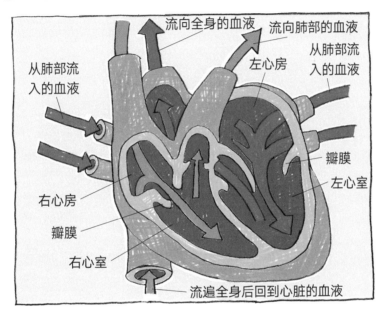

从肺部流入的血液　　流向全身的血液　流向肺部的血液　从肺部流入的血液

左心房　瓣膜　左心室

右心房　瓣膜　右心室

流遍全身后回到心脏的血液

❶ 心脏由右心房、右心室、（　　　）、（　　　）组成。

❷ 心房和心室之间有（　　　），可以阻止血液倒流。

❸ 血液流入（心房　心室），再从（心房　心室）流出。

心脏是血液循环的核心器官（动力器官）。血液流入心房，再从心室流出，流向全身。瓣膜可以阻止血液倒流。

答案：①左心房，左心室 ②瓣膜 ③心房，心室

● **科学实验室**

心脏是怎样驱动血液循环的？

心脏为全身提供血液，下面我们就来了解一下心脏是如何做到这一点的。

第1步

准备两个烧杯，其中一个装入红色的水，并准备手动抽油器。抽油器的泵充当（心脏　血液），红色的水充当（心脏　血液）。

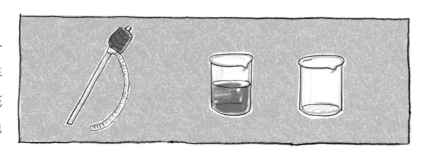

第2步

将抽油器的吸油管（直管）放入装有红色水的烧杯中，输油管（软管）放入空烧杯中，按压并松开抽油器的泵，观察红色的水向哪里移动。

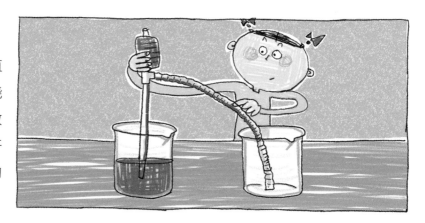

思考

● 烧杯中红色的水会顺着手动抽油器涌上去，还是原封不动地留在烧杯中？

（　　　　　　　　　　　　　　　　　　）

答案：1. 心脏，血液　2. 顺着手动抽油器涌上去

第**3**步

多次按压并松开手动抽油器的泵，观察烧杯中红色的水如何移动。

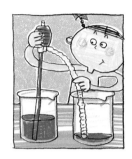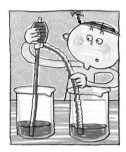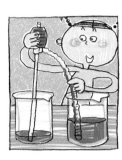

思考

● 红色的水移动到了哪边的烧杯中？

（　　　　　　　　　　）

结论

① 正如红色的水朝（ 一个　 多个 ）方向移动一样，我们身体内的血液也是向固定的方向流动的。

② 正如按压或松开泵时红色的水会流动一样，我们体内的（　　）也能驱使血液顺着血管流动。

小博士告诉你

　　当手动抽油器的泵被挤压和松开时，红色的水被吸上来并输送到另一侧。如果把手动抽油器的泵想象为心脏，那么红色的水就相当于是血液。红色的水通过手动抽油器向一个方向流动，心脏里的血液也如此流向同一个方向。也就是说，血液从心脏里流出，经过动脉、毛细血管和静脉又重新流回心脏。

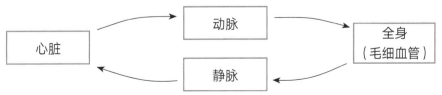

思考答案：3. 右侧烧杯 / 结论答案：① 一个　② 心脏

31

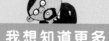
人体发动机——心脏

心脏是掌控全身血液循环的重要器官。让我们来了解一下心脏是如何把血液输送到全身，血液又是怎样影响我们的身体的。

血液在体内循环流动时都做了什么?

人通过饮食摄取养分，通过呼吸获取氧气。养分和氧气相互作用，制造出能量，同时也产生了废物。从出生到死亡，心脏一刻不停地工作着，将血液送至全身，运输养分、氧气和废物等。

血液是由哪些物质组成的?

成年人体内流动的血液约有4~6升。血液由血浆及红细胞、白细胞和血小板等血细胞组成。1立方毫米的血液中含有400万~600万个红细胞，6000~8000个白细胞，20万~40万个血小板。

血浆
液体，90%以上的成分是水。

血细胞

将血液送至全身的心脏

心脏收缩时将血液挤出，舒张时则容纳外部血液流入，这种心脏的收缩和舒张叫作心脏的搏动。一个成年人，心脏1分钟大约可以跳动70次，一天可以跳动10万次左右。心脏跳动一次会排出70毫升左右的血液，1分钟能排出5升左右的血液。

红细胞
形状类似于中间凹陷的圆盘。可以运输氧气。

血小板
形状不规则。当血管出现伤口时，会黏附在伤口处阻止血液继续流出。

白细胞
形状不规则。可以离开血管，在人体中巡游，一旦发现病菌入侵就将其消灭。没有颜色，有许多种类。

血管：血液流动的道路

　　血管可以分为动脉、静脉和毛细血管三种。始自心脏，流出干净血液的血管叫作主动脉。主动脉不断分支，逐渐变细，最后分成毛细血管。毛细血管再汇合，逐级形成静脉，最后返回心脏。毛细血管就像一张致密的网络遍布全身，其粗细仅容一个红细胞通过。而红细胞极其微小，140 个红细胞排成一排才能勉强达到 1 毫米。如果将毛细血管也包括在内，我们体内的血管加起来有 10 万千米长，可以环绕地球两圈半。然而血液在血管里流转一圈，却只需要一分钟。

心脏

遍布我们全身的血管

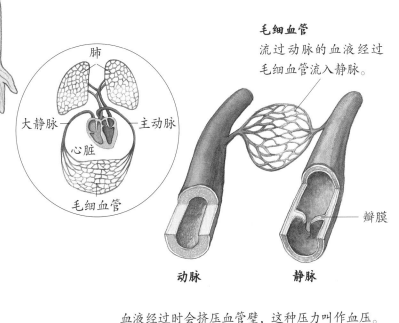

肺

大静脉 —— 主动脉

心脏

毛细血管

毛细血管
流过动脉的血液经过毛细血管流入静脉。

—— 瓣膜

动脉　　**静脉**

血液经过时会挤压血管壁，这种压力叫作血压。动脉血压比静脉大，因此动脉壁比静脉壁要厚。

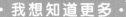

· 处理体内废物的肾脏

血液流遍全身，接收体内产生的废物，通过肾动脉进入肾脏。肾脏中聚集了无数由毛细血管组成的肾小球，肾小球紧抱着肾小囊。肾小囊与肾小管相通。血液经过肾小球的过滤和肾小管的重吸收作用，形成尿液，经过输尿管流入膀胱，最后排出体外。在肾脏里被净化的血液通过肾静脉流出肾脏，又回到心脏。

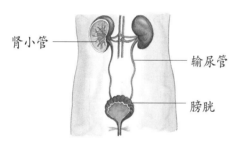

肾小管 —

— 输尿管

— 膀胱

肾脏构造

· 淤青是怎么形成的?

当我们遭受剧烈撞击时，皮肤下的毛细血管破裂，血液流向周围的组织。这时血液的红色和皮肤的颜色交叠在一起，呈现出青色，这就形成了淤青。

· 让人无法凝血的血友病

人体如果缺少将血小板凝聚的成分，就很难凝血，这种症状叫作"血友病"。血友病病人一旦流血，可能要花上几十分钟甚至数天的时间才能止住。血友病是一种遗传病，以男性患者居多。

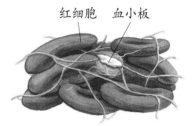

红细胞 血小板

血小板在出现伤口时帮助凝血

· 血液能调节体温

从心脏流出的温热的血液通过毛细血管流遍全身，使我们身体变暖。但如果长时间暴露在寒冷当中，血液为了维持基本的生存，会首先向头部和躯干流动，而像手、脚、耳朵等身体的末梢部位的血流量就会减少。所以天气寒冷时，手、脚、耳朵等会觉得更冷。如果时间过长，得不到正常供血的部位的细胞就会发生不可逆转的损伤，这就是冻伤。

血型与输血

输血关系
O型可以给任何血型输血，AB型血可以接受任何血型输血。

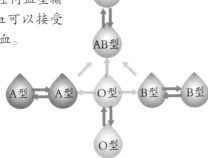

大量出血的人，可以通过静脉为他们供给血液，这叫作输血。由于我们骨头里的骨髓细胞可以不断制造出新的血液，所以适量抽取血液对人体是没有害处的。成年人一次可以献血200~300毫升。

输血时需要看血型，如果血型不符，输错了血，就会导致人体血液凝结甚至死亡。人的血型分为A型、B型、AB型和O型。能否把血液输送给他人或接受他人的血液，需要由血型来决定。

为什么站着比走路更累？

长时间站立比走路更累，腿更酸。在车内或飞机里久坐，腿就会有麻的感觉。这是因为腿部长时间不运动，血液流动不通畅，必需的物质就不能被传送到。这时如果揉一揉腿，血管受到按压，血液在压力下就会顺畅地流动起来，酸麻感就会缓解。

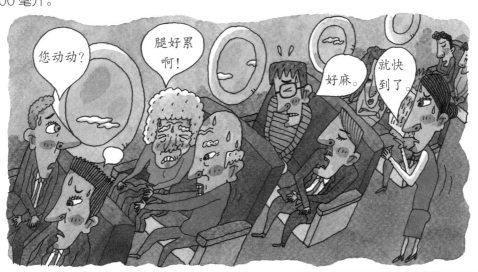

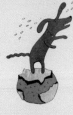

启明星科学馆

第一辑
生命科学

植物
- 池塘生物真聪明
- 小豆子长成记
- 植物吃什么长大？
- 花儿为什么这么美？
- 植物过冬有妙招
- 小种子去旅行

动物
- 动物过冬有妙招
- 动物也爱捉迷藏
- 集合！热带草原探险队
- 动物交流靠什么？
- 上天入地的昆虫
- 哇，是恐龙耶！

人体
- 小身体，大秘密
- 不可思议的呼吸
- 人体细胞大作战
- 我们身体的保护膜
- 奇妙的五感
- 我们的身体指挥官
- 食物的旅行
- 扑通扑通，心脏跳个不停

第二辑
地球与宇宙

环境
- 咳咳，喘不过气啦！
- 垃圾去哪儿了？
- 脏水变干净啦
- 濒临灭绝的动植物

地球
- 天气是个淘气鬼
- 小石头去哪儿了？
- 火山生气啦！
- 河流的力量
- 大海！我来啦
- 轰隆隆，地震了！
- 地球成长日记

宇宙
- 地球和月亮的圆圈舞
- 太阳哥哥和行星小弟
- 坐着飞船游太空

生命科学

生物
- 机器人是生物吗？
- 谁被吃了？

物质科学

能量
- 寻找丢失的能量

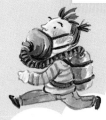
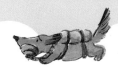